경영약학 개정판

Management Pharmacy

경영약학 연구회 지음

도서출판 신일북스

집필위원장

편석원

편집위원(가나다순)

김양우, 방준석, 이동한, 편석원

집필진(가나다순)

고기현, 김양우, 문홍섭, 방준석,
송영천, 오영석, 이동한, 이부근,
주경미, 정국현, 편석원

감수인(가나다순)

박종화, 박현재, 박천웅, 송연화,
양채열, 윤영미, 이향이, 이영숙,
정상헌, 정세영, 최경식, 최미경

머리말

100년 역사를 이어온 우리나라 약국과 약사 역시 병원과 의사처럼 면허증이라는 진입장벽의 보호막 안에서 경제적 안정과 직업적 안정을 유지해 왔습니다. 그러나 급변하는 시대적 상황과 외부환경 변화는 국내외적으로 약사와 약사끼리 치열한 경쟁뿐 아니라 약사와 다른 분야 종사자들과의 경쟁, 글로벌 보건의료시장 개방으로 세계 약사와의 경쟁, 디지털화와 인공지능(AI) 발달로 약사 직능 위협 증가, 다양한 분야에서 약사의 대체방법 증가 등을 불러오면서 약사의 보호막인 진입장벽이 점점 위태해지고 있습니다.

일례로 편의점에서 안전상비 의약품의 판매는 처음과 달리 이제는 시민들에게 당연하게 받아들여지고 있습니다. 또한, 제약회사는 기업의 생존과 자사 이익을 위해 시장 다각화 전략을 추구하며 시장을 약국 외로 개척해나가면서 건강기능식품 시장과 의약외품 시장, 뷰티&헤어 시장, 생활 건강용품 시장에서 이미 비약국시장이 약국시장을 추월하고 있습니다. 실제 건강기능식품 시장과 화장품 시장은 약국 외에서 직접 판로를 개척한 것이 큰 성과를 맺어 이제는 관련 기업들이 약국 시장보다는 비약국 시장에서 활발한 마케팅 활동을 전개하고 있습니다.

약국경영 환경도 급변하여 처방전 위주 경영만으로는 약국 운영이 한계점에 도달하였으며, 출생 인구 감소로 인한 약국 이용자 감소, 약사 증가로 인한 약국과 약료시장 포화, 약국 간의 출혈경쟁 증가, 의약품 대체상품 증가, 온라인과 소셜미디어 활성화 등과 같은 약국경영의 치명적 위협 요인도 점차 증가하고 있습니다. 게다가 미/중 무역갈등, 자국 보호무역주의 증가, 국가 간 전쟁, 코로나 19 팬데믹과 같은 인류 생존 위기사태 등 글로벌 외부환경 변화까지 더해져 그 어떤 때보다 약국경영에서 전략적 대처가 필요한 시기입니다.

현실 경영에서는 보건의료를 재편하는 인공지능(AI)의 발달과 디지털 기술발전, 보건의료시장 변동은 자고일어나면 바뀐다고 할 정도로 급격한 진화를 하고 있으며 이에 뒤질세라 선진국의 약료산업과 보건의료산업은 급변하고 있습니다. 이렇게 거듭되는 환경 변화 속에 약료시장도 생존을 위해 고객중심과 시장중심으로 변화해야 하며 그러기 위해서는 변화의 중심에 있는 약사가 바뀌어야 합니다. 즉, 약사가 "경영약학"을 통해 과학적이고 체계적인 고객관리를 위한 소비자행동 분석과 서비스 품질관리, 마케팅 등과 같은 경영학적 지식을 습득하여 무엇이 변화하고 있고 이에 대응하기 위해 어떻게 변화해야 하는 가를 인지할 때 변화에 뒤쳐지지 않을 수 있습니다. 특히 약사의 생각부터 약료서비스 마인드와 경영자로서의 마인드를 융합시켜 진화할 때 약사 스스로의 경쟁력은 높아질 것입니다.

과거보다 훨씬 경쟁이 치열한 현재의 약국경영 환경에서 아직도 약학대학 졸업생의 대다수가 특별한 준비없이 졸업 후 진로를 약국으로 택하는 것이 현실이기에 "경영약학"을 통하여 고객관리, 인적자원관리, 재고관리, 마케팅, 경영전략 등의 실무 경영을 미리 배운 약사가 그렇지 않은 약사에 비해 생존 경쟁력이 훨씬 높고 성공약국 경영을 이룰 가능성도 매우 높다고 할 수 있습니다. 특히 "경영약학"은 집필진들이 약사를 잘 이해하는 약사이면서 경영학을 전공한 약료경영학 박사이고 경영학 전문가들이어서 약사 마인드와 경영자 마인드의 융합을 고려하며 집필하였기에 비교 우위를 가지고 많은 약사님들에게 공감대를 형성할 것으로 봅니다.

혹자는 '경영약학'은 단순 마케팅 만을 배우는 과목이라는 편협한 시각을 가지고 있는 분들도 있습니다. 그러나 이런 근시안적인 시각은 경영학이라는 학문이 얼마나 다양한 분야에서 필요로 하고 적용되는지를 모르기 때문입니다. 경영학은 법칙(law)이나 논리(logic), 이론(theory)뿐만 아니라 결과(result)와 현상(phenomenon), 상호작용(interaction) 이라는 여러 조화 속에서 연구가 이루어지는 학문입니다. 이러한 실증학문인 경영학과 전통학문인 약학의 융합학문으로 발전된 "경영약학"은 약사 개인이나 약사가 경영하는 조직의 이념과 철학을 기반으로 전략적이고 전술적인 행위들을 포괄적으로 기획하고 이를 실현하기 위해 미시적, 구체적, 단기적, 체계적인 실천 기능까지 포함하는 과학적이고 실용적인 학문입니다. 즉, 약학이라는 학문 분야에서 생소하게 여겨졌던 실용학문인 경영학을 약사의 관점에서 연구하고 적용하여 보건의료를 바탕으로 하는 약학과 융합시킨 학문이 "경영약학"입니다.

보건의료계의 대표주자인 의사사회는 이미 수십 년 전부터 의학과 경영학의 융합학문인 '의료경영학'을 학부과정과 대학원에 도입하여 의료경영 경쟁력을 높여왔고 우리나라 의사들이 개발한 병원경영 프로그램을 아랍권에 수출하는 쾌거까지 이루어냈습니다. 서울대병원의 경우는 산업계에서 불량률 감소를 위해 도입한 경영기법인 '6시그마 기법'을 병원경영에 적용하여 환자 대기 시간과 오진율을 줄여 진료의 효율화를 이루는 의료계 혁신을 일으켰습니다.

"경영약학"을 요약 정의하면 "경영약학"이란 약사가 제한된 재화와 서비스를 효율적으로 활용하여 경영학 이론이나 실증적인 경영원리를 바탕으로 약료서비스 실행 주체인 약사 개인과 약국 및 여러 약업조직, 제약산업에 효과적으로 적용함으로써 최적의 목표를 달성할 수 있게 만드는 일련의 과정을 과학적이고 체계적으로 연구, 개발하는 학문이라고 할 수 있습니다.

"경영약학"의 목표는 약사가 질병의 예방과 치료를 위하여 노력하는 모든 행위와 정신을 의미하는 약료의 본질적 개념을 이해하고 이것을 경영학과 체계적으로 융합하여 발전시키는 것입니다. 즉, 약료서비스 실행 주체인 약사에게 경영학과 약학의 학문적 융합인 "경영약학"의 학습을 통하여 더 큰 부가가치를 창출해 낼 수 있도록 약사의 경영능력을 양성함으로써 효율적이고 경제적인 경영방법을 탐구하는 경영마인드를 함양하는 것이 "경영약학"의 목표입니다.

필자와 같이 약사로서 MBA를 거쳐 경영학을 연구하고 경영학 박사가 된 후 지금까지 수십년의 연구 기간동안 함께 해온 분들의 공통적인 고민이 두 가지가 있습니다. 그중 하나는 어떻게 하면 약사마인드에 경영자마인드를 자연스럽게 융화시켜 시너지 효과를 극대화 할 것인가 입니다.

즉, 보건의료인으로서의 공익적 가치를 추구하면서 약사의 전문직능을 개발하고 질병 치료와 예방을 통한 인류의 건강 증진에 기여 하는 약사 마인드와 자본주의 시장경제 체제하의 치열한 생존 경쟁 사회에서 차별화와 핵심역량 개발을 통한 경쟁력을 높이고 나아가 인적자원과 물적자원의 경쟁우위를 만들어 효율적으로 조직의 목표를 달성하고 지속적인 수익 창출을 이루어내는 경영자 마인드를 어떻게 융합하여 시너지 효과를 낼 것인가입니다.

다른 하나는 어떻게 하면 더욱더 많은 약사들과 함께 "경영약학"의 필요성을 공감하고 "경영약학"이 추구하는 학문적 가치와 실천적 가치를 이해함으로서 성공 약국경영의 구체적 실천방안과 기업경영의 성공 비즈니스 모델을 창출하고 효과적인 실행 방법을 연구 개발할 것인가입니다. 다행스럽게도 최근에는 일부 약학대학에서 "경영약학"의 필요성을 인지하고 "경영약학"을 학부 커리큘럼에 넣기 시작하였고 '약사국시'에도 "경영"과 관련된 문항이 출제되고 있어 매우 긍정적으로 생각하고 있습니다.

결론적으로 "경영약학"은 비단 성공적인 약국경영을 위해 필요할 뿐만 아니라 경영학과 약학의 특성을 살려 약사 직능개발과 다양한 재화와 서비스의 개발로 우리나라와 세계 속에서 약사가 진출할 수 있는 시장을 다각화하고 새롭게 약사가 진출할 시장을 창출함으로써 약사의 경제적 생활 영위와 약사의 사회참여 길을 다양하게 열어 약사사회 한계점을 극복하고 약사가 보건의료산업의 주체가 되도록 중요한 시너지 역할을 할 것입니다.

돌이켜보면 "경영약학" 3판의 출간은 영화 같은 스토리지만 이것은 비단 필자 혼자만의 노력이 아닌 '경영약학 연구회' 회원 여러분 모두의 뜨거운 열정과 참여, 끈기, 신뢰가 있었기에 가능하였습니다. 그리고 개인적으로 책을 쓰느라 여러 시간을 함께하지 못했음에도 묵묵히 응원하고 성원해준 아내 김정선과 장열, 영열, 광열, 대열 네 아들에게도 미안함과 감사함을 전합니다.

2024. 7

"경영약학" 개정3판 편집위원장 편석원

편찬을 축하하며...

지난 2020년, '대한약학회'에서 '경영약학연구회'가 산하단체로 출범하였는데, 얼마 되지 않아 '경영약학'을 개정 3판까지 출간하심을 진심으로 축하드립니다. 개정 3판이 출간되기까지 노고를 아끼지 않으신 '편석원 박사님'과 '경영약학연구회' 회원님들께 큰 박수를 보냅니다.

최근, 약학 분야에서는 생소하게 여겨졌던 경영학을 약사의 관점에서 연구하고 적용하여 약학과 경영학의 융합학문인 '경영약학'이 탄생하게 되었으며 이후 더욱 활발한 연구가 진행되고 있습니다. 우리나라에서 약사는 한편으로는 건강과 질병 치료 및 예방을 위한 공익적 사고가 필요하고, 다른 한편으로는 수익 창출을 통한 경제적 생활 영위와 사회적 직업인 약사업무의 발전을 위한 경영자적 사고가 필요합니다. 이러한 두 가지 사고의 공존 속에서 이를 융합시키고 더불어 시너지 효과까지 창출할 수 있는 '경영약학'은 약사에게 본원적인 역할을 강화할 수 있는 핵심역량을 키워줄 수 있습니다. 이제 우리나라 약사도 "경영약학"이란 융합학문의 학습을 통하여 경영학과 약학의 융합점을 이해하고 다양한 약사 직능개발과 약사가 제공할 수 있는 창의적인 재화와 서비스의 개발을 이루어내길 바라는 바입니다.

'경영약학' 개정 3판에서는 약사가 진출할 수 있는 보건의료시장을 창의적 시각에서 다각화하고 새로운 시장을 창출해 내는 방법을 제시함으로써 약사에게 경영자로서의 약사의 시각을 넓혀주고 약사 스스로 다양하게 사회참여 길을 개척할 수 있게 도와주는 명쾌한 사례까지 제시하여 여러 약사와 함께 많은 공감대를 형성할 수 있을 것으로 기대합니다.

'경영약학연구회'의 무궁한 발전을 기원하며, '경영약학'의 학문적 토대가 더욱 굳건해지길 바랍니다.

2024.07

대한약학회 회장 이미옥

편찬을 축하하며...

현대사회는 전 세계적으로 심각한 고령화, 저출산으로 인한 '생산가능인구'의 감소와 '저성장', '국가 간 무역 갈등'과 '보호무역주의', '팬데믹', '기후변화', '디지털 대전환' 등 충격적 변수들이 많이 발생하고 있습니다. 동시대를 살아가는 우리나라 약사들 역시 보건의료, 경영환경이 급변하는 시대에 살고 있음을 실감하고 있습니다.

따라서 국내외적 환경변화에 능동적으로 대처하고 약사 직능의 경쟁력 강화와 확대를 위하여 보건의료 및 경영환경 변화를 세밀하게 파악하여 적합한 전략을 수립하고 그 실행방법론을 연구, 개발하는 노력과 더불어 경영학적 마인드와 추진 역량이 어느 때보다도 절실해졌습니다.

이와 같은 중차대한 변화의 시기에 약학과 경영학의 융합 학문적 성격을 띤 "경영약학"의 핵심 사항들이 일목요연하게 집대성되었다는 소식에 기대가 크며, 현장에서 좋은 성과로 이어지기를 기대합니다. 이제 약사를 위시한 다양한 약계의 구성원들은 지난 70여 년간 이 땅에 뿌리내린 기초약학, 임상약학, 사회 약학 패러다임을 넘어 "경영약학" 시대의 도래를 인식하고 국민의 건강 증진과 질병의 예방 및 치료를 위해 보건의료 분야의 전문인으로서 "경영약학"을 학습하여 이른바 '약국 산업'과 '헬스케어 산업', 더 나아가 국가의 총체적인 보건의료 경쟁력 강화에 기여하는 경영자의 자질과 실행 능력을 확장할 수 있기를 기대합니다.

대다수의 약사들이 활동 중인 '약국'을 둘러싼 경영환경이 갈수록 어려워지는 현실을 극복하고, 새로운 시장 질서와 약료 패러다임을 창출해야 하는 중요한 시기에 제3판으로 출간되는 "경영약학"이 약학대학 재학생과 약사들에게 경영학의 본질을 학문적으로 이해시키며 현실적으로 활용하는 것에 유용한 길잡이가 되길 기대합니다.

끝으로 "경영약학"의 편찬에 수고한 집필진에게도 축하와 감사의 마음을 전합니다.

2024. 7
(사)대한약사회장 최 광 훈

편찬을 축하하며...

오늘날의 보건의료산업은 제조업 평균 부가가치율보다 높으며, 고령화 사회 진입 등 사회적 변화로 인해 연 7~8%의 고성장을 이루는 산업이 되어 각국의 미래부가가치 산업으로 각광받고 있습니다.

보건의료산업은 단지 경제적 측면에서 뿐만 아니라 사회적 측면에서도 보건의료 분야에 대한 시각은 매우 급격하게 변화하여 과거 보건의료 연구는 질병에 대한 치료 및 건강 유지를 위한 것으로 한정되었으나 최근에는 일반 대중의 보건의료에 대한 인식 수준도 매우 높아져 신기술 개발 및 IT, BT, NT 등과의 융합을 통한 미래 성장 동력으로 보건산업이 인식되고 있습니다. 특히 보건의료산업은 선진국으로 갈수록 그 중요성을 인정받고 우선시 되고 있으며 이러한 중대한 변화의 시기에 우리나라 보건의료산업의 양대 산맥인 약사사회에 "경영약학"이 출판되어 약료경영학을 체계적으로 배울 기회를 마련하게 된 것에 진심으로 축하와 격려를 보냅니다. 아울러 "경영약학"을 배운 약료경영 교육세대 약사들이 사회에 진출하여 우리나라 보건산업의 경쟁력을 향상시키고 약사사회 발전에 크게 기여하길 바랍니다.

벌써 "경영약학"이 개정 3판이라는데 한편으로는 놀라면서도 다른 한편으로는 그간의 수고에 보람찬 좋은 성과와 열매가 있기를 기원합니다. 아울러 '편석원 박사'와 '경영약학 연구회' 회원들의 수고에 박수를 보냅니다.

2024.07

경희대학교 경영대학 경영학과 교수 김양균

편찬을 축하하며...

약사를 위한, 약사에게 적합한 경영학을 찾는다는 것은 쉬운 여정이 아니었을 것입니다. 그것을 알기에 "편석원 박사"와 "경영약학 연구회" 회원들의 노고를 치하하고 출간을 진심으로 축하합니다.

시대적 변화에 따라 6년제 약학의 학문적 영역에서 새롭게 요구되는 학문적 분야가 약학과 경영학의 융합학문인 "경영약학"이라고 생각합니다. 약사의 공익적 마인드와 시장경제 체제에서 경영을 생활화해야 하는 경영마인드의 융합을 이뤄내기 위해 탄생한 "경영약학"이 이제 6년제 약학의 학문적 영역에서 굳건히 자리를 잡아가길 설레이는 마음으로 기대해 봅니다.

무엇보다도 '경영약학'이 약학대학 재학생들과 대학원, 현직 약사들에게 널리 보급되어 약사에게 적합한 제대로 된 경영학을 배울 기회가 더욱 많아지길 바랍니다. 아울러 실용학문인 "경영약학"이 약사가 경영학을 학문적으로 이해하고 현실적으로 활용하는 길잡이가 되길 바라는 바입니다.

끝으로 벌써 "경영약학" 개정3판이 출판된 것에 놀라면서도 그 결실에 진심으로 축하합니다.

2024.07

단국대학교 약학대학교수 정세영

목차

경영약학
(Management Pharmacy)

제 1 장 목차

제 1 장
경영약학

편석원, 문홍섭

[학습목표]

❶ 경영과 경영학의 개념을 이해하고 본인이 현재 속한 조직에 대해 경영학적 관점으로 운영의 장단점을 논의해본다.

❷ 경영학의 이론의 변화를 이해하고 현대 조직에 적합한 경영이론은 어떤 것이 있으며 보완해야 할 점을 무엇인지 논의해본다.

❸ 기업경영의 목적과 윤리 경영의 의미에 대해 이해하고 현대기업경영의 올바른 변화에 대해 논의해본다.

❹ 약학과 경영학의 융합학문인 경영약학의 의의와 필요성에 대해 인지하고 약사의 경쟁력을 높이기 위한 방안과 현재 보건의료 제약 산업이 처한 시장개방의 현실은 무엇인지 조사한다.

❺ 우리나라 약국경쟁력을 다른 나라의 약국경쟁력과 비교하여 조사해 보고 우리나라 약국경쟁력을 높이기 위한 보완점은 무엇이고, 특히 한국의 현실에 알맞은 한국형 미래 약국은 무엇인지에 대해 논의해 본다.

❻ 윤리경영과 약료 공유가치 창출은 어떠한 연관성이 있으며 이를 토대로 우리나라 약사와 약국, 보건산업 기업이 나아갈 방향에 대해 논의하고 윤리경영의 성공사례와 실패사례를 조사하여 발표한다.

❼ '경영약학'에서 가치사슬이 의미하는 것은 무엇이며 약사의 공익적 가치와 경제적 가치의 융합을 위한 구체적인 방법을 탐구하고 경영약학이 추구하는 공유가치 창출의 세가지 방법에 대해 사례를 들어 설명해본다.

제 1 절 경영과 경영학의 이해

1. 경영의 개념

경영이란 제한된 자원을 효율적으로 활용하여 개인이나 조직의 최적의 목표를 달성하는 과정 및 행위라고 할 수 있다. 우리나라에서는 경영과 관리라는 용어가 함께 사용되고 있으나 일반적으로 "경영은 개인이나 조직이 목표를 설정하고 그 목표를 향해 나아가는 포괄적 의미의 행위를 포함"하며, "관리는 설정된 목표를 이루기 위한 과정을 통찰하는 기능적 요인을 포함" 한다고 할 수 있다.

경영을 표현하는 영어 단어로는 Management와 Administration이 있다. 일반적으로 Management는 "기업을 운영하고 통제하는 활동(the act of running and controlling a business)"으로 정의 하고, Administration은 "조직을 조직화하고 감독하는 일련의 활동(the range of activities connected with organizing and supervising an organization)"으로 정의 한다.

이와 같이 경영의 개념을 정리하면 "경영이란 조직이나 경영자가 추구하는 목표를 달성하기 위하여 인적자원, 물적자원, 정보자원, 재무자원, 기술자원 등과 같은 제반 자원을 효율적으로 활용하여 기업(조직)이나 개인이 가진 재화와 서비스를 생산, 유통, 판매, 관리 하는 일련의 경영활동으로서 이것들을 계획화, 조직화, 지휘화, 조정화, 통제화 하는 과정까지 포함한다."라고 정의 할 수 있다.

2. 경영의 기능

경영에 대한 인지적 개념(Cognitive Concept)에서 구체적인 경영기능을 제시한 페욜(Henri Fayol)은 그의 저서 '산업일반관리론(1916)'에서 관리 활동을 계획화(planning), 조직화(organizing), 지휘화(commanding), 조정화(coordinating), 통제화(controlling) 과정으로 제시하고 각각의 구체적인 개념을 다음과 같이 정립하였다.

첫째, 계획화란 조직의 목표를 세우고, 그 목표를 달성하기 위한 방법을 구체화하는 경영관리활동을 일컫는다.

둘째, 조직화란 세워진 계획을 실행하기 위한 업무 분담과 자원배분 및 지휘 체계를 확립하는 경영관리활동을 일컫는다.

셋째, 지휘화란 조직 구성원에게 업무를 지시하고, 감독하는 경영관리활동을 일컫는다.

넷째, 조정화란 부서 간, 조직원 간 업무와 자원을 효율적으로 조정하는 경영관리활동을 일컫는다.

다섯째, 통제화란 조직 구성원들의 실적을 평가하고 감독하는 경영관리활동을 일컫는다.

페욜 이후 산업화가 발달하고 경쟁이 심화됨에 따라 경영기능이 보다 다양해져 분산에서 통합, 통제에서 조정으로 경영기능의 중요성이 확대 변화 되었다.

3. 경영학의 개념

경영학이란 개인이나 조직과 같은 경제 주체들이 인간생활에서, 인간의 욕구를 충족시켜 줄 수 있는 재화나 서비스를 효율적으로 생산하고 분배하는 과정을 관리하고 연구하는 학문이다. 경영학적 관점에서 현대인의 소비생활은 개인이나 기업의 재화와 서비스에 대한 창조적인 노력에 의해 가능하며, 국가와 지방자치단체는 이러한 생산 활동을 하는 개인이나 기업 구성원의 참여와 세금 징수를 통해 운영되어진다.

또한 경영학은 기업경영 과정에서 창출되어지는 일자리가 어떻게 개인과 가정의 소득으로 이어지고 그들의 가정경제에 어떻게 작용하며, 더 나아가 국가와 사회의 발전에 어떠한 영향을 미치는 가를 연구한다.

이와 같이 경영학은 사회적 가치가 높은 학문이며 기업경영을 위한 단편적인 수단만을 가르치는 것은 아니다. 경영학은 우리 생활 속에서 경영학적 사고방식을 습득하는 것에 중점을 두며 기술적, 경제적, 사회적, 심리적, 법률적 측면의 지식을 두루 적용 할 수 있는 종합 과학이다. 결과적으로 경영학은 인간의 일상생활이나 사건에 대해 다양한 문제인식을 갖게 함으로서 인간의 사회적 가치를 높이고, 논리적이고 과학적인 분석을 바탕으로 경영의 통찰력을 키워 합리적인 의사결정을 추구하는 학문이다.

4. 경영학의 학문적 이해

경영활동은 폐쇄적 환경에서의 규칙적 관계성을 넘어 외부환경과의 상호작용을 통하여 이루어지고 있다. 따라서 경영학은 법칙(law)이나 논리(logic), 이론(theory)뿐만 아니라 결과(result)와 현상(phenomenon), 상호작용(interaction) 이라는 개념의 여러 조화 속에서 연구가 이루어져야 한다.

과거에는 경영학을 이론과학으로 볼 것인지, 혹은 실천과학으로 볼 것인지에 관하여 논란이 있었으나 현대경영학은 논리와 이론을 중시하는 이론과학(theoretical science)과 경험, 현상, 결과를 중시하는 실천과학(practical science)이 병존하는 학문이라는 견해가 보편적이다.

특히 사회과학으로서 경영학은 사회적 환경에서 조직행동이나 결과 등을 연구대상으로 하기 때문에 조직행동과 결과의 인과과정을 논리적으로 규명하고 체계화하는 학문이라 할 수 있다. 실제 경영학에서 조직행동은 그 결과와 현상을 기준으로 분석, 평가되어 논리적 일관성, 객관성, 응용성, 검증가능성으로 설명됨으로써 과학적 유효성을 가진다.

과학은 시간과 공간의 제약이 뒤따르기에 어떤 사회에 존재하는 사회현상에 대한 법칙이나 유형이 역사적인 시간의 흐름에 따라 다른 사회에서는 존재하지 않을 수 있는 특성이 있다. 따라서 과학에서 밝혀진 진리는 절대성이 아닌 상대성으로 이해해야 한다.

특히 현대 사회는 시공간의 특성과 사회적, 시대적 변화에 따라 각양각색의 조직이나 기업이 존재하기에 현대경영학 역시 경영학에서 밝혀진 이론이나 원리들이 시간 및 공간을 초월하는 절대적 이론이라는 생각보다는 상대적 이론을 지닌 학문임을 이해해야 한다.

제 2 절 경영학의 발전과정

학문이 성장하고 발전함에 있어서 사회적, 문화적 배경이 미치는 영향력이 매우 크다는 것은 널리 알려져 있다. 이러한 측면에서 경영학의 발전 과정을 보면 국가적, 사회적, 문화적, 종교적 특성에 따라 영향을 받아 다르게 발전해 왔음을 알 수 있다.

현대경영학은 크게는 독일을 중심으로 발전한 독일경영학 이론과 미국을 중심으로 발전되어 온 미국경영학으로 구분할 수 있다. 독일경영학은 경영학이 순수과학인가 기술인가의 논쟁에서 대두되었으며, 불확실성의 상황에서 의사결정 문제를 해결하기 위한 경영경제학으로 발전하였다. 반면에 미국경영학은 테일러(F. W. Taylor)의 과학적 관리법(The Principle of Scientific Management)이나 메이요(E. Mayo)의 실험적 접근(Experimental Approach)이 중심이 되어 실천적이고 구체적, 응용적 경영학으로 발전하였다.

독일경영학이나 미국경영학은 2차 세계대전 이후에 일본경영학에 영향을 미쳐 기업의 성공을 가져오는 것은 기술보다는 사람을 관리하는 방법에 있다는 오우치(W. G. Ouchi)의 'Z이론'이나, 지식경영을 강조한 노나카(I. Nonaka)에게 영향을 주게 된다.

이와 같이 현대경영학은 글로벌 경제 환경의 급속한 변화와 시장경제의 경쟁체제 속에서 사회적, 문화적, 시대적 변화에 따라 역동적으로 운영되는 기업조직을 연구 대상으로 하기에 이론적 특성과 실천적 특성을 동시에 포함하는 학문이라 할 수 있다.

또한 현대경영학은 발전 시기와 특성에 따라 고전적 경영이론, 신고전적 경영이론, 계량적 경영이론, 근대적 경영이론 등으로 구분 할 수 있으며 그 세부적인 내용은 다음과 같다.

1. 고전적 경영이론

고전적 경영이론에는 테일러의 과학적 관리법, 길브레스 부부의 동작연구, 포드의 컨베이어 벨트 시스템, 페욜의 일반관리 이론, 베버의 관료제론 등이 있다.

1-1. 테일러의 과학적 관리법(The Principles of Scientific Management by F.W. Taylor)

테일러는 대량생산체제에서 발생하는 문제들을 해결하기 위하여 모든 직무에 과학적인 방법 등을 개발하였다. 테일러는 과학적 관리가 근로자의 노동 생산성과 경제적 효율성을 극대화 시킬 수 있다고 믿고 시간과 동작의 연구를 통한 과업관리제, 업무 성과별로 임금을 차등 지급하는 차별 성과급제, 직장의 기능을 분할하여 조직을 기능식 조직으로 전환함으로써 직무분업의 원리로 적용하여 직무별 전문 관리를 추구하는 기능식 직장제 등의 과학적 관리법을 발표하였다.

1-2. 길브레스 부부의 동작연구(Gilbreths' Motion Study)

길브레스부부는 인간의 동작연구를 통해 동작으로 인한 피로도를 최소화 하는데 중점을 두고 빠르고, 쉽고, 편한 '유일한 최선의 작업방법(the one best way of doing work)'을 연구하였다. 특히 작업 능률을 높이면서, 아울러 작업자의 피로도를 줄이는 최선동작연구 방법을 통하여 일상생활 속에서도 동작연구 이론을 실천하였다.

1-3. 포드의 컨베이어 벨트 시스템(Henry Ford's Conveyor Belt System)

포드 이전까지 자동차는 장인들의 수공 조립품이어서 생산원가도 비싸고 제작 시간도 많이 소요되었다. 바로 이러한 시점에 헨리 포드가 착안한 것은 노동자가 작업대에 가서 일을 하는 것이 아니라, 작업물이 이동하며 정해진 위치에 있는 작업자들에게 흘러가게 하는 컨베이어벨트 시스템이다.

즉, 포드는 이동 조립라인을 통해 단기간의 훈련을 거쳐 생산현장에 투입가능한 반숙련·미숙련 노동자를 모두 고용하는 것을 가능하게 하였고 이러한 혁신으로 인해 보다 낮은 비용으로 높은 생산성을 실현할 수 있는 생산시스템을 구축하는 것도 가능해졌다. 이것이 포드의 컨베이어밸트 시스템의 장점이다.

포드시스템의 주요 내용으로는 표준화(standardization)와 자동화(automation)가 있다. 표준화란 각각의 작업을 분석해 표준적인 작업내용을 정하고, 이것을 유지하고 향상시키도록 하는 것을 의미하며, 자동화란 마치 이동 조리법처럼 표준화를 바탕으로 기존 제품의 대량생산방식인 컨베이어 벨트 자동시스템을 의미한다. 이후 포드시스템은 많은 기업의 생산에 영향을 끼쳤고 여러 기업들이 포드의 컨베이어 밸트 생산라인 개념을 도입하여 산업생산의 변화를 가져왔다.

포드는 표준화와 자동화를 통하여 대량생산의 산물인 T형 자동차를 만들었고 자동차 시장 뿐 아니라 소비시장에서 대중이라는 개념을 생성하였다. 포드의 경영이론은 기업경영을 대중의 생활수준 향상과 구매력 증대를 위한 일반 대중에 대한 봉사활동으로 여기는 포디즘(Fordism)으로 표현 할 수 있다.

1-4. 페욜의 일반관리이론(Henry Fayol's Administrative Management)

페욜은 기업의 활동을 기업의 규모나 복잡성에 상관없이 기술활동(생산), 영업활동(판매, 구매), 재무활동(자금조달 및 운영), 보전활동(재산 및 직원의 보호), 회계활동(재무재표, 통계활동), 관리활동 등의 여섯 가지로 구분하였다. 특히 기업의 규모가 커질수록 관리활동의 중요성이 높아진다고 주장하였으며, 여기서 관리활동이란 기업의 전문적 기능을 기업목표에 맞게 통합해 가는 것을 의미한다. 또한 페욜은 관리활동을 계획화, 조직화, 지휘화, 조정화, 통제화 등의 다섯 단계로 구분하였다.

1-5. 베버의 관료제론(Max Weber's Bureaucracy Theory)

베버는 정부조직을 연구한 학자로 조직은 특정 기능을 수행하기 위해 잘 설계된 기계와 같아서, 기계의 각 부품은 조직이 합리적이고 법적 권한에 근거하여 운영될 때 비로소 능률적이고 합리적으로 운영되고 그 기능의 최대 성과를 달성하게 된다고 주장하였다. 베버가 제시한 이러한 이상적 조직을 관료제(bureaucracy)라 한다.

관료주의 조직은 각 구성원이 계층화된 위계질서를 가지고, 업무를 세분화하여 업무를 배정하고 규칙과 절차에 따라 업무를 처리하는 것으로 분업화, 전문화, 서열화, 기록주의(문서주의), 능력에 의한 승진 등의 특징을 가지고 있다.

2. 신고전적 경영이론

신고전적 경영이론은 주로 행위이론으로 메이요의 인간관계론, 맥그리거의 X Y 이론, 계량적 경영이론 등이 있다.

2-1. 메이요의 인간관계론(E. Mayor's Human Relations Approach)

메이요는 시카고 근교에 있는 호손공장에서 1924년부터 1932년까지 호손 공장(Hawthorne Works)의 근로자를 대상으로 실시된 실험을 통하여 노동 생산성을 향상시키기 위해서는 근로자를 에워싸고 있는 인적환경인 작업장 환경, 휴식시간 등 물리적·육체적 작업조건과 물질적 보상방법의 개선이 근로자의 동기유발과 노동생산성에 영향을 미치는 것을 발견하였다.

즉, 사람의 감정, 태도, 사회적 관계 등이 생산성에 중요한 영향을 미칠 수 있으며, 또한 비공식적인 조직도 공식적인 조직만큼 생산성에 영향을 미칠 수 있다는 사실을 알게 되었다. 메이요는 호손 실험을 통해 인간의 심리적 상태를 중시여기는 새로운 경영기법으로 민주적 리더십, 동기부여, 종업원의 제안제도, 경영참여 등을 주장하였다.

2-2. 맥그리거의 XY 이론(Douglas McGregor's XY Theory)

맥그리거는 '기업의 인간적 측면(The human side of enterprise)'이라는 저서를 통해 일과 인간에 대한 기본적인 가정을 X이론과 Y이론으로 나누었다. 특히 맥그리거는 매슬로우의 욕구단계이론을 기초로 하여 회유와 위협과 같은 저차원적인 욕구(생리적욕구, 안전욕구)의 방식으로 조직원들의 근로의욕을 높이려는 전통적인 관리방식을 X이론 이라하였고, 고차원적인 욕구(사회적 욕구, 존경욕구, 자아실현 욕구)를 자극하여 근로 동기부여를 유발하고 조직의 번영을 위하여 개인이 스스로 행동하게 함으로서 개인 욕구충족과 조직의 목표달성을 동시에 이룰 수 있다고 주장하는 관리방식을 Y이론이라고 하였다.

맥그리거의 이론적 배경에는 대공황이후 생활이 안정된 상태에서는 더 이상 저차원적인 자극을 통해서는 근로 동기부여를 일으킬 수 없다는 당시 사회적 분위기와도 관계가 있다.

2-3. 계량적 경영이론

2차 세계대전 이후 컴퓨터의 개발과 발전으로 경영학자들은 전쟁에 사용된 계량적 방법을 경영의 의사결정 활동도구로 발전시켜 기업의 예산관리, 공정 및 재고관리, 경영계획 등의 경영활동에 활용하였다.

그 대표적인 방법이 2차 세계대전 때 개발된 장비수송방법과 정확한 폭탄투하지점 탐색 등에 활용된 기술을 바탕으로 개발된 네트워크 모형과 시뮬레이션 방법이 있으며, 그 외에도 계량 경영을 보다 체계적으로 발전시킨 선형계획 등과 같이 경영과학을 바탕으로 하는 운영관리(Operation Management) 방법, 컴퓨터를 통하여 기업 활동에 필요한 정보를 수집, 분석, 가공, 처리하여 의사결정자가 필요한 정보를 신속하게 제공해주는 경영정보시스템(Management Information System, MIS) 방법 등이 있다.

3. 근대 경영이론

근대 경영이론에는 버나드(Chester I. Barnard)의 협동체계론, 사이먼(Herbert Alexander Simon)의 조직균형이론, 시스템이론, 상황이론 등이 있다. 이러한 경영이론은 경영자의 경영마인드 정립에 매우 주요하다. 가령 약사가 기업이나 약국경영을 할 때어떤 경영이론을 바탕으로 하고 있는가에 따라 기업과 약국경영의 방향도 달라진다.

3-1. 협동체계론

협동체계론은 미국의 경영학자인 버나드(Chester Barnard)가 주창한 이론으로 조직을 하나의 목적을 위해 다수의 사람이 상호적인 힘을 통해 협동하여 작동하는 시스템으로 보았다. 여기서 버나드는 협동체계를 특정목적을 위해 다수의 인간들이 모여서 형성된 특정한 체계적인 관계로 보았으며 물적, 생물적, 인간적, 사회적 요소의 복합체라고 규정하였다.

협동체계론의 배경을 보면 1930년대 대공항을 겪으면서 버나드는 조직의 존속을 위해서는 조직참가자의 협동이 매우 중요함을 깨닫게 된다. 그러면서 조직이 조직구성원에게 협동을 위한 의욕을 고취하기 위해서는 유인(inducement)을 충분히 제공하여야 하고 유인에는 비단 금전적인 것뿐만 아니라 사회적 유인과 심리적 유인도 포함된다고 주장하였다.

버나드는 협동체계를 형성하는 주체는 인간이며, 인간의 활동은 한 사람의 개인으로서 인격을 반영하는 개성적인 측면과 타인과의 관계에서 자기에게 할당된 직무를 수행하는 기능적인 측면이 협동체계 내에서 동시에 병존하고 있다고 강조하였다.

3-2. 조직균형이론

조직균형이론은 미국의 사회과학자 겸 경영학자인 사이먼(Herbert Alexander Simon)이 주장한 이론으로 조직이 적절한 의사결정을 하기 위해서는 수많은 정보를 수집해서 다시 이것을 검토하고 분석하는 과정을 거쳐야 한다는 이론이다. 하지만 개인이 모으는 정보에는 한계가 있기 때문에 사이먼 역시 버나드의 협동체계론과 마찬가지로 조직의 목표와 구성원 각각의 목표를 일치시켜야 한다고 보았다.

조직이 존속하기 위해서는 각 참여자들 간의 협동의욕이 있어야만 하며, 조직 공헌을 위한 각 참여자의 협동을 이끌어 내기 위해서는 각 구성원들에게 유인요소를 제공하고, 조직이 제공하는 유인과 개인이 조직발전을 위해 제공하는 공헌이 적절하게 균형을 유지 할 때 조직이 존속되고 성장할 수 있다고 주장하였다.

3-3. 시스템 이론(System Theory)

시스템이란 전체로서 작용하는 상호 관련된 요소들의 조합을 말하며 시스템이론은 이러한 시스템의 개념에 영향을 받은 이론으로 조직을 살아있는 유기체로 파악하고 경영현상도 단편적인 현상이 아닌 유기적으로 연결되어 있는 속성이라 여기는 이론이다.

시스템 이론에서 시스템이 갖는 특성은 다음과 같다.

첫째, 조직을 하나의 전체시스템으로 본다면 그것을 구성하고 있는 하위시스템(sub system)들은 전체시스템(total system)과 상호 유기적으로 연결되어 있다.

둘째, 시스템은 각 부분간이 모여서 전체를 구성한다. 즉 전체를 구성하려는 공동의 노력과 상호작용을 통해 각 부분이 독자적으로 활동할 때 보다 상승효과가 나타날 수 있으며 이것이 시스템의 시너지 효과(synergy effect)이다.

시스템의 유형으로는 환경과 상호작용을 하지 않는 폐쇄 시스템(closed system)과 외부의 투입을 받아들여 주변 환경과 상호작용하는 과정을 통하여 발생되는 산출을 외부로 내보내면서 환경과의 균형을 유지하기 위해 계속 피드백이 이루어지는 개방 시스템(open system)이 있다.

3-4. 상황이론(Contingency Theory)

상황이론의 전제는 기업의 조직, 지휘, 의사결정에 있어서 최적의 유일한 해법은 없으며 조직성과는 외부환경과 내부적 특성의 적합성에 영향을 받기 때문에 상황에 따라 차별화된 대안이 요구된다는 이론이다.

즉 경영활동은 어떤 단순한 하나의 원칙에 의해서 이루어지는 것이 아니며, 모든 상황에 영향을 미치는 유일하고 절대적인 최선의 방법이란 존재하지 않고 상황에 따라 다르다는 것을 강조하는 이론이다.

상황이론의 중요한 개념은 다음과 같다.

첫째, 환경의 변화를 고려하지 않고 경영에 있어 보편적인 최고의 방법은 없다.

둘째, 고객만족과 수요창출은 조직 및 하위시스템의 설계와 환경이 일치되었을 때 발생한다.

셋째, 효과적인 조직은 환경에 적합 할 뿐만 아니라 하위시스템과도 일치되어야 하며 그럴 경우 비전과 전략의 실현 가능성도 높아진다.

넷째, 조직의 니즈(need)는 조직구조의 관리 과정이 상황이나 환경에 적합하게 설계되었을 때 더욱 잘 만족 되며, 경영은 작업의 특성과 상황에 따라 차별화 되어야 한다.

제 3 절 기업과 경영

1. 기업의 개념

기업(enterprise)이란 인간의 필요와 욕구를 만족시켜주는 재화와 서비스를 생산하는 개별 경제주체이며, 기업은 생활자원이 이용가능 하도록 분배하고 교환하는 활동을 한다. 이렇듯 기업은 재화와 서비스를 생산하고 판매하며, 유통, 공급하는 기초적 단위 조직으로서 일정한 사회적 관계 속에서 존재하는 조직체라고 할 수 있다.

기업은 근로자나 소비자와 같은 직접적 이해관계자 집단은 물론이고 사회의 모든 부분과 밀접한 상호관계를 맺고 영향력을 행사하는 조직체로서 개인과 가정에는 소득의 원천이 되며, 삶을 살아가는 경제적 근원을 제공한다.

또한 기업은 가정경제, 지역경제, 국가경제뿐만 아니라 세계경제에 영향을 미치며 정치, 사회, 문화, 보건, 경제 등 인간 사회 모든 부분과 깊은 연관성을 가지고 활동을 하는 조직체로서, 개인의 가치관과 사고방식, 행동양식에도 영향을 미치는 사회 구성체이다.

기업은 탄생과 사멸을 가지는 유기 조직으로서 기업이 보유한 자원들과 조직 구성원들을 통하여 재화와 서비스를 생산, 유통, 판매함으로써 수익을 창출하고 그 수익으로 기업 조직의 생존을 영위해나가는 살아있는 유기체이다.

시장경제 체제하에서 기업은 이윤추구를 목적으로 하는 생산 주체이며, 경제적 활동을 기반으로 기술적, 사회적, 문화적 기능 등을 수행하는 역할을 담당한다. 드러커(P. Drucker)는 기업의 역할은 고객을 창출하는 것이고, 기업이란 가치 있는 재화와 용역을 생산하여 소비자에게 만족과 행복을 제공하고 그와 같은 정당한 대가로 이윤을 창출하여 이를 통하여 종업원과 주주를 부양하며, 영속성을 지닌 조직으로 발전한다고 하였다.

2. 기업경영의 과제

기업경영의 과제는 고부가가치의 창출로서 부가가치 생산성을 높이는데 있으며, 생산성은 기업경영의 목적을 달성하기 위한 일차적 요건이다. 생산성 향상은 경제성 판단의 원천이 되며, 경제성은 수익성 평가의 원천이 된다. 따라서 기업이 부가가치를 증대시키기 위해서는 수익성을 높이거나 비용을 절감시켜야 하는데 비용을 절감시키기 위해서는 생산성을 높여야 하며, 수익성을 높이기 위해서는 판매수량을 증가시키든지, 판매가격을 올려야 한다. 또한 기업은 사회에 속한 조직이기에 사회적 법률과 윤리를 준수해야 하는 윤리성을 갖추어야 한다.

2-1. 생산성(Productivity)

생산성(productivity)이라 함은 생산물의 투입량 대비 생산물의 산출량 비율로서 생산요소의 종류에 따라 노동생산성과 부가가치 생산성이 있다.

1) 노동생산성(Productivity of Labour)

노동생산성이란 노동자 1인이 하루에 생산해 낼 수 있는 생산량을 말하며 노동투입량 1단위가 산출하는 생산량으로 나타낼 수 있다. 생산되는 단위가 물량일 때 물량 표시 노동생산성과 화폐표시 노동생산성이 있다. 그러나 노동생산성은 일반적으로 기술진보를 정확히 측정하지 못한다는 단점이 있다.

물량표시 노동 생산성=산출량/종업원 수 화폐표시 노동생산성=(산출량×제품가격)/종업원 수

2) 부가가치 생산성(Value Added Productivity)

부가가치 생산성이라 함은 종업원 1인이 기업에 기여한 기여가치 또는 부가가치를 측정하는 것이다. 부가가치란 기업 경영활동에 의해 새롭게 창출된 가치로서 기업의 순이익, 종업원에 대한 임금, 감가되지 않는 토지나 자본용역에 대한 이자 및 세금 등을 포함한다. 즉 부가가치란 기업 매출액에서 인건비, 이자, 이윤은 합하고 재료비와 지불경비를 포함하는 외부구매비용을 공제한 새롭게 창출된 가치를 말한다. 계산 방법은 다음과 같이 나타 낼 수 있다.

부가가치 생산성=부가가치/종업원 수 부가가치=총매출액-외부구매비용-감가상각비 외부구매비용=원재료비+지불경비+초기 재고액-기말재고액-부가가치 조정액

2-2. 경제성(Economy)

기업이 이윤추구를 위한 조직체로 인식되면서 경제성의 의미는 최소한의 투입으로 최대한 효과를 내는 경제원칙의 개념과 일치한다. 그러나 오늘날의 기업은 영리기업(profit enterprise)만 존재하는 것이 아니라 비영리기업(nonprofit enterprise)도 포함되기에 경영의 선택원리를 영리성이나 이윤의 극대화에서만 구할 수는 없게 되었다.

이러한 관점에서 파생된 경영원리가 경제성의 논리이다. 결과적으로 경제성은 투입가치(input value)에 대한 산출가치(output value)의 관계를 말하며, 여기서 투입가치란 일정한 수단을 사용에서 발생한 비용이며, 산출가치는 일정한 성과에서 나타난 수익을 말한다.

경제성=목표(성과)/수단(희생 혹은 대가)=산출/투입

2-3. 수익성(Profitability)

수익성(profitability)은 기업의 수익과 자본에 대한 관계로 영리성 원칙이라고도 한다. 수익성은 투자자 우선주의를 원칙으로 하는 이익극대화 원칙과 직결되는 개념이나 투자자와 이해집단 모두에게 동시 만족을 줘야하는 현대사회에서는 현실성이 없어 새로운 수익성 개념으로 적정이윤과 필요최저이윤, 만족이윤이란 개념이 도입되고 있다.

1) 적정이윤(Resonable Profit)

적정이윤은 딘(J. Dean)에 의해서 주장된 이윤 개념으로서 기업의 존속유지를 위해서 필요로 하는 필요이윤이란 의미이다. 오늘날의 기업은 소유와 경영이 분리 되고 있고, 기업이 갖는 공공성과 사회성에 의해 현대기업에 있어서 이윤의 목표수준을 이윤 극대화에서 적정이윤으로 변경하도록 강요받고 있다.

2) 필요최저이윤(Required Minimum Profit)

필요최저이윤이란 피터 드러커(P.F.Drucker)가 주장한 이윤개념으로, 기업의 목적을 기업의 생존 그 자체에 있다고 하는 기업 생존설에서 비롯된 이윤개념이다. 즉 기업 자체가 유지되고 존속하기 위해 필요한 최소한의 이윤만을 추구한다는 개념이다.

3) 만족 이윤(Satisfactory Profit)

만족이윤은 사이먼(H. A Simon)에 의해 주장된 이론으로 기업의 욕구수준에 의해서 결정되는 이윤을 말하며, 기업의 욕구수준이란 최소한으로 기업의 생존을 보장하고 기업이 과거에 달성한 정상이윤을 커버할 수 있는 이윤의 수준을 말한다.

2-4. 윤리성(Ethicality)

기업은 사회를 구성하는 조직이며 기업구성원은 사회 구성원에 속한다. 따라서 기업은 사회구성 조직으로서 일차적으로 사회의 기본적 경제 단위인 재화와 서비스를 생산해야하는 사회적 책임을 가지게 된다. 기업이 속한 사회는 기업에게 법적 책임으로 사회의 법적 요구사항의 구조 내에서 기업이 경제적 임무를 수행하도록 요구하며, 또한 기업에게 사회적 일원으로서의 기대하는 행동과 활동을 들을 요구하게 되는데 이것이 기업이 가지는 윤리적 책임이다.

따라서 사회적 책임을 실행하는 기업이란 기업의 일차적인 존재가치인 재화와 서비스를 생산하여 사회 구성 조직으로서의 역할을 수행하고 이 과정에서 이윤추구를 하되 사회에 속한 조직으로서 사회의 법률을 준수해야 하며, 사회 구성 조직에 걸맞는 행동과 활동을 수행함으로서 윤리적으로 성실한 기업시민이 되어야 한다.

3. 기업의 종류

기업은 기업규모를 결정하는 매출액, 종업원 수, 자본금 등에 따라 대기업, 중소기업, 소기업으로 분류하며, 출자자성격에 따라 공기업, 사기업, 공사공동기업으로 분류할 수 있고, 소유와 지배구조방식에 따라 개인기업, 법인기업(합명회사, 합자회사, 유한회사, 주식회사), 협동조합 등으로 분류 수 있다. 본 교재에서는 소유에 개념을 중시하는 자본주의 특성상 소유 지배구조방식에 대해 간단히 소개하고자 한다.

3-1. 개인기업(Private Enterprise)

개인기업이란 대부분의 약국이나 병원이 이에 해당되며, 여러 사람이 모인 공동명의 형식이나 공동 창업도 있으나 주로 개인 한사람이 출자, 경영, 소유 및 지배를 하는 기업을 우리나라에서 개인기업이란 개인사업자를 의미하며 개인사업자는 세법에 따라 면세사업자, 간이과세자,일반과세자로 구분된다. 거의 대부분의 약국이나 병의원은 일반과세자에 해당된다.

개인기업의 특성을 보면 수익에 대한 개인 사유가 자유롭게 보장되며, 법률상 규제와 제약이 가장 적고 기업의 설립과 폐쇄가 용이하다는 장점은 있으나 경영에서 오는 위험과 손실을 개인 한사람이 책임지고 떠안게 된다는 단점도 존재한다.

최근에는 이러한 개인기업의 단점을 보완하기 위해 공동창업이 부각되고 있다. 공동창업은 흔히 동업이라고 표현되어지는데 동업의 경우는 개인 창업과는 달리 상대적으로 자본금은 더 많아지고 부채는 줄여 경영의 리스크가 줄어드는 효과와 업무시간의 효율적 배분으로 휴식과 매출증대를 동시에 가져올 수 있다는 장점은 있으나 이익과 리스크의 배분 갈등이나 경영 마인드 공유 갈등이라는 단점도 존재한다.

3-2. 합명회사(Unlimited Partnership)

합명회사란 2명이상의 출자자가 공동으로 출자하고 회사의 채무에 대하여 출자자들이 연대무한책임을 지는 회사를 말한다. 법률적으로 합명회사의 사원은 기업에 대한 절대적인 책임을 지게 되며 회사 채무에 대해서도 무한 책임을 지기 때문에 무한책임사원이라고도 하며 각 사원이 회사를 대표할 권한을 가지는 회사이다.

따라서 합명회사는 경우에 따라서는 보증과 담보제공도 일어날 수 있기에 각 사원간의 신뢰관계가 매우 중요하다. 보건의료산업의 사례로는 동네 의원급 단과 병원이 합명회사인 경우가 많으며 여러 사람의 원장(의사)들이 각자의 의료 기술에 책임을 지고 병원을 운영하는 형태를 띤다. 과거 우리나라에서는 정부가 약사전문자격 선진화 방안이라는 명목으로 일반인 투자가 허용된 주식투자형 약국법인을 도입하려 했으며, 당시여론 중에 약사로 구성된 법인약국에 한하여 약국 개설을 허용한다는 뜨거운 이슈가 있었는데 이때 거론된 법인이 합명회사이다.

3-3. 합자회사(Limited Partnership)

합자회사란 출자와 업무집행을 담당하는 무한 책임사원과 출자만을 담당하는 유한책임사원으로 구성되는 회사로서 책임과 권한의 크기는 무한책임사원이 더 큰 만큼 회사채권자에게 무한 책임을 지게 되며, 유한책임사원은 자신의 출자액을 한도로 책임이 한정되고 일상 업무는 수행하지 않고 출자분에 대한 배당만 받는다.

기업창업에 있어서 보다 큰 자본을 필요로 하는 경우에 업무집행의 무한책임사원과 자본 투자를 통한 이익분배의 유한책임사원이 결합된 형태로 제약기업에서는 조선무약이 대표적 사례이다.

3-4. 유한회사(Private Company)

유한회사란 영리목적으로 설립된 회사로서 회사의 자치운영을 인정하는 합명회사의 장점과 사원의 유한 책임을 강조하는 주식회사의 특징이 합쳐진 형태의 회사라 할 수 있다. 즉 유한회사의 사원은 사원 전원이 그들의 출자액을 한도로 하여 책임을 지는 유한 책임사원으로 구성된 회사이다.

모든 사원이 유한 책임을 진다는 점에서 주식회사와 유사하지만 설립이 용이하고 설립비용이 소액인 동시에 주식회사보다도 그 조직이 간단하고 공개의무도 없는 것이 특징이다. 특히 유한회사는 사원총회의 권한이 크며 비공개적이다.

지분의 자유로운 양도는 사원총회의 결의를 요구하기 때문에 사실상 불가능하며, 지분의 증권화도 되지 않는다. 그러므로 주식회사처럼 회사공시를 할 의무는 없고 비교적 소수의 사원과 소수의 자본으로 운영되기 때문에 중소기업에 적당한 회사이다.

특히 2012년 4월 15일 이후부터는 법률의 개정으로 자본금의 최저액 제도와 사원 총수 제한제도가 폐지되었으며, 이사회제도가 필요 없고 사회이사와 감사 역시 필요 의무사항이 아니어서 유한회사의 경영이 보다 자유로워졌다.

3-5. 주식회사(Corporation)

주식회사는 일반적으로 미국에서는 코퍼레이션(Corporation)으로 영국에서는 주식유한책임회사(Company Limited by Shares)로 표현되어진다. 주식회사는 자본의 모집을 위해 주식을 발행하며 발행된 주식을 바탕으로 일정한 자본을 형성한 회사로서 주식을 소유한 자를 주주라 하며, 각 주주는 회사의 채무에 대해서는 직접적인 책임은 지지 않으나 자본 출자의 의무는 지게 됨으로서 이익의 분배와 손실의 위함 분담이라는 양면적 특성을 갖게 되는 기업형태이다.

즉, 주식회사란 자본적 공동기업의 대표적인 형태로 다수인의 출자에 의해서 성립되는 자본단체로서 정관에 표시된 사업 목적에 의해 설립, 운영되는 법인 기업조직이다.

또한 주식회사는 유한 책임 제도를 갖고 있어 주주의 재산과 회사의 재산이 명백히 구별되므로 회사의 채무에 대해서 주주 개인의 재산에까지는 그 위험이 미치지 않는다.

특히 주식회사는 자본의 증권화 제도를 통하여 소유권이전이 자유롭게 가능하고 경우에 따라 다수의 주주출자를 통한 대규모 자본 조달이 가능하며, 회사의 소유기능은 주주가 맡고 경영적 기능은 전문 경영인이 맡게 되는 대리경영제도가 가능하다.

3-6. 협동조합(Cooperative)

협동조합의 의미를 먼저 살펴보면 협동조합기본법 제2조 제1호에서는 협동조합이란 재화 또는 용역의 구매·생산·판매·제공 등을 협동으로 영위함으로써 조합원의 권익을 향상하고 지역사회에 공헌하는 사업조직이라고 정의하였고, 국제협동조합연맹(ICA)에서는 협동조합을 공동으로 소유되고 민주적으로 운영되는 사업체를 통하여 공통의 경제적, 사회적, 문화적 필요와 욕구를 충족시키고자 하는 사람들이 자발적으로 결성한 자율적인 조직이라 정의 하였다.

협동조합의 대표적인 장점은 1인 1표의 민주적인 경영, 공동작업을 통한 고부가가치 산업 접근의 용이, 공급자와의 협상력 증가, 조합원 편익 우선, 지역사회 기여 등이다. 실제 협동조합은 윤리경영과 상생번영을 통하여 서민과 지역경제를 활성화하고 지역단위의 새로운 일자리를 창출하여 국민 경제 발전에 기여함으로써 새로운 사회 경제발전의 대안 모델로 대두 되고 있다.

반면에 협동조합의 단점은 협동조합이 민주적으로 운영되기 때문에 통제의 한계가 있어 조합원들의 자발적인 헌신과 지속적인 참여가 없으면 운영이 힘들며, 의견일치를 내기 위해 오랜 시간이 걸린다는 점이다.

또한, 협동조합이 성공하기 위해서는 전문경영기술이 요구되는데 대부분 자원봉사 차원에서 출발한 협동조합은 위기에 대한 대처능력 저하, 책임감 결여, 전문경영지식 부족 등이 현실이어서 전문 경영진 도입이 필요하다. 그러나 책임감 있는 전문경영인 도입에 마찰이 생기거나, 조합원들의 전문경영에 대한 마인드 부족으로 시장에서 오랜 동안 살아남기가 힘들다는 단점이 있다. 최근 우리나라 약사사회에서도 약사협동조합이 여러 곳에서 결성되어 활동중이며 그 취지도 다양해서 약계현장에 필요한 전문도서 발간 및 체계적인 교육, 건강 콘텐츠제작, 공동구매와 상담자료 개발, OEM 상품 개발, 약사역량을 높이기 위한 스터디, 약사 전문분야 개발, 쇼핑몰 운영 등 조합의 특성에 따라 다양한 성격을 가지고 있다.

4. 윤리경영(Ethical Management)

기업윤리(business ethics)란 기업이 사회의 한 구성 조직이기에 마땅히 지켜야 할 도리이며, 기업경영에서 구성원들의 의사결정이나 행동 또는 태도에 관한 도의적 가치라 할 수 있다. 또한 기업윤리는 기업의 의사결정이나 행동에 대한 옳고 그름을 판별하는 규범이다.

윤리경영(Ethical Management)이란 회사경영 및 기업 활동에 있어 윤리를 최우선 가치로 생각하며 모든 업무활동의 기준을 윤리규범에 두고 투명하고 공정하며 합리적인 업무수행을 하는 것이다. 진정한 의미의 윤리경영이란 기업이 윤리적 책임을 다함으로써 고객, 주주, 종업원, 경쟁자, 공급자, 정부, 지역 사회 등 이해관계자들에게 신뢰를 얻을 수 있도록 기업 경영을 하는 것이다.

기업은 윤리경영을 함으로써 사회적으로 정당한 역할이나 활동을 하여 시장으로부터 지속적인 신뢰를 얻을 수 있다. 시장 경제 체제하에서 기업의 생명은 소비자, 투자자, 금융기관 등 시장의 신뢰에 달려있으므로 윤리경영은 기업의 경영 성패에도 영향을 미친다.

또한 윤리경영을 통해 구성원의 정당한 대우가 보장되는 등 높은 수준의 윤리성이 유지되는 기업에서는 구성원도 자부심과 보람을 느끼고 열심히 일하려는 의욕이 생겨나 생산성이 크게 향상되는 효과를 가져 올 수 있다.

최근에는 기업의 국제 경쟁력을 평가하는 글로벌 스탠더드의 잣대로 윤리경영이 최우선 순위로 떠오르고 있어 앞으로 기업 윤리를 무시하거나, 국제적 기업 윤리 수준에 도달하지 못하는 기업은 세계 시장의 투자자나 소비자 단체들로부터 외면 받게 될 가능성이 높다.

제 4 절 경영약학의 이해

1. 경영약학의 개념

경영은 개인이나 조직(기업)이 가진 제한된 자원 즉 제한된 재화와 서비스를 효율적으로 활용하여 개인이나 조직(기업)의 최적의 목표를 달성하는 과정 및 행위를 의미한다. 또한 경영은 개인이나 조직의 이념과 철학을 기반으로 전략적이고 전술적인 행위들을 거시적이며 포괄적으로 기획하고 운영하는 과정부터 이를 실현하기 위해 미시적, 구체적, 단기적, 체계적인 실천 기능까지 포함한다.

약학이란 사람 또는 동물의 질병을 예방·치료하는 데 사용되는 의약품 및 건강관련 제품에 관한 기초 및 응용과학을 다루는 학문이며, 인류의 무병장생을 위하여 인체의 생리적인 현상을 연구하는 종합적인 학문이다. 약학은 인류의 건강 유지와 질병 치료 및 질병 예방에 그 목적이 있으며, 인간생명에 대한 존중과 국민건강을 위하여 사회에 봉사함을 기본 가치관으로 한다.

약료란 약사가 가진 재화(양약, 한약, 건강관련 제품)와 서비스(전문지식)를 활용하여 질병의 예방 및 치료, 건강회복, 일상생활복귀 라는 목표를 이루기 위해 약사가 행하는 모든 행위와 정신을 의미한다. 최근에는 약료의 개념이 반려동물에게 까지 확대되고 있다.

약료서비스란 약료의 중심에 국민이 있고 국민건강이 최우선이라는 관점을 가지고 질병의 치료, 예방, 관리 및 건강 상담을 위해 약사가 약사의 전문 지식을 활용하여 국가와 사회, 국민에게 제공하는 모든 서비스를 포함한다. 그러므로 약사는 약료의 실현을 위해 재화(양약, 한약, 건강관련 제품)와 서비스(전문지식)를 활용하는 약료서비스 주체이다. 최근에는 동물약국을 통해 약사의 약료서비스가 인간이 키우는 반려동물로 확대되고 있다.

따라서 경영약학이란 약사가 제한된 재화와 서비스를 효율적으로 활용하여 경영학 이론이나 실증적인 경영원리를 바탕으로 약료서비스 실행 주체인 약사 개인과 약국 및 여러 약업조직, 제약산업에 효과적으로 적용함으로써 최적의 목표를 달성할 수 있게 만드는 일련의 과정을 과학적이고 체계적으로 연구, 개발하는 학문이라고 할 수 있다.

경영약학의 목표는 약사가 질병의 예방과 치료를 위하여 노력하는 모든 행위와 정신을 의미하는 약료의 본질적 개념을 이해하고 이것을 경영학과 체계적으로 융합하여 발전시키는 것이다. 즉, 약료서비스 실행 주체인 약사에게 경영학과 약학의 학문적 융합인 경영약학의 학습을 통하여 더 큰 부가가치를 창출해 낼 수 있도록 약사의 경영능력을 강화함으로써 효율적이고 경제적인 경영방법을 탐구하는 경영마인드를 함양하는 것이 경영약학의 목적이다.

2. 경영약학의 의의

우리 사회의 여러 가지 전문 직능영역 중에서 특히 인간과 반려동물의 건강과 생명을 소중히 여기는 약사(藥師)의 전문 직능영역은 약사(藥事)에 관한 일들이 원활하게 이루어질 수 있도록 약사법에 의해 규정되고 명시되어 있으며, 국가는 약사면허증 발급을 통해 그 자격을 약사에게 부여해주고, 약사는 약사면허증을 통해 그 전문 직능분야를 보호받고 있다.*

약사면허증이라는 약사 직종 및 약사자격 인증제도는 시장자본주의 경제논리에서는 진입장벽(entry barriers)으로 작용하여 일반 기업이나 다른 경쟁자들에게 약사가 주체가 되는 산업시장(제약시장, 약국시장, 한약시장, 의약외품시장, 기타 건강관련 재화 및 서비스 시장) 진입의 제한성으로 작용하여 약사라는 직업에 보호막이 되어 안정성을 부여해주기도 한다.

그러나 진입장벽은 경쟁력의 약화를 초래하기도 하여 시장경제 논리로만 볼 때 시대가 변화하

* 약사법 제85조 7항은 '약국개설자는 제6항 각 호에 따른 동물용 의약품을 수의사 또는 수산질병관리사의 처방전 없이 판매할 수 있다'고 규정하고 있다. 지난 2012년 신설돼 약 11년이 된 조항이다.

면서 진입장벽으로 보호 받는 전문 직업군의 한계가 점점 명확해지고 있다. 약사가 시대변화와 새로운 패러다임을 인지하지 못하고 스스로 진화하지 못한 결과 약사가 주도하는 우리나라 약료산업 시장의 규모는 갈수록 축소되어 가고 있으며, 다른 산업시장에 비해 그 성장도 늦을 수 밖에 없다. 전문직의 특성상 스스로가 깨닳고 변화와 혁신을 추구하는 면이 부족하다는 분명한 한계점이 존재하기에 이를 극복하기 위해 차별화와 핵심역량 개발을 통한 경영의 효율적 목표달성을 이루어 내는 경영전략을 배울 수 있는 '경영약학'이 약사에게는 반드시 필요하다.

특히 우리나라 약사의 현주소를 보면 좁은 시장 규모에 비해 경쟁이 치열한 약국으로의 진출을 수십년 째 고집하면서 약국시장은 진즉부터 레드오션 시장으로 변하였고 약사들간의 출혈경쟁도 심해져 진입장벽으로 보호받는 전문 직능인 약사가 오히려 자신들이 쳐놓은 울타리 안에 갇혀 발전하지 못하고 퇴보하면서 서로 치킨게임을 하게되는 딜레마에 빠지게 된 것이 오늘날 우리나라 약사의 현실적 문제이다.

이러한 약국과 같은 좁은 시장에 더욱 많은 약사가 몰리는 악순환에 봉착한 우리나라 약사에게 경영학과 약학의 학문적 융합을 통한 경영약학은 여러 혁신적인 변화를 가져오는데 필요한 학문이라 할 수 있을 것이다. 특히 경영약학은 경영학과 약학의 특성을 살려 약사 직능 개발과 다양한 재화와 서비스의 개발로 약사가 진출할 수 있는 시장을 다각화하고 새롭게 시장을 창출함으로써 약사의 시각을 넓혀주고 약사의 사회 참여 길을 다양하게 열어 약사의 한계점을 극복하고 시너지를 창출 할 것이다.

결과적으로, 전문적이고 체계적인 경영을 "경영약학"에서 학습하여 성공경영의 실천적 준비가 된 약사와 경영을 모르고 주먹구구식으로 약국을 운영하는 약사는 경쟁이 될수가 없다. 현실 경영에서 추구하는 경영전략과 마케팅을 통한 경쟁우위를 갖춘 전문 경영약사에게 경영을 체계적으로 배우지 못한 일반 약사는 도태되거나 시장의 새로운 패러다임을 인지하지도 못한채 생존경쟁에서 밀려날 수 밖에 없다. 갈수록 약사면허증을 대체하는 새로운 대안들이 점차 증가하는 시장경제체제의 무한경쟁 속에서 약사는 '경영약학'을 통해 과학적이고 실현가능한 경영을 탐구하여 생존 경쟁력을 높여야 할 것이다.

디지털화와 인공지능(AI)의 발달로 선진국의 약료산업과 보건의료산업은 급변하고 있으며 선진 약사들은 글로벌 시장경제논리에 의해 세계를 하나의 시장으로 보고 자국 안에서 안주하지 않고 세계로 눈을 돌리고 있다. 반면에 우리나라 약료시장의 경쟁력을 보면 약국의 경우만 보더라도 수십년 전의 경영방식과 크게 다르지 않다. 그러기에 우리나라 약국은 시대적 변화에 취약하고 늦게 대처하여 경쟁에 뒤쳐지거나 스스로 약국 시장의 규모와 다양성을 축소시킨 경우가 많다.

우리나라 약국의 변화와 경쟁력 강화를 위해서는 운영 주체인 약사가 변해야 하며, 약사는 경영약학의 학습을 통해 시대적 변화에 선도적으로 대처할 수 있도록 거시적, 미시적 경제안목을 키워 약국경영의 체계화, 과학화를 이루어 내고 시장개방과 시장의 확대 및 축소, 사회적 변화, 법과 제도변화, 디지털화, 인공지능(AI)의 직무위협 등의 환경 변화에 대해 예측하고 준비해야 한다.

우리나라는 수출주도형 국가이기에 다른 국가에 비해 더욱 시장개방과 자유시장 경제 논리를 를 받아들일 수밖에 없는 상황이며 우리나라 약료시장 역시 시간에 문제일 뿐 약료시장 개방과 개방 영역의 확대는 피할 수 없는 현실임을 직시할 필요가 있다. 특히 'WTO 도하개발아젠다(Doha Development Agenda, DDA)'의 보건의료 서비스시장 개방 방안 공포이후 약료산업의 시장개방도 구체화를 띠기 시작하였기에 이를 위한 대비와 대안 마련이 시급한 것이 현실이다(그림 1-1 참고).

시장개방은 향후 일어날 법적, 제도적 변화뿐만 아니라 소비자의 변화, 해외 경쟁자의 진입, 정보의 개방, 재화(양약, 한약, 건강관련 제품)와 약료서비스의 품질경쟁, 가격경쟁, 공급경쟁 등 다양한 변수를 야기한다. 따라서 이제 우리나라 약사도 세계 여러나라의 약사와 치열한 경쟁을 해야 하는 시대에 직면하였음을 인지하고 경영약학을 통한 약사의 경영마인드 함양과 전문경영능력을 키워 국제 경쟁력 강화를 이루어내야 한다.

더욱이 시대적 변화와 소비자 욕구의 다양화에 따라 약사가 취급하는 재화의 종류도 의약품에만 국한 되지 않고 점점 양약과 한약 뿐만 아니라, 의약외품, 건강(기능)식품, 화장품, 공산품, 동물 의약품, 동물용품, 기타 건강관련 용품 등으로 더욱 다양화 되고 있다. 따라서 현대사회의

◆ 'WTO 도하개발아젠다' (Doha Development Agenda: DDA)의 의료서비스시장 개방 주요내용

❖ 1947년 GATT체제는 1964년 케네디라운드,1974년 도쿄라운드, 1986년 우루과이 라운드를 통하여 1995년 세계무역기구인 WTO를 출범시키고 2001년 4차 회의를 카타르도하에서 개최하여 WTO는 이후 협상을 통해 보건의료서비스의 개방을 4가지 방식으로 규정발표.

Mode.1. Cross-border Supply(국경간 공급: 원격의료를 중심으로)

▸ 국가와 국가 간 의료서비스 생산 인력이 이동하지 않고 의료서비스만 이동되는 것, 정보통신수단을 이용한 원격의료서비스가 대표적인 예. 실제 미국은 방사선사 부족을 인도와의 원격진료로 해결.

Mode.2 Consumption Abroad(해외 소비)

▸ 해외소비를 일컫는 말로 개인이나 기업 즉 수요자가 다른 나라에서 의료서비스를 받을 수 있도록 허용하는 것, 소비자의 해외진료 허용을 의미하며 현재 의료관광의 형태로 활발히 진행.

Mode.3 Commercial Presence(상업적 주재: 영리법인 허용 중심으로)

▸ 상업적 주재를 일컫는 말로 해외의료기관설립 허용을 의미하며, 의료서비스 수요국가에 공급주체를 설립하여 서비스를 공급하는 것, 외국인 투자의 허용범위와 영리법인 허용범위가 주요쟁점.

Mode.4 Movement of Natural Persons(자연인의 이동)

▸ 자연인의 이동을 일컫는 말로 의료서비스 공급인력이 다른 의료서비스 수요국가로 이동하여 의료서비스를 공급하는 것, 이후 의료인의 인력 이동자유화에 대한 요구가 거세질 전망이며 외국 의료면허의 국가간 상호 인정 여부가 쟁점으로 떠오를 전망.

[그림 1-1] WTO 도하개발아젠다(DDA)의 보건의료서비스 시장 개방 mode

약사는 시대적 변화에 따른 다양한 재화(제품)와 서비스에 대한 관리능력을 습득하고 여러가지 다양한 재화를 제조, 생산, 유통, 판매하는 과정을 이해하는 경영학적 전문 지식이 필연적으로 요구된다.

거듭되는 시장개방 요구 속에서 보건산업의 주축인 약료시장과 의료시장도 시장중심과 고객중심으로 급속하게 변화하고 있어 우리나라 약사도 더 나은 약료서비스를 제공하기위해 체계적이고 과학적인 고객관리를 위한 소비자행동 분석과 서비스 품질개선을 위한 서비스전략, 서비스 경쟁 우위를 위한 서비스마케팅 등과 같은 경영학적 지식을 학습해야 하는 시점에 도달해 있다.

결과적으로 경영약학의 학문적 의의는 이러한 시대적 변화와 당면한 약사의 현실을 정확히 분석하고 파악하여 약사에게 적합한 약료경영학을 체계적으로 교육함으로써 약사의 업무인 약료 활동을 개발하고 발전시키는데 있다. 또한 경영약학은 약학과 경영학의 학문적 융합을 통해 약사의 약료서비스 정신에 경영학적 지식과 실증적 경영원리를 적용하여 약사로서의 약료서비스 마인드와 경영자로서의 경영마인드를 융합시켜 시너지 효과를 창출하고 약사를 약국, 중소기업, 제약산업, 국가기관, 국가보건산업의 주역으로 양성하는데 그 의미를 두고 있다.

3. 경영약학의 필요성

제한된 자원을 효율적으로 활용하여 개인이나 조직의 최적의 목표를 달성하는 과정을 경영이라 한다면, 경영활동이란 이러한 경영을 실행하는 과정이라 할 수 있다. 개인이나 조직의 경영 활동이 효과적으로 이루어지려면 자재구입, 생산, 제조, 판매, 유통, 마케팅, 및 인적관리, 기술적 경영 관리와 같은 경영활동의 여러 과정들의 성공적 관리 운영이 요구된다.

경영 관리란, 기업이 경영 목표를 달성하기 위하여 업무를 가장 효과적으로 추진할 수 있도록 조직과 조직원의 업무효율성을 높이기 위해 이들을 체계적으로 계획하고 운영하는 것을 의미한다.

기업 경영 활동은 경영관리를 통한 합리적인 경영 목표의 설정, 경영 계획과 경영 전략의 수립, 경영전략에 맞게 차질 없는 업무실행으로 기업의 경영 목표를 달성할 수 있게 하는 것이다.

약사가 국민건강을 위해 활동하는 방법은 크게 두 가지로 개인적인 활동 방법과 조직을 통한 활동 방법이 있다. 개인적인 활동 방법으로는 개인사업자로서 약국을 경영하는 방법과 다른 직업을 가진 개인으로서 사회적 활동에 참여하는 방법이 있으며, 조직을 통한 활동 방법에는 사회적 조직이나 기업, 법인, 연구소, 관공서와 같은 특정 조직에 속하거나 조직을 새롭게 결성하여 그 조직안에서 약사로서의 역할을 성실히 수행하는 방법이 있다.

그러나 그 방법에서 규모가 크던 작던, 개인이던 조직이던 약사의 성공적 약료활동을 위해서는 "경영자 마인드"와 “경영의 개념정립”이 반드시 필요하다. 약사가 경영약학을 통해 체계적이고 실증적인 경영지식과 경영원리를 학습함으로써 "약료경영자 마인드"를 수립하고 효율적인 약료활동을 전개 하였을 때 약사가 추구하는 약료의 목표를 보다 효과적으로 이룰 수 있다. 이것이 경영약학이 필요한 이유라 할 것이다.

가령 약대를 졸업하고 약국을 경영하고자 하는 약사의 경우 경영약학을 통하여 배우게 될 약국경영 분야는 약국이 취급하는 재화(양약, 한약, 건강관련 모든 제품)의 구매 및 재고 관리, 유통관리, 제품의 품질 관리, 고객 서비스 품질 관리(치료, 상담, 복약지도, 고객응대 등), 재무관리, 인적자원관리, 소비자 행동연구, 마케팅, 경영전략 수립 등 약국경영의 전반적인 분야를 학습하기에 성공적인 약국경영을 위해서 경영약학은 약사에게 반드시 필수적인 학문이라 할 수 있다.

이와 같이 경영약학의 학습을 통한 약료인과 경영인이 융합된 약사의 약료경영인화, 즉 전문경영인화 과정은 약사의 경쟁력과 존재가치를 높여준다. 여기서 체계적인 경영학습이 필요한 약사 약료활동 직무분야를 보면 약국, 제약회사, 병원약사, 공무원, 연구원, 기업경영자, 정치인, 교수, 건강관련 제품 제조 및 유통회사, 건강관련 서비스업, 스마트 헬스케어 산업, 실버산업, 세계보건기구(WHO), UN 등이 있고 그 외에도 다양한 사회적 직무분야가 존재한다.

법과 제도안에서 여러 다양한 약사의 직무분야가 존재하지만 약사가 어떠한 직무를 수행하더라도 그 약료활동의 중심에는 사람이 있고, 경영의 핵심은 사람경영이기에 약사는 "경영약학"을 통한 약료와 경영학이 융합된 정통 약료경영학의 학습이 필요하다. 약료마인드와 경영마인드의 성공적인 융합과 정립을 통한 약사 직업의식 함양과 공유 가치 창출(creating shared value)은 약사의 질적 성장 및 우리 사회에 약사 존재가치 향상을 가져올 것이다.

4. 경영약학의 가치사슬(Value Chain)

가치사슬 모델은 1985년 미국 하버드대학교의 마이클 포터(M. Porter)교수가 기업이 좀 더 많은 고객가치를 창출해 내기 위한 방법으로 제안한 이후 광범위하게 활용되고 있는 경영이론이다.

가치사슬 모델에 의하면 기업은 자사의 제품을 설계, 생산하고, 시장에 전달하며, 또한 지원하기 위해 수행하는 여러 활동들로 구성된 하나의 집합체이며, 이때 기업이 상품과 서비스를 만들고 유통시키면서 고객들에게 가치를 제공하는데 이에 관련된 9가지(내부지향적 로지스틱스, 외부지향적 로지스틱스, 마케팅과 판매, 서비스 제공, 물자조달, 기술개발, 인적자원관리, 기업의 하부구조) 기업 활동을 가치사슬이라 한다.

기업은 이러한 가치사슬을 통해 기업의 핵심사업 등에 더 투자하면서 높은 경쟁력을 확보하고, 수익성도 높아지게 된다. 가치사슬은 기업의 전략을 단위 활동으로 구분하여 자사의 강점과 약점을 파악하고 원가 발생 원천을 조정하거나 경쟁 기업과 차별화를 이루어 낸다.

가치창출 활동은 경쟁우위(competitive advantage)를 창출하는 구성요소이며, 이들 구성요소들은 독립된 활동들의 단순한 집합이 아닌 서로 연계성(linkages)을 가진 활동들이 체계적으로 이루어 진 것이다.

가치창출 활동은 본원적 활동(primary activities)과 지원적 활동(supportive activity)으로 구성되며, 본원적 활동은 물류, 운영, 생산, 마케팅 및 영업, 서비스 활동이 이에 포함되며, 지원적 활동은 인프라, 인적자원, 기술, 구매 등이 포함된다.

약사(藥師)가 속한 개인이나 조직의 경쟁력은 약사가 속한 개인이나 조직이 제공하는 재화나 약료서비스의 지속가능한 차별성 즉, 고객들에게 보다 많은 가치를 제공하거나, 보다 효율적으로 가치를 만들어내는 것에 좌우 될 수 있다.

약사(藥師)가 고객에게 보다 많은 가치를 제공하면 약사가 제공하는 재화와 서비스에 대해 가격을 더 높게 받을 수 있고, 경쟁 대상에 비해 생산성과 효율성이 높으면 초과 수익이 발생하여 약사(藥師) 경쟁력이 더욱 높아지게 된다. 이것이 바로 경영약학의 본질적 요소인 경영약학의 가치사슬이다.

결과적으로 경영약학에서 경쟁우위(competitive advantage)는 가치사슬의 본원적 활동인 물류, 운영, 생산, 구매, 판매 등에서의 원가절감과 그로인한 가격 차이뿐만 아니라 제품이나 약료서비스를 기획하고, 생산 판매 전달하는 데 필요한 수백 가지의 활동에서 비롯된다. 즉 약사(藥師)의 경쟁력은 약사(藥事) 활동의 일부가 아닌 모든 과정에서 생겨난다는 의미이며, 이것을 이해하기 위해서는 가치사슬의 관점에서 약사(藥事)의 업무영역을 분석해야 한다.

가령 성공적인 약국경영을 위해서는 약국이 보유한 재화와 서비스를 고객들에게 제공하는 과정에서 서비스 품질 관리, 약료 마케팅, 고객관리, 물류 및 재고관리, 재무관리, 인적자원 관리, 경영전략과 같은 여러 가치활동의 조화가 필요하며 이러한 다양한 약국경영활동과 관련한 가치사슬을 차별화하고 경쟁우위하는 경영적 능력이 요구된다.

이와 같이 경영약학의 가치사슬은 약사(藥師)와 약사조직이 제공하는 약료서비스와 재화를 중심으로 인적자원, 물적자원, 정보자원, 재무자원, 기술자원 등의 부분별 가치사슬을 상황과 필요에 맞게 핵심 사업부분 등에 효율적으로 투입함으로써 높은 경쟁력을 확보하는 것이며, 경쟁조직이나 개인과 차별화를 추구하기 위해 더 효율적이고 더 나은 약료서비스와 재화를 제공하는 약사(藥師)의 약사(藥事) 업무와 관련된 가치 활동 전반이라 할 수 있다.

5. 경영약학의 공유가치창출(Creating Shared Value, CSV)

약사(藥師)와 약사조직이 국민건강 증진을 위해 모든 재화와 서비스의 경제적 가치와 공동체의 사회적 가치를 조화시키는 경영활동을 약사와 약사가 속한 조직의 공유가치창출(CSV)이라 한다.

이것은 단순히 약사가 누군가를 돕는 차원의 사회공헌활동에 머무르는 것이 아니고, 약사의 도움이 필요한 사람이나 사회적 약자에게 약사의 핵심가치를 제공하고, 더불어 경제적 이윤과 사회적 가치를 함께 만들고 공유하는 것이 경영약학이 추구하는 공유가치창출이다.

약사와 약사조직이 공유가치창출을 하기 위해서는 다음과 같은 세 가지 조건을 충족해야 한다.

첫째, 약사(藥師)와 약사조직이 제공하는 재화와 서비스에 대한 재구상이다. 즉 약사(藥師)는 기존 시장에 비해 더 나은 재화와 약료서비스를 제공하거나, 새로운 시장을 창출하고 혁신을 통해 비용을 낮춤으로써 사회적 요구를 충족시켜야 한다.

둘째, 약사(藥師)와 약사조직의 가치사슬(value chain)의 생산성을 재정의 한다. 약사는 약사(藥事) 업무에서 약료서비스와 재화의 생산성을 높여 직무 경쟁력과 고객만족도를 높이고, 국가 경제와 사회 발전을 촉진시키면서 약사라는 전문인력 자원의 투입에서 분배의 양과 질, 비용 및 신뢰 등을 개선해야 한다.

셋째, 약사(藥事) 전문성을 개발, 연구하여 사회 공익에 참여한다. 약사(藥師)는 사회와 동떨어져 혼자 경영활동을 하지 않으므로 약사(藥師)가 경쟁력을 확보하고 사회와 함께 성장하기 위해서 약사(藥師)가 가진 전문지식 및 재화와 약료서비스를 보다 효율적이고 효과적으로 국민과 사회에 제공해야 한다.

과거 약사업무가 단순한 질병치료에 핵심 가치를 두었다면, 약료 공유가치창출은 개인이나 조직의 질병치료와 이윤추구를 위한 동시 전략과 더불어 사회적, 환경적 가치를 통합하는 개념으로 국민건강을 개선하고 이를 위한 지역사회 협력 체계를 구축하여, 국민들이 더 효율적이고 지속가능한 방법으로 국민건강을 유지하도록 도움으로써 약사경제 및 국가경제와 가정경제에도 보탬이 되는 것을 의미한다.

이와 같이 경영약학에서 추구하는 공유가치창출이란 국가와 사회의 일원으로서 올바른 약료서비스 마인드를 가지고 국민 건강과 증진에 매진하여 약사(藥事)의 핵심 경쟁력을 개발하고 강화함으로써 약사(藥師)의 전문직능 분야의 우수성을 높이고 그 영역을 확대하는 행위를 말한다. 약사 공유가치창출은 약사(藥師)의 약사(藥事) 업무에 있어서 약사(藥師)의 약료활동 자체가 사회적 가치를 창출함과 동시에 효율적 수익창출을 이루어 내도록 함으로써 약사의 경제적 만족도와 약사의 공익적 만족도를 동시에 높여 약사 존재가치를 재정립하고 더불어 국민과 사회를 발전시키는 약사의 책임 있는 약료활동을 의미한다.

또한 국민건강 증진과 국민건강을 책임지는 약사로서 국가 위기사태나 국민건강에 위협을 주는 사태가 발생했을 때도 약사의 책임있는 약료활동은 경영약학에서 추구하는 약사 공유가치창출의 매우 중요한 부분이라 할 수 있다. 가령, 2020년 코로나19 팬데믹 사태가 발생하였을 때 우리나라를 포함하여 전 세계 많은 국가가 자국 국민의 생명을 위협받고 국가적인 위기에 직면하게 되었다. 이 시기에 우리나라 약사들의 공유가치창출 활동은 전 세계적으로 모범적인 사례에 꼽힌다. 코로나19 팬데믹으로 마스크가 품귀인 때에 우리나라 각 지역약국은 공적마스크의 체계적인 공급을 실행함으로써 환자 안심돌보기가 빠르게 이루어 졌으며, 이러한 지역약국의 헌신적인 활동은 국민들에게 바이러스 공포로부터 안심을 주었고 약사의 위상을 높이는 중요한 계기가 되었다. 이는 약사 공유가치창출의 좋은 사례라고 할 수 있다.

<사례 1-1> 약국의 사회공헌활동

참○○그룹, '동참' 캠페인으로 아동보호활동 앞장

참○○그룹(대표 김병○)이 지난 20일부터 아동옹호 NGO인 초록우산어린이재단과 공동으로 아동보호 '동참' 캠페인에 본격 돌입했다. 양 단체는 이번 캠페인을 통해 약국방문객들이 약국 내 비치된 POP의 아동보호수칙 사진을 찍어 SNS에 올리면 마스크를 증정하고, 재단의 아동보호활동을 지원하는 정기후원에 가입할 수 있도록 재단 SNS 등 다양한 채널로 홍보에 나섰다. 이미 캠페인에 참여하고 있는 참약사 소속 약국 중 30여 곳에서는 BTS 캐릭터 밴드 동참굿즈를 판매해 수익금을 매월 재단에 기부하고 있으며, 6곳의 약국이 매월 재단 정기후원에 동참키로 했다.참약사와 초록우산어린이재단은 지난 18일 참약사 본부에서 이같은 내용을 골자로 '아동보호 동참을 위한 사회공헌 협약식'을 갖고, 적극적인 캠페인 공동 추진은 물론 시즌별 CSR 제품 개발을 통한 기부 적용품목 확대, 소아과 주처방 약국을 통한 올바른 육아 교육프로그램 개발 연계, 추후 재단에서 추진하는 다양한 아동보호 캠페인에 대한 회원약국의 적극적인 참여 독려 등 긴밀한 협력에 나서기로 했다. 참약사 김병주 대표는 "상대적으로 젊은 약사들이 많은 참약사그룹 특성 상 현재 육아를 하고 있거나 소아과 인근 약국을 경영하는 구성원들이 많아 자연스럽게 더 관심을 갖고, 아동학대 정황이나 징후를 예방하고 발견하는데 조금이나마 일조하기 위해 이같은 캠페인을 기획하게 됐다"며 "회원들에 대한 보다 적극적인 홍보와 실효성 있는 기획을 통해 캠페인 및 후원 참여약국을 확대해갈 계획"이라고 말했다.

출처 : 약업신문, 2021. 5. 26. 기사 참고

<사례 1-2> 코로나19 팬데믹 사태때 약국의 국민건강보호를 위한 적극적 대처 활동

코로나19 팬데믹은 약국에 무엇을 남겼나?

지난 2020년 2월 코로나19의 중국 우한 발생 보도가 나올 때만 해도 아무도 장기간이 소요 될지는 생각하지 못했다. 곧 진정될 것으로 생각했던 코로나19 사태는 마스크 품귀라는 초유의 사태를 불러 일으켰으며 이는 전염이라는 공포속에 국민의 불안을 야기하였다. 이러한 시기에 국가는 대한약사회와 협력하여 전국의 약국을 통해 질서있고 빠르게 공적마스크를 공급하면서 초기 감염병 확산 예방과 국민 불안을 잠재웠고 약국은 그 중심에서 큰 역할을 했다. 이는 전세계적으로도 모범적인 사례로 손꼽힌다. 당시 공적마스크에 대한 약사사회 대부분의 의견은 '힘들었지만 보람있었다'로 지역약국 약사가 국가와 사회에 책임있는 역할을 수행했다는 점에서 긍정적인 평가를 내리고 있다. 일부 약사들은 당시 업무에 비해 면세조치 등 사후처리에 불만을 나타내고 있지만, 공적 마스크로 인해 국민적인 신뢰와 지지를 받았던 점은 약국과 약사가 책임있는 자세로 사회적공헌활동을 성실히 수행 했음을 인정받았다는 증거이다. 코로나19 초기 마스크 확보가 제대로 되지 않았다면, 정부 방역에 대한 신뢰가 무너져 다른 나라에서 처럼 집단 패닉이 일어날 수 도 있었다. 그렇다면 지금의 K-방역에 대한 평가는 많이 달라져 있었을 것이다. 마스크는 시간이 지나면서 이제 약국의 이슈는 아니다. 그러나 이후 약국은 보건의료체계에서 당당하게 목소리를 낼 수 있게 됐다. 아직 갈 길이 멀지만, 이전 사스, 메르스 전염병 때와는 약국과 약사의 위상이 달라졌음이 분명하다.

출처 : 약사공론, 2021. 8. 5. 기사 참고

Reference

1. '경영약학 연구회', '경영약학'신판, 신일북스(주), 2018
2. 김원국, '보건의료산업 경쟁력 강화방안 연구', 2010.
3. 김의하, '기업환경 변화에 따른 새로운 경쟁전략과 생산전략과의 관계', 한국생산관리학회, 13권 3호, 27~45.
4. 김윤상, '핵심 경영학 연습', 나무와사람 2013.
5. 김창수, 이유경, '경영환경 변화에 따른 전략, 조직구조, 조직문화 간 적합성에 관한 연구 : 포스코 사례', 한국경영과학회지 제28권 제3호, 2011년.
6. 대한상공회의소, '제약산업의 최근 경영환경 변화와 정책과제 건의', 2012.
7. 박주희·한명환·권금택, '의료경영론', 대학서림, 2006.
8. 배규환외, '변화하는 사회환경 기업의 대응', 지식마당, 2002.
9. 박영배·김계수·남윤성, '알기쉬운 경영학', 청람. 2013.
10. 박정민·유병남, '경영학원론', 청람, 2012.
11. 라이터스 편집부, '경영환경 변화에 대한 예측과 계획 수립방법', 2008.
12. 마이클 포터(Michael Porter)의 '경쟁전략(Competitive Strategy)', 21세기북스, 2008.
13. 마이클 포터(Michael Porter)의 '경쟁우위(Competitive Advantage)', 21세기북스, 2008.
14. 마이클 해머, '리엔지니어링 기업혁명', 스마트비지니스, 2008.
15. 약국과 약료경영학 연구회, '약국과 약료경영학', 신일북스(주), 2014
16. 유붕식 외, '신 경영학원론', 학현사, 2004.
17. 이건창 '현대경영의 이해', 무역경영사, 1999.
18. 이견직 '의료경영학', 무역경영사, 2010.
19. 정국현 '약국경영학 제 3 판', 신일북스, 2009.
20. 정순진, '경영학연습', 법문사.2008.
21. 양봉민, '보건경제학', 나남, 2012.
22. 존 케네스 갤브레이스, '경제의 진실' 지식의 날개, 2007.
23. 최경림 'WTO 도하개발아젠다 협상의 주요 이슈 및 대응전략', 한국개발연구원, 2008.
24. 케네스 머렐, '권한위임의 기술', 지식공작소, 2004.
25. 클레이튼 크리스텐슨, '파괴적 의료혁신', 청년의사, 2010.
26. 통계청, '기업생멸행정통계', 2012.
27. 통계청, '대한민국 인구고령화 현황', 2012.
28. 편석원, '약료경영학 개론 강의자료', 2015.
29. 피터드러커, '대변화 시대의 경영(Managing in a Time of Great Change)', 청림, 2013.
30. 한국경제연구원, '한국 기업의 생존 보고서', 2008.
31. 한국보건산업진흥원, '보건산업백서', 2012.
32. Charles E. Bamford·Garry D. Bruton, 'small business managemnt', thomson, 2004.
33. N.Gregory Mankiw, '멘큐의 핵심 경제학 제5판',교보문고, 2010.
34. Shane P. Desselle·David P. Zgarrick·Gregory L. Alston, 'pharmacy management', Mcgraw hill, 2011.
35. P. Drucker, 'The Practice of Management, NY : HarperCollins', 1954.

제 2 장 목차

제 2 장
고객과 소비자행동

편석원, 정국현

[학습목표]

❶ 고객관계관리란 무엇인지 이해하고 고객관계관리가 등장하게 된 배경과 고객만족을 높이기 위한 방안에 대해 설명한다.

❷ 고객관계관리의 특징은 무엇이고 고객관계관리의 효과를 극대화 하기 위한 방법에는 어떠한 것이 있는지 제시하고 이 방법을 현실화 할 수 있는 방안을 구체적으로 조사하여 발표해 본다.

❸ 고객세분화를 통한 고객관리의 구체적인 방법을 우리나라 약국을 사례로 논의해보고, 빅데이터를 현장 경영에 활용하기 위한 실질적인 방법에 대해 설명한다.

❹ 소비자행동 연구의 발전과정에 대해 이해하고 소비자행동 연구 모델 중에 약국 및 보건의료 서비스산업에 적합한 최적의 모델은 무엇이며 이 모델을 현실경영에 어떻게 적용할 수 있는지 설명한다.

❺ 소비자 행동에 영향을 미치는 요인에는 문화적 요인과 사회적 요인이 있는데 이들 요인 대해 정확히 이해하고 이들 요인 중 보건의료 산업(특히 약국산업)에 가장 영향을 미치는 요인은 무엇이 있는지 그 미치는 영향력의 정도에 따라 구분하고 구분하게된 근거와 이유에 대해 설명한다.

❻ 21세기는 시장의 불확실성이 확대되고 장기적인 불황이 이어지면서 고객 위주로 시장이 변화됨에 따라 소비자 행동에 영향을 미치는 요인 중에 개인적 요인과 심리적 요인이 중요한 영향을 끼지게 되었다. 이러한 시점에서 소비자 행동에 가장 큰 영향을 미치는 요소는 무엇이고, 그러한 의견의 배경은 무엇인지 설명한다.

❼ 약국 및 보건의료 서비스산업에서 실제 사례를 들어 정교화 가능성 모델을 통한 구매결정과정을 설명하고 관여도의 정도에 따른 소비자 구매 행동 변화를 설명한다.

❽ 날로 진화해가고 있는 기업들의 소비자 설득 시도는 무엇이고, 소비자의 태도변화에 영향을 주는 상호작용 요인 중 제약산업과 약국산업에 가장 큰 영향을 미친 요인은 무엇인지 조사하여 원인과 이유를 설명한다..

제 1 절 고객과 고객관계관리

1. 고객(Customer)

고객이란 개인이나 조직이 제공한 재화나 서비스를 제공 받는 주체이다. 하지만 포괄적인 의미에서 고객이란 개인이나 조직이 실행한 업무의 결과를 사용하는 주체가 고객이라고 할 수 있다. 이렇게 정의를 내리고 보면 고객의 범위가 아주 넓고 광범위해진다. 그렇다면 개인이나 조직이 실행한 업무의 결과를 사용하는 주체가 과연 누구일까를 알기 위해서는 먼저 고객의 판단 기준이 필요하다.

가령 약국이나 병원을 찾는 병자를 환자로 판단하느냐 고객으로 판단하느냐에 따라 약국과 병원에서 고객을 바라보는 관점은 완전 달라진다. 약료서비스나 의료서비스는 행위자체가 약료, 의료 활동이지만 큰 범주에서는 보건의료 서비스 활동이기 때문에 고객의 관점에서는 질병치료에 만족하지 않고 다른 부가 서비스를 기대하게 된다. 즉 고객의 관점에서는 치료도 중요하지만 약사나 의사의 친절한 설명과 약국이나 병원의 각종 서비스도 중요한 목적이 된다. 반면에 환자의 관점에서는 질병의 완전한 치료가 제일 중요한 목적이다.

이와 같이 현대경영학에서 고객이라 함은 단순히 재화나 서비스를 제공 받는 주체를 넘어서 공급자로부터 제공된 재화나 서비스를 고객기준에서 평가하고 공유하며, 홍보하는 주체라고 할 수 있다.

고객은 어느 조직에서든 내부고객과 외부고객으로 구분 할 수 있다. 경영자의 입장에서는 내부고객이란 개념은 단순히 조직 내에 종속된 종업원의 개념을 벗어나 해당 조직의 제품을 구매하고 홍보할 수도 있고, 자사의 제품에 대한 품질에 대한 평가와 그로인한 자사 제품의 신뢰도가 조직에 대한 자부심과 충성도로 이어 질 수 있는 존재이기에 내부고객의 인식이 더욱 중요하게 여겨지고 있다.

실제 현대경영학에서는 종업원을 고객으로 생각하고 이들 기업 구성원과 기업 간의 적절한 마케팅 의사전달체계를 유지함으로써 외부 고객들에게 보다 양질의 서비스를 제공하려는 기업 활동을 내부마케팅이라 정의하고 있다.

고객관계관리의 경우도 과거에는 주요 대상은 외부고객의 관계에 초점이 맞추어져 진행되어 왔으나 시간이 지날수록 고객관계관리가 성공적으로 수행되기 위해서는 외부고객관리뿐만 아니라 내부고객관리가 필수적이란 것을 공감하고 내부고객관리에 대한 기본적 이해와 실천전략의 수립에 대한 필요성이 증대되고 있다.

외부고객이라 함은 내부고객을 제외한 고객을 말하며 일반적으로 고객이라 하는 정의는 판매상품과 서비스를 구매하여 사용하는 외부 고객에 해당된다. 조직이나 기업이 영리 목적이든 비영리 목적이든 고객이 존재하지 않는 기업은 그 존재가치가 상실된다고 할 수 있다.

2. 고객관계관리(Customer Relationship Management, CRM)

2-1. 고객관계관리의 개념

고객관계관리란 고객관리에 필수적인 고객정보, 상품정보, 경쟁자 정보, 기술 인프라, 시스템 기능, 경영전략, 영업프로세스, 조직의 경영 능력, 시장과 소비자에 관한 영업정보, 상품화 계획(product merchandising), 마케팅전략, 광고전략 등을 고객중심으로 정리, 통합하여 고객과 관계를 통해 이루어지는 고객활동(customer interaction)의 전반을 개선함으로써 고객과의 지속적인 관계를 구축하고 이를 통하여 기업 경영 목표를 이루어 내기 위해 경영성과를 지속적으로 개선하려는 기업의 새로운 경영방식이다(그림 2-1 참고).

고객관계관리는 기업과 고객의 지속적인 관계를 유지하고 강화하기 위해 기업이 확보하고 있는 보유자원을 적극적으로 최대한 활용하여 고객의 평생가치(Lifetime value of customer)를 증진시키려는 기업 경영의 과정이다.

기업은 보다 효과적인 고객관계관리를 위해 고객을 분류하는 작업으로 고객에 대한 확인, 선별, 획득, 개발, 유지하는 프로세스를 진행함으로써 고객이 일회적인 소비로 그치는 것이 아니라, 평생에 걸쳐 자사의 제품이나 서비스를 주기적으로 소비할 수 있도록 하는 것이 고객관계관리의 목표라 할 수 있다.

따라서 고객은 기업이 경쟁적 환경에서 한정된 지식의 경계를 확장할 수 있는 중요한 대상이며 고객으로부터 획득된 지식은 기업에게 이익과 관련하여 경쟁우위를 가져다 줄 원천임과 동시에 기업의 자산이기에 고객관계관리는 수익적 측면뿐만 아니라 기업의 존재가치를 위해서도 중요하다.

고객관계관리를 위해서는 개별 고객에 대한 계속적 관계 관리 및 고객별 취향과 구매정보, 인

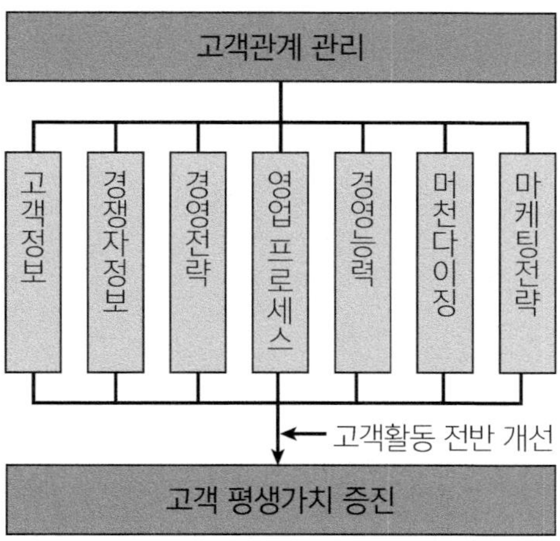

[그림 2-1] 고객관계관리

구통계학적 특징, 유통채널 등에 대한 사용정보를 지속적으로 수집, 갱신하여 표적시장 및 고객을 선택, 상품과 서비스의 맞춤 서비스 기능을 수반하는 고객관리가 필요하다.

고객관계관리에 있어서 신규고객 확보도 중요하지만 기존 고객관리는 더욱 중요하다. 특히 기존 고객관계관리는 경영활동의 효율성 면에서 경영현장에서 더욱 중시하고 있다. 실제 맥킨지 컨설팅 보고서에는 신규고객 창출에는 5달러가 들지만 기존고객을 유지하는데는 그 ⅕인 1달러의 비용밖에 발생하지 않는다고 강조하고 있다.

2-2. 고객관계관리의 등장 배경

점점 더 치열해져 가는 경쟁 환경 속에서 기업의 성공과 실패는 고객만족과 고객만족에 의해 형성되는 고객충성도에 따라 크게 좌우된다. 그러기에 오늘날 기업이 가지고 있는 가치 중에서 가장 중요 한 것은 고객이라고 해도 과언이 아니다. 이처럼 고객의 중요성과 고객의 영향력이 커지게 된 원인들에는 다음과 같은 변화들이 있다.

1) 시장의 변화

자유시장 경제체제에서 시장은 갈수록 경쟁자들이 늘어나고 그만큼 경쟁이 치열해지게 되었으며, 공급자들이 늘어나고 대체상품 및 서비스가 증가하면서 과거 공급자 중심의 시장에서 고객 중심으로 시장이 변화되게 되었다.

보건 의료산업도 예외가 아니다. 약국이나 병원 역시 경쟁자들이 늘어 시장은 이미 포화상태에 도달한지 오래되었고, 약은 약사의 고유 영역이라는 전문 영역에 대한 장벽도 허물어져 일반의약품의 슈퍼판매가 이루어졌고, 건강기능식품, 기능성화장품을 포함 하여 고객의 건강과 관련된 제품이나 서비스가 약국에서만 제공되지 않고 마트나 편의점, 헬스&뷰티샵, 홈쇼핑, 인터넷, 휴대폰을 통한 간편한 SNS (Social Network Service) 등에서도 판매가 활발하게 이루어 지고 있으며 이들 제품은 일정부분 약의 대체제로서의 기능도 수행하게 되었다. 이제 약국의 경쟁상대는 약국만 존재하는 것이 아니며, 이는 병원도 마찬가지가 되고 있다. 이러한 시장변화의 핵심에는 고객이 있다.

2) 기술의 변화

컴퓨터 및 관련 정보기술의 급속한 발전, 소프트웨어 기술의 발전은 고객 관계관리를 변화시켰다. 다양한 응용 프로그램이 개발되어 정보의 관리를 보다 효율적이고 효과적으로 할 수 있게 됨으로써 고객 및 시장과 관련된 중요정보 및 지식을 영업활동 에 이용할 수 있게 되었고, 이를 통하여 기업은 고객이 만족하는 서비스를 제공하거나 고객의 니즈에 맞는 적절한 의사결정을 할 수 있게 되었다. 결국 컴퓨터와 정보관련기술의 발달로 고객 만족은 물론 영업의 생산성 및 효율성이 높아지게 됨으로서 궁극적으로 수익을 증대시킬 수 있게 되었다.

특히 젊은 소비자층을 대상으로 스마트폰이나 각종 휴대용 미디어와 SNS (Social Network Service)를 이용한 마케팅 활동이 활발해지고, 정보통신 기기의 발달을 통한 정보 접근성과 검색의 속도성이 빨라지면서 대기업 뿐 만아니라 약국을 포함한 대부분의 서비스 시장에도 큰 영향을 미치고 있다. 이러한 정보통신기술의 발달과 디지털 환경에서 고객 관계관리는 시대의 변화에 맞게 개선되어야 한다.

가령 약사가 현실에서 직면하는 정보기술의 발달이 고객관계에 미치는 영향요소에는 약국관리 프로그램의 발전, 인터넷활용도 증가, SNS (Social Network Service), 인터넷 채팅 활용, 유튜부와 같은 동영상 활용, 와이파이만 가능하면 시간과 장소의 제약이 없는 정보교환, 휴대전화 애플리케이션(application) 활용, 바코드나 QR코드와 POS/RFID 시스템의 대중화 등을 들 수 있다. 이러한 정보기술의 발달은 그 활용도에 따라 보건의료 서비스 산업에서 고객관리와 경영전반에 큰 영향을 미치게 되었고 기업경영의 성패를 가늠할 수 있게까지 되었다(과제 : 디지털 기술의 발달로 인한 인터넷 약국,인터넷 쇼핑몰의 성장이 오프라인 약국산업에 미치는 영향에 대해 조사해보자).

<사례 2-1> 월○○의 몰락과 아○○ 효과(Amazon Effect)

세계적인 유통기업 월○○를 상징하는 슬로건인 "Everyday Low Price (항상 싸게 팝니다)"라는 문구는 월○○의 상징이다. 월○○는 낮은 가격과 고객만족을 원칙으로 내세우며 1962년 아칸소에서 처음 오픈한 이래 급속한 성장기를 거치면서 1990년에는 미국의 대도시로 진출하기 시작하였고 현재는 전세계적인 유통업체가 되었다. 그러나 월○○의 전성시대는 온라인 기술의 발달로 아○○이라는 신생 유통기업이 등장하면서 창사이래 최대 위기를 맞게 된다.
2018년 2월 20일 미국 뉴욕 주식시장에서 월○○의 주가는 하룻동안 10.18%가 급락했다. 이는 1988년 1월 이후 사상 최악의 급락으로 기록되며 전문가들은 월○○의 주가하락 이면에는 아○○시대에 대한 두려움이 자리잡고 있다고 보고있다. 실제 2017년 기준 월○○의 매출 규모는 약 4900억 달러, 아○○의 매출규모는 1800억 달러를 기록했으나 월○○의 매출액 성장은 지난 10년 동안 지지부진하였지만 아○○의 매출액 성장은 매년 두자릿수의 성장을 이어가고 있다.
주식시장의 경우에도 2018년 5월 기준 월○○의 주가는 올해들어 12.21% 하락했으나 아○○의 주가는 올들어 무려 20.16% 상승했다.

출처 : 2018. 4. 11. 아주경제 기사 참고

비대면 상담 모듈

정보통신기술의 발달과 디지털 환경에서 고객 관계관리는 시대의 변화에 맞게 개선 되고 있으며 휴대용 미디어와 SNS를 이용한 마케팅 활동을 넘어서 시간과 장소의 제약이 없는 정보교환 시스템이 활용되고 있다(그림 2-2 참고, 과제 : 보건의료산업에서는 코로나19 팬데믹 사태를 겪으면서 비대면 진료 및 비대면 조제와 처방약 배달이 부각되었으나 비대면의 형태와 범주, 국민적 인식, 소비자 선호, 보건의료인의 입장 차이, 지불가격의 기준, 비대면 플랫폼 개발, 시기적 난감성, 안전성과 부작용 문제, 법적/제도적 보완, 약사와 의사사회 반발 등 풀어야 할 난제가 많다. 찬성과 반대 입장에서 서로 의견에 대해 논의해보자).

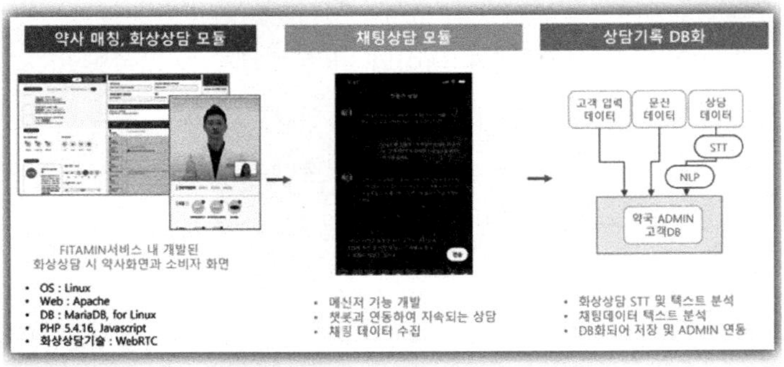

[그림 2-2] 비대면 고객 상담 모듈 예시

3) 고객의 변화

소비자의 욕구는 시간이 지날수록 다양해져 왔다. 현대의 소비자들은 자신들의 복잡하고 다양한 욕구를 충족시키기 위해 기업에게 경쟁상대와 차별화된 대우를 요구한다. 사회가 발전함에 따라 선택 가능한 제품과 서비스가 많아지면서 기업은 시장에서 구매력을 가지고 있는 소비자들의 다양한 욕구를 채우기 위해 그에 적합한 상품과 서비스를 경쟁상대에 비하여 차별적으로 제공함으로써, 고객과 장기적이고 호의적인 관계를 유지할 수 있다.

4) 마케팅 커뮤니케이션의 변화

고객의 다양한 소비성향으로 고객의 이질성이 커지고 이로 인한 시장세분화의 당위성이 대두되고 있는 상황에서 명확한 고객서비스 차별화를 이루어 내기 위해서는 기존의 획일적인 매스커뮤니케이션을 이용한 고객 커뮤니케이션으로는 더 이상 만족할 만한 효과를 거둘 수 없게 되었다. 쏟아지는 광고경쟁 속에서 효과적인 메시지를 고객들이 기억할 수 있도록 하기 위해서는 마케팅 커뮤니케이션 또한 시장변화의 속도에 맞게 소비자의 성향 변화에 맞출 수 있도록 이전보다 더 많은 노력과 연구가 필요하다.

5) 글로벌화와 개방화

인터넷이나 SNS (Social Network Service)를 통한 세계화의 진전은 글로벌 거버넌스를 야기하였고 이제 뉴스나 TV프로그램 영화는 인터넷이나 SNS 를 통해 자연스럽게 커뮤니케이션의 글로벌화가 이루어졌다. 또한 국경을 넘어 생산과 소비가 보편화 되면서 정부 중심의 글로벌화에서 기업과 산업 중심의 국제화가 증가되고 보건산업의 개방도 가속화되고 있다. 고객도 국가를 넘어 자유롭게 이동하고 있으며 소비시장 역시 국내시장에 국한되지 않고 해외시장으로의 온라인·오프라인 소비가 늘고 있다(과제 : 쿠O, 아마O, 알리OO 등과 같은 온라인 상거래 기업의 성장과 플랫폼 발달이 보건의료시장에 미치는 부정적 영향과 긍정적 영향은 무엇이 있는지 조사해보자).

2-3. 고객관계관리의 목적

기본적으로 고객관계관리(CRM)의 목적은 신규고객의 유치와 기존 고객과의 거래관계를 유지하고 발전시켜 나가면서 장기적으로 고객의 충성도를 극대화하여 평생고객을 유치하고자 하는 것이다. 즉 새로운 고객과의 처음 거래를 시작한 후 다양한 마케팅활동을 전개하여 고객과의 관계를 강화시킴으로서 평생고객으로 발전시키고 지속적인 고객과의 거래 관계를 통해 얻을 수 있는 장기적인 이윤을 극대화하려는 것이 고객관계관리가 추구하는 목적 중 하나이다.

고객관계관리(CRM)의 목표는 잠재고객을 발굴하여 신규고객으로 관계를 맺어 평생고객으로 관계를 발전시키는 것이다. 그러므로 어떤 산업이든 잠재고객 발굴은 고객관계관리의 시작이며 이는 기존고객에 대한 분석에서부터 비롯된다고 할 수 있다. 기존고객의 분석은 인구통계학적 분석 및 고객 프로필의 다각적이고 지속적인 분석을 통해 기존 고객의 모습과 유사한 특성을 지닌 고객 발굴로 이어지며 이것이 과학적인 잠재고객확보의 시작이다.

신규고객의 획득은 과학적인 고객 분석을 통하여 획득한 정보를 활용하여 확보된 잠재성 높은 고객을 연구하여 잠재고객이 만족할 수 있는 가장 적합한 상품과 서비스를 잠재고객을 대상으로 직접방문, 전화문의, 인터넷 조회 및 문의 등의 경영활동으로 전개함으로써 신규고객을 획득하는 것이 잠재고객확보를 통한 고객관계관리 목적이다.

고객관계관리는 신규고객 확보도 중요하지만 기존 고객의 이탈 원인을 관리하여 기존고객을 우량고객으로 만드는데 목적이 있다. 즉 고객의 이탈 원인이 무엇인지 분석하여 과거 이탈 고객에 대한 새로운 접근의 시도 및 기존 고객 가운데 이들 이탈 원인과 유사한 특성을 보이는 고객에 대한 특별관리를 통해 사전 이탈을 예방하고 고객관계 유지와 충성도를 강화 하는 것도 고객관계관리의 목적이다. 또한 기존 고객을 우량고객으로 만들기 위해서는 고객별 수익분석과 구매비용을 분석하여 고객의 소비 성향을 파악하고 소비유형별로 고객을 세분화하여 고객만족도를 높이는 것이 필요하다.

2-4. 고객관계관리의 이해

1) 고객관계관리의 특징

고객관계관리(CRM)는 고객에 대한 정확한 이해를 바탕으로 고객이 원하는 제품과 서비스를 지속적으로 제공하는 것이 중요하며 이를 위해서는 고객관계관리의 특징을 이해하는 것이 중요하다. 고객관계관리의 특징에는 다음과 같은 것들이 있다.

① 고객지향적인 특징

고객에 대한 정확한 이해를 바탕으로 보다 높은 효과를 위해 고객 개개인 대상 1:1 마케팅을 지향해야 하며이를 위해서는 고객의 구매 이력을 포함한 토탈 약력관리가 필요하다(그림 2-3 참고).

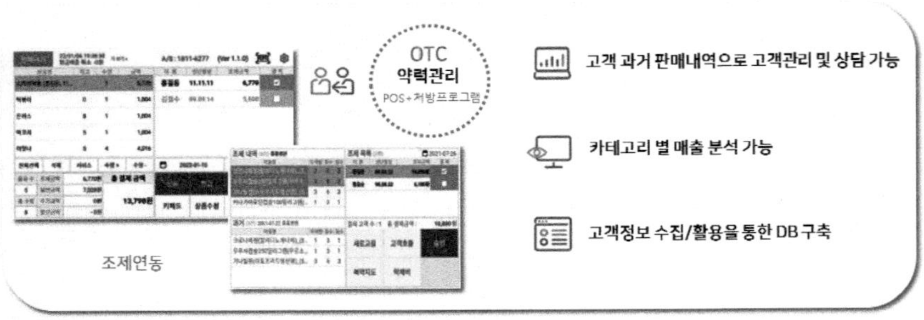

[그림 2-3] 약력 관리 예시

② 장기적인 이윤 추구

고객관계관리는 일회성의 소비가 아닌 고객의 평생가치를 극대화하여 고객을 평생 고객화 함으로써 고객과의 관계의 영속성을 이루고자 하는 것 고객 관계관리의 목적이다.

③ 고객과 기업의 Win-Win 관계

고객관계관리는 기업이나 고객 중 어느 한쪽의 이익만이 아닌 고객과 기업이 상호이익을 거둘 수 있는 관계를 유지, 발전시켜야 한다.

④ 조직 통합적 활동

고객관계관리는 기업 경영활동 전반에 걸쳐 이루어져야 하기에 고객관계관리라는 하나의 목표를 위해 특정 부서만이 전담하는 것이 아닌 각 부서 간 업무를 고객중심으로 협업화를 추진하여 상호 협력하는 통합적 경영방식이다.

⑤ 쌍방향적 커뮤니케이션

고객관계관리는 기업이나 고객 중 어느 한쪽만의 일방적인 커뮤니케이션은 의미가 없으며 기업과 고객 쌍방향적인 커뮤니케이션을 유지하여 고객관계를 관리해야 한다. 최근에는 인터넷, SNS (Social Network Service, 밴드, 블로그, 이메일, 인스타그램, 카카오톡), 애플리케이션, 유튜브 등을 통해 고객과의 커뮤니케이션이 수단이 다양화되어 고객과 접근이 보다 쉽고 편리해 지고 있다.

⑥ 고객정보수집 활동

고객 관계관리는 기본적으로 개별고객의 정보에 대한 상세한 데이터베이스의 구축이 있어야 하고, 고객정보기술의 활용을 통한 고객관계경영의 과학적인 마케팅활동을 진행해야 한다.

2) 고객관계관리의 효과

고객관계관리(CRM)의 효과를 살펴보면 다음과 같다.

첫째, 고정고객 및 충성고객의 비율을 증대시킬 수 있다.

둘째, 고객 이탈을 최소화할 수 있다.

셋째, 잠재고객을 파악하고 육성하여 구매고객으로 변화시킬 수 있다.

넷째, 교차판매(Cross-Selling), 재구매(Re-Selling)를 유도할 수 있고, 구매수준증대(Up- Selling)를 유도할 수 있다.

다섯째, 고객의 기여도 및 욕구에 알맞은 대응을 하고 과다한 비용을 들이지 않음으로써 비용을 절감할 수 있다

마지막으로 고객데이터를 분석하고 활용하여 새로운 시장과 틈새시장(niche market)을 개발하고 발전시킬 수 있다.

3) 고객관계관리가 필요한 산업의 특징

고객관계관리(CRM)가 필요한 산업의 특징에는 다음과 같은 내용으로 요약될 수 있다.

첫째, 고객에 대해 많은 정보를 얻을 수 있고, 이를 바탕으로 고객 분류가 가능한 유사 산업에 적용 될 수 있다.

둘째, 고객과 한번 맺은 관계가 장기적으로 지속되는 산업에 필요하다.

셋째, 상품의 차별화가 어려워 상품 이외의 것으로 차별화가 필요한 산업에 해당된다.

넷째, 일반적인 제품보다는 제품과 함께 제공되는 서비스나 무형의 서비스를 기반으로 하는 산업에 필요하다.

마지막으로 시장이 성숙기에 접어들어 경쟁이 심한 산업분야에서 고객관계관리가 필요하다.

이상과 같은 특징들을 살펴보면 약사와 관련된 보건의료 서비스산업과 약국산업에 고객관계관리가 반드시 필요한 영역이라는 것을 쉽게이해 할 수 있을 것이다.

2-5. 고객관계관리 방법

효과적인 고객관계관리(CRM)를 위해서는 고객 라이프사이클(customer life cycle)을 기준으로 신규고객확보, 고객유지, 평생고객화 단계로 구분하고 신규고객으로 관계를 맺은 고객과의 관계를 유지하기 위한 과정에서 관계를 지속시키기 힘든 고객은 관계 끊기 작업이 필요하며, 지속적 관계가 유지된 고객은 집중적으로 고객관계강화 노력을 통한 평생고객화 전략이 필요하다.

평생고객화를 성취하기 위해 개인이나 조직이 갖추어야 조건으로는 다음 몇 가지가 있다.

첫째, 조직이나 경영자가 고객의 중요성을 인식하고 고객중심으로 행동하고 실천할 수 있는 경영 실천구조가 수립되어야 한다.

둘째, 다양한 고객의 욕구와 가치에 맞는 차별화, 세분화된 고객관계관리의 전략적 접근이 필요하다.

셋째, 고객과의 접점의 채널을 넓히기 위해 보다 지속적인 고객정보의 수집이 필요하며 고객정보의 신뢰성 확보를 위해 정보에 대한 검증도 필요하다.

넷째, 고객들은 과다한 정보와 광고에 노출되어 있어 다양한 고객의 니즈가 존재하므로 다양한 유통채널을 통해 수집된 고객자료를 통합하고 고객에 대한 체계적인 분석 및 관리가 이루어져야 한다.

특히 약국이나 병원과 같은 보건의료서비스 조직은 건강에 중심을 두는 고객관계 관리가 필요하기 때문에 목표로 하는 고객만족을 달성하기 위해 제품 또는 핵심 서비스를 제공하기 위한 구체적인 방법적 솔루션이 필요하다. 기존 개발된 유사 서비스 업종의 고객관리 소스를 효율적으로 재편하는 것은 건강관리의 특성상 전문지식전달과 주의 관찰에 어려움이 있다. 또한 비슷한 서비스 수준을 유지하면서 서비스 부문의 고객만족을 이끌어 내기 위해 구체적 솔루션이 없다면 현장에서 고객과 접촉하면서 고객만족을 이끌어 내는데도 한계가 있다.

일반적으로 약국이나 병원에서 서비스 경쟁력을 개선하기 위한 방법으로는 지속적인 신제품 매입과 서비스 품질개선, 강력한 서비스 전문성 확보, 제품 관련 전문 교육, 고객정보 분석을 통한 고객세분화 서비스 등 보건산업 고유의 방식을 통한 강점을 확보하는 것이 있다.

현실적으로 소규모 약국이나 병원에서 고객정보와 관련된 데이터로 사물 인터넷(IoT)이나 빅데이터 등을 온전히 활용하기는 한계가 많으므로 고객정보관련 빅 데이터 정보를 신문이나 인터넷을 통해 수시로 모니터링하거나 필요한 정보를 자신이 알아보기 쉽게 분류 저장하여 필요한 순간에 편리하게 데이터 마이닝(data mining)함으로써 효과적으로 고객정보를 통합하고 활용할 수 있다.

2-6. 빅 데이터(Big Data)와 고객관계관리

효과적인 고객관계관리(CRM)를 위해서는 고객의 니즈를 파악하고 실제 고객이 필요로 하는 제품이나 서비스를 제공하는 것이 중요하다. 최근에는 고객의 니즈가 다양해지고 하나의 니즈가 아닌 복합적인 형태의 니즈를 띠게 됨에 따라 기업이 고객의 니즈를 파악하는 것이 매우 어려워지고 있으며, 치열한 출혈경쟁을 벌이는 기업 환경은 고객확보를 위해 고객 맞춤형의 서비스로 서비스의 품질을 높이고 차별화하도록 기업 경영 개선을 요구하고 있다.

이와 같이 기업과 관계를 맺고 있는 고객에 대한 정보의 규모와 다양성이 매우 커짐에 따라 일일이 고객의 니즈를 파악하고 기억하는 것이 사실상 불가능해 지고 있다. 따라서 빅 데이터 분석(big data analysis)을 기반으로 한 다양한 고객정보와 그에 따른 고객니즈의 유형화 및 분류가 성공적인 고객관계관리를 위해 필요하게 되었다(그림 2-4 참고).

사실 빅 데이터는 새로운 것이 아니라 과거부터 있어 왔다. 오늘날 우리가 빅 데이터에 열광하는 이유는 과거에는 너무 정보의 양이 커서 분석을 할 수 없었던 거대 데이터의 분석이 이제는 과학의 발달로 가능해졌고, 이것을 통해 새로운 데이터의 가치를 창출해내는 것이 가능하기 때문이다.

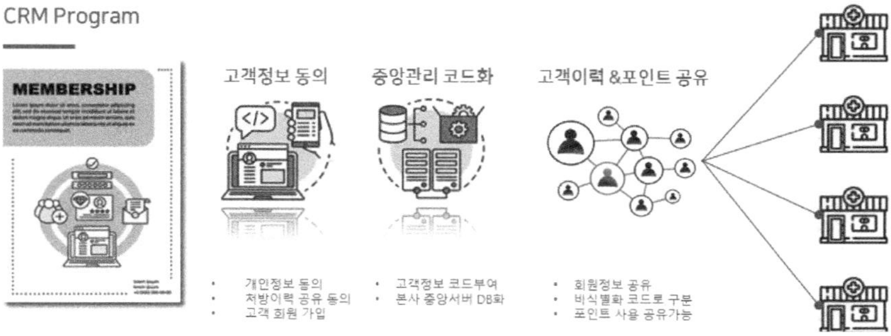
CRM Program
MEMBERSHIP
고객정보 동의
중앙관리 코드화
고객이력 &포인트 공유
• 개인정보 동의
• 처방이력 공유 동의
• 고객 회원 가입
• 고객정보 코드부여
• 본사 중앙서버 DB화
• 회원정보 공유
• 비식별화 코드로 구분
• 포인트 사용 공유가능

[그림 2-4] CRM Program

특히 21세기의 데이터는 과거에 비해서 데이터의 규모가 더 빨리 늘어나고, 데이터의 다양성이 더욱 늘어남에 따라 실시간에 가까운 데이터의 생성주기로 빠른 속도로 데이터가 생성되고 있다. 오늘날 이러한 거대 데이터를 이용한 분석 기술들이 빅 데이터 기술이다. 빅 데이터기술은 보다 효율적이고 효과적인 고객관계관리를 목표로 하는 기업들에게 새로운 기회이기도 하다.

최근에는 기업뿐 아니라 보건의료산업에서는 질병치료를 위해 빅 데이터를 활용하는 경우가 늘어나고 있고, 기업들은 빅 데이터를 활용하여 고객을 효율적으로 관리하고 유지하기 위한 통합적 고객정보 분석, 설계 및 구축에 관한 기존의 고객정보 수집·관리 방법을 검토, 보완하여 효과적인 관리 방안을 세우고 있다. 즉 고객 통합 데이터베이스 시스템을 구축하여 소비자의 요구사항을 파악하고 고객의 정보를 분석하여 기업이 추구하는 최적의 목표를 이루는 데 적극 활용하고 있다.

소규모 기업이나 약국과 같은 영세적인 상공인들이 현실적으로 빅 데이터를 활용하는 방법으로는 모든 고객의 정보를 습득하려는 자세보다는 고객관리 프로그램을 활용하여 고객을 세분화하여 충성고객에 대한 정보를 우선 확보하고 고객의 성향을 파악하는 정보를 관리하는 과정을 통해 점차 그 영역을 넓혀가는 것을 권장한다.

공공기관인 건강보험인사평가원에서 운용하는 보건의료 빅데이터 개방시스템을 약국경영에 활용하는 것도 좋은 방법인데 이 시스템의 내용을 보면 "진료내역 및 의료지원 정보", "환자 데이터셋 등 공공데이터와 Open API (개방형 환경)서비스를 제공하는 공공데이터", "진료정보·의약품·청구경향·의료자원" 등 약 200여개의 공공데이터를 제공하며 데이터의 규모는 약 238,879억건(약 192TB)에 달한다.

<사례 2-2> 빅데이터와 고객관리 - OO카드사의 고객맞춤형 빅데이터 센터

OO카드 회사는 고객의 성별, 나이, 구체적인 소비패턴과 취향 등 다양한 정보를 보유하고 있는 만큼 고객 맞춤형 서비스를 제공할 수 있다. 실제 OO카드는 2013년부터 빅데이터 부서를 두고 빅데이터 분석을 진행하여 소비 트렌드를 파악하고 분석한 빅데이터로 카드상품을 만들고 소비를 예측하는 등 내부 업무 지원에도 활용되고 있다 . 빅데이터 중에서도 카드사가 보유한 소비 데이터에는 고객의 나이, 소비 행태, 성향 등 고객 관련 정보가 모두 담겨있기 때문에 빅데이터 중에서도 소비와 관련된 데이터가 가장 강력하고 명확하다. OO카드는 지방자치단체와 민간기업을 대상으로 빅데이터 컨설팅을 진행하고 있으며, 기업들이 자사 서비스나 마케팅과 관련해 컨설팅을 요청하면 OO카드가 이를 빅데이터로 분석해 보완 방안을 제시하는 방식이다. 지자체의 경우 주로 지역 축제 활성화와 관련한 빅데이터 컨설팅을 진행해 해당 축제의 소비 유발 효과가 얼마나 되는지 빅데이터로 검증해주며 지자체는 OO카드로부터 컨설팅을 받고 이를 정책에 반영하고 있다. 기업체의 경우를보면 유통업체와 같은 민간기업에는 입지 선정, 거주자 소비패턴분석, 주변 상권 매출 등을 중심으로 한 빅데이터 컨설팅을 제공하고 있다. 빅데이터 컨설팅 운영 초기에는 전문적인 컨설팅 업체가 아닌 카드사가 보유한 소비 빅데이터를 바탕으로 컨설팅을 진행한다는 점에서 기업들이 컨설팅 받기를 꺼려했으나 지자체의 빅데이터 컨설팅을 진행한 뒤에는 입소문이 나면서 현재는 다양한 기업으로부터 컨설팅 요청이 들어오고 있다고 한다. 더불어 OO카드는 빅데이터를 활용한 '지오펜싱 위치기반 서비스'도 일부 업종에서 시행하여 개별고객의 소비패턴을 빅데이터로 분석해 주변 맛집, 카페 등을 추천하고 할인·적립해준다.
향후 OO카드는 빅데이터를 활용한 초개인화 서비스 제공에 집중할 하여 OO카드가 보유한 소비 데이터를 분석해 초개인화 마케팅을 실행함으로서 라이프스테이지별, 소비 패턴에 맞춰 고객에게 정말 필요한 마케팅만 제공할 계획이며 이는 빅데이터를 기반으로 한다.
출저 : 대한금융신문 2018.4월 기사 참고

<사례 2-3> 빅데이터의 보건의료 활용사례-네바다 프로젝트

2018년 4월 미국 비영리 네트워크인 리나운 인스티튜트 포 헬스 이노베이션(Renown Institute for Health Innovation)와 분석 소프트웨어 업체 "SAS"가 미국 네바다 주민 5만 명을 대상으로 인구 보건조사를 실시하고 데이터를 수집하는 '헬시 네바다 프로젝트'에 착수했다. 네바다 프로젝트는 유전, 임상, 환경, 사회경제적 데이터를 취합해 상관관계를 파악하고 인구 보건에 미치는 영향을 분석하는 공공 보건성 빅데이터 모델링 사업이다. 리나운 인스티튜트의 조사원, 의사, 데이터 과학자는 SAS 솔루션으로 인구보건 위험성을 찾는 보건 결정요인 플랫폼(health determinants platform)을 개발중이며, 이를 위해 성별, 나이, 개인, 가족 병력, 유전정보 등 환자 개인변수와 대기오염, 수질 등 환경요인 간 상관관계를 분석한다. 이 프로젝트에 참여하는 분석 소프트웨어 업체 SAS 마크 램브레트 이사는 정밀 의학과 데이터 중심의 보건 혁신 발전을 가속화하고 보다 수준높은 의료 서비스와 성과를 도출할 것이라고 말했다. 실제 이 회사는 환자가 의료서비스결과에 따라 보수를 지불하는 가치 기반 의료서비스 모델을 구축하고 있다.
출저 : 아이뉴스 24. 2018, 4, 24 기사 참고

3. 고객만족(Customer Satisfaction)

3-1. 고객만족의 개념

고객만족은 제품이나 서비스에 대한 고객의 경험과정과 경험결과에 따라 만족감이 달라지며, 고객만족이라는 의미는 고객이 느끼는 어떤 가치에 대해서 적절한 보상이나 부적절한 보상을 받았다는 느낌을 갖는 심리적인 상태라 할 수 있다.

논리적으로 생각할 경우, 실질적인 고객만족이라는 용어는 제품이나 서비스를 직접 이용해보지 않고서는 그 느낌을 제대로 전달하기 극히 어려운 개념이다. 다시 말해 고객만족은 제품이나 서비스 이용을 전제로 가능한 개념이어서 특정 기업이나 조직의 고객만족에 대해 언급할 때는 고객만족 가치의 대상이 되는 고객은 적어도 한 번 이상 해당 제품이나 서비스를 구매해 사용해 본 소비자에게 적용 될 수 있다.

고객만족을 위해서는 고객의 기대치 이상으로 고객만족을 충족시킬 수 있는 품질의 제품과 서비스를 제공하여 고객에게 감동을 주어야 하고, 고객의 불만을 효과적으로 처리해야 한다. 이처럼 경영의 모든 부문을 고객의 입장에서 생각하고 진정한 의미에서 고객을 만족시켜 기업의 생존을 유지하고자 하는 경영전략을 고객만족경영이라 한다. 즉, 고객만족경영은 고객이 제품(재화)나 서비스에 대해 고객이 원하는 것을 기대 이상으로 충족시킴으로써 고객의 재 구매율을 높이고 고객의 선호가 지속되도록 하는 것이다.

고객만족은 단순히 심리적 상태를 의미하는 차원을 넘어 제품의 품질뿐만 아니라 제품의 제조단계부터 기획, 설계, 디자인, 제작, 애프터서비스 등에 이르는 모든 과정에 걸쳐 제품에 내재된 기업문화와 더불어 기업 이미지, 기업이념 등 고차원적인 개념까지 고객중심으로 운영함으로써 고객만족을 획득하는 것까지 포함될 수 있다. 이러한 관점에서 보면, 고객만족이란 내부고객 만족을 바탕으로 외부고객의 만족을 이끌어 냄으로써 최대의 생산성을 야기하여 기업의 이익과 가치실현을 창출하는 것이라고 할 수 있다.

흔히 고객만족이라 하면 우리는 쉽게 외부고객만을 생각하고 이에 대한 서비스에만 집중하는 오류를 범하게 된다. 그러나 실제로 외부고객 못지않게 중요한 것은 내부고객이라고 할 수 있으며 진정한 고객만족을 위해서는 내부고객 만족이 수반되어야 외부고객에게 제대로 된 재화와 서비스가 내부 고객으로부터 제공됨을 인지해야 한다.

직원의 업무 만족도는 주인의식 고취나 업무 몰입도와 연관성이 높으며 특히 서비스 관련 업종에서는 서비스의 품질향상과 밀접한 관계가 있으므로 외부고객 만족을 위해서는 내부고객인 직원들의 직무만족이 반드시 뒤따라야 한다.

3-2. 고객만족의 기준

고객만족이라는 용어의 등장은 경영학적 측면에서 볼 때 시장의 주도권이 과거 생산일변도의 공급자 중심에서 소비일변도의 소비자 중심으로 변화했음을 의미한다. 그러나 사회과학적 측면에서는 고객만족의 척도가 추상적이고 기준이 분명하지 않아 이를 규명하는 작업이 우선된다.

고객만족 기준은 고객의 신념과 반응하기에 고객이 재화(제품)나 서비스를 제공받는 과정에서 느끼는 만족감이 구매한 후의 인지와 구매 전의 인지가 일치하느냐, 불일치하느냐의 심리적 과정과도 밀접하다.

고객만족의 기준은 지극히 추상적이기에 서비스 마케팅에서는 고객만족에 대한 개념을 모든 것이 동일한 조건이라면 누구에게나 기대한 정도에 비해 소비만족의 정도가 큰 것이 더 선호되는 것을 의미한다고 정의하고 있다.

고객만족의 정도를 식으로 나타낸 것이 고객만족 방정식이며, 아래의 고객만족 방정식에서 명확하게 나타나듯이 만족의 크기를 크게 하려면 성과수준을 크게 하거나 아니면 기대수준을 작게 하면 자동적으로 원하는 대로 만족수준이 달성된다(그림 2-5 참고).

문제는 인식된 성과수준과 사전 기대수준이라는 두 변수 중 어느 것이 기업차원에서 더 효과적으로 관리될 수 있느냐가 관건이 될 것이다. 이러한 두 변수의 차이를 완벽하게 증명하기는 어렵지만 두 변수 중 고객이 인식하는 성과수준보다는 기업차원에서의 기대관리가 그나마 좀 더 용이할 것으로 예상할 수 있다.

[고객만족 방정식]

고객만족(의 정도) = (인식된) 성과 수즌(욕구충족 수준)−(사용전) 기대 수준

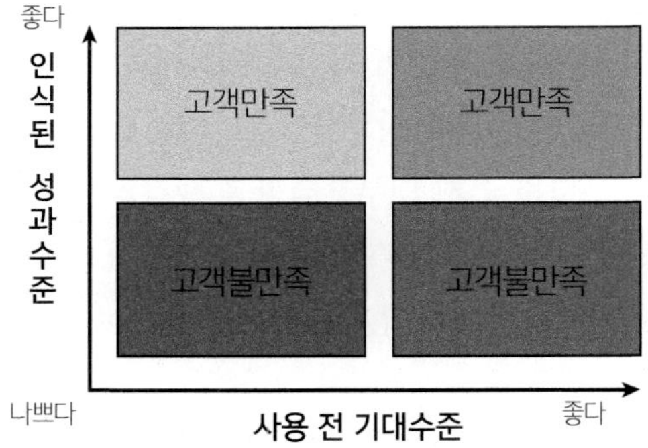

[그림 2-5] 고객만족방정식 그래프

위의 방정식에서 고객만족이란 어떤 사람이 기업이 제공한 재화(제품)나 서비스에 대한 욕구충족 기대와 관련해서 제품이나 서비스에 대한 고객의 인식된 성과 혹은 고객의 욕구충족 결과를 비교함으로써 도출되는 고객이 느끼는 상태의 수준정도라고 말할 수 있다.

그러므로 고객만족은 고객이 재화나 서비스를 소비한 후에 인정하는 성과수준 또는 욕구의 충족정도에서 고객이 제품이나 서비스에 대해 사용 전에 갖고 있던 욕구충족에 대한 기대치를 뺀 값이며, 그 결과값이 (+)값이 높을수록 고객만족이 높다는 것을 의미하며, 반면에 (-)값으로 갈수록 고객의 불만족이 높은 것을 의미한다.

중요한 것은 동일한 브랜드에 대해서도 고객이 인정하는 만족은 개인마다, 시기마다, 분위기

마다, 기분에 따라 그리고 사용공간에 따라 체감의 정도가 다르며, 환원되지 않는 판매요소나 사후 서비스의 정도에 의해서도 그 차이가 크다고 볼 수 있다.

따라서 고객만족 기준은 고객이 제품이나 서비스 소비 전의 기대수준과 소비 후의 지각된 욕구충족 수준 차이에 따라 좌우되며, 원래 가졌던 신념과 일치 또는 불일치되었다는 반응 정도라고 할 수 있다.

3-3. 고객만족의 본질적 요소

과거 기업이 주도하는 시장구조와는 달리 현대 사회는 고객이 주도하는 고객중심의 시장으로 변화 되었다. 이러한 고객 주도의 시장구조에서 기업이 추구하는 경영 목표를 이루기 위해서는 고객만족을 위한 경영전략은 당연히 경영활동의 핵심요인이라 할 수 있다.

기업이 고객만족경영을 하기 위해서는 고객만족경영의 중요성을 먼저 인지해야하며, 고객만족 경영의 인지를 위해서는 기업은 고객만족의 본질적인 요소들을 이해 할 필요가 있다. 고객만족의 본질적 요소에는 다음과 같은 것들이 있다.

첫째, 기업이 고객만족 경영전략을 펼치기 위해서는 고객만족의 추상적 의미를 구체화 하는 고객만족 목표 측정과 실행과정이 요구된다.

둘째, 고객만족에 대한 경영전략 수립과 함께 조직원들이 전사적으로 공유할 수 있도록 부서간 적극적 참여가 수반되어야 한다.

셋째, 고객만족은 단순한 고객만족을 넘어 고객감동, 고객행복으로까지 이어져야 한다.

넷째, 고객만족은 제품이나 서비스, 기업이미지를 중심으로 구체적으로 접근해야 한다.

이처럼 고객만족은 고객에게 무작정 기능적으로 다가가기 보다는 전사적 차원에서 전략적, 선행적으로 다가가야 하는 과제를 안고 있다(그림 2-6 참고).

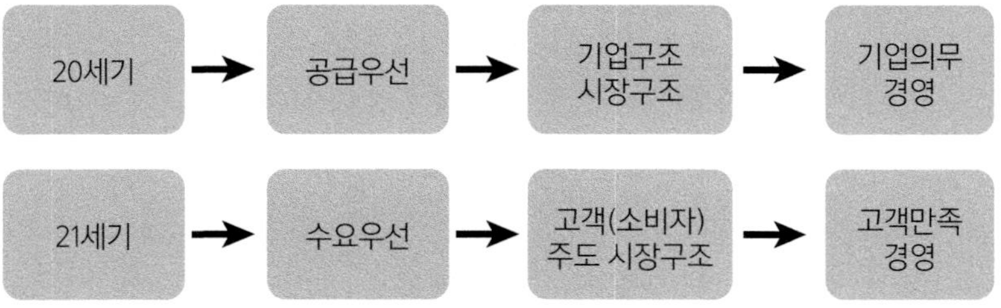

[그림 2-6] 시장구조의 변화와 고객만족 경영

3-4. 고객과 서비스 패러독스(Service Paradox)

기대이상의 만족을 얻은 고객은 충성고객으로 발전하여 신규고객의 유치에도 큰 영향을 미치게 된다. 특히 보건의료 서비스 분야에 속한 약국과 병원은 업종의 특성상 불만족한 고객의 경우에도 원인에 대한 신속한 문제 해결을 함으로써 불만족 고객 역시 충성고객으로 발전하기 쉽기 때문에 적극적인 불만해결 방법을 연구하고 모색해야 한다.

이러한 충성고객의 유지 및 불만고객의 충성고객화 전략은 불필요한 지출감소, 높은 신용 및 가격의 유지, 재구매율 증가, 판매비용 절감, 광고효과 등 수익과 직접적으로 관련된 긍정적인 효과를 가져다준다.

고객의 분류는 기업의 전략에 따라 다양하게 진행할 수 있으며 가장 일차원적인 분류 방법으로는 산업적으로 분류 기준을 정하는 것으로 이 경우 고객을 생산자(producer), 판매 및 유통업자(distributor or wholesaler), 정부조직(government)의 3가지로 나올 수 있다. 또한 대상인 고객만족 여부에 따라 충성고객과 불만고객으로 분류 할 수 있으며 본 장에서는 약사라는 직업이 보건의료 서비스업에 속하므로 서비스 업종에서 중요하게 여기는 충성고객과 불만고객에 대해 설명하고자 한다.

1) 충성고객

충성고객은 일반 고객에 비해 비교적 신제품이나 고급제품에 대한 구매율이 높고, 경쟁자에 낮은 관심을 보이며, 가격에 덜 민감하고, 제품과 서비스에 대한 아이디어를 제공하며, 구전을 통해 확실한 광고효과를 가져다준다. 또 기업의 입장에서 볼 때, 충성고객은 반복적 거래로 인해 신규고객보다 서비스 비용이 저렴하다는 장점을 가지고 있다. 신규고객이 충성고객에 가까워질수록 기업에 이익을 준다는 사실은 의심의 여지가 없다. 이처럼 기업에 이익을 가져다주는 충성고객을 얼마나 많이 확보하고 있느냐가 기업의 경영성과에 큰 영향을 미치므로 신규고객의 유치도 물론 중요하지만 충성고객 증대를 통해 기존고객이 이탈되지 않도록 하는 고객유지가 더욱 중요하다.

2) 불만고객

고객유지를 위한 구체적 방안의 하나는 "불평을 적극적으로 들어주라."는 것이다. 흔히 서비스업종 종사자들이 잘못 생각하기 쉬운 것으로는 고객들이 아무 말이 없으면 서비스가 제대로 전달되어 고객 만족을 달성했다라고 착각한다는 점이다.

고객이 불만이 있을 때 해당 기업에 직접 토로하는 경우는 5-10%에 불과하고, 나머지 90% 이상의 고객은 불만이 있어도 침묵한다고 한다. 문제는 불만에 침묵하는 고객은 오히려 불만을 토로하는 고객보다 기업에 치명적인데 그 이유가 불만에 침묵하는 고객은 고객의 이탈로 이어질 뿐만 아니라 나쁜 구전을 통해 신규고객 진입도 어렵게 한다는 점 때문이다.

특히 약국을 예를 들어보면 약국 안에서만 생활하는 약사들로서는 약국 안에서는 자신이 최고 권위자이기에 자신의 약국에 대한 주위의 평가를 제대로 파악하기 어렵다. 게다가 불만족한 고객들의 특성상 굳이 나서서 적극적인 의사표현을 하지 않을 뿐만 아니라, 불만족한 고객 중 대부분이 다시 방문하지 않는 경우가 많기 때문에 항상 고객의 소리에 귀 기울이는 자세가 중요하다.

따라서 불만을 토로하는 고객이야말로 귀한 고객임을 명심해야 한다. 서비스란 바로 그런 고객에게 필요한 것이기 때문이다. 어떻게 해주든지 아무런 불평이 없는 고객만 있다면 서비스란 필요 없을지도 모른다. 하지만 조직이나 기업의 발전을 위해서도 따지고 드는 고객, 꾸짖을 줄 아는 고객이야말로 진정 기업에 도움이 된다는 열린 경영자의 자세가 필요하며 이것은 약국과 같은 서비스업종에 종사하는 약사에게 더욱 필요한 마인드이며 이것이 바로 "경영약학"에서 추구하는 보건경영인의 마인드이다.

3) 서비스 패러독스(Service Paradox)

현대사회를 살아가는 사람들은 과거에 비하여 물질적으로 풍요로운 생활을 영위하고 있으며, 더 많은 자유 시간을 누리고 있다. 또한 고객에게 제공되는 서비스는 다양해지고 좋아졌다. 그러나 현대사회 사람들은 서비스가 좋아지고 있음에도 불구하고 오히려 서비스가 악화되었다고 불평하는 불만의 소리를 높이고 있다. 이처럼 서비스는 시간이 갈수록 개선되고 있는데 비하여 고객들의 서비스 만족도는 반대로 시간이 갈수록 떨어지는 현상을 서비스 패러독스(Service Paradox)라고 한다.

이러한 현상이 일어나는 이유는 사람들이 서비스 품질이 표준이하 일 때는 서비스에 대해 기대 자체를 하지 않아 사실상 불평불만이 있어도 말하지 않거나 표현하지 않았지만, 서비스 품질이 향상되면 이로 인한 기대수준이 높아짐으로써 오히려 서비스와 관련된 불평불만이 높아지기 때문이다.

약국의 예를 들면 약국의 경우 과거에 비하여 조제기기의 발달과 근무 환경의 개선으로 조제시간은 단축되었고, 복약지도는 보다 세밀해지고 디지털화 해졌으며, 의약품뿐만 아니라 의약외품, 건강관련 상품과 생활건강용품, 화장품, 건강기능식품 등으로 제품 선택의 폭이 다양해지고 친절한 건강 상담이 이루어지고 있다. 하지만 약국을 찾는 고객들은 서비스에 만족하기보다는 더 빨리, 더 자세히, 더 친절하게를 끊임없이 요구하고 있다.

서비스 패러독스 현상이 일어나는 원인을 구체적으로 살펴보면, 서비스의 효율성 제고 및 비용절감 등을 위하여 서비스의 기본이라고 할 수 있는 인간적인 부분의 중요성은 간과한 채 획일적이고 기계적인 서비스의 표준화, 동질화, 규격화로만 고객을 대함으로써 규모의 경제, 신속성, 서비스품질의 일관성 등의 효과만을 얻으려 했기 때문이다.

이렇게 되면 소비자들은 양적으로는 풍요로운 서비스를 받게 될지는 모르지만 고객 만족에는 도달하지 못하고 오히려 서비스의 빈곤만을 느낄 수밖에 없다. 특히, 고객과의 감정적 교류가 필요한 서비스 영역일 경우에는 고객이탈로까지 이어질 수 있다.

그렇다면 이러한 서비스 패러독스를 극복하는 방법은 무엇일까?

해결방법은 서비스에 인간적인 의미가 강조되어야 하고 고객마다 차별화된 서비스를 제공해야 한다. 그렇게 하기 위해서는 고객도 사람이고 고객을 대면하는 직원도 똑같은 사람이라는 사실을 인정하고, 고객을 응대하는 직원이 고객이 요구하는 본질을 이해할 수 있어야 한다. 즉, 고객과 감성적으로 공감하면서 고객과 눈높이를 맞추어 고객의 마음을 읽을 수 있어야 한다.

구체적으로 살펴보면, 서비스는 성의 있고 신속하게 제공되어야 하는 것은 기본이고, 고객과의 교감을 위해 고객마다의 구체적이고 차별화된 서비스가 병행되어야 한다. 상냥한 미소가 좋은 서비스를 결정한다는 것은 기본이며, 미소 서비스에는 활기찬 힘이 넘쳐야 한다. 즉 걸음걸이나 표정이 밝고 미소에 활기가 있을 때 고객에게 좋은 인상을 남길 수 있기 때문이다.

고객을 기억해주는 것도 성의 있는 서비스일 것이다. 가령 약국에서 약사가 복약지도를 하면서 특이한 점이나 환자와의 상담을 통해 획득한 정보를 간략하게나마 기록해두었다가 다음 방문에 그날 나누었던 얘기를 자연스럽게 꺼낸다면 고객은 감동받을 것이다.

이처럼 고객은 어디를 가든 대접받고 싶어 한다. 같은 비용을 들여 같은 제품을 구입하더라도 자신을 환대해주는 곳으로 발길이 가는 것은 어쩌면 당연한 이치일 것이다. 기쁨이나 감동이 없으면 고객은 차별화된 서비스를 받았다고 느끼지 않는다. 고객에게 가치 있는 서비스를 제공해야 서비스를 제공하는 사람도 만족하고, 서비스를 받는 고객도 만족하게 된다.

그러나 고객에 대한 서비스의 질은 향상되어야 하겠지만 고객이 원하는 것을 모두 들어줄 수는 없다. 왜냐하면 서비스의 품질을 높이려면 비용이 증대될 수 있으며, 서비스에 대한 고객의 기대가 계속 높아져 기대서비스와 제공되는 지각된 서비스와의 차이로 인하여 오히려 고객의 불만족을 초래할 수 있다.

특히 약사가 취급하는 상품들은 주로 의약품, 의약외품,건강기능식품, 건강관련제품을 취급하기에 건강에 직접적인 영향을 미치며, 이러한 제품들은 공공재의 성격이 강하기 때문에 법률적인 제약을 받는 경우가 많고, 과도한 약료서비스가 도덕적으로 또는 사회적으로 맞지 않는 경우도 있기 때문에, 고객이 원하는 것을 모두 들어줄 수는 없다.

따라서 약사는 고객의 기대를 정확히 이해하고, 서비스 업무를 구체화하며, 실제 제공되는 서비스를 정확히 커뮤니케이션함으로써 고객들이 지나치게 높은 기대나, 지나친 좌절감을 갖지 않도록 하여야 한다. 즉, 서비스는 고객이 원하는 것 중 제공할 수 있는 것만 약속하고, 그 범위 안에서 적극적으로 실천하는 것이 바람직하다. 제대로 지킬 수 없는 약속은 오히려 고객 불만을 양산하기 때문이다.

<사례 2-4> 서비스 패러독스

일반적으로 차량 정비를 맡길 때, 차도 걱정이지만 혹시나 속지 않을까 하는 두려움을 갖게 되고 처음 찾은 정비업체에 차를 맡기지 말고 서너 군데 업체를 찾아 견적을 받아보며 판단 한다. 그리고 정비소의 접근성과 청결 등의 고려는 후순위이다. 그러나 요즈음은 견적을 받아보는 것부터 자동차 정비소에서 차량정보를 자동으로 인식할 수 있는 영상보안 서비스를 통해 정비소에 설치된 폐쇄회로(CC)TV가 차량정보를 인식해 자동차 정비소 컴퓨터에 전송하면 차량이 진입하는 동시에 정비소에서 차량 및 고객 정보를 확인하는 시대에 이르게 되었다. 이러한 현실에서 상대적으로 과거의 정비소를 떠올리며 언제 수리가 되고 내차가 어디가 고장 났는지를 직접 방문해서 확인해야 하는 자동차 정비소는 상대적으로 서비스 경쟁에서 뒤처지게 되고 자연스럽게 해당 정비소의 서비스 품질은 과히 나쁘지 않음에도 불구하고 상대적 서비스의 빈곤함으로 고객불만족을 초래하게 되는 서비스 패러독스에 빠지게 된다.

출처 : 아시아 경제, 2017.6.27 기사 참고

3-5. 고객가치(Customer Value)

고객가치란 소비자에게 지각된 비용과 편익의 관계이며, 가격을 지불하고 제공받는 상품이나 서비스를 고객이 사용하면서 주관적이고 종합적으로 느끼는 가치로서 고객만족의 개념과 거의 흡사하지만 구매나 이용 결과에 대한 고객의 구매 체험적 개념만 의미하기 보다는 고객만족 개념과 고객이 지닌 충성도까지 포함한다.

우드러프(Woodruff)의 주장에 의하면 고객가치는 고객이 구매를 위하여 제품의 속성을 평가하는 과정에서 고려하는 중요도로서 표현되며, 볼튼(Bolton)과 드로(Drew)는 고객의 기호와 고객마다 갖는 특성의 차이 때문에 고객가치는 소비자에 따라 달라질 수 있고 그런 이유로 고객가치를 정의할 때 인간의 심리적인 관점을 포함해야 한다고 주장하였다.

과거 재화중심의 산업 경제에서 최근에는 서비스 중심의 산업경제로 경제의 흐름이 바뀌었다. 이런 시점에서 고객가치는 기업이 제공할 수 있는 제품과 서비스를 고객 스스로 원하는 경우도 많지만, 역으로 기업이나 조직이 고객에게 먼저 베풀어야 할 경우도 많다.

진정한 고객가치경영이란 재화와 서비스를 고객이 요구하기 전에 고객이 무엇을 원할 것인가를 정확하게 예측하여 남보다 먼저 남다르게 고객에게 접근하여 고객만족을 이루어냄으로써 고객들로부터 경쟁기업에서 생산하는 재화나 서비스에 비해 절대적인 비교우위를 인정받는 것이다.

고객이 특정 제품이나 서비스를 사용하거나 이용할 때 지각하는 가치를 고객가치로 정의한다면, 고객가치는 결국 고객이 결정하는 것이라 할 수 있다. 고객가치를 방정식으로 표현하면 순 고객가치란 기업이 제공하는 재화나 서비스 중에 고객에게 전달된 총 고객가치(제품 가치, 서비스 가치, 브랜드 가치, 인력 가치, 디자인 가치, 배송 가치, 포장 가치, 가격 가치 등)와 소비된 총 고객비용(화폐적 비용, 시간 비용, 에너지 비용, 심리적 비용)의 차이라고 말할 수 있다. 즉, 고객가치는 고객 입장에서 재화나 서비스를 구매해서 사용할 때 얻어지는 이익과 그 재화나 서비스를 구매하기 위하여 지급해야 하는 대가의 차이로 정의된다. 이것을 그림과 식으로 표현하면 다음과 같다(그림 2-7 참고).

[고객가치 방정식]

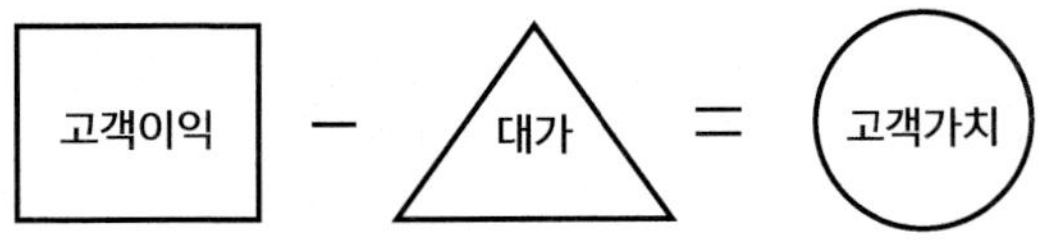

⇒ 품질
⇒ 서비스
⇒ 성능
⇒ 디자인

⇒ 금전적 대가
⇒ 시간 투입
⇒ 기회 비용

⇒ 제품 가치
⇒ 서비스 가치
⇒ 브랜드 가치
⇒ 디자인 가치
⇒ 가격 가치

$$\text{가치(V)} = \frac{\text{품질}}{\text{비용}} = \frac{\text{결과 품질 + 과정품질}}{\text{약료서비스(재화) 가격 + 약료서비스(서비스) 획득비용}}$$

[그림 2-7] 고객가치 방정식

일반적으로 고객가치 창출에는 두 가지 의미가 내포 되어 있다.

첫째, 고객의 입장에서 볼 때 고객가치 창출이란 고객이 얻는 것이 고객이 지불하는 것보다 더 많게 된다는 것을 의미하는 것이다.

둘째, 기업의 입장에서 볼 때 고객가치 창출이란 자사가 생산하는 재화(제품)나 서비스가 다른 경쟁사의 제품 또는 대체제품, 서비스보다 고객에게 더 선호된다는 것을 의미하며, 그것은 매출 상승으로 이어지고 또한 기업의 경영이익으로 연결되는 것이다.

이러한 의미에서 고객이 얻고자 하는 기대효용이 과거에는 주로 4P전략인 제품(Product), 가격(Price), 유통(Place), 촉진(Promotion)의 네 가지 사항에서만 접근했지만 고객가치를 최우선으로 하고 재화중심의 경제에서 서비스 중심으로 이동하는 최근 산업경제에서는 4P뿐만 아니라 고객가치를 충족시키는 입장에서 고객과의 쌍방향 커뮤니케이션, 제품의 생산 단계에서부터 고객참여활동 전개, 고객지식정보와 상품정보가 융합하는 개념으로까지 확대되고 있다.

이런 맥락에서 볼 때 고객만족을 고객이 제품을 구매하거나 서비스를 이용한 후 갖는 긍정적인 심리상태라고 정의한다면, 고객가치는 구매나 이용 결과에 대한 고객의 구매 체험적 개념보다는 고객에게 지각된 비용과 편익의 관계에 대한 고객이 직접 느끼는 우호적인 심리상태이자, 기업의 가치 인식을 내포하고 있으며, 결과적으로 기업조직 구성원들의 직무만족까지 이끌어 내는 총체적인 가치창출 과정이라고 할 수 있다.

3-6. 고객가치경영(Customer Value Management)

기업은 고객가치 창출을 위해서, 그리고 기업의 생존, 유지 및 발전을 위한 기업가치 창출을 위해서도 고객만족을 반드시 달성하여야 한다. 기업 가치를 물질적 가치와 기업 순 자산의 가치의 비율로 본다면 기업 가치는 고객가치 창출 활동을 전제로 실행되어야 하며, 그 고객가치 창출 활동의 전제가 바로 고객가치경영이라고 볼 수 있다.

또한 고객가치 창출 활동을 직접 수행하는 주체는 바로 조직 구성원 모두이다. 그래서 조직 구성원 가치가 다시 고객가치 창출 활동의 전제가 되는 것이다. 기업의 목표인 고객가치경영은 고객만족을 어느 수준까지 올려야 하는가의 질문에서 시작된다.

고객가치경영은 1990년대 미국이나 일본 등지에서 기업경영 활동의 경쟁력 제고 차원에서 전략적으로 도입하기 시작하여 2000년대에 들어서서는 고객관계관리의 핵심가치로 인식되고 있다.

21세기에 들어서서 전 세계적으로 공급이 수요를 초과하고, 장기적 불황과 저성장 기조가 이어지는 상황에서 고객가치경영은 더욱 중요해지고 있으며, 기업경영에서 고객가치가 높을수록 고객은 그 제품에 대한 만족감이 높아지고 다시 구매하거나 다른 사람에게 그 제품을 추천하게 된다. 이는 충성스러운 고객의 확보를 의미하며 단순한 매출증진 이상의 지속적인 이익 창출에 기여함으로써 고객의 가치실현은 바로 기업의 경쟁우위를 나타낸다고 할 수 있다.

기업의 입장에서 볼 때, 자사의 매출이나 이익이 증대되면 그것은 곧 기업가치의 창출이 되는 것이다. 물론 기업가치의 창출이 단지 전적으로 고객가치의 창출만으로는 완전히 달성되기 힘들고 거기에는 기업의 가치 창출을 위해 조직 구성원 모두의 적극적 활동도 무시할 수는 없는 비중을 차지하고 있다.

왜냐하면 고객가치 창출 활동을 직접 수행하는 매개체는 바로 종업원이고, 그래서 종업원 가치가 다시 고객가치 창출 활동의 전제가 되는 것이다. 그래서 종업원의 직무만족을 통한 기업가치 창출과 고객가치 창출의 선순환 문제 또한 중요하게 부각되고 있다(그림 2-8 참고).

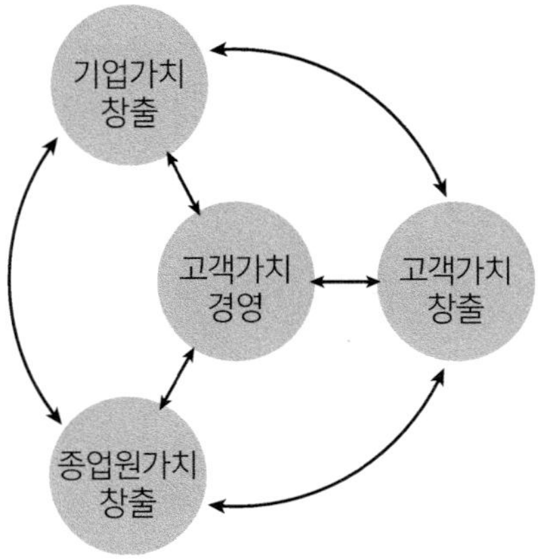

[그림 2-8] 고객가치경영 선순환 구조

약국을 예로 들자면 약국에는 일차적으로 서비스를 제공하는 직원으로 복약지도를 하는 약사와 처방전 접수를 받는 전산직원, 혹은 고객응대 직원이 있다. 따라서 고객만족과 고객가치창출을 위해서는 먼저 복약지도를 하는 약사의 전문성 및 고객 지향적 사고가 선행되어야 하고, 전산직원이나 고객응대 직원의 친절한 말투와 철저한 서비스 정신이 요구된다. 약국장이 이러한 중요성을 인식하고 종업원의 직무만족이 고객 서비스로 이어질 수 있도록 약국근무환경 개선과 처우개선을 위해 노력한다면 기업가치는 올라가고 해당 약국을 이용할 대 지각하는 고객가치 결과는 판이하게 달라지는 선순환 구조를 이루어 낼 수 있다.

보다 세부적인 예를 들자면 나이가 많이 드신 환자는 복약지도를 충실히 했다 하여도 조제해간 약을 잘못 복용하는 경우가 종종 발생한다. 이런 경우 조금 귀찮지만 약 봉투에 아주 두껍고 큼지막한 글씨로 복용법을 다시 적어 준다거나, 눈에 잘 띄는 스티커를 제작해 약 봉투에 붙여주어 노인 화자를 위한 세밀한 관심을 보여주는 것은 고객가치창출을 통한 기업가치 창출의 좋은 예가 될 것이다.

제 2 절 소비자 행동(Consumer Behavior)

1. 소비자 행동의 개념

소비자 행동은 개인이나 집단이 욕구를 충족하기 위해 재화(제품), 서비스, 아이디어, 정보, 경험 등을 선택, 구매, 사용, 처분 할 때 수반되는 일련의 소비행동 과정들을 연구하는 학문이다. 즉 소비자들이 어떤 기업이 생산한 재화나 서비스를 어떻게 구매하며 무엇을 구입하며 언제 구입하고 어떤 이유로 구입하는 지에 대해 연구하는 것이 소비자 행동연구이다.

소비자 행동 연구는 소비자인 사람들이 어떻게 기업의 경영활동에 반응하고, 기업이 제공하는 재화와 서비스에 어떻게 상호작용 하는지에 대해 연구한다. 또한 소비자들의 소비 초점이 개인적 소비에 국한 되는가, 혹은 집단적이거나, 조직적으로 소비가 이루어지는 것인가, 다른 사람의 소비에 영향을 미치지 않는 독립적 소비인가, 인터넷이나 Social Networking Service를 통한 쌍방향 소비인가를 살펴보며 각 소비패턴과 특성, 성향 등을 범주화하여 소비자와 소비의 전반적인 행태를 연구하는 학문이다.

실제 소비자 행동연구를 통하여 현대 소비 패턴을 살펴본 결과 현대 소비는 과거 공급된 상품과 서비스에서 소비 선택을 하는 수동적 소비 구조에서 벗어나 소비자가 직접 전 세계로부터 필요한 제품을 찾아 구매 할 정도로 적극적 소비 구조로 변화하고 있다.

소비자 행동에 대한 정의를 보면 Belch는 소비자 행동을 소비자들이 그들의 필요와 욕구를 만족시키기 위한 상품과 서비스를 선택, 구매, 사용, 평가하기 위해 사람들이 참여하는 일련의 과정과 활동이라 하였고, Engel, Blackwell & Miniard는 소비자 행동은 의사결정과정을 포함하여 개인이 재화와 서비스를 획득하고, 소비하며, 배분하는 데 직접 관련된 일련의 행동으로 정의 하였다, 또한 Schiffman & Kanuk는 소비자행동을 소비자들이 기대하고 있는 제품과 서비스를 이용하고 구입하고 평가해서 그들의 욕구를 충족시켜줄 수 있는 행동이라 정의 하였다.

소비자 행동에서 구매자, 사용자, 구매결정자가 각각 다른 경우가 있고, 1인이 3가지 역할을 다 수행하는 경우가 있다. 구매자와 사용자가 다른 경우를 보면 유아용품, 어린이옷, 어린이 내의 등과 같은 소비자의 판단이 아직 미성숙하여 제품 평가에 대한 판단력이 필요한 성질의 제품을 구매하는 경우가 대부분 이며, 이 경우 기업은 정보제공에서 실제 사용자인 아동이나 어린이보다 구매자에 초점을 맞춘다.

하지만 아이들의 유행이나 기호가 제품의 구입 결정에 더 큰 영향력을 미치는 장난감, 게임기 등과 같은 성질의 제품을 구매하는 경우는 기업은 사용자인 아이들에게 초점을 맞추어 제품정보를 제공하는 것이 일반적이다. 이와 같이 소비행동은 상품 특성이나 소비자에 따라 다르기 때문에 체계적인 소비자행동 연구가 필요하다.

2. 소비자행동 연구의 발전과정

소비자 행동연구는 소비자가 자신의 욕구충족을 위해 제품이나 서비스를 언제, 어디서, 어떻게 구매하고, 평가하며, 처분하는지, 또 기업의 마케팅활동에 어떻게 반응을 보이는지를 연구하는 것으로 효율적 마케팅활동에 필요한 정보나 자료를 수집하고, 마케팅전략에 활용하는 과정까지도 포함한다.

소비자 행동은 다양성과 복잡성, 변화성을 갖는 특성으로 소비자 행동을 연구하는 학자들은 다양한 학문(심리학, 사회학, 사회심리학, 문화 인류학, 경제학, 경영학 등)의 개념과 연구 결과들을 도입하여 소비자 행동을 설명하고 예측해왔다. 소비자 행동 연구의 주요 목적은 소비자 행동에 영향을 준 변수들 간에 인과적 관계를 발견하여 소비자 행동을 예측하고, 나아가 소비자 행동의 법칙을 정립하는데 있다.

소비자행동 연구는 소비자가 구매하기 원하는 특정한 재화와 서비스는 무엇이며, 그러한 대상을 어떻게 결정하며, 어떤 방식으로 구매하는지, 무엇이 최종적으로 구매를 결정하는지, 그리고 구매 이후에 소비자가 어떤 행동을 보이는지에 대해 연구하는 것이다. 소비자 입장에서는 소비행위가 어떻게 일어나는 지를 소비자행동 연구를 통해 인지하여 합리적인 소비활동을 도모할 수 있고, 기업은 소비자행동을 잘 이해함으로써 소비자에게 잘 팔릴 수 있는 상품을 생산해 한정된 경제자원의 효과성과 생산의 효율성을 높일 수 있다.

2-1. 초기 소비자 행동연구

초기 소비자 행동연구는 경제학에 의해 주도 되었으며, 경제학자들은 소득 수준과 제품 가격이 주어졌을 때 각 제품의 소비로부터 최대의 효용을 얻을 수 있도록 제품의 종류와 구매량을 결정한다는 기본 가정 하에서 소비자행동 모델을 개발하였다.

경제학에서 개발된 '효용극대화 이론'은 소비자가 추구하는 목표는 소비의 효용극대화에 있으며, 여러 합리적 선택 방법에 따라 무엇을 얼마만큼 소비할지 결정하게 된다는 논리로서 소비자 행동 연구 발달에 커다란 공헌을 하였다.

그러나 개인이 구매결정에서 효용을 극대화하는 최적의 대안을 선택하기보다는 적정한 구매 만족 수준을 선택하는 경우가 흔히 있어 '효용극대화 이론'과 같은 경제학적 접근 방법이 소비자 행동을 충분히 묘사하지 못하며 구매결정에 쉽게 적용하기 어렵다는 비판이 제기 되었다.

'효용극대화 이론'의 한계에 대한 인식 이후 새로운 접근방법 중 한 가지는 '동기조사'이다. 프로이드의 심리분석이론을 바탕으로 한 동기조사에서는 특정 소비자 행동이 소비자 자신에게 어떠한 심리적 영향을 부여하는지를 조사하기 위하여 프로이드의 개성결정 변수들이 사용되었다. 그러나 동기조사는 소수 소비자 집단과의 면접에 의존해 있기 때문에 전체 소비자에게 일반화 시키는 데에는 한계가 있다.

2-2. 소비자 행동에 대한 다원적 접근방법

1950년대에서 1960대 후반에 심리학과 사회학의 연구 성과를 토대로 다양한 소비자 행동연구가 이루어졌다. 심리학에 근거한 소비자 행동연구에는 소비자의 개성과 구매행동 간의 상관관계 연구가 진행 되었으나 개성변수가 소비자의 구매행동을 충분히 설명하지 못하는 한계가 있다. 사회학에 근거한 소비자 행동연구에는 준거집단의 소비 행동이 개인의 제품 구매에 미치는 영향, 가족의 구매의사결정이 개인의 소비 행동에 미치는 영향에 대한 연구가 진행 되었다.

2-3. 소비자 행동 모형

1960년대 후반 이후 여러 행동과학에서 축적한 다양한 연구 결과를 종합한 여러 가지 소비자 행동모형이 연구, 개발되었으며 본장에서는 그중 널리 알려진 몇가지를 소개하고자 한다.

1) Howard and Sheth Model (1969)

Howard and Sheth 모형은 인간의 행동은 욕구와 추진력으로써 시작된다고 보고, 구매빈도나 구매량을 설명하기 보다는 시간의 경과에 다른 상표선호, 선택 행동을 설명하는 행동과학적 접근 모형이다.

이 모형은 소비자의 행동에 영향을 미치는 여러 가지 복잡한 변수(투입변수, 내생변수, 산출변수, 외생변수)가 질서정연하게 서로 연결되어 있으며, 개인의 동기 수준에 따라서 어떤 자극이 어떤 반응을 가져오는가를 설명할 수 있는 것이 장점인 반면 지나치게 서술적이어서 분석적이지 못하다는 단점이 있다.

2) Engel-Kollat-Blackwell Model (1995)

Engel-Kollat-Blackwell 모형은 줄여서 EKB 모형이라고 하는데 이 모형은 소비자가 구매의사결정을 수행하기 위하여 정보를 처리하는 과정에 있어서 개념들의 상호관계를 설명한 모델로서, 여기서 정보처리과정이란 소비자가 자기에게 노출된 자극에 대해 주의를 기울여서 자기 나름대로 이해한 다음 기억 속으로 받아들이는 과정을 말한다.

이 모형은 학습과정에 기반을 두고 의사결정과정에 따라 소비자들의 해당 제품에 대한 탐색과 평가가 이루어지고, 사전 경험에 따라 향후 구매에까지 영향을 미친다고 주장하고 정보투입, 정보처리, 의사결정과정 등을 의사결정에 영향을 미치는 변수로 지정하고 있다.

3) AIDA Model

AIDA 모형은 소비자가 구매에 이르는 과정을 단계별로 설명하는 모델로서 본래 인적 판매(personal selling) 과정에서 판매원이 소비자들의 소비를 유도해 최종적으로 제품을 판매하도록 개발된 것이다.

이 모형에서는 고객에게 제품을 판매하기 위해 '인지(awareness or attention)→흥미(interest)→욕망(desire)→행동(action)'의 단계적 구매 과정을 연속적으로 거쳐 나가야 한다고 묘사한다. 즉, 구매행동을 위해서는 먼저 소비자의 주목을 끌어야 하고, 다음으로 제품에 대한 관심과 흥미를 유발하게 하여 그 제품을 소유하고 사용하고픈 욕망이 생기게 함으로서 욕망을 기반으로 실제 구매 행동을 유발 하게 만든다는 의미이다.

4) Bettman (1979)의 정보처리모형

정보처리모형은 기본적으로 소비자 행동에 있어서 구매 행동 동기는 행동방향과 강도에 영향을 미친다는 가정에서 출발하고 있으며, 이를 발전시킨 통합적 정보처리모델은 주목, 욕구, 정보처리 능력 등의 여러 요인들에 의해 결과적으로 정보처리 수준이 결정된다고 보고 있다.

3. 소비자 행동에 영향을 미치는 요인

3-1. 문화적 요인

소비자는 소비자가 속한 제도, 민속, 법률, 풍속 등에 따라 소비 행동에 영향을 받는다. 또한 어떤 사회에서 공유되어 내려오는 학습된 신념, 가치, 태도, 습관 등과 시대의 흐름에 따라 소비자 행동은 변화 될 수 있다. 이와 같이 소비자 행동에 영향을 미치는 문화적요인은 사회구성원들이 공유하는 언어, 신념, 관습과 의례, 가치관, 법과 제도, 도덕 등의 복합체로서 각 세대 간의 학습에 의해 전달되는 특성을 가지고 있기 때문에 사회의 규범과 기준을 포함하게 된다. 문화적 요인에는 크게 하위문화(subculture)와 사회계층(social class) 두 가지로 분류 할 수 있다(그림 2-9 참고).

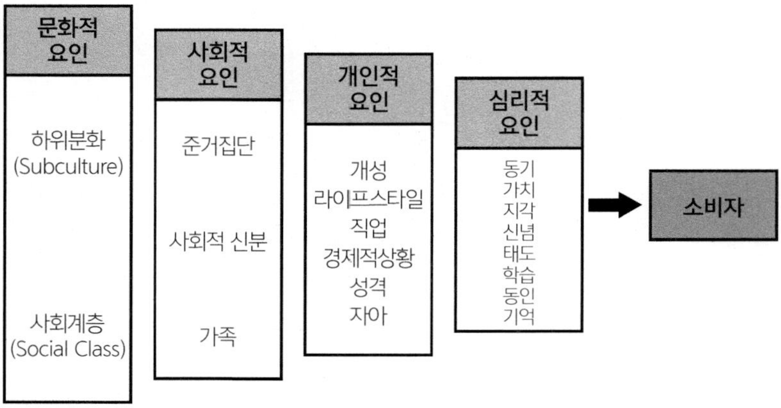

[그림 2-9] 소비자 구매행동에 영향을 미치는 요인

1) 하위문화(Subculture)

일반적으로 통용되는 가치관과 행동양식을 전체문화(total culture)라 할 때, 그 문화의 내부에 존재하면서 독자적 특질과 정체성을 보여주는 소집단의 문화를 하위문화라고 하며, 종교, 인종, 국적 등이 이에 해당한다(과제 : 하위문화를 활용한 마케팅 성공 사례를 조사해보자).

하위문화는 시장세분화의 중요한 변수가 되기도 하고, 소비자들의 식습관이나 의복, 스포츠 문화 등에서 소비행동에 영향을 미치기 때문에 기업의 마케터들은 마케팅 계획을 세울 때 하위문화의 특성을 고려하게 된다.

<사례 2-5> 하위문화의 변천 - 히피에서 타투

그동안 하위문화의 사례로 자주 등장한 1960년대에 나타난 히피족 사례는 소비문화의 하위문화 사례라기보다는 소비자 행동적 관점도 있으나 정치적인 의미를 내포하는 사례로 사용되는 것이 더 많았다. 왜냐하면 미국 정부가 시작한 베트남 전쟁과 폭력, 군 복무 및 무기 사용에 반대하면서 관계의 자유, 자연과의 단합을 지지하고 비공식적 인 정치 조직을 창설하는 등의 조직적 행동을 해왔기 때문이다. 따라서 본장에서는 히피족의 사례를 하위문화의 사례로 들기보다는 최근 2000년대를 전후해 패션아이콘으로 부상한 타투문화를 하위문화의 사례로 소개하고자 한다. 최근에는 가수, 배우, 스포츠스타, 아이돌 등 유명스타들을 중심으로 타투에 대한 선호가 증가하면서 자연스레 젊은 소비층을 중심으로 타투문화가 부상하고 있다. 특히 유명 스타들을 추종하는 젊은 팬들에 의해 스타들이 하고 있는 문신이 모방되고 있으며, 이러한 스타 문신을 차용한 타투 패션(Tattoo Fashion)도 자연스레 증가하였다. 사실 그동안 우리사회에서 문신은 비주류 집단이나 범죄조직의 상징으로써 거리감과 비호감, 두려움의 대상이었다. 그러나 최근에는 타투문화를 수용한 영화나 음악, TV 프로그램 연예인, 아이돌, 스포츠 분야의 유명스타들이 공영방송에 타투를 하고 나오는 것이 자연스러운 현상이 되고, 이들에 대한 사회적 평가도 개선되고 타투를 한 스타들의 사회공헌활동도 이어져 타투에 대한 편견이 점차 줄게 되었고, 오히려 젊은 층을 대상으로 그 영향력이 확대되면서 이들의 타투문화도 부각되게 되었다. 더불어 이제는 타투에 대한 예술적 평가도 이루어져 대중들의 미의식에도 영향을 미치고 하이패션에서 타투 패션이 증가하고 있는 것은 하위문화가 소비자 행동에 영향을 준 대표적인 사례라 할 수 있다. 이러한 변화가 보수적인 하이패션과 비주류 하위문화의 제휴를 이끌어 최근에는 패션, 타투, 네오 팝의 요소가 융합된 새로운 형태의 문화가 등장하면서 컬렉션 문화를 중심으로 타투문화는 새로운 소비환경을 조성하는 중요 요소가 되고 있다.
실제 타투인구 10만 시대가 되면서 타투협회에서는 직업의 자유를 존중해달라고 헌법소원 청구서를 제출하였다.

출처 : 경향신문 2017. 12. 7 기사 참고

2) 사회계층(Social Class)

사회계층은 한 사회 안에서 구별되는 인간집단의 계층적 사회구조를 의미한다. 같은 사회계층에 속한 사람들은 유사한 가치관을 지니고 있어 비슷한 흥미와 소비행동양식을 가지고 있다.

사회계층은 어느 하나의 변수로 결정되기 보다는 소득, 직업, 나이, 교육수준, 재산 등과 같은 여러 번수의 종합으로 결정되어 진다. 각 사회계층 별로 선호하는 제품이나 상표가 다르기에 사회계층도 소비자행동에 많은 영향을 미친다고 할 수 있다.

<사례 2-6> 미국 소비문화에 영향을 주는 연령층

미국의 경우 베이비부머 세대를 보면 1946-1964년 사이에 태어난 세대로 미국 전체 인구의 26%를 차지하고 이를 인구수로 나타내면 8,149만 명이다. 게다가 2010-2025년 동안 50~64세 및 65세 이상 인구가 각각 50%씩 증가하여 2025년에는 50세 이상이 전미 인구의 45%를 차지할 것으로 전망하고 있다. 이들 베이비부머 세대의 특징을 보면 높은 가처분 소득, 능숙한 인터넷 사용, 외모와 건강관리에 높은 관심, 각별한 손 자녀 사랑, 자식이 분가하여 육아에 대한 책임 및 지출이 사라지면서 가처분 소득이 증가 등이다. 미국 상무부의 자료에 의하면 베이비부머의 연간 지출액은 약 2.3조 달러로 추정(Boomer Consumer)되며 2015년에는 베이비부머가 미국 전체 부(Wealth)의 60%를 보유하게 되며 총 소비자 지출의 40%를 차지할 전망(Deloitte Hospitality 2015)이라고 각 통계 보고서에 나타나고 있다. 따라서 기업들은 베이비부머를 겨냥한 타깃 마케팅 강화하고 광고를 진행하고 있다. 실제 안티에이징 시장이 베이비부머 소비에 힘입어 2011년 800억 달러에서 2015년 1140억 달러로 급성장할 전망(USA Today)이 있고) 미국 헬스 케어 비용의 27%(8,600억 달러)를 베이비부머가 지출할 것이라는 전망도 있다. 또한 2000년 이후 매년 손 자녀를 위한 지출이 연평균 7.6% 증가하면서 완구류 소비의 약 25%가 베이비부머를 주축으로 한 조부모에 의해 이뤄지는 것으로 알려지고 있다.
실제 Kimberly-Clark은 2020년까지 4,500만 명의 베이비부머가 성인용 기저귀를 필요로 할 것이라고 보고 2년 동안의 개발기간을 거쳐 2009년 기존 성인용 기저귀와 차별화 된 Depend Underwear 제품을 출시하여 여성용과 남성용을 구분하고 제품 포장지에 속옷(Underwear)이라고 표기, 제품 포장 일부를 투명하게 하여 이 제품이 일반 속옷처럼 접을 수 있다는 점을 집중 부각하고 베이비부머의 자존심을 세우는데 주력한 결과 2012년 매출액 기준으로 미국 시장 점유율 32% 확보에 성공하였다. 이처럼 분명한 것은 베이비부머 세대들이 미국 소비문화에 어떠한 영향을 어떻게 줄지는 많은 의견 차이가 있으나 미국 소비문화에 지대한 영향을 끼칠 것이라는 견해에는 전문가들도 이견이 없다.

출처 : Kotra, Global Market Report 14-024 2014.07.11.

3) 문화적 요인을 측정하는 방법

문화적 요인을 측정하는 방법에는 여러 가지가 있으나 보편적으로는 미국 스탠포드 연구소가 미국 소비자들의 문화가치가 어떻게 변화하는지 추적하기 위해 개발한 방법인 The Value and lifestyle (VALS) 1 Program과 The Value and lifestyle (VALS) 2 Program을 주로 사용하기에 본 장에서 소개하고자 한다.

① *The Value and lifestyle (VALS) 1 Program*

VALS 프로그램은 1970년대 말 기존의 인구통계학적으로 시장을 분류(성별, 연령, 학력, 소득, 거주지역 위주로 분류)하던 방법에서 더 발전한 것으로 문화적 인자, 즉 소비자의 가치관과 라이프스타일에 따라 시장을 세분화 하고, 각 세분화한 시장의 변화를 추적, 조사한 것이다.

VALS1 모형에선 시장을 외부 지향적 소비자 집단, 내부 지향적 소비자 집단, 욕구 지향적 소비자 집단 등 세 가지 집단으로 구분하였다. VALS1 모형을 통한 시장 조사결과를 보면 외부 지향적 소비자 집단이란 제품 구매 할 때 타인들의 생각을 의식하고 기존의 규범에 순응하려는 성향이 짙은 소비자들로 이들은 전체 소비자 중 67%를 차지하는 다수집단이라 표현한다.

내부 지향적 소비자 집단이란 자신의 내적욕구를 충족시키기 위해 노력하는 집단으로 전체 소비자의 22%를 차지하며, 욕구 지향적 소비자 집단은 가처분소득이 적어 인간의 기본적 욕구인 의식주의 충족에 집중하는 소비자들로 전체 소비자의 11%를 차지한다.

이와 같이 VALS1 모형은 단순히 인구통계학적인 통계적 분류를 넘어 고객의 가치 판단의 기준과 그들의 라이프스타일을 분류함으로써 고객의 소비 행동을 예측 할 수 있게 했다는 점에서 의의가 있다.

② *The Value and lifestyle (VALS) 2 Program*

VALS2는 1990년대 말 기존의 VALS1 모형에서 보다 소비 심리학적으로 발전하여 소비자 집단을 8가지(Innovators, Thinkers, Achievers, Experiencers, Believers, Strivers, Makers, Survivors)로 더욱 다양하고 세밀하게 분류하여 소비자들의 소비문화를 조사한 모형이다.

VALS2 모형에서 나타나는 8가지의 소비자 집단의 의미는 다음과 같다.

- Innovators는 성공했고 세련되고 활동적인 사람들이다.
- Thinkers는 기본적인 것들에 가치를 둔 원숙하고 현명한 사람들이다.
- Achievers는 신분에 가치를 두고 직업 안에서 성공과 성취를 지향하는 사람들이다.
- Experiencers는 활동에 가치를 둔 젊고 생동감 있고 열정적인 사람들이다.
- Believers는 기본적인 것들에 가치를 둔 보수적이며 전통적인 가치관을 가진 사람들이다.
- Strivers는 신분에 가치를 두어 변하기 쉽고 불안정하며 재정적으로 풍족하지 못한 사람들이다.
- Makers는 활동에 가치를 둔 실용적이며 자신에 만족하고 가족 중심의 사람들이다.
- Survivors는 늙고 은퇴한 수동적이며 재정적으로 풍족하지 못한 사람들을 의미한다.

VALS2 모형은 소비자 행동 분류에 있어서 심리학적인 한계를 극복하기 위해 노력한 점은 인정되지만 분류의 기준 판단이 애매한 경우가 존재하고, 분류가 1개 이상의 부분에서 중복되는 사람도 있어 과학적 판단 근거가 부족하다는 단점도 있다.

3-2. 사회적 요인

소비자 행동에 영향을 미치는 사회적 요인으로는 일반적으로 준거집단(Reference Model)과 사회적 신분(Social Status), 가족(Family) 등이 있다.

1) 준거집단(Reference group)

준거집단이라는 말은 1942년 미국의 사회심리학자 H.H.하이먼의 논문 〈지위의 심리학〉에서 처음 사용되었다. 준거집단이란이란 개인의 행동에 영향을 미치는 집단으로 소비자행동에서는 어떤 대상과 관련된 소비자의 태도형성이나 행동에 어떤 기준점을 제공하는 집단을 의미하며, 소비자행동에 미치는 준거집단의 영향은 크게 규범적, 정보적, 가치 표현적 차원 등 세 가지로 나누어 볼 수 있으며 그 내용은 다음과 같다.

① 규범적 영향

규범적 영향은 보상을 얻거나 처벌을 피하기 위해 집단에 순응하게 하는 영향을 의미한다.

② 정보적 영향

정보적 영향은 지각위험이 있는 구매상황에서 전문적인 준거집단이 제공하는 정보의 영향을 의미한다.

③ 가치 표현적 영향

가치 표현적 영향은 준거집단과의 일체감을 통해 자아이미지를 강화시키는 영향을 의미한다.

개인은 준거집단이란 사회 속에서 스스로를 준거집단과 동일화하고 있으며, 이러한 과정 속에서 특정한 집단규범에 따라 행동하고 판단한다. 이러한 준거집단은 각 개인 스스로가 판단하여 선호, 신념, 행동을 결정하는데 있어서 기준으로 사용하는 집단을 의미하며, 개인의 소비행동에 영향을 미친다. 일반적으로 소속 정당이나 취미, 동호회 등이 준거집단에 속하며, 준거집단은 주로 가치관, 라이프스타일, 행동, 관심, 의견이 유사한 집단이다.

<참고 자료> 인지적 구두쇠(Cognitive Miser)

사람들이 복잡하게 머리 쓰는 것을 싫어하고 주어진 정보를 신속하고 효율적으로 처리하려는 욕구를 가지고 있다하여 인지심리학에서는 사람들을 인지적 구두쇠(Cognitive Miser)라고 표현한다.
즉, 사람들은 주어진 자료를 합리적으로 종합하여 논리적으로 판단하는 이성적 존재가 아니라, 가능한 심적 노력을 덜 들이고 절약해서 신속하고 간편하게 판단하려는 존재라는 것이다. 인간의 이런 인지적 구두쇠 특성은 온 세상 만물을 개인 혼자의 힘으로 경험하여 정보를 얻을 수 없다는 인간적 한 계 때문에 어쩔 수 없이 선택하게 된 생존전략일 것이다.
그러나 이러한 인지적 구두쇠 전략은 특정 대상에 대해 깊이 있는 이해를 얻기 어렵고, 자신이 내리 는 판단에 오류가 발생할 가능성도 높다.
만약 인간이 합리적이고 생각 깊은 존재라면, 특정한 대상에 대해 종합적이고 객관적으로 평가하기 위해서 정보를 다방면으로 취합하고, 모든 것들을 검토한 후에 최적의 대안을 선택하여야 할 것이다.
그러나 인간은 그렇게 하기 보다는 제한적인 정보를 과거경험과 결합하여 판단함으로써 더 많은 정 보탐색을 중단하거나, 자신이 만족할 수준의 대안이 나오면 더 이상 고민하지 않고 판단을 멈춘다.
또는 자신이 알고자 하는 방면의 전문가나 권위자가 제공하는 정보를 받아들여 자신의 수고와 노력 과 시간을 절약하려고 한다.
실제로 약국에서 대부분의 고객들은 늘 같은 약국과 같은 약사를 찾으려는 경향을 가지고 있다. 즉, 마음에 들거나 기억에 남아있는 약국과 약사라면 새롭게 탐색할 필요가 없어서 그만큼 인지적 에너지 를 소모할 필요가 없게 되고 편안한 마음으로 접근할 수 있기 때문이다.

2) 사회적 신분(Social Status)

사회계층이란 어떤 사회 내에서 같은 사회적 신분에 있는 사람들로 구성된 집단으로서 비교적 영속적이고 동질적인 집단으로 구분하며, 대체로 직업, 소득, 교육수준 등에 의해 나누어진다.

사회적 신분에 따라 사람들은 소비행동이 계층에 따라 공유하는 태도나 행동 등에서 차이를 보이며, 각 사회계층을 구성하는 구성원들 간에는 일종의 동질감을 가지게 되어 해당되는 사회적 신분은 개인에게 소비 행동에 있어서 영향력과 구속력을 미치게 된다.

상류계층, 중류계층, 하류계층의 구분이 여기에 속하며 사회적 신분 계층에 따라 제품 구매선택 기준, 여가활동, 선호하는 정보매체, 충동구매 정도, 광고메세지의 선호 등에 있어서 차이를 나타내게 된다.

<사례 2-7> 고용불안과 소비와의 관계

김정환 국회 예산정책처(NABO) 경제분석관은 31일 '소득분위별 민간소비 부진의 요인 분석' 보고서에서 2010년 이후 우리나라 평균소비성향이 지속적인 하락세를 보이고 있는 가운데, 고용불안 역시 소비에 영향을 미칠 수 있다며 고용이 불안할 경우 가구의 소비 감소가 나타나는데 특히 소득분위 중 · 상위권 가구의 소비가 감소하는 경향이 있다고 발표했다.
소득분위별로 고용불안이 소비자지출에 미치는 영향을 분석한 결과 소득 하위 20%에 해당하는 1분위 가구의 경우 소비지출이 고용불안에 큰 영향을 받지 않는 것으로 나타났다. 반면 소득 중 · 상위 계층 80%에 해당하는 가구는 고용불안이 1% 증가할 때 소비지출이 최대 0.99% 하락하는 것으로 조사됐다. 대신 소득 하위가구의 경우 고용불안보다는 부채비율이 소비에 더 영향을 미치는 것으로 분석됐다.

출처 : 아시아경제 2017. 12. 31 기사 참고

3) 가족(Family)

가족은 동일한 공간에서 동일한 생활을 하고 있으므로 가족 구성원들 간은 매우 상호 밀접한 관계를 맺고 있으며, 소비행동에도 매우 직접적인 영향을 미친다. 가족의 경우 가정의 형성, 성장, 성숙, 그리고 소멸에 이르기까지 시간의 흐름에 따른 가족 구조의 변화와 소비 패턴의 변화가 보인다.

가족 구조의 변화를 나타내는 대표적인 것으로 가족생활주기(Family Life Cycle)가 있는데 가족생활주기에서는 전통적으로 독신기, 신혼부부기, 보금자리, 노부부, 생존기 등 가족생활주기를 단순한 다섯 단계로 보았으나, 오늘날에는 훨씬 더 복잡하고 다양한 가족의 양상을 반영해 가족생활주기를 독신, 자녀가 없는 젊은 부부, 자녀가 있는 젊은 부부, 젊은 편부모, 중년 독신자, 자녀가 없는 중년 부부, 어린 자녀가 있는 중년 부부, 집에 성숙한 자녀가 있는 중년 부부, 가정에 자녀가 있는 중년 독신자, 노부부, 노인 독신자 가정 등으로 더욱 세분화되어진다. 오늘날 현대사회에서는 이러한 세분화 된 가족생활주기에 따라 소비 패턴의 변화도 다양화 되고 있다. 특히 22년 통계청이 발표한 21년 1인가구 비율은 전체 가구의 33.4%인 716만 6천 가구로 이러한 추세로라면 우리나라 전체 가구 중 1인가구가 차지하는 비중은 2005년에는 20.0%였으나, 2030년35.6%, 2050년 39.6%에 이를 것으로 전망되고 있다. 2021년 우리나라 연령대별 1인 가구 비중을 보면 29세 이하 19.8%, 70세 이상 18.1%, 30대 17.1%, 60대 16.4% 이다. 이와 같이 1인 가구의 증가는 전통적인 가족의 구성을 뒤바꾸고 있어 가족 구성원이 소비에 영향주는 정도가 시간이 갈수록 줄고 있다.

그밖에 연령에 따라 노년층, 청장년층, 청소년층, 어린이로 나눌 수 있으며 부의 수준이나 교육수준에 따라서도 보다 세부적으로 나누어 질 수 있다.

<사례 2-8> 1인가구의 증가와 소비 변화

경북여성정책개발원 정책개발 박은미 실장은 최근 한국의 소비트렌드 분석에 의하면 1인 가구와 관련한 3개 트렌드가 등장할 만큼 1인 가구의 증가는 최근 우리나라 소비문화에 중요한 변수라고 한다. 1인 가구 증가에 따른 변화는 첫째, "내 멋대로 1코노미" 현상이다. 1인과 이코노미를 연결한 1코노미는 가족 등 공동체를 대체하는 얼로너(aloner) 들로 이루어졌다.
둘째, "각자도생" 현상이다. 공동의 문제해결 능력을 불신하고 가족의 연대감도 약해지는 가운데 각자도생의 개인주의적 생존전략이 사회 전체적으로 확대되고 있음을 나타낸 것이다.
셋째, "욜로라이프(Yolo Life) 가치관의 확산"현상이다. 즉 1인 가구 중심의 개인주의가 정착되면서 인생가치관과 소비관에도 변화가 나타나고 있다.

출처 : 경북매일 2018. 05. 14 기사참고

3-3. 개인적 요인

소비자 행동에 영향을 미치는 개인적 요인으로는 개성(personality), 라이프스타일(life style), 개인의 직업과 경제적 상황, 성격과 자아(personality and self concept) 등이 있으며, 이러한 개인적 요인에 따라 소비행동의 기호가 다르다.

1) 개성(Personality)

개성에 대한 소비행동 연구는 개인의 독특한 심리적 구성과 개인이 환경에 반응하는 방식이 어떻게 일관적으로 소비행동에 영향을 미치는 것인가를 의미한다. 즉 외부 환경에 대해 일관되고 지속적인 반응을 가지는 심리적 특성이 개성이다.

프로이드가 제안한 심리분석이론을 보면 인간의 개성시스템은 id (인간욕구), ego (자아), superego (초자아)로 구성되며, 세 요소들이 상호작용하면서 무의식적인 동기를 유발하고, 유발된 동기가 인간행동으로 구체화됨으로써 개성으로 발현된다고 한다.

2) 라이프스타일(Life Style)

라이프스타일은 각 개인이 어떤 과정을 거쳐 어떻게 살아왔는지를 보여주는 총체이며, 개인마다 독특한 삶의 방식을 갖게 되므로 개성과는 달리 쉽게 변하기도 한다. 개인의 소비 행동은 이러한 각자의 라이프스타일에 따라 달라 질수 있다.

라이프스타일 측정 방법으로 사이코 그래픽스(psychographics)가 널리 사용되며, 이러한 사이코 그래픽스는 소비자의 심리적 특성을 반영한 소비측정 방법이다.

사이코 그래픽스에서는 개인이 시간을 어떻게 소비하는가를 행위(activities), 주위환경에서 특별히 중요하게 고려하는 것은 무엇인가를 관심(interests), 그리고 자신과 주위세계에 대한 생각은 무엇인가를 의견(opinions)으로 나타내고 개인의 라이프스타일을 소비 심리적 관점에서 측정하였다.

3) 직업과 경제적 상황(Job and Economic Circumstances)

소비자 행동에 영향을 미치는 개인적 요인에는 직업과 경제적 상황이 미치는 현실적인 문제도 매우 크다. 실제 소비자는 수입에 민감한 만큼 제품의 가성비와 서비스의 품질을 가격과 비교하여 구매행동을 일으키므로 기업은 개인의 직업 수입에 따라 부유층 고객에게는 고가의 고성능 제품을 홍보하는데 비해서 저소득층 고객에게는 상품의 효율성과 가격 대비 품질이 우수한 제품을 집중적으로 판매하는 데 주력한다.

또한 개인의 직업 성향에 따라 소비자의 관심 상품 영역이 달라 질 수 있으며, 제품의 속성에 대한 관심이 달라질 수 있다. 가령 기술직 종사자는 상품의 기술력에 관심을 더 두는 방면에 디자인 직업 종사자는 상품의 색깔과 디자인에 관심을 더 둘 수 있기 때문이다.

4) 성격과 자아개념(Personality and Self Concept)

성격은 한 개인이 갖는 비교적 지속적인 심리학적 특성으로서 자기 확신, 적응성, 방어성, 공격성, 긍정성, 부정성 등으로 표현된다. 개인의 성격은 특정 제품이나 상표 혹은 브랜드를 선택하는 소비자행동에 영향을 미친다.

그렇기 때문에 마케터들은 제품 판매 전략을 세울 때 종종 제품의 개념을 소비자의 자아개념과 관련지어 판매 전략을 수립하려 한다. 이것은 소비자 행동 연구에서 자아개념을 가지고 있는 소비자와 제품의 특성 간에 일체감을 느끼게 하여 구매를 유도 하는 대표적인 성격과 자아 활용 방법이다.

3-4. 심리적 요인

소비자 행동에 영향을 미치는 심리적 요인에는 동기(motivation)와 가치(value), 지각(perception), 신념(beliefs)과 태도(attitude), 학습(learning), 동인(drive), 기억(memory) 등이 있다.

1) 동기(Motivation)

동기는 만족을 적극적으로 추구하도록 강하게 압박하는 욕구에 기인하기 때문에 기업은 광고로 그 욕구를 자극함으로써 구매동기를 유발하려 한다. 프로이드(Freud)는 개인의 구매의사결정이 소비자 자신도 이해하지 못하는 잠재동기에 의해서 영향을 받는다고 주장하였고, 메슬로우(Maslow)는 인간의 욕구는 계층적 구조로 구성되어 단계적으로 욕구를 충족한다고 주장하였다.

2) 가치(Value)

가치는 어떤 조건이 그 반대의 것보다 바람직하거나 우선하는 하나의 신념으로, 모든 상품 은 그 구성원들에게 크던 작던 일련의 가치를 전해주고 소비행동에 영향을 준다. 과거에는 상품의 가치를 가격(price)이나 양(quantity)에 가두었다면, 현대에서 상품의 가치는 고객만족, 고객중심, 고객가치에 두고 있다.

3) 지각(Perception)

지각은 외부 자극 요소(크기, 색깔, 강도, 움직임 등)와 내적 자극 요소(과거 경험, 기대, 감정 상태 등)에 따라 개인이 환경에서 자극을 선별하고 이들 자극에 대한 정보를 조직화하며 이 조직화된 정보를 바탕으로 의미 있는 지식을 만드는 과정을 의미한다.

지각은 개인이 인지하고 있는 몸의 감각(시각, 청각, 후각, 미각, 촉각)들이 선택되어 조직화 되고 해석되는 과정에 의해 이루어지고, 지각의 연구는 감각들에 의미를 부여하는데 초점을 둔다.

소비자들은 정보를 자신의 방식으로 수용하고 해석하려는 경향이 있으며, 이 과정에서 선택적 주의, 선택적 왜곡, 선택적 기억이란 세 가지 지각과정 때문에 같은 자극에 대하여 다르게 인식할 수 있다. 세 가지 지각과정에 대한 정의는 다음과 같다.

① 선택적 주의(Selective Attention)

선택적 주의란 노출된 정보 중 대부분을 무시하는 행위를 의미한다.

② 선택적 왜곡(Selective Distortion)

선택적 왜곡이란 자신의 기존 신념을 지지하는 방식으로 정보를 왜곡하여 해석하는 것을 의미한다.

③ 선택적 기억(Selective Retention)

선택적 기억이란 자신의 신념과 태도에 맞는 정보만을 기억하는 경향을 일컫는다.

4) 신념(Beliefs)과 태도(Attitude)

신념이란 자신의 판단·주장·의견 따위를 진리라고 생각하는 마음을 의미하며, 소비자가 어떤 제품에 대해 갖는 신념은 믿음으로 이어져 구매행동에 긍정적 영향을 미친다.

태도는 어떤 대상에 대해 좋아하거나 싫어하는 감정적인 상태라고 할 수 있으며, 혹은 어떤 대상에 대하여 일관성 있게 호의적, 또는 비호의적으로 반응하게 하는 학습된 경향이란 의미도 있다. 가령 어떤 소비자가 특정 브랜드에 대해 부정적인 태도가 형성되어 있다면 소비자의 구매행동에 부정적 영향을 미치게 된다.

<사례 2-9> 미닝아웃족(Meaning Out)의 소비

내 생각을 드러내는 걸 즐기고 사회 현상에 관심을 표출하는 미닝아웃 소비가 최근 새로운 소비 트랜드가 되고있다. 특정 정치 현안에 대한 반대나 찬성, 동성애나 페미니즘 등에 대한 자신의 의견 표출, 사회적 이슈에 자신의 신념을 거침없이 '커밍아웃'하는 소비자가 젊은층을 중심으로 확산되면서 '미닝아웃'이라는 신조어가 탄생했다. 가령 육식주의를 반대하는 미닝아웃족은 '낫 아워스(NOT OURS)'나 'SAVE ME (유기동물 보호)' 등 사회적 메시지가 새겨진 티셔츠나 가방을 착용한다.
출처 : 동아일보 2018. 3. 19. 기사 참고

5) 학습(Learning)

학습이란 경험에 의해 야기된 행동에서의 다소 영구적인 변화이다. 학습자는 반드시 직접적으로 경험을 할 필요는 없으며, 다른 사람에게 영향을 주는 사상이나 장면들을 관찰하는 것으로도 대리적으로 학습을 할 수 있다. 소비자는 자신이 원하는 특정한 제품에 관한 충분한 정보가 없을 때, 외부 탐색을 시작하며, 이 과정에서 습득된 정보는 해당 제품에 대한 기존 생각들에 영향을 끼치게 되는데 이 같은 의사결정과정을 인지적 학습(cognitive learning)이라고 한다.

일반적으로 학습에는 어떤 소비자가 특정 회사가 만든 상품에 만족하였다면, 추후 비슷한 카테고리의 상품을 구입할 때 특정 회사의 상품을 구매할 가능성이 높은 경우를 학습의 일반화

(generalization)라고 하며, 반대 의미로 제품 정보를 비교하며 제품 간의 차이점을 인지하고 그에 따라 구매를 결정하는 경우를 학습의 차별화(discrimination)라고 한다.

6) 동인(Drive)

동인은 행동을 불러일으키는 강력한 내적 자극물로서 동인이 특정 자극대상물로 유도되면 동인은 동기로 변화된다. 사람이 언제, 어디서, 어떻게 반응하는지를 결정하는 데 영향을 미치는 요소들을 단서라 하며, 이러한 단서에 의해 소비행동의 심리적 요인을 예측 할 수 있다.

7) 기억(Memory)

소비자 행동에 영향을 미치는 요인 중에 하나인 기억은 시간이 지난 뒤에도 정보를 저장하고 학습하는 과정을 포함한다. 현재의 기억 연구에 대한 접근 방법들은 뇌가 여러 가지 면에서 컴퓨터와 같다고 가정을 하고 정보처리 접근법을 기억연구에 활용하여 만든 방법이며 그중 대표적인 것이 다중기억구조모델이다(과제 : 2023년 소비자가 뽑은 기억에 남는 광고를 조사하고 트랜드 변화를 논의해보자).

다중기억구조모델(Multiple Store Model of Memory)에서 기억은 감각기억, 단기기억, 장기기억으로 구별되며 각각의 특성이 서로 달라 그 특성에 따라 기억이 소비행동에 영향을 미치게 된다. 이 모델에서 언급하는 기억의 종류를 살펴보면 다음과 같다(그림 2-10 참고).

- 감각기억(Sensory memory)
  감각기억은 자극이 감각기관을 활성화하여 보고, 듣고, 느낄 수 있으며, 감각기억은 매우 짧은 시간 동안 이루어지므로 추가적 정보처리가 이루어지지 않으면 즉시 사라진다.
- 단기기억(Short-term memory)
  단기기억은 감각기억으로부터 이전된 정보가 일시적으로 저장되는 곳으로 제한된 정보처리 용량(Limited capacity)을 가지며, 단기기억에서 처리된 정보가 반복하고, 깊게 생각할수록 장기기억에 저장될 가능성이 높다.
- 장기기억(Long-term memory)
  장기기억은 단기기억에서 처리되어 인지된 정보가 장기기억 속으로 이전되어 저장된 것이며, 무제한의 정보를 영구적으로 저장하고 장기기억에 저장된 정보는 후에 단기기억에 인출되어 단기기억 속의 새로운 정보를 처리하는데 사용된다.

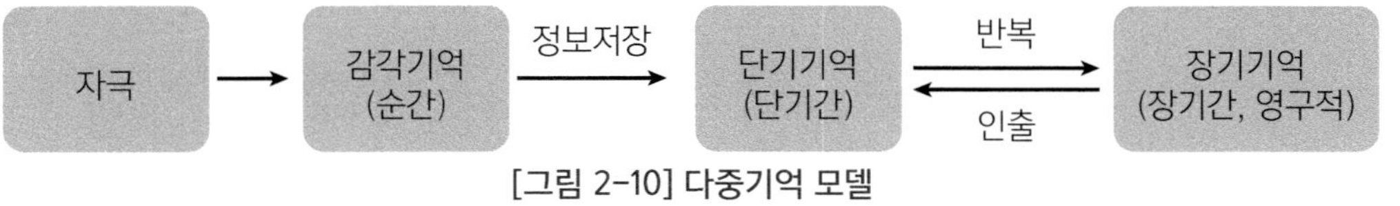

[그림 2-10] 다중기억 모델

<사례 2-10> 2014년 소비자들이 꼽은 가장 기억에 많이 남은 광고 - S○T의 '잘 생겼다' 광고

2014년 가장 기억에 남은 광고는 SOT (15.5%)이고 그 이유는 상반기 전지현과 이정재의 '잘생겼다' 광고 시리즈가 반복되는 광고 송으로 많은 소비자들에게 어필한 것으로 나타났다. 이어 통신사 광고인 'KO'광고가 7.0%로 2위였고 '비O 500'광고가 3.9%로 3위였다.
한국방송광고진흥공사(코바코)가 '2014년 소비자행태조사(MCR) 결과 소비자 10명중 8명은 지상파TV 콘텐츠를 TV수상기만을 통해 시청한다고 응답했으며, 모바일과 PC 인터넷 이용이 상대적으로 많은 20-49세대에서도 TV를 통한 시청 비율은 78%로 매우 높았다.
또한 한국광고종합연구소의 2월 월간 TV광고 동향 보고서에 따르면 2월 한 달간 LO유플러스는 '지드래곤편'으로 48억 5700만원의 광고비를 집행했다. 같은 기간 SO텔레콤은 20억 5300만원, KO는 19억 6200만원을 썼다. 그러나 LO유플러스는 광고 선호도에서 경쟁사들에 밀렸다. 연구소가 전국 2400명을 대상으로 한 선호도 조사에서 LO유플러스는 9.8MRP를 기록해 3사 중 3위를 기록했다.
가장 높은 광고선호도를 기록한 광고는 배우 전지현과 이정재가 등장한 SO텔레콤의 'LTE-A 잘생겼다 광고'(32.31MRP)였다. 2위는 국악소녀 송소희를 모델로 세운 KO의 '광대역 LTE-A'(12.69MRP)가 차지했다. MRP는 광고에 대해 호감을 느낀 인구수로 전체 인구수를 나눠 광고 효과를 측정하는 지표로 숫자가 클수록 광고 효과도 크다.

[출처 : 서울신문 기사-2014년4월 기사]
http://www.seoul.co.kr/news/newsView.php?id=20140421015012#csidx8e7b17113558c4490b2255567025efb

4. 구매결정과정

4-1. 관여도(Involvement)

1) 관여도(Involvement)의 개념

관여도란 소비자가 재화나 서비스를 구매할 때 특정 제품이나 서비스에 관련하여 개인적 관심의 정도나 지각된 중요성이라고 할 수 있다(Wright, 1975). 즉 관여도란 제품이나 서비스에 대한 소비자의 관심의 정도, 흥미의 정도, 개인적 중요성 정도, 구매 동기부여 정도를 의미한다.

소비자의 관여 수준은 소비자 개인의 성격이나 특성, 제품 특성 등에 따라 다르고, 특히 똑같은 제품이 같은 사람에게 있어서도 상황에 따라 고관여가 되기도 하고, 저관여가 되기도 한다. 소비자가 구매의사를 결정 하는데 있어서 소비자의 관여도가 중요한 작용을 하게 되는데 특정 제품이나 서비스에 대한 소비자 몰입의 정도에 따라 몰입도가 높은 것을 고관여도, 몰입도가 낮은 것을 저관여도로 구분한다.

관여도와 관련하여 소비자들의 구매행동을 구체적으로 살펴보면, 고관여의 신제품에 대한 소비자들의 구매행동은 복잡한 의사결정과정을 거치게 된다. 즉, 소비자들은 선택대안들을 자세히 비교·평가한 후 가장 마음에 드는 상표를 구매하게 된다.

따라서 마케터는 제품의 사용법, 기능, 장점 등을 자세히 알리는 것이 중요하며, 다량의 정보제공으로 소비자의 정보탐색 욕구를 해결해주는 것이 효과적이다.

반면에 저관여 소비자라면 그동안 구매해 왔던 상표에 싫증이 나거나 또는 단지 새로운 것을 추구하려는 의도에서 다른 상표로 전환하는 다양성 추구 구매행동을 보일 수 있다. 또는, 구매한 상표에 어느 정도 만족하여 복잡한 의사결정을 피하기 위해 동일한 상표를 반복구매하게 되는 관성적(inertia) 구매행동을 보일 수도 있다. 이럴 경우 마케터는 영상자료, 이미지 등을 동원한 반복광고를 통해 소비자들에게 이들 제품 에 대한 친숙도를 높여야 한다.

2) 고관여도(High-involvement)

고관여도란 소비자가 제품에 대한 몰입도가 높은 것을 의미한다. 일반적으로 고관여 제품은 오래사용하거나, 값이 비싼 제품인 경우가 많기 때문에 의사결정과 정보에 대한 해석이 오래 걸리며, 구매결정이 매우 복잡하고 신중하다.

따라서 고관여 제품의 구매 의사결정과정은 문제를 인지한 후 많은 정보를 수집하여 경쟁 제품 간 장단점을 비교 한 후 신중하게 대안을 평가하여 대안별 태도를 형성한 후 구매를 하고 구매결과에 대한 평가를 하게 된다. 일반적으로 알고 있는 고관여 제품으로는 고가의 내구재(자동차, 대형 TV, 아파트)와 사회적인 이미지나 체면과 관계 되는 제품 등으로 이것은 소비자의 상황, 시대적 상황에 따라 달라진다.

3) 저관여도(Low-involvement)

저관여도란 소비자가 제품에 대한 몰입도가 낮은 것을 의미한다. 저관여 제품은 개인적 관심도가 크지 않고 구매결정을 잘못 내리더라도 지각된 위험이 적거나 없으며, 구매 결과에 대한 불안감이 없고, 구매 제품과 자신의 관계가 매우 희박한 경우가 많아서, 구매 의사 결정이 비교적 간단한 제품이다.

따라서 저관여 제품의 구매 의사결정과정은 문제를 인지한 후 적극적인 정보탐색과정을 거치지 않고 구매행동으로 이어지며, 구매 후 평가로 제품에 대한 태도가 형성된다. 저관여 제품의 경우는 가격이 저렴한 일상 용품이 이에 해당이 되며, 이러한 제품의 경우 다양성 추구 및 관성에 의한 구매 현상을 보인다.

4) 약과 관여도(Medicine and Involvement)

약에 대한 고객의 관여도는 사람에 따라서, 의약품에 따라서, 질병의 진행상황, 병의 경중에 따라서 달라질 수 있다. 그러나 일부 광고 의존성이 높고, 소비자 선택권에 의해 소비가 결정되는 의약품의 경우는 저관여를 보이는 사람들도 있겠지만 의약품은 건강과 생명에 직결되고 인체에 직접적인 영향을 미치기 때문에 대부분의 사람들은 본인이 관여되어 있는 상황이라면 고관여의 관심을 보인다. 무엇보다도 의약품은 일반 상품과는 달리 전문적이고 내용이 어렵고 복잡하여 이해하기 쉽지 않기 때문에 소비자와 약사의 정보 비대치성으로 소비자는 의약품 구매시 전문가인 약사의 도움을 필요로 하게 된다.

약사에게 상담을 자주 요청하거나, 약에 대한 정보에 많은 관심을 보이거나, 부모님께 약을 선물 하고자 하는 사람이라면 약에 대하여 고관여 상태에 있다고 판단할 수 있다. 특히 본인이 직접 건강에 문제가 있거나, 질병치료를 위하여 의약품을 복용하고 있는 경우에는 고관여의 정도가 크게 상승하게 된다.

그러나 관여도는 앞서 말했듯이 사람에 따라서, 의약품에 따라서, 질병의 경중과 종류에 따라서, 약국에서의 구매상황에 따라서 관여도가 달라지고 관여도에 따라서 소비자행동이 크게 달라지기 때문에, 약사는 고객의 관여도 수준을 파악하는 것이 먼저이다. 그 이유는 약사의 지식서비스도 고객의 관여도에 따라 적절히 대응해야 효과적일 수 있기 때문이다.

<사례 2-11> 켈○○의 관여도 높이기 위한 소비자 행동 전략

켈○○는 제품을 관여된 문제와 연결시켜, 소비자들이 중요시 여기는 속성인 저칼로리를 강조하고 또한 영양가에 있어서 켈○○의 기존 시리얼이 우수함을 강조하는 리포지셔닝 전략을 취했다. 예를 들어, 프로 운동선수가 켈○○의 콘플레이크(corn flakes)를 먹는 장면을 연출하는 광고와 의과대학생이 자기 어머니에게 켈○○의 시리얼이 오트밀보다 더 많은 비타민과 미네랄을 함유하고 있다고 말하는 광고를 방영한 것이다.
또한 차별화된 한 가지 전략은 소비자들이 추구하는 새로운 가치에 소구하는 신제품을 개발한 것이었다. 특히 암을 예방하는 데 도움이 되는 올브랜(All-Bran) 시리얼을 개발하고 이들 특성이 고섬유질과 저지방이므로 건강식품임을 중점적으로 강조하였다.
그 결과 성인들은 자신들이 크게 몰입하고 있는 문제인 건강 지향적 라이프스타일의 한 부분으로 시리얼을 인식하기 시작했다. 시리얼을 저관여 제품으로부터 고관여 제품으로 변환하는 데 성공한 켈○○의 시리얼의 성장률은 두 배에 달할 수 있었다.

출처: http://savine.tistory.com/entry

<참고 자료> 제한된 합리성(Bounded Rationality)

인간은 과연 이성적이고 합리적인 존재인가? 즉, 인간은 논리적이고 과학적인 사고방식에 입각하여 계획적인 행동을 하는 존재인가? 특히 약과 같이 자신의 몸에 직접적인 영향을 미치거나 무엇보다 과학적이고 합리적인 판단을 필요로 하는 경우에 인간은 어떻게 생각하고 행동하는가?
경제학에서는 여러 가지 가정을 한다. 인간이 이성적이고 합리적이라는 가정은 경제학의 대전제라 할 수 있다. 즉, 경제학에서는 인간이 어떤 대상에 대해서 얼마나 가치가 있는지 이성적으로 계산 하고, 가장 효용이 큰 대상을 선택한다고 판단한다.
그러나 경제학에서 가정하는 것처럼 인간은 논리적이고 합리적으로 판단하고 행동하는 것일까? 과연 실제로 인간은 어떻게 행동하는가? 정작 인간의 행동을 관찰해보면 이성적이고 합리적이라기보다 는 감정적이며, 그마저도 좋은지 싫은지 명확하게 표현하지도 못할 때가 많고, 일관성마저 부족하여 상황에 따라 행동의 변화도 수시로 발생하는 경우가 대부분이다.
행동경제학의 선구자로 1978년 노벨 경제학상을 수상한 허버트 사이먼(Herbert Alexander Simon) 이 있다. 경제학자이자 심리학자였던 사이먼은 주류 경제학에서 주장하는 인간의 합리성이라는 개념 에 의문을 제기하였다. 그는 전통 경제학이 가정하고 있는 인간의 합리성에 대해 인간의 인지능력의 한계라는 관점에서부터 체계적인 비판을 가한 최초의 경제학자이다.

그는 인간은 완전하게 합리적일 수 없다고 주장하였다. 즉, 인간은 현실 여건상 무제한적으로 합리성을 추구할 수 없다고 하였으며 그 이유로 인간의 의사결정에는 두 가지 제한이 따른다고 주장하였 다. 첫째, 인간은 의사결정을 하는데 필요한 정보를 완벽하게 획득할 수 없다고 하였다. 즉, 인간의 인지 능력만으로는 주변의 모든 정보를 흡수할 수 없기 때문이다. 둘째, 설사 인간이 모든 정보를 획득하였 다 하더라도 그것을 제대로 처리할 정보처리능력이 완벽하지 못하다고 주장하였다. 따라서 사이몬은 완전히 합리적일 수 없는 인간을 설명하기 위해 제한된 합리성(bounded rationality)이라는 개념을 만들어냈고, 경제학은 제한된 합리성을 지닌 인간을 연구해야 한다고 주장하였다.
즉, 인간은 모든 것을 고려하여 최대의 행복을 추구하는 최선책을 추구하기보다는 충분히 행복하게 만드는 적당한 방안을 추구하는 경향이 있다는 것이다. 그런 면에서 인간은 선택대안을 최적화(optimising) 하는 존재라기보다는 본인이 중요하게 생각하는 몇 가지가 일정수준 이상이 되면 선택한다는 만족화(satiscying) 하는 존재라고 사이몬은 주장하였다. 이것이 제한된 합리성(bounded rationality) 의 개념이다. 여기서 만족화(satisfying)란 만족(satisfy)과 희생(sacrice)의 조합어이다. 사이몬은 사람들이 의사결정을 함에 있어 정보처리 능력상의 한계 때문에, 아주 간단한 의사결정 을 제외하고는 완전한 합리성에 입각한 판단이나 선택을 하는 경우는 드물다고 주장한다. 사람들은 복잡한 의사결정일수록 자신들의 정보처리 능력의 한계 내에서 제한된 합리성(bounded rationality) 에 입각하여 자신이 받아들일 수 있을 정도의 대안을 선택하는 것으로 만족하게 된다는 것이다. 즉, 완벽하게 올바른 선택이란 있을 수 없는 것이며, 상대적으로 더 올바르다고 판단되는 선택을 하는 것 이 최선이라는 것이다.
약에 있어서도 사람들은 자신의 건강과 직결되는 문제이기 때문에 신중하고 현명한 판단을 하고 싶어 한다. 그러나 질병과 약에 대한 다양하고 많은 정보를 고객 스스로가 모두 획득한다는 것은 불가능 한 일이다. 또한, 획득한 정보마저도 본인의 인지능력을 넘어서는 경우에는 정보처리능력의 한계 때문 에 합리적으로 판단하지 못한다.
따라서 고객들은 약사의 전문적인 지식과 조언뿐만 아니라 고객의 신뢰를 확보하고 있는 약사라면 판단마저도 약사에게 요구하게 된다. 고객의 이러한 심리적 상황을 이해한다면 약사는 고객의 신뢰를 얻는 것이 먼저일 것이고, 다음으로 고객이 진정으로 원하는 것, 우선순위를 두고 있는 것이 무엇인지 신속하게 파악하여 상담해야 한다.
또한, 약사의 상담과 복약지도는 복잡하고 골치 아픈 주입식 지식전달의 나열이 아니라, 고객의 인지 능력에 맞고 신속한 의사결정을 이끌어 낼 수 있도록 중요도순으로 가중치를 두어 설명하는 것이 좋다.

4-2. 정교화 가능성 모델(Elaboration Likelihood Model)

1) 정교화 가능성 모델(Elaboration Likelihood Model, ELM)의 개념

정교화 가능성 모델은 소비자가 설득 목적인 메시지에 노출될 때, 그 메시지에 담긴 정보와 자신의 욕구를 연결 지어 정보를 처리하는 과정을 설명하는 모델로서 리처드 페티(Richard E. Petty)와 존 카시오포(John T. Cacioppo)가 소비자 태도의 형성에 대해 제안한 모델이다.

정교화 가능성이 높은 고관여 태도의 경우 주로 제품정보에 영향을 받아 형성되며, 이때의 제품정보를 중심단서라고 하며 이러한 태도형성경로를 중심경로(central route)라고 한다. 반면에 정교화 가능성이 낮은 저관여 태도의 경우 광고모델, 광고음악 등 특정 단서에 영향을 받아 형성된다. 이때 이것을 주변단서라고 하며 이러한 태도형성 경로를 주변경로(peripheral route)하고 한다.

정교화 가능성 모델에서는 정보 수용자인 소비자가 정보처리 태도변화의 경로를 중심경로와 주변경로 두 가지로 제시하고 있으며, 소비자들이 어느 경로를 거치느냐에 따라 태도 변화 과정은 달라진다. 먼저 중심경로를 이용하는 사람들은 새로운 정보를 세심하게 검토하고, 그것에 어떠한 장점과 단점이 있는지 그리고 그 내포적인 의미가 무엇인지를 이성적으로 숙고한다.

반면 주변경로는 어떤 메시지를 능동적 사고 과정 없이 재빨리 수용하거나 거절하는 간편한 방법을 선택하고, 광범위한 인지적 노력을 하는 대신 빠른 결정에 도달할 수 있도록 해주는 다양한 주변 단서에 의존한다(그림 2-11 참고).

소비자	태도 형성 수단	정보처리 유형	경로	태도 지속성
고관여	메시지 내용	능동적/적극적	중심	보다 지속적
저관여	배경적 요소	수동적/소극적	주변	덜 지속적

[그림 2-11] 정교화 가능성 모델

2) 정교화 가능성 모델(Elaboration Likelihood Model, ELM)과 광고효과

정교화 가능성 모델은 광고 및 마케팅 커뮤니케이션의 효과를 설명하는데 유용한 소비심리 모델로 특히 광고효과를 중재하는 중요한 요인 중 하나인 관여도(involvement)와 정보 처리 능력(capacity of information processing)에 따라 광고나 마케팅에 대한 처리 방식이 달라질 수 있다. 고관여도 광고의 특징은 소비자가 반박하기 어려운 강력한 주장을 포함해야 한다. 그러나 관여도 수준이 낮은 저관여도 광고는 정보를 전달하는 정보원의 매력과 같은 주변환경의 부차적인 요소에 영향을 주로 받기 때문에 연예인과 같은 인기가 높은 정보원이 광고에 등장하게 된다. 하지만 저관여도 광고는 쉽게잊혀지거나 소비자태도 변화에는 그다지 큰 연향을 못미친다는 단점이 있다.

4-3. 구매의사결정 5단계 모델(Five-Stage Model of the Consumer Buying Process)

소비자의 구매행동을 유발하는 가장 근본적인 것은 바로 욕구다. 소비자는 자신의 욕구를 충족시켜 줄 수 있는 여러 대안들 중에서 지불 가능한 예산에 비추어 최상의 대안을 선택하려 한다. 따라서 일반적으로 소비자들은 제품을 구매하기 전에 다음과 같은 생각을 하게 된다.

- 구매를 할 것인가?
- 무엇을 구매할 것인가?
- 얼마만큼 구매할 것인가?
- 어디서 구매할 것인가?
- 언제 구매를 할 것인가?
- 어떻게 구매할 것인가?

소비자의 구매의사 결정 과정은 소비자가 구매에 대한 어떠한 문제를 인식하고, 그 문제의 해결을 위하여 몇 단계의 의사결정과정을 거쳐 최선의 구매결정을 내리는 것을 설명한다. 소비자의 구매의사결정 과정을 나타내는 5단계 과정(문제의 인식 ⇨정보의 탐색 ⇨대안평가 ⇨구매결정 ⇨구매 후 행동)에 대한 설명은 다음과 같다(그림 2-12 참고).

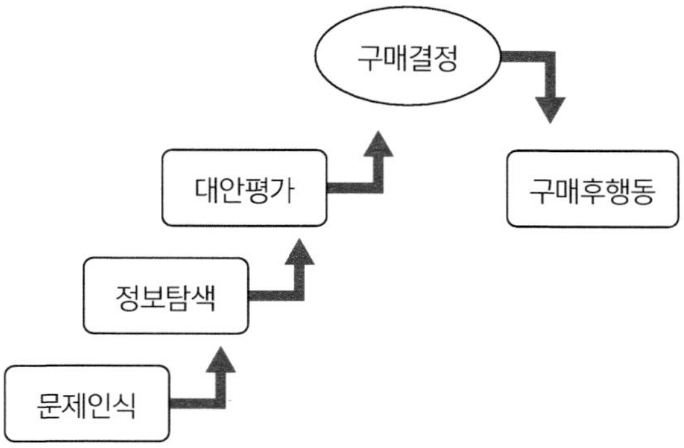

[그림 2-12] 구매의사결정과정 5단계 모델

1) 문제인식(Problem Recognition)

문제인식은 주어진 상황에서 상품이나 서비스에 대해 구매의 필요성을 인식하는 단계로 제품이 자신에게 필요한 물건인지, 아니면 가지고 싶은 물건인지에 대해 소비자가 자신의 needs를 확인하는 단계이다.

가령 소비자가 어떤 시점에서 자신의 현재 상태(두통)에 처하게 되면 바람직한 상태(두통의 해소)가 되기 위하여 진통제(수단)를 찾게 된다. 이것을 욕구의 환기라고 하며, 욕구의 환기가 문제인식과 의사결정의 시작이며, 약국을 찾게 되는 출발점이 된다.

만약 고객이 바람직한 건강상태가 아닐지라도(흡연, 빈혈), 현재 상태와 바람직한 상태 사이의 차이를 느끼지 못한다면(흡연의 폐해, 어지러움), 고객은 문제인식이 생기지 않을 것이다.

마찬가지로 탈모환자라도 탈모가 본인의 미용에 안좋은 영향을 미치기 시작한다고 느끼거나 사회생활에 약점으로 작용할 수 있다는 것을 문제로 인식해야만 탈모 예방제품이나 탈모치료 의약품을 찾게 될 것이다.

또한 고객은 질병과 의약품에 대한 전문적인 지식이 부족하기 때문에 현재의 상태에 대해 바람직한 상태인지 문제 상태 인지를 미처 자각하지 못하는 수가 많다.

따라서 약사는 전문적인 지식을 바탕으로 상담을 통하여 고객의 현재 건강상태를 정확하게 인식시키거나 바람직한 건강상태를 깨닫게 하여 문제인식을 시킴으로써, 고객이 그 문제를 해결하고자 하는 욕구의 환기를 불러일으키게 해야 한다. 예를 들어, 약사는 어떤 개인이 식욕을 잃거나 피로를 쉽게 느낀다면 건강에 적신호임을 주지시켜 현재의 상태와 바람직한 상태 사이의 차이가 있음을 고객 이 깨닫도록 하고, 휴식이나 영양섭취를 통하여 건강을 회복할 수 있도록 조언해 주어야 한다.

2) 정보탐색(Information Search)

구매에 필요한 정보를 수집하고 알아보는 단계로 소비자는 인식된 문제를 해결 할 수 있는 대안을 찾기 위한 정보의 탐색 하게 되며 그 경로는 다양하게 나타 날 수 있다. 탐색정보란 구입하고자 하는 상품의 종류, 품질, 가격, 제조 회사, 판매처 등에 관한 정보들을 일컫는다.

정보 수집방법에는 내적 탐색방법과 외적 탐색방법이 있으며 그 정의는 다음과 같다.

- 내적 탐색 방법(internal search method)

문제 해결을 위해 먼저 자신의 과거 경험으로부터의 정보를 회상하는 것으로 과거의 구매 경험이 만족스럽지 못했거나 신상품에 대한 정보가 충분하지 않을 경우가 여기에 해당된다.

- 외적 탐색 방법(external search method)

외부로부터 여러 가지 정보를 수집하여 강화된 주의력으로 능동적 정보탐색을 하는 방법으로 외적탐색에서 소비자 정보획득의 원천은 기업 제공 원천(광고, 판매원, 포장 및 점포 내 정보 등), 소비자 원천(가족, 친구, 동료, 인터넷, SNS 소비자 정보 등), 중립적 원천(공공기관의 정보- 소비자 보호원, 언론기관 등) 등으로 나눌 수 있다.

일반적으로 소비자들은 자신의 욕구를 만족시킬 수 있는 해결책을 위한 정보를 기억 속에 충분히 갖고 있지 못한 경우가 많다. 특히 의약품과 같이 전문적인 분야는 더욱 그렇다.

만약 의약품의 경우 내적탐색에 의하여 특정상표가 회상되었다고 하여도 의약품의 특성상 전문적인 지식이 필요하고 자신의 건강에 직접적으로 영향을 미치며, 문제해결을 위한 충분한 정보를 갖고 있지 못할 뿐만 아니라 기존의 알고 있던 정보에 대해서도 확신을 갖고 있지 못하기 때문에, 더욱 확실하고 최선인 대안을 찾으려고 한다.

따라서 소비자들은 의약품에 대해서는 내적탐색의 오류를 줄이고자 외적탐색에 나서게 된다. 외적탐색을 위한 주요 정보제공자로는 약사가 최고의 전문가이기 때문에 대부분의 소비자들은 자연스럽게 약국을 찾게 된다.

3) 대안 평가(Evaluation of Alternatives)

대안 평가는 수집한 정보를 가지고 대안들을 비교, 평가하여 우선순위를 정하는 단계로서 평가 기준은 상품의 속성(상표, 디자인, 재질, 색상, 가격, 품질 등)들과 각 속성의 중요성이 기준이 된다(표 2-1 참고).

대안 평가의 평가규칙은 다음과 같다.

① 보완적 방식: 평가 상품의 상대 평가를 통한 최종 상품 선정 방식

② 비보완적 방식: 평가 상품들의 절대 평가를 통한 최종 상품 선정 방식

등이 있다.

평가 및 선택기준은 소비자 개인의 구매목적, 상황, 중요도에 따라 차이가 있으며, 구매 전 단계

에서 브랜드와 해당 상품에 대한 다양한 경험은 평가를 내리는 데 있어 선호도에 긍정적이거나 부정적인 영향을 끼칠 수 있다.

<표 2-1> 대안 평가의 예

속성별 중요도(단위 %)	각 상품에 대한 평가(10점 만점 기준)		
	A	B	C
가격 40	8	8	5
품질 30	5	8	7
디자인 20	5	3	8
브랜드파워10	3	1	7
평가점수 합산	600	630	640

소비자들은 여러 대안들을 평가함에 있어 의사결정상의 오류가 발생할 확률을 감안하고, 가능하면 사고비용(Cost of thinking)이 덜 드는 방식을 채택하려고 한다. 즉, 소비자들은 자신의 의사결정을 통해 특정대안을 선택함으로써 얻게 되는 순효용(총효용-총비용)을 극대화하려는 목표를 가질 뿐만 아니라, 생각하기 귀찮은 것들을 회피하고 싶어 하는 등 의사결정에 따르는 사고비용 또는 인지적 비용을 극소화하려는 목표를 동시에 갖고 있다.

의약품을 찾는 소비자들은 의약품이라는 것이 자신의 건강과 직결되는 문제이기 때문에 신중하고 깊은 사고를 하고 싶어 한다. 그러나 질병과 약이라는 대상이 복잡하고 이해하기 어려운 전문적인 분야이기 때문에, 본인의 노력만으로는 문제를 해결하기 쉽지 않으므로 의사결정의 오류를 줄이고자 약사나 의사의 전문적인 지식과 조언을 원하게 된다. 고객이 약국에서 약사를 찾아 상담하고 싶은 욕구에는 이러한 심리적인 상황이 깔려 있다고 할 수 있다.

4) 구매결정(Purchase Decision)

대안평가 후 최선의 상품이나 브랜드를 사려고 결정하는 단계로서 우선순위로 정해 놓은 몇 가지 대안들 중에서 자신의 평가 기준(자신의 욕구, 경제적 능력, 구매 시기, 구매 장소, 대금 지불 방법 등)에 가장 적합한 것을 선택하여 구매하는 단계이다.

구매이전에 가지고 있었던 제품에 대한 기대와 구매 후에 지각한 제품 성과간의 차이가 소비자의 구매결정에 영향을 미친다. 그러나 현실에서는 실제 구매시점에서 다양한 여러 변수의 영향으로 대안평가 결과대로 항상 구매결정이 이루어지지는 않는다.

따라서 소비자는 대안들의 비교, 평가과정을 거쳐 자신의 지불능력을 고려하여 가장 호의적인 태도를 갖는 대안 즉, 가장 마음에 드는 대안을 구매한다. 물론 구매는 의사결정 이후 곧바로 이루어지기도 하고 상당기간 후에 이루어지기도 한다.

소비자의 구매행동은 관여수준과 과거 경험 정도에 따라 다양한 유형을 보이며, 상황적 요인이 소비자 구매행동에 영향을 미친다. 상황(situation)은 브랜드 및 점포의 결정과 구매과정에 영향을 미치는 중요한 요인의 하나이며, 물리적 환경(인테리어), 사회적 환경(타인의 존재여부), 시간(시간압박), 구매목적(선물용), 선행상태(기분) 등의 요인들로 구성되어 있다.

5) 구매 후 행동(Post-Purchase Behavior)

구매한 다음 그 결과를 평가하는 단계로 크게 세 가지로 구분한다. 구매후 만족,구매후 불만족, 구매후 무반응이다. 이 평가 결과에 따라 구매 후 행동은 달라진다. 소비자가 구매를 하고 난 후 구매한 상품에 만족을 하게 되면 재 구매 의도를 형성, 주변에 호의적인 입소문을 퍼트리며, 불만족을 하게 되면 불평을 하거나, 재 구매를 하지 않고 주변 사람들에게 부정적인 구전을 퍼뜨리게 된다. 반면에 구매후 아무일도 안하는 무반응인 소비자도 있다.

만족과 불만족의 기준은 선택한 제품에 대한 기대 수준과 일치, 불일치 여부에 따라 결정되며 구매 결과 만족과 불만족은 재구매 의도에 영향을 미칠 뿐만 아니라, 동일한 의사결정에도 영향을 미치며, 다른 사람의 구매 의사 결정에까지도 영향을 끼치게 된다.

이 과정에서 소비자들은 귀인(attribution)이라는 심리적 과정을 거친다. 귀인이란 자신의 만족 또는 불만족에 대한 원인과 책임 소재를 찾으려 하는 인과추론(causal inference)과정을 말한다. 귀인 후에는 재구매 의도가 만들어지거나 불평불만 행동 등을 하게 된다.

만약 불만족이 클 경우 소비자는 환불, 교환, 수리를 요구하거나, 다음번 구매에서는 다른 상품을 사기 위해 정보 탐색 단계부터 다시 의사 결정 과정을 거치게 된다. (그림 2-13 참고)

- 구매 후 부조화(Post Purchase Dissonance)

구매 후 부조화란 소비자가 제품 구매 이후 만족 혹은 불만족을 느끼기 전에 자신의 선택이 옳은 것이었는지에 대한 불안감에서 기인한다. 즉 구매한 제품이 구매하지 않은 다른 유사제품보다 더 나을 지도 모른다는 심리적 불편감이나 소비자가 느끼는 의구심, 구매확신의 부재상태, 구매 결정을 취소할 수 없는 상황, 선택한 대안이 갖지 않은 장점을 선택하지 않은 대안이 가지고 있을 때, 마음에 드는 대안들이 여러 가지가 있는 경우에 소비자는 구매 후 부조화를 인지하게 되고 이것은 고객 불만족으로 이어지는 경우도 있다. 특히 의약품의 경우는 똑같은 질병이라 할지라도 환자의 체질, 환자 상태, 질병의 경중, 병인 등 여러 요인에 따라 효과가 달라 질 수 있기에 고객(환자)이 의약품을 선택할 때 스스로가 올바른 선택이었는가에 대한 불안감이 더욱 크다. 이와 같이 의약품 선택이나 질병치료에 대해서는 고객의 결정후 부조화(postdecision dissonance)가 다른 어떤 업종보다 높기에 약사의 역할이 매우 중요하다.

사람들은 육체적으로 불편함을 느끼면 휴식이나 약을 먹는 등의 방법에 의해 불편함에서 벗어나고자 하듯이 구매 후 부조화는 심리적 불편함이기 때문에 소비자는 구매 후 부조화를 느끼게 되면 자연히 부조화를 해소하고자 방법을 찾게 된다. 소비자의 구매 후 부조화를 감소시키는 방법에는 다음과 같은 방법이 있다.

- 자신이 선택한 대안의 장점을 의식적으로 강화시키고, 단점을 의식적으로 약화시킨다.
- 자신이 선택하지 않은 대안의 장점을 의식적으로 약화시키고, 단점을 의식적으로 강화시킨다.
- 자신의 선택을 지지하는 정보를 탐색하고, 반박하는 정보를 회피한다.
- 의사결정 자체를 그리 중요하지 않은 것으로 생각한다.

소비자가 위의 방법으로 부조화를 적절히 해소하거나 감소시키면, 자신의 선택이 현명하다고 판단하고 대안에 만족을 하게 된다. 그러나 그렇지 못한 경우에는 자신의 선택을 후회하고 불만족으로 이어질 것이다. 따라서 마케팅관리자는 소비자가 자사의 제품을 구매한 후 부조화를 느끼면 이를 긍정적으로 감소시킬 수 있도록 강화광고, 거래후 서신, 안내책자 또는 전화 등으로 소비자의 선택이 현명하였음을 주지시킴으로써 구매 후 부조화 해소를 도와줄 필요가 있다(과제 : 구매결정 5단계모델을 바탕으로 제약산업과 연계하여 현실적인 사례를 조사해보자)

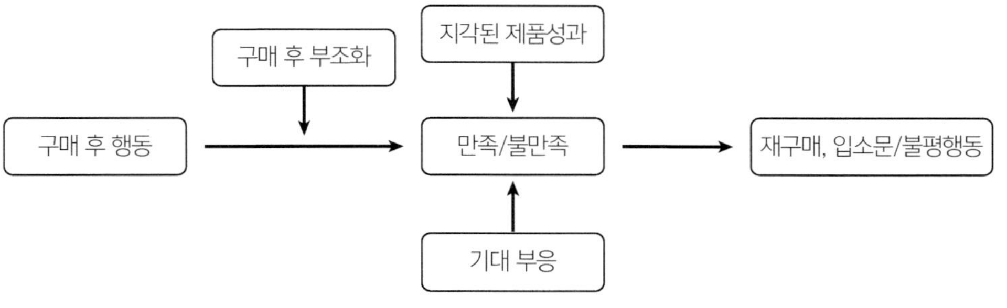

[그림 2-13] 구매후 행동

5. 소비자 태도변화의 상호작용 요인

소비자들은 그들의 태도를 변화시키려고 하는 정보공급자의 정보, 광고, 인터넷, SNS 등 여러 가지 메시지에 끊임없이 노출되어 있다. 기업들의 소비자 설득 시도들은 논리적인 주장에서부터 사실적이고 자극적인 묘사뿐만 아니라, 그리고 때로는 유명인사들의 권유에서부터 안 사면 손해 본다는 협박에 이르기까지 광범위한 범위의 커뮤니케이션이 있다. 이러한 기업들의 소비자 커뮤니케이션 수법들은 소비자 태도변화의 상호작용 요인이 된다. 이장에서는 소비자의 태도변화에 영향을 주는 상호작용 요인에 대해 살펴보기로 한다(그림 2-14 참고).

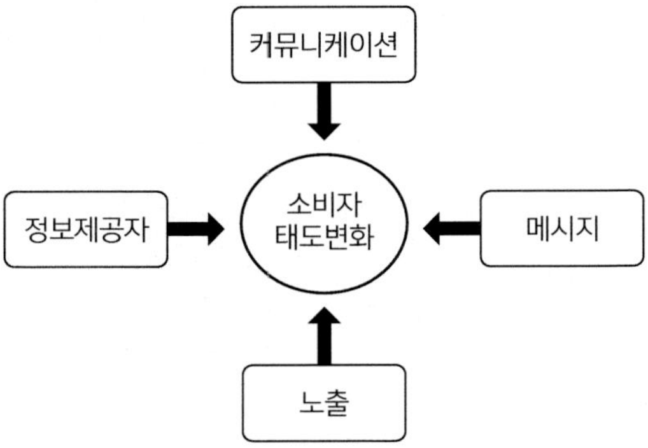

[그림 2-14] 소비자 태도변화의 상호작용 요인

5-1. 커뮤니케이션(Communication)

경쟁사의 마케팅 커뮤니케이션의 목표는 경쟁 상대방 회사 고객의 구매태도를 변화시키는데 있다. 이러한 소비자의 구매태도를 변화시키는 영향을 주는 심리학적 원리를 살펴보면

첫째, 상호성이 있다. 사람들은 받으면 줄 가능성이 더 많다. 즉, 설문지에 샘플이나 할인권, 모바일 머니를 넣어주면 아무것도 주지 않을 때보다 고객반응율이 증가된다.

둘째, 희소성이 있다. 상품이 희소가치가 높으면 그것들은 더 매력적이게 된다.

셋째, 권위성이 있다. 정보를 전달하는 주체가 사회적 권위가 높을수록 더 쉽게 믿는 경향이 있다. 방송에 보도되거나 뉴스기사로 실릴 때 정보를 더욱 신뢰하게 된다.

넷째, 일관성이 있다. 사람들은 어떤 이슈에 관해 자신들이 말하고 행동한 것에 대해 모순된 행동이나 말을 좀처럼 하지 않는다.

다섯째, 호감성이 있다. 우리는 자신이 좋아하거나 칭찬하는 사람들이 전하는 정보에 쉽게 동의하는 경향이 있다.

여섯째, 일치성이 있다. 우리는 흔히 다른 사람들이 무엇을 하고 있는지에 따라 우리가 무엇을 할지 결정하는 경우가 많다. 예컨대 기부자 명단에서 자신과 친한 사람의 명단을 봤을 때 기부를 할 가능성이 더 높다.

이와 같이 오늘날의 역동적인 사회 속에서 다양한 정보의 상호작용에 따라 소비자들은 가용한 더 많은 소비 선택권들을 가지고 있으며, 그들이 어떤 선택을 할 것인지에 대해 스스로가 더 많은 소비 통제권을 가지고 있다. 그러나 반면에 생산자에게서 한 번에 수많은 장보가 전달되는 매스 커뮤니케이션은 소비자들에게 직접적이고 강력한 영향을 미치며, 때때로 대중들을 세뇌하고 속임을 주는 반대의 경우도 존재한다.

5-2. 정보제공자(Information Provider)

정보제공자자가 제공하는 정보의 공신력은 정보의 전문성, 객관성, 신뢰성에 따라 좌우되며, 이것은 경쟁 제품들과 비교하여 정확하게 평가하려는 소비자의 신념과 관계가 있다. 정보제공자가 소비자 태도변화에 영향을 주는 것으로 수면자효과와 후광효과가 대표적이다.

1) 수면자효과(Sleeper Effect)

어떤 경우에는 공신력이 높은 정보제공자와 공신력이 낮은 정보제공자의 간의 소비자의 태도변화의 차이는 시간이 경과함에 따라 없어지는 경우도 있는데 이것을 수면자 효과(sleeper effect)라고 한다.

정보의 공신력을 구축하기 위해서는 정보제공자 신분의 보증이 도움이 되기도 한다. 반면에 어떤 제품의 속성에 대한 소비자의 믿음이 만약 정보제공자가 정보를 제공함에 있어 지식 편향을 가지고 있다고 지각된다면 공신력은 더욱 약화 될 수 있다.

특히 정보제공자가 해당 제품을 생산하는 회사로부터 고용된 사람이라고 지각되면 정보의 신뢰성은 훼손되게 된다. 실제 Microsoft는 교수들이 회의에 논문을 제출하면서 Microsoft 프로그램이 교수들의 연구에서 얼마나 도움이 되었는지를 말해준다면 교수들에게 여행비용을 지불하겠다고 제안을 했다가 비난을 받은 사례도 있다. 정보제공자가 자신들이 생산한 제품에 대해 지나치게 과대광고를 할 경우 오히려 기업의 패러독스로 작용하여 소비자로부터 신뢰를 잃을 수도 있다. 이와 같이 신뢰도가 낮은 전달자가 제공한 메시지의 설득력은 점점 증가하는데 반해 신뢰도가 높은 전달자가 제공한 메시지의 설득력은 처음과 비교하여 감소하는 현상을 수면자 효과라고 하며 이러한 이유는 시간이 경과하면서 전달자보다는 메시지만 기억에 남기 때문이다.

2) 후광효과(Halo Effect)

정보제공자는 소비자의 신뢰성을 얻기 위해 다양한 노력들을 시도하게 된다. 한 대상의 두드러진 특성이 그 대상의 다른 세부 특성을 평가하는 데에 영향을 미치는 현상을 후광효과(halo effect)라 한다. 소비자들이 잘생기고 근사한 사람은 그렇지 않은 사람보다 더 주목받고 행복할 것이라고 가정하는 경향도 후광효과라 할 수 있으며, 화장품 광고에서 정보공급자인 기업은 이것을 노리고 미남, 미녀를 모델로 세운다.

마케팅에서는 브랜드 가치가 제품의 수명주기의 성숙단계에 있을 때 발생한다고 보듯이, 소비자행동에서는 어떤 제품이 소비자들이 경쟁 제품들 사이에서 실제적인 차이점을 느끼지 못할 때 유명인사의 보증 전략을 유사한 경쟁사 제품들 사이에서 특정 제품을 차별화시키는 효과적인 방법으로 본다.

5-3. 메시지(Message)

메시지를 통해 무엇을 전달하고, 무엇을 말하고, 무엇을 표현하느냐에 따라 메시지는 소비자의 태도에 크고 작은 영향을 끼치게 된다. 메시지를 전달하는 방법에는 글보다는 시각적 효과가 주요하다.

'시각적 효과를 극대화한 하나의 그림에 수천의 단어가 있다'고 할 정도로 시각적 효과를 강조한 메시지는 소비자 태도변화에 크나큰 영향을 미친다. 특히 강력한 색상이나 그래픽은 사람들의 주의를 끌며, 기억 속에 더 강하게 새겨져, 정신적 심상을 활성화시키는 경향이 있기 때문에 추상적 메시지보다 태도변화의 영향력이 높다.

5-4. 노출(Exposure)

사람들은 처음에는 어떤 것을 무관심하거나 아주 좋아하지 않더라도 노출이 거듭될수록 호감도가 증가하는 경향이 있다. 이러한 현상을 단순노출효과(mere exposure phenomenon)라고 한다. 이러한 반복적인 단순노출효과는 제품에 대한 친숙함을 증가시켜 불확실성을 감소시킨다는 긍정적인 면만 있지 않고, 과도한 반복노출로 인해 시간이 지남에 따라 지루함이 증가하여 결국 싫증을 가져온다는 부정적인 면도 존재한다.

단순노출효과는 폴란드 출신 미국 사회심리학자인 로버트 자이언스(Robert B. Zajonc)가 처음으로 제시했다. 그는 특별한 인지적 정보처리과정 없이도 단순하게 자주 반복하게 되면 호의적 감정형성에 도움이 된다는 점을 증명했다. 단순노출효과의 대표적인 사례로 에펠탑효과(Eiffel-Tower Efect)가 있다.

노출에는 그 성향에 따라 문제를 의식하여 정보를 탐색하기 위해 의도적으로 정보에 노출되는 것을 의미하는 의도적 노출(intentional exporsure)과 그렇지 않은 우연적 노출(accidental exporsure), 그리고 필요한 정보만을 선별하여 노출하는 선택적 노출(selective exporsure)로 구분 할 수 있다.

사람들은 광고는 회피하고 미디어 콘텐츠에는 자발적 또는 의도적으로 노출하는 경향이 있다. 사람들이 미디어를 이용할 때는 기사나 프로그램 같은 콘텐츠를 이용하기 위함이지 콘텐츠 중간이나 전후로 나오는 광고를 보기 위한 것이 아니다. 따라서 의도적 노출은 드문 편이며 대부분은 우연적 노출이다.

기업은 이러한 우연적 노출을 늘이기 위해 많은 노력을 기울이고, 타깃 소비자의 매체 접촉 분석을 통하여 우연적 노출의 가능성을 높이려 한다. 노출에 대해 소비자가 인지하는 정도에 따라 감지, 절대적 식역, 차이식역, 식역하지각 등으로 구분할 수 있다.

• 감지(Sensation)

노출의 강도가 강해져 결국 감각기관에서 인지하는 수준을 의미한다.

• 절대적 식역(Absolute threshold)

감각기관에서 자극을 감지하는 최소수준의 자극을 의미한다.

• 차이식역(Differential threshold)

감각기관이 두 개의 자극 사이를 지각할 수 있는 최소의 차이를 의미한다.

• 식역하지각(Subliminal advertising)

절대적 식역에 해당되지 않는 자극이라도 소비자가 무의식중에 감지하는 자극을 의미한다.

그러나 노출은 소비자 승인(approval)없이 구매행동에 영향을 준다는 것과 충동(drives) 야기에 의한 다른 브랜드 구매 가능성을 유발 할 수 있다는 문제점이 있다.

<참고자료> 에펠탑 효과(Eiffel Tower Effect)

에펠탑(Eiffel Tower)은 1889년 프랑스 혁명 100주년을 기념해 개최된 파리 만국박람회 때 구스타브 에펠(Alexandre Gustave Eiffel)의 설계로 세워진 탑이다.
에펠탑은 프랑스를 방문하는 관광객들이라면 꼭 방문하는 프랑스의 대표적 건축물로 문화와 예술에 자부심을 갖고 있는 프랑스의 자랑이자 상징물이다.
그러나 에펠탑이 처음부터 환영을 받았던 것은 아니었다. 파리의 시민들과 예술가들은 프랑스 혁명 100주년을 맞아 건립된 에펠탑에 대해 절대반대를 했다. 파리의 고풍스러운 거리 분위기에 긍지를 가지고 있었던 시민들에게 에펠탑은 거대한 고철덩어리일 뿐 파리의 분위기에 어울리지 않는 흉물스러운 존재로 여겨졌기 때문에 많은 시민들이 반대시위에 나섰다. 결국 프랑스 정부가 이 탑을 20년 후에 철거하기로 약속하고 나서야 에펠탑이 건립될 수 있었다.
에펠탑이 완공된 후, 파리 시민들은 어쩔 수 없이 매일매일 이 거대한 탑을 바라볼 수밖에 없었다. 그리고 시간이 흐를수록 시민들은 이 철근구조물에 익숙해지게 되었고 친숙해지게 되었다. 오랜 시간 후, 에펠탑은 프랑스 파리의 랜드마크가 되었고 전 세계 사람의 사랑을 받는 건축물이 되었다.
이와 같이 자주 보다보면 결국 에펠탑에 정이 들었던 파리 시민들처럼 자주 보는 것만으로도 호감 도가 올라가는 현상을 에펠탑 효과(Eiffel Tower Effect) 또는 단순노출효과(mere exposure effect) 라고 한다. 단순노출효과는 제품뿐만 아니라 사람에게도 일어난다. 먼 친척보다 가까운 이웃이 좋다는 말이 있다. 자주 반복되어 노출된 사람에게 더 친밀감을 느끼고 친하게 된다는 말이다.
이런 관점에서 본다면 단골은 어떻게 생기는 것일까? 간단하게 말하면 자주 거래한 사람 즉, 자주 보게 되면 저절로 단골이 되는 것이다. 자주 보면 정이 들고 만나다 보면 좋아지는 것이 인지상정이다.
가령 약국에서도 환자의 입장에서 보면 낯설 수밖에 없는 의약품을 권매 받게 되면 처음에는 당연히 거부감을 느끼게 된다. 그러나 그 의약품을 진열을 통해서 또는 상담이나 광고를 통해서 자주 접하게 되면 거부감은 차츰 줄어들게 되고 친밀도는 점점 늘어나게 되어 구매에까지 이르게 된다. 이것이 단순노출효과의 결과이다.

Reference

1. 강미선, '기사체 광고의 실태와 개선방안:설문조사, 내용분석, 해외 사례연구의 통합 적용. 한국광고홍보학보', 2013, 5권 1호, 1~41.
2. 강미선, '신문광고론, 서울: 커뮤니케이션북스. 2011.
3. '경영약학 연구회', 경영약학'신판, 신일북스(주), 2018
4. 기화서, '비교광고 효과에 관한 모형의 개발', 마케팅과학, 구 제8집. 2001.
5. 김봉관, '데이터베이스마케팅을 위한 고객관리', 남두도서,(2000).
6. 김봉현, '위장광고가 소비자에게 미치는 영향에 관한 연구:기사형 광고를 중심으로', 광고연구, 1996년 31권, 279~312.
7. 김윤상, '핵심 경영학 연습', 나무와사람. 2013.
8. 김요한, '미디어 공신력에 따른 특집 기사와 기사형 광고의 효과 비교', 광고연구 여름호, 61-88. 2007.
9. 김이태, '고객 관계관리', 도서출판 대경, 2005.
10. 김완석, '광고심리학', 서울: 학지사, 2000.
11. 김재숙, '브랜드 탄생 스토리에 대한 소비자 선호도 연구', 2006.
12. 김주호, '기사식 광고(Advertorial) 현황과 과제', CHEIL Communications, 11월호, 1994.
13. 김원수, '광고학개론', 경문사, 1976, p. 156-160
14. 김정선, '텔레비전 광고 텍스트의 구조와 대화', 한국언어문화, 1997.
15. 강태완, '광고에 나타난 시각적 설득의수사학에 관한 연구, 광고연구', 1999, 52(여름호), 169-187.
16. 박영배·김계수·남윤성, '알기쉬운 경영학', 청람, 2013.
17. 박성호, '인터넷 광고이용과 성향에 관한 연구', 광고연구, 2000, 제48호.
18. 박정민·유병남, '경영학 원론', 청람, 2012.
19. 성영신 외 3명, '사실적 vs. 이상적 광고의 효과 비교-사회비교 이론을 중심으로', 광고학연구, 2007.
20. 신종국·서문식·김상조. '광고의 문화적 가치표현에 관한 연구', 광고연구, 1998, 40, 7-27.
21. 약국과 약료경영학 연구회, '약국과 약료경영학', 신일서적(주), 2014.
22. 유봉식 외, '신 경영학 원론', 학현사, 2004.
23. 이명천 · 김요한, 'PR입문', 서울:커뮤니케이션북스, 2011.
24. 이상훈, '제품관여 및 메시지 소구유형에 따른 애국심호소광고 효과연구', 2000.
25. 이석규, '제2판 마케팅 관리', 박영사, 2005.
26. 이철영 외 2명, '광고 크리에이티브에서 브랜드스토리 유형이 소비자태도에 미치는 영향', 한국디자인포럼, 2010.
27. 이학식, '소비자의 정보처리에 대한 관연도와 광고유형의 조정적 역할', 경영학연구 1990, 제19권.
28. 이학식 · 안광호 · 하영원, '제4판 소비자행동', 법문사, 2006.
29. 이학식 · 현용진, '제2판 마케팅', 법문사, 2003.
30. 정순진, '경영학연습', 법문사. 2008.
31. 전활성, '비교 광고 상황에서 광고 태도(aad)의 매개 역할에 관한 연구-인지(cognition)와 감정(affect)의 상대적 영향력을 중심으로', 2005.

32. 정국현, '제3판 약국경영학', 신일북스. 2009.

33. 차배근, '설득커뮤니케이션 이론. 서울: 서울대학교 출판부', 1990.

34. 최명원, '학술논문 : 광고와 광고언어-광고에 반영된 시대정신의 언어적 표현에 대한 분석', 2000.

35. 최병정 · 김혜진 · 김자호 · 진서훈, '빅 데이터 시대의 CRM을 위한 데이터 분석(Data Analytics for CRM in the Age of Big Data Choi, Byoungjeong · Kim, Hyejin · Kim, Jaho · Jin, Seoh.)'.

36. 최정환 · 이유재, '죽은 CRM, 살아있는 CRM] 한언(2001).

37. 편석원, '약료경영학 개론', 강의자료, 2015.

38. 하영원, '소비자 의사결정-정보처리적 접근을 중심으로', 소비자학연구, 제11권 제2호, 2000, pp. 1-38.

39. 핫토리 타카유키 · 시부노 마사츠구, 정영자 옮김, 'One to One Marketing', 도서출판 리더, 2000, pp. 134-135.

40. Amos Tversky and Daniel Kahneman. 'e framing of decisions and the psychology of choice.', Science 30, Jan. 1981, Vol. 211, Issue 4481, pp. 453-458.

41. Atkinson R. C. and Shirin R. M., 'Human Memory : A Proposed System and Its Control Process.' in e Psychology of Learning and Motivation : Advances in Research and eory, vol. 2, Spence K. W. and Spence J. T., eds., New York : Academic Press, 1968, PP. 89-195.

42. Daniel Kahneman and Amos Tversky, 'Prospect eory : An Analysis under risk.' Econometrica 47, 1979, pp. 263-291.11.

43. Fisk R. P. and Coney K. A., 'Postchoice Evaluation : An Equity eory Analysis of Consumer Satisfaction Dissatisfaction with Service Choices in Conceptual and Empirical Contributions to Consumer Satisfaction Complaining Behavior.

44. Dunnette and L. M. Hough (eds.), Handbook of Industrial & Organizational Psychology, 2nd ed., vol. 1(Palo Alto : Consulting Psychologists Press, 1990), pp. 172-73.

45. Fisk R. P. and Coney K. A., 'Postchoice Evaluation : An Equity eory Analysis of Consumer Satisfaction Dissatisfaction with Service Choices in Conceptual and Empirical Contributions to Consumer Satisfaction Complaining Behavior.

46. Gilbert A. Churchill and Carol Suprenant, 'An Investigation into the Determinants of Consumer Satisfaction', Journal of Marketing Research, November, 1982, pp. 491-504.

47. Herbert A. Simon, 'A Behavioral Model of Rational Choice', Quarterly Journal of Economics 69, 1955, pp. 99-118.

48. Hunt H. Keith and Ralph L. Day, eds., Indiana University School of Business, 1982, pp.9-16.

49. Huppertz J. W., 'Measuring Components of Equity in the Marketplace : Perceptions of Inputs and Outcomes by Satised and Dissatised Consumers', in New Dimensions of Consumer Satisfaction and Complaining Behavior.

50. Huppertz J. W., Arenson S. J. and Evans R. H, 'An Application of Equity eory to Buyer-Seller Exchange Situations', Journal of Marketing Research, 1978, 15, pp.250-260.

51. Herbert A. Simon, 'A Behavioral Model of Rational Choice', Quarterly Journal of Economics 69, 1955, pp. 99-118.

52. Hunt H. Keith and Ralph L. Day, eds., Indiana University School of Business, 1982, pp.9-16.

53. Huppertz J. W., 'Measuring Components of Equity in the Marketplace : Perceptions of Inputs and Outcomes by Satised and Dissatised Consumers,' in New Dimensions of Consumer Satisfaction and Complaining Behavior.

54. Huppertz J. W., Arenson S. J. and Evans R. H., 'An Application of Equity eory to Buyer-Seller Exchange Situations', Journal of Marketing Research, 15, May 1978, pp.250-260.

55. Itamar Simonson, 'Choice Based on Reasons: e Case of Attraction and Compromise Eects.', Journal of Consumer Research 16, December 1989, pp. 158-174.

56. James R. Bettman, Mary Frances Luce and John W. Payne, 'Constructive Consumer Choice Processes.'.

57. Journal of Consumer Research 25, 1998, pp. 187-217.

58. James R. Bettman, Eric J. Johnson and John W. Payne, 'A Componential Analysis of Cognitive Eort in Choice.' Organizational Behavior and Human Decision Processes 45, 1990, pp. 111-139.

59. John W. Payne, 'Contingent Decision Behavior.', Psychological Bulletin 92, 1982, pp. 382-402.

60. Joseph W. Alba and Lynn Hasher, 'Is Memory Schematic?', Psychological Bulletin, March 1983, pp. 203-31.

61. J. Paul Peter and Jerry C. Olson, 'Consumer Behavior', Irwin, 1987, p. 89.

62. Kotra, 'Global Market Report' 14-024 2014.07.11.

63. Leon Festinger, 'A eory of Cognitive Dissonance', Stanford, California : Stanford University Press, 1957.

64. Mary Frances Luce, 'Choosing to Avoid: Coping with Negatively Emotion-Laden Consumer Decisions.', Journal of Consumer Research 24, March 1998, pp. 409-433.

65. Martin Fishbein and Icek Ajzem, 'Belief, Attitude, Intention and Behavior', Addison-Wesley, 1975, p. 6.

66. Meryl P. Gardener and Dennis Rook, 'Eects of Imulse Purchase on Consumers Aective States.' in Maichael J. Houston, ed., Advances in Consumer Research 15, Association for Consumer Reseatch, 1988, pp. 127-130.

67. Mowen J. C. and Grove S. J., 'Search Behavior, Price Paid, and the 'Comparison Other' : An Equity eory Analysis of Postpurchase Satisfaction,' in International Fare in Consumer Satisfaction and Complaining Behavior.

68. Oliver R. L. and Swan J. E., 'Consumer Perceptions of Interpersonal Equity and Satisfaction in Transactions : A Field Survey Approach,' Journal of Marketing, April 1983, pp. 21-35.

69. Petty, Richard E. and John T. Cacioppo, 'Effects of Issue Involvement on Attitudes in an Advertising Context,' in Proceedings of the Division 23 Program, eds., 1980.

70. Special Issue, 'No.1 Entrue Journal of Information Technology', Vol. 11, 2012, pp.19-27.

71. Ralph L. Day and Hunt H. Keith , eds., Indiana University School of Business, 1979, pp.140-143.

72. Ralph L. Day and Hunt H. Keith, eds., Indiana University School of Business, 1983, pp.57-63.

73. Richard A. Spreng, Scott B. MacKenzie and Richard W. Olshavsky, 'A Reexamination of the Determinants of Consumer Satisfaction', Journal of Marketing, July 1996, pp. 15-32.

74. Richard L. Oliver, 'A Cognitive Model of e Antecedents and Consequences of Satisfaction Decisions,' Journal of Marketing Research 17, November 1980, pp. 460-469.

75. Richard W. Mizerski, Linda L. Golden and Jerome B. Kerman, 'e Attribution Process in Consumer Decision Making,'Journal of Consumer Research, September 1979, pp. 123-140.

76. Robert B. Zajonc and Hazel Marus, 'Aective and Cognitive Factors in Preferences.' Journal of Consumer Research 9, September 1982, pp. 123-131.

77. Weiss H. M. 'Learning eory and Industrial and Organizational Psychology,' in M. D.

제 3 장 목차

제 3 장

인적자원관리

편석원, 송영천

[학습목표]

❶ 인적자원관리의 개념에 대해 이해하고 약사사회에서 약료 인적자원관리의 필요성과 약사사회에 특성에 맞는 약료 인적자원개발에는 무엇이 있는지 논의한다

❷ 약국 및 보건의료 서비스산업에서 인적자원관리는 어떻게 하는 것이 가장 효율적인지 파악하고, 향후 경영약학이 지향하는 약료서비스 인적자원관리는 무엇이고 보충할 점은 무엇인지 논의한다.

❸ 직무분석이란 무엇인지 이해하고 직무분석 방법 중에 약국 및 보건의료 서비스산업에 적합한 직무분석 방법은 무엇이 있는지 논의하고 그 이유에 대해 발표한다.

❹ 직무평가의 목적은 무엇이며 직무평가 방법 중에 약국 및 보건의료 서비스산업에 적합한 직무평가 방법은 무엇이 있는지 논의하고 더 나은 방법을 찾아본다.

❺ 직무설계는 왜 필요한지 이해하고 약국 및 보건의료 서비스산업에 적합한 직무설계에는 어떤 것이 있는지 논의해보자.

❻ 조직에서 인사고과관리는 매우 중요한데, 각 조직별로 가장 적합한 인사고과 방법은 어떤 것들이 있는지 주변 약국 및 보건의료 서비스산업을 조사하여 사례를 들어 설명해본다.

❼ 조직이 성장하고 목표를 이루기 위해서는 신입사원 모집과 입직관리가 매우 중요하다. 약국 및 보건의료 서비스산업에서 효과적인 면접방법에는 무엇이 있는지 논의한다.

❽ 승진관리와 퇴직관리의 중요성을 이해하고 직원수 5인 미만인 약국과 직원수 5인 이상인 약국을 경영하는 약사가 가장 추구해야할 승진관리와 퇴직관리, 해고에는 어떤 방식이 있는지 조사하고 논의한다.

❾ 약업조직이 거대화, 규모화 됨에 따라 중간관리자의 역할과 역량이 점차 중요해지고 있다. 향후 어떤 부분에서 어떠한 중간관리자가 약국 및 보건의료 서비스산업에 필요할지 논의해본다. 그리고 현재 자신이 경영자라면 인재를 확보하고 이직율을 낮추기 위한 약국 및 보건의료 서비스산업에 적합한 보상관리는 무엇이 있을지 조사하고 발표한다.

제 1 절 인적자원관리의 개념 및 방법

1. 인적자원(Human Resources)의 개념

현대 경영의 3요소는 사람, 자본, 물자이다. 이중에 자본과 물자를 사람이 만들고 관리한다는 점을 고려한다면 경영이란 곧 사람을 관리하는 것이라 해도 과언이 아닐 것이다. 따라서 경영에 있어서 사람을 잘 관리할 수 있는 능력은 매우 중요하며, 곧 인적자원을 관리하는 것은 현대경영에 있어서 핵심적인 경영활동이라 할 수 있다.

또한 모든 조직은 사람으로 구성되고 사람으로 운영되며 조직의 마케팅 활동 대상 역시 사람이기에 조직의 운영성과는 그 조직을 구성하는 사람들의 능력과 태도에 의해 결정된다고 할 수 있을 것이다.

"사람이 자원이다"라는 말은 인적자원의 중요성을 가장 잘 표현하는 말이다. 그렇다면 과거에는 사람을 자원으로 보지 않았다는 말인가? 인적자원관리의 제 1기 생산관리시대(1차 세계대전 이전시기로 테일러의 생산성 극대화 및 작업능률 향상을 위한 과학적 관리 방법 연구와 포드의 작업조직 합리화를 통한 작업의 동시적 진행을 기계적으로 실현하고 관리를 자동적으로 전개하는 동시관리 연구 시기)에는 작업자의 비인간화, 노예화가 사회문제로 대두된 바가 있다.

그러나 현대 산업사회로 접어들면서 지식사회가 도래하고 지식의 중요성과 함께 지식창출의 핵심이 사람이란 것을 인지하게 되면서부터 현대 지식사회에서는 조직관리에서 인적자원인 사람에 대한 가치를 그 어느 때보다 강조하게 되었다.

2. 인적자원관리(Human Resources Management)의 개념

초기 산업사회에서 토지, 자본, 단순노동 같은 물적 자원이 생산의 주요소였다면 후기 산업사회에서는 기술이 빠르게 진화하고 글로벌 무한경쟁 체계가 등장하면서 기술력, 창의력과 같은 사람에게 제화된 지식요소가 기업 경쟁의 주요소가 되었다.

인적자원은 사람의 창의력과 같은 지식노동력과 육체적 생산 노동력을, 다른 물자와 똑같이 국가가 가지는 자원의 하나로 보는 개념이며, 인적자원관리론이란 이러한 인적자원을 관리하는 것을 연구하는 학문이다.

인적자원관리라 함은 경영조직이 공동의 목표를 달성하기 위해 조직의 구성원을 선발하고 배치하며 성과를 평가하고 개발하는 일련의 업무를 의미한다. 이것은 기업의 한자인 企業을 파자(破字) 해서 보더라도 사람(人)이 모여(止)서 일(業)을 도모하는 것이라고 하며 그 중 인적자원관리는 조직에서 해야 할 일을 정의하고 그 일에 적합한 사람을 찾아서 배치하고 관리하는 모든 일을 의미하는 것으로 과거에는 인사관리라고 말하던 것을 종업원을 포함한 모든 구성원들도 그 조직의 가치를 구성하는 존재라고 하여 최근에는 인적자원관리(Human Resources Management, HRM)라 명명하고 있다.

또한 인적자원관리란 조직의 목표달성을 위한 인적자원의 확보, 개발, 평가, 보상, 유지, 퇴직 등을 여러 환경적 조건과 관련하여 계획, 조직, 지휘, 조정, 통제하는 관리체계라고 정의할 수 있다.

특히 약사가 주로 종사하는 약국 및 보건의료 서비스산업의 경우는 사람의 생명과 직결되는 장소이기에 전문 지식과 서비스 마인드를 갖추도록 인적자원에 대한 관리와 교육이 반드시 필요하다. 또한 약국 및 보건의료 서비스산업 분야는 서비스 마인드를 강조하는 영역으로서 서비스 제공 주체의 본질이 사람이기에 결국 경영의 핵심적인 업무는 사람관리라고 할 수 있다.

현대 기업경영에서 핵심 인적자원 확보는 기업의 입장에서 비용지출의 개념이 아니라 가치창출의 원천이기에 보건의료 서비스 산업에 종사하는 약사 역시 인적자원에 대한 마인드를 비용지출의 원천이 아닌 고객가치와 약사가치 창출의 원천으로 보는 시각이 필요하며, 약사가 운영하는 사업장에 필요한 핵심 인재를 확보하고, 이직을 최소화하여 조직구성원의 직무 몰입도를 극대화하는 것이 곧 해당 조직의 경쟁력을 결정한다고 할 수 있다.

이와 같이 시대의 변화에 따라 과거 인사관리방식인 고용주와 종업원과의 단순 고용관계에서 벗어나 인적자원관리의 개념이 끊임없이 변화하여 오늘날의 인적자원관리는 필요한 인적자원을 확보하는 차원을 넘어 인적자원을 발굴하고 개발하여 조직에 필요한 인적자원을 지속적으로 유지함으로써 경영활동을 보다 계획적으로 진행할 수 있게 하고 있다(그림 3-1 참고).

성공적인 인적자원관리는 조직의 경제적 효율성도 증대시킬 뿐만 아니라 종업원들의 욕구를 충족시켜 종업원들의 업무능력 향상과 생활의 질을 향상시킨다. 따라서 인적자원관리의 목표는 효율적이고 체계적인 직무관리기능과 인적자원관리 기능을 통하여 조직의 목표를 효과적으로 달성하는데 있다.

결과적으로 인적자원관리(Human Resource Management, HRM)는 조직의 가치를 높이고 성

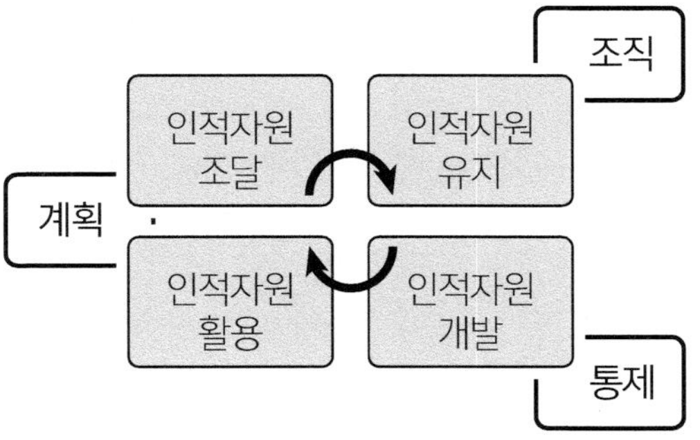

[그림3-1] 인적자원관리의 개념도

과 목표를 달성 할 수 있도록 하기 위하여 직무를 분석하고 직원소요계획 수립하며 직무에 적합한 사람을 채용하는 것이다. 또한 인적자원을 교육 및 훈련하여 개발하고 그 성과를 평가하여 성과 개선을 위해 구성원들과 의사소통하는 것을 포함한다. 본 장에서는 인적자원관리가 현대 경영약학조직에서 어떻게 응용 가능 한 지에 대해 다루어 볼 예정이다.

3. 약료 인적자원관리(Pharmaceutical Care Human Resource Management)

3-1. 약료 인적자원관리의 개념

약료에서 약사는 전문의약품과 일반의약품, 한약, 의약외품, 건강(기능)식품, 동물용의약품, 동물용 의약외품 및 기타 건강과 관련되는 제품 등을 활용하여 질병의 치료 및 개선과 예방, 치료 후 관리 등을 위한 모든 물리적·정신적 행위를 하는 주체이다.

약료의 중심에는 국민(고객)이 존재하며 약료의 주체인 약사와 약국 및 보건의료 서비스산업의 인적자원이 함께 조화를 이루는 약료를 실천 할 때 성공적인 약료가 실현된다. 무엇보다도 약료서비스를 국민과 가장 밀착하여 일차적으로 실행하는 조직인 약국의 인적자원관리는 약료 인적자원관리의 핵심이라 할 수 있다.

그러므로 국민건강의 1차 지킴이인 약국 인적자원관리의 성패에 따라 성공적인 약료의 목표는 더 앞당겨 질 수 있다. 특히 약국을 경영하는 약사는 약국의 경영 철학과 올바른 약사상을 확립하여 고객응대 구현을 위해 최선을 다하고 이를 위해 약국 정책 및 의사결정을 하는 최종 결정자로서 약료 인적자원관리를 올바르게 이해하는 것이 중요하다.

경영약학에서 강조하는 약료의 특징적 성격이 약사가 전문지식을 기반으로 사람과 동물의 질병을 치료하고, 건강의 유지, 회복, 예방 등에 대하여 행하는 모든 행위와 정신을 포함하기에 약료의 중심에는 사람이 있으며, 이러한 인적자원을 효율적으로 관리하여 인적자원이 가진 능력을 배양하고 충성심이 강한 핵심인재로 키워 조직의 목표를 효과적으로 달성하도록 관리하는 것이 경영약학에서 추구하는 약료 인적자원관리이다.

3-2. 약료 인적자원관리의 필요성

약사는 사람을 상대로 재화와 약료서비스를 제공하는 전문 서비스 직능인이기에 약사와 약업조직의 약료활동은 업무 특성 면에서 다른 어떤 직업보다 인적자원의 역할이 역할이 중요하다. 약료 인적자원의 직무관리기능과 업무 숙지는 약료서비스 생산성을 높이고 근무환경을 개선함으로써 고객만족을 유발하여 내적으로는 업무의 효율화를 일으키고 외적으로는 고객서비스 만족을 통한 단골 고객확보로 이어지게 된다.

특히 약료를 실현하는 대표적 1차 조직인 우리나라 약국의 경우 약사 1인과 직원 1-2명으로 구성된 소규모 사업장이 대부분이므로, 소규모 조직에서 인적자원이 차지하는 역할과 비중은 조직 구성원이 수천, 수만인 대규모 기업조직에 속한 인적자원이 차지하는 비중에 비해 상대적으로 훨씬 높은 것을 감안할 때 경영약학에서 약료 인적자원관리 학습 과정은 매우 중요하다.

약국이나 병원약국과 같은 국민건강과 직결되는 재화와 약료서비스를 취급하는 조직은 직원 한명이 직무를 소홀히 하거나 실수할 경우 전체 약국업무에 미치는 손실은 매우 크며, 약사를 포함하여 같이 근무하는 다른 동료에게도 직무의욕을 떨어뜨려 직무환경에 악영향을 준다. 따라서 약료 인적자원관리가 이루어지지 않았을 때 약업조직의 경제적 손실은 물론이고 정신적 손실로 이어져 직무만족도까지 저하시키게 된다.

우리나라 약국은 운영하는 특성에 따라 전문화약국, 한방조제약국, 동네약국, 처방문전약국, 유통위주약국, 특화약국, 동물약국, 의약분업 예외지역약국, 공공심야약국 등 여러가지로 구분되어지나 사업 규모가 크던 작던 직무활동은 비슷하다는 특성을 갖고 있다. 그러기에 약료 인적자원 관리 매뉴얼 개발은 여러 약국에 적용할 수 있으므로 약사회나 지역 약사단체가 조직적으로 연구할 필요가 있으며, 소규모 약국에서는 비슷한 환경의 약국 성공사례에 대한 벤치마킹을 통하여 자신의 사업장에 맞게 변용하는 방법도 고려 할 수 있다.

약료 인적자원관리의 목표는 조직의 구성원들이 주인의식을 가지고 경영자적 관점과 비전을 공유함으로써 보다 체계적이고 차별화된 재화와 약료서비스를 제공함으로써 고객만족, 직무만족, 직무몰입, 낮은 이직률, 높은 생산성을 이루어내어 약료 조직의 목표를 효과적으로 달성하고 조직구성원들의 삶의 질을 향상시켜 성공적인 기업으로 만드는데 있다.

4. 약료 인적자원개발(Pharmaceutical Human Resource Development)

4-1. 약료 인적자원개발의 개념

약료 인적자원의 개발이란 약료를 현장에서 실현하는 약료 인적자원 구성원들로 하여금 현재 또는 미래에 필요한 능력을 양성하기 위해 교육하고 관리하는 체계적이고 계획적인 경영활동을 의미한다.

21세기에 들어서 보건의료산업에 종사하는 기업들은 국내외 급속한 환경변화와 치열한 경쟁으로 인해 소비자의 약료서비스 기대치가 높아지고 시장의 요구가 다양해짐에 따라 새로운 경쟁우위와 강점, 가치를 지속적으로 남보다 먼저 만들어야 하는 창조, 혁신의 시대에 직면해있다.

이러한 급속하고 다양한 경영 환경 변화에 능동적으로 대처하고 조직의 지속적인 성장과 경쟁

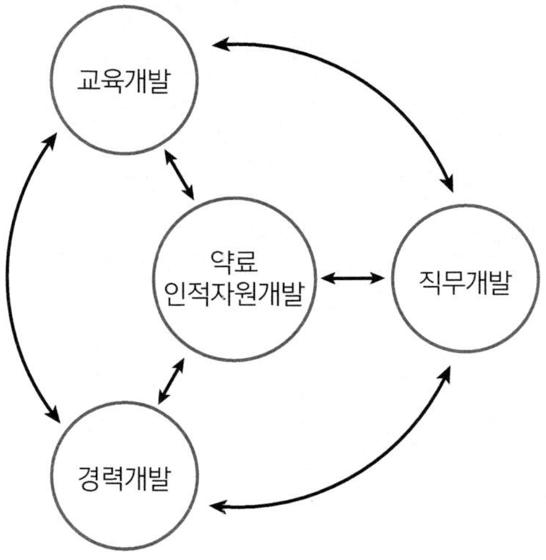

[그림 3-2] 약료 인적자원 개발 개념도

자들로부터 경쟁우위를 확보하기 위한 전략적 대안으로써 인재를 양성하여 경쟁력을 높여주는 약료 인적자원개발이 더욱 중요해지고 있다.

특히 정보기술 등의 혁명적 발달로 인해 산업과 산업 간의 경계뿐 아니라 국가와 국가 간의 경계조차 불분명해지는 오늘날 같은 무한경쟁의 시대에 고객을 직접 상대해야하는 약국 및 보건의료 서비스산업의 경쟁력의 원천은 우수한 인재 확보와 조직원들의 잠재능력 개발이며, 조직 구성원들의 직무 효율성 향상을 위한 교육개발, 직무개발, 경력개발을 포괄적으로 내포하는 것이 약료 인적자원개발의 진정한 의미라고 할수 있다(그림 3-2 참고).

4-2. 약료 인적자원개발의 목적

약료 인적자원개발은 훈련이나 교육을 통해 채용의 부족한 부분을 보완하고 기존의 조직원을 좀 더 효율적이며 능률적인 조직원으로 전환하는 것을 목적으로 삼는다. 따라서 약료 인적자원개발은 약사와 약사가 경영하는 기업조직 구성원들의 직무 전문성, 직무 효율성, 직무 능률성의 함양을 위해 기본적으로 갖고 있는 각자의 잠재적 능력을 일깨우고 개발하여 활용할 수 있도록 자기개발, 조직개발, 경력개발, 지식개발 등을 목적으로 하는 것으로 조직의 경영에 이바지하고 조직의 영속과 발전에 핵심적인 역할을 하는 활동이라 할 수 있다.

최근의 약료 인적자원개발은 단순히 고객만족과 수익창출을 위한 수단으로서의 자기 영역 개발이라는 기존 영역테두리에서 벗어나 글로벌 경쟁력 확보 및 국가와 사회에 기여하는 도덕성을 갖춘 인재로 육성하고자 조직 구성원의 잠재역량을 끌어내는 창조적 인적자원개발, 변화 적응과 미래 준비를 위한 전략적 인적자원개발로 그 영역과 기능이 확대되고 있다.

특히 약국 및 보건의료 서비스산업에 속한 기업의 인적자원개발은 직무자체가 고객의 생명과 건강에 직결되는 직무이기에 지식의 전문성과 행위의 신중성이 요구된다. 또한 이미 아프거나 질병으로부터 고통을 당하고 있는 상태로 방문하는 예민한 고객을 응대하기에 고객만족을 이루는 것이 다른 직업에 비해 더욱 어려운 것이 현실이다.

이러한 현실때문에 약국 및 보건의료 서비스산업의 종사자는 감정노동자로서의 스트레스를 고스란히 감당하고 있어 이탈과 이직이 빈번한 것도 사실이다.

이러한 상황에서 조직 구성원들의 지식 전문성과 행위의 신중성을 길러주기 위해 약료 인적자원개발은 반드시 필요하며, 이들의 이직과 이탈을 막는 방법을 개발하고 인적자원의 공통 관심사를 육성하여 약국 및 보건의료산업 조직에 업무 분위기와 조직문화 패턴을 형성함으로서 자기개발을 유도하는 것이 약료 인적자원개발이 추구하는 방향이다.

현실적으로 약국을 운영하는 약사에게 가장 중요한 것 중 하나는 적합한 종업원의 구인과 이직율을 낮추는 것, 숙달된 업무능력을 갖춘 직원을 채용하거나 양성하는 것이다. 약국업무는 기본적으로 고객응대를 비롯하여 처방전 접수와 청구, 의약품 재고관리, 마약류관리, 전산업무, 각종 행정적 업무도 적지 않기에 능력있는 직원이 필요한데 이런 직원을 구하기도 쉽지 않을 뿐더러 구해도 이직율이 높은 것이 현실이다.

특히 현실적인 문제해결의 접근방법으로 약국 및 보건의료산업 조직은 약료 인적자원개발을 통해 외부 고객만족과 내부 고객만족을 도모하고, 내부 고객의 스트레스 해소 프로그램 활용 및 교육, 외부 고객 만족을 위한 서비스 업무 매뉴얼 제작 및 활용 방법 교육, 서비스 성공 사례 공유 등을 제공함으로써 보다 실용적이고 실현가능한 약료 인적자원개발의 방향과 목표를 설정해야 한다.

5. 경영약학에서 인적자원관리의 기본목표

오늘날 경제성장이 고도화되고 이에 따른 경제규모의 확대와 제품생산의 다양화 등이 촉진됨에 따라 경영에 있어 물적 자원이 자치하는 비중이 높아지고 있다. 그러나 이러한 물적 자원의 비중이 아무리 높아진다 하더라도 이를 실제로 이를 관리하고 제공하는 주체는 사람이라는 사실이다. 따라서 인적자원을 효율적으로 관리하여 조직 목표를 달성하는 일은 경영활동의 기본요소이며 인적자원관리의 기본목표라 할 수 있다.

물론 인적자원관리가 조직의 인적자원 측면을 다루기에 인적자원을 관리함에 있어서는 인적자원관리의 3대 기본원칙인 '일관성의 원칙', '공정성의 원칙', '합리성의 원칙'이 필요하다. 그러나 조직이라는 제한된 조건 내에서 볼 때 인적자원관리 역시 조직의 존재 하에서 이루어져야 하는 것이므로 인적자원관리의 목표는 조직의 경제적 목표, 생산적 목표, 조직의 영속적 유지목표를 함께 달성하는 것이 되어야 한다.

조직은 조직의 목표를 성공적으로 달성하기 위해 유능한 인적자원이 필요하며, 인적자원을 유능하게 양성하기 위해서는 체계적인 인적자원관리를 통해 조직이 필요로 하는 적정 인력을 확보, 유지, 개발, 평가, 보상 하는 등의 일련의 과정을 효율적으로 관리함으로써 인적 자원을 조직이 원하는 인재로 개발하고 조직의 구성원으로서 역할을 충실히 수행할 수 있도록 설계해야한다.

특히 지역사회 약국과 같은 경우를 보면 약국이 보유한 인적 자원이 지역 약국이라는 기업문화에 얼마나 빠르고 순리적으로 순응하는 가와 조직원이 갖고 있는 능력을 조직이 원하는 방향과 목표에 얼마나 조화롭게 일치하게 만드는 가는 약국 인적자원관리에서 중요한 목표이다. 이러한 인재 육성 개발 프로그램은 약국경영의 성패를 좌우하는 중요한 전략적 강점이 된다. 아무리 우수한 구성원이 모인 집단이라 해도 결과적으로 조직의 목표에 부합해야하며, 생존을 위한 수익창출과 영속성을 담보할 수 있는 성과가 없다면 아무런 의미가 없기 때문이다.

약국 인적자원관리에서는 자본의 투자 주체인 약국장이 추구하는 경제적 효율성과 행위의 주체인 직원이 추구하는 사회적 효율성이 동시에 추구되었을 때 효율적 인적자원관리가 이루어진다. 여기서 약국 인적자원관리의 경제적 효율성의 지표는 바로 노동 생산성, 노동 경제성이 되며 사회적 효율성의 지표는 종업원의 욕구 충족이 된다. 이러한 두 목표 간에는 갈등관계가 형성될 수 있으나 경영자인 약국장은 이를 극복할 수 있어야 한다.

이와 같이 약국 및 보건의료 서비스산업이라는 특화된 약업조직에 속하기 전의 평범한 인적자원을 약업조직이 원하는 전문적 인재로 만들기 위해 필요한 여건들을 연구하고 최소한의 환경 조성비용으로 최적의 근무 여건을 만들어 직무성과를 높이는 근로환경을 조성하는 것이 경영약학에서 추구하는 약료 인적자원관리의 기본 목표라 할 것이다.

우리나라 대표적 약업조직인 약국은 규모가 작아 5인 미만 사업장이 대부분을 차지하고 있어 일반 기업이 활용하는 인적자원관리를 적용하는데는 한계가 있다. 이러한 상황에서 직원들의 업무능력 향상이나 자기 개발을 위해 시간적인 배려나 금전적인 투자가 어렵고 직무몰입에 대한 동기부여가 부족한 것이 현실이다. 그러기에 직원들은 소속감이 적고 이직율이 높아지는 악순환이 거듭된다. 바로 이러한 문제점을 해결하고 보완하는 방법을 연구 개발하여 약국에 접목하는 것이 약료 인적자원관리의 구체적 실현이다.

6. 경영약학에서 추구하는 인적자원관리의 효율성

인적자원관리의 효율성의 기준은 어디인가? 그것은 투입물(input) 대비 성과물(output)의 정도를 기준으로 볼 때 인적자원관리에 소요된 투자(investment) 대비 효과(effect)라 할 수 있다. 특히 인적자원관리의 효과에는 가시적 효과와 비가시적 효과(주인의식 고취, 사기진작, 업무분위기 조성 등)가 동시에 존재하기에 이는 기업문화의 특성과 업종의 특성, 기업이 처한 환경에 따라 다르다.

경영약학에서 추구하는 인적자원관리 효율성 기준으로는 인적자원관리의 비용과 인적 자원의 조직 공헌도를 비교하는 방법이 있고, 공정성 기준으로는 조직에 공헌한 만큼 평가하고 보상해 줘야 하기에 구성원의 만족과 인간적 대우, 공평한 처우와 대가가 있다.

그러나 공정성과 효율성에는 어울리지 않는 딜레마가 존재한다. 공정성에 대한 개개인의 인식의 기준에는 타인의 노력대비 결과가 자신의 노력대비 결과와 같게 되는 것을 추구하는 경향이 있어 공정한 평가 기준을 만들고 공정하게 실행하는 것이 효율적 관리의 중요 포인트이다.

특히 효율성의 기준에는 누구를 위한 효율인가에 따라 매우 달라진다. 경영자의 목표는 인적자원관리의 효율성으로 비용의 적정수준 관리에서 비롯되며, 직원의 목표는 경영참여, 경영의 민주화, 적절하고 유연한 근로시간, 교육훈련을 통한 경력개발, 권한부여(empowerment) 등이 있다. 약국을 예로 들면, 경영주인 약사의 목표는 약국경영과 연관하여 부정적 영향, 긍정적 영향, 수익성, 공익성 등을 효율성의 기준으로 두게 된다.

그러나 분명한 것은 약국이 개인 사업자이고 소규모지만 기업조직이기에 약국의 현실적 목표는 수익창출과 생존의 영속성이다. 기업은 유기체와 같이 유지·발전하기 위해 예산을 소요하고 그에 따른 성과보고가 이루어지나 약국을 비롯한 약업조직은 이러한 체계가 부족하다.

인적자원관리 효율성을 높이기 위하여 조직적 차원에서는 약사가 운영하는 약국 및 기업의 인적자원관리에 소요되는 비용 대비 성과물의 비교를 체계적으로 할 필요가 있고, 조직원 개개인의 차원에서는 각 개인 인적 자원에 소요되는 비용 대비 개개인의 인적 자원의 공헌을 비교하는 체계를 갖출 필요가 있다.

두 가지 모두 성과에 대한 평가로 직무 태도 평가와 조직목표 이행 여부 평가가 이루어지며, 이때 가장 중요한 것이 평가 기준을 정하는 일이다. 평가기준에는 공정성의 기준과 효율성의 기준이 대표적이며 공정성의 기준에는 구성원의 만족과 인간적 대우, 공평한 처우와 관리, 조직에 공헌한 만큼 평가하고 대우해 준다는 원칙을 세우고 보상제도에 적용하게 된다. 그러나 인간은 공정성 인식의 기준을 자신으로 두는 경우가 많기에 자신을 중심으로 공정성의 잣대를 대는 경우가 발생하는 것을 늘 경계하여야 한다. 따라서 성과에 대한 평가에서 분명한 지표와 평가 목표를 설정하여 실행하는 것이 부작용을 방지하는 방법이다.

여기서 주의 할 점은 공정성이 보장 안 되는 경우에 조직 구성원 개개인의 행동들을 보면 자신의 산출(output)을 높이거나 줄이려고 하거나, 자신의 노력수준(input)을 줄이거나 늘리려고 한다는 것이다. 이것은 인지부조화(cognitive dissonance) 과정으로 인지왜곡 또는 합리화라고도 한다.

직장생활에서 흔히 느끼는 조직원들의 태도를 보면 자신이 따분한 일은 좋아하지 않는 다는 생각을 가진 조직원이 자신에게 어울리지도 않은 일에 적은 보수를 받고 무엇인가 따분한 일을 한다고 생각하게 되고 업무태도가 생각과 일치하는 방향으로 변하는 인간의 속성에 따라 근무

태도 역시 성의가 없는 경우가 많다.

가령, 약국 및 약업조직 내의 개인과 조직 간의 교환관계에 있어서 구성원 개인은 직무에 대하여 자신이 조직으로부터 받은 보상을 비교함으로써 공정성을 지각하며, 자신의 보상을 동료와 비교하여 공정성을 판단하는데, 이때 불공정성을 지각하게 되면 이를 감소시키기 위한 방향으로 동기부여(motivation)가 작용하여 태도변화를 일으키며 균형을 찾는다.

따라서 인적자원관리에서 효율성과 공정성이란 두 가지 목표는 모두 필요하면서도 서로 상충될 때가 있기 때문에 두 가지가 균형과 조화를 유지하게 하는 일이 바로 경영약학에서 추구하는 인적자원관리의 중요한 핵심이라 할 수 있다.

7. 서비스산업 인적자원관리

전 세계적으로 보건의료 서비스 산업을 국가의 미래 산업으로 공포하고 규제개혁과 핵심역량을 집중하고 있는 만큼 보건의료 서비스산업에서 차지하는 약사의 역할은 매우 중요하다. 또한 보건산업의 성격상 약사가 보건의료 서비스인으로 분류되면서 약사는 서비스 산업에서의 인적자원관리의 특성을 이해해야하고 성공적인 서비스 인적자원 관리를 위한 합리적 인적자원관리에 대한 지식 습득이 필요하다.

이러한 의미에서 서비스 산업 인적자원관리의 특성을 살펴보면 다음과 같다(그림 3-3 참고).

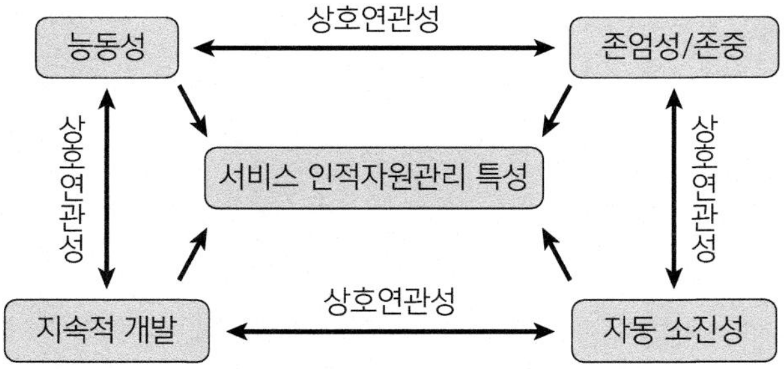

[그림 3-3] 서비스 인적자원관리 특성

1) 능동성(Proactivity)

서비스 인적자원은 일반 인적자원과는 달리 사람을 상대로 하기에 어떻게 서비스 품질 관리를 자발적으로 하는가에 따라 능동적 서비스 제공과 피동적 서비스 제공으로 분류 할 수 있으며, 서비스 능동성 유무에 따라 고객의 반응이 극명하게 달리 나타난다. 따라서 성공적인 서비스 인적자원관리를 위해서는 서비스 제공자의 능동적인 마인드 고취가 기본적으로 요구되며 이것이 실행되어질 때 서비스 생산성은 분명하게 오를 것이다.

2) 존엄성과 존중(Dignity and Respect)

서비스 인적자원은 감정노동자로 분류되고 있을 정도로 스트레스가 극심하다. 그러므로 서비스 인적자원을 하나의 인격체로서 존중해야하며, 물적 자원과 달리 인간의 존엄성을 지니고 있기에 관리자가 자신이 관리하는 서비스 인적자원이 고객에게 인격적 대우를 받을 수 있도록 체계적인 대응책을 마련함으로써 고객에게 제공되는 서비스의 품질이 높아질 수 있게 해야 한다.

3) 지속적인 개발과 발전성(Continuous Development and Growth)

인적자원은 계속 교육하고 훈련시키면 그 가치가 무한히 증대되어 훌륭한 인재로 성장하며, 이러한 훌륭한 인재가 많은 기업에 가치를 오르게 하는 것과 같이 서비스 인적자원 역시 지속적인 서비스 품질관리 업무 매뉴얼의 개발과 서비스 마인드 고취, 고객만족을 위한 서비스 품질 개선, 서비스 인적자원의 충원, 동기부여 등을 통한 서비스 인적자원의 개발과 발전이 수반되어야 한다. 특히 서비스 산업은 다른 산업에 비해 고자본 투자가 요구되지 않고 저자본으로도 고부가 가치를 창출할 수 있다.

4) 자동 소진성(消盡性 ; Automatic Exhaustion)

서비스 산업에서 노동인력이 제공할 수 있는 서비스는 일단 사용되면 물적 자원처럼 일정 부분 재사용하거나 새로운 재화로 변화되어 상품가치를 형이하학적으로 보여주지 못한다. 따라서 서비스는 한번 발휘되면 소진되는 특성이 있어서 체계적인 관리가 이루어지지 않으면 계속 인건비만 지불되는 것처럼 보일 수도 있고 반복적인 실수를 유발할 수 있다.

가령 공장 노동자는 제품을 생산하는 작업을 통해 생산된 제품의 재고를 확보하고 이를 비축하고 유통하는 과정을 거치면서 지속적인 수익을 창출할 수 있지만 서비스 노동인력에 의해 생산되는 서비스는 한번 생산되면 사라지고 소진되는 것이기에 더욱 더 관리의 체계성이 요구된다.

이러한 서비스 인적자원관리의 여러 가지 특성 때문에 서비스 인적자원이 유휴노동력(idle labor, 생산 부문에 동원되지 아니하고 놀고 있는 노동력)이나 비생산적 노동력이 되지 않게 합리적으로 관리하는 것이 서비스 산업에서의 인적자원관리의 특성이라 할 수 있다

<사례 3-1> 스타벅스 1조 매출의 숨은 주역, HR

2017년 스타벅스는 "소위 말하는 스카이, 아이비리그 출신자 없이도 한국 진출 18년 만에 매출 1조원을 돌파하고 영업이익 1000억원을 남기는 회사로 성장시켰다. "이러한 성과는 학력, 연령, 장애, 결혼의 차별 없는 조직, 조직문화가 그 기반이 됐다. 열심히 노력하면 누구나 5시간 일하는 바리스타에서 점장, 매니저, 팀장까지 성장할 수 있는 성장 비전이 제시되어 있고 실질적으로 운영되고 있다. 전국에 1000명이 넘는 점장이 있고, 150명에 가까운 매니저들이 있다. 그리고 매장경험을 가진 파트너들이 지원센터(본사)에 150명정도 된다. 총 인원이 250명이니까 거의 60%에 가까운 인력이 매장경험을 가진 파트너들이다. 그러다보니 본사 따로, 현장 따로가 아닌 서로 친구처럼 소통하고 의견을 주고 받기 때문에 기획과 실행이 일치된다. 즉 성장 비전이 자발적 동기유발을 일으킨다고 보면 된다.""두번째는 아무래도 '보상'일 것이다. 처음 시작은 비록 보상이 적지만 직급이 올라갈 때마다 최소 10~30%까지 총 보상액이 증가한다. 그래서 욕심을 내고 열심

히 하는 것도 있다고 본다. 그리고 승격프로세스가 매우 객관적이기 때문에 누구나 열심히 하려고 한다. 그리고 승격에 1차 탈락했다고 해서 끝나는 것이 아니라 레슬링에도 보면 패자부활전이 있는 것처럼 3회에 걸쳐 재도전할 수 있는 프로세스가 되어 있고, 실제적으로 주위의 동료가 그렇게 승진하는 모습이 보이니까 탈락해도 포기하지 않고 재도전하는 분위기가 조성되어 있다.

"다음은 파트너를 위한 조직문화다. 스토어어택이라는 프로그램도 참 재밌는 제도다. 낮 근무 시간에 전 팀원이 모두 연극, 뮤지컬, 야외 미술관, 수목원, 엔터테인먼트 시설을 방문해 문화 회식을 하는 거다. 정말 맛있는 맛집에서 실컷 먹는다. 책에도 소개했지만 남산타워에 가면 계절밥상이 있는데 벚꽃이 만개했을 때 강북 매장에서 온 파트너, 강남매장에서 온 스타벅스 파트너 30명이 넘게 낮시간에 계절밥상에서 한 낮의 자연과 행복을 느꼈다. 이같은 프로그램이 전국에서 작동된다고 보면 된다. 이 제도의 모티브는 야간 심야회식을 없애서 파트너의 안전과 이튿날 파트너의 근무컨디션을 모두 해결하기 위해서 고민 끝에 만들어졌다. 이 프로그램으로 여성 파트너가 80%인 스타벅스에서는 엄청난 인기를 누리고 있고 이 스토리들이 파트너들간에 대화거리가 되며서 자연스럽게 긍정적인 대화가 이어지고 있다. '우리 어디로 갈까?' '아냐 여기가 더 좋아'…등등 격이 없는 대화가 조직원들간에 이뤄진다고 보면 된다."

출처 : 비즈니스리포트 (http://www.businessreport.kr)

8. 보건의료산업 인적자원관리

8-1. 보건의료산업 인적자원관리의 중요성

보건의료산업에서 약료서비스를 제공하는 대표적인 조직으로 약국이 있기에 본 장에서는 이해를 돕기 위해 약국을 중심으로 약료 인적자원관리를 설명하고자 한다. 일반적으로 지역사회 약국의 조직을 구성하는 자원(resources)의 종류에는 인적자원(human resources), 정보자원(information resources), 물적자원(material resources), 지적자원(intellectual resources), 재무자원(financial resources) 등이 있다. 약국의 인적 자원은 약사와 비 약사인력이 함께 존재하고 있으며 인적 자원에는 약국경영의 노하우와 약학적 전문지식, 질병에 대한 지식, 약국운영 경험과 기술, 고객정보, 리더십 등을 포함하고 있다(그림 3-4 참고).

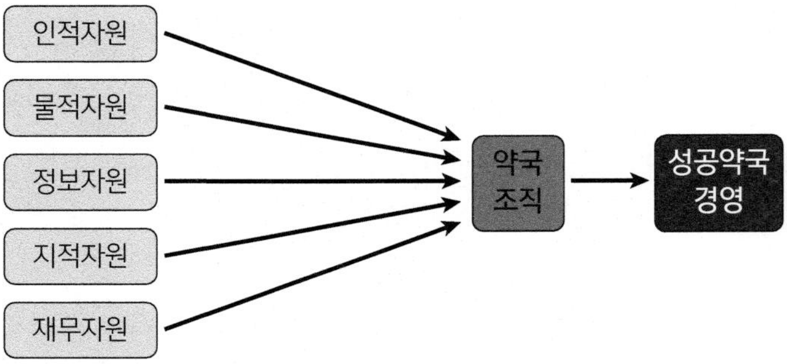

[그림 3-4] 약국 조직을 구성하는 자원의 종류

1) 인적자원(Human Resources)

약사와 약업조직을 대표하는 약국이나 병원약국은 산업분류에서 보건의료 서비스산업으로 분류된다. 서비스 산업에서 인적자원은 곧 서비스 제공의 주체이며 서비스 개발의 주체라 할 수 있다. 일반적으로 약국에서의 인적자원은 약사, 전산관리 직원, 매장관리 직원, 조제실관리 직원, 창고관리 직원 등으로 구성되어 있다.

2) 정보자원(Information Resources)

약국의 정보자원으로는 고객정보와 시장정보, 의약품 정보, 의약외품 정보와 기타 건강관련상품 정보, 경쟁자 정보, 시장정보, 대체상품 정보, 프로그램 정보, 서비스 정보, 제도변화와 법률정보 등 약국경영에 반드시 필요한 정보가 포함된다.

3) 물적 자원(Material Resources)

약국의 물적 자원으로는 컴퓨터 및 전산관련 비품, 포스시스템 기계, 조제 기계, 키오스크 및 모니터, 보안 시설, 진열대 및 시설물, 도우미 로봇, 냉난방시설, 음료기계, 가구, 인테리어, 간판 및 아웃테리어, 의약품, 건강관련 상품, 부동산 등이 있다.

4) 지적자원(Intellectual Resources)

약국의 지적자원은 전문 및 일반의약품에 대한 지식, 의약외품 및 건강관련 용품에 대한 지식, 질병 및 인체에 대한 지식, 약사법과 제도에 대한 지식 등이 포함되며, 고객관리, 마케팅, 중장기적 경영전략, 거래처 관리, 인적자원 및 물적자원 관리, 재무관리, 기업가적 경영마인드 등 성공적인 약국운영에 필요한 경영상의 노하우를 포함한다.

5) 재무자원(Financial Resources)

약국의 재무자원은 약국조직의 생존과 생산성을 향상을 위에 다양한 변화를 시도하고 새로운 가치 창출을 실행하는데 필요한 자본화 할 수 있는 현금자산을 포함하며 거래처에 깔려있는 부채나 고객 외상대금, 은행차입금 등을 포함한다.

이와 같이 약국을 구성하는 조직자원은 규모는 작지만 이러한 직무 프로세스가 복잡하게 얽혀 있기에 이를 과학적으로 분석하고 합리적으로 실행하지 않으면 단기적 경영은 가능 할 수 있어도 중장기적 경영에서는 도태하게 되며, 무엇보다 대내외적으로 경쟁자들이 등장하게 되면 심각한 경영 위협에 빠지게 되어 폐퇴의 길로 접어들 수도 있다.

우리나라에 현존하는 약국을 운영하는 방법에 따라 구조적 측면에서 분류해보면 보면 일반적으로 가장 널리 분포되어 있는 주민밀착형 동네약국과 의약분업 이후 새롭게 등장한 층별 약국, 종합병원 문전약국, 처방위주약국, 비처방위주약국, 한방전문약국, 당뇨, 혈압, 내분비질환과 같은 특정 질환 전문화 약국, 드럭스토어형 약국, 많지는 않지만 일부 지역에서 아직까지 시도되지 않은 새로운 형태의 파괴적 혁신 약국 등이 있다. 그리고 향후 가까운 미래에는 AI와 디지털혁명에 의한 우리가 예측하지 못하는 새로운 형태의 약국이 등장 할 수도 있을 것이다.

그러나 약국이 어떠한 형태로 운영되든지 약국을 성공적으로 경영하는 데는 약국을 구성하는 인적 자원의 역할이 매우 중요하며, 이러한 약국 인적자원이 실무적으로 고객에게 주로 행하는 업무는 약료서비스의 개발과 가치추구, 서비스의 질적 실행이라 할 수 있다. 약국 인적 자원이 제공하는 양질의 전문화된 약료서비스는 비슷한 업종으로 분류되는 다른 소상공인들이 갖지 못하는 약국만이 가지는 특권이고 질병치료와 건강, 의약품, 의약외품, 건강관련 제품에 대한 약료서비스는 약국 인적자원 만이 갖는 우량 자원이 될 수 있도록 해야 한다.

이것이 바로 경영약학이 추구하는 약료서비스의 전문적 특성을 활용하는 인적자원관리의 핵심이라고 표현 될 수 있으며, 전문 지식의 습득차이와 서비스 마인드의 인식 차이에 따라 약국경영성패가 좌우되고 약료서비스는 이러한 서비스를 제공 받은 환자(고객) 자신은 물론 환자의 가족과 사회에까지 영향을 미친다는 것을 약사는 반드시 인지해야 한다. 이러한 현실적 요구가 약학과 경영학의 융합학문인 경영약학이 필요한 이유이며, 경영약학을 통한 약사와 약업조직원에 대해 인적자원관리의 체계적 학습을 강조하는 이유이다.

8-2. 약사와 약업조직의 성공적인 인적자원관리란?

약사와 약업조직의 성공적인 인적자원관리를 위해서는 현재 존재하는 다양한 약업조직의 특성에 맞게 인적자원의 관리전략을 수립해야 한다. 가령 약국의 경우 약국이 보유한 인적자원의 특성을 먼저 파악해야 하며, 이러한 약국 인적자원의 특성과 주로 실행하는 주요 업무를 파악한 이후에 해당 약국의 환경에 맞는 인적자원관리를 계획해야 한다. 약국 인적자원이 고객에게 행하는 대표적인 주요업무로는 고객을 대상으로 하는 약료서비스와 재화의 제공을 들 수 있다.

성공적 약국 인적자원관리에 의해 제공되는 약료서비스는 의약품이나 질병치료에 대한 정보의 비대칭으로 약이나 건강관련 정보를 제공 받고 싶어 하는 고객에게 만족스럽거나 만족스럽지 못한 서비스가 될 수 있으며, 이는 소비의 외부효과를 가져오게 하여 약국에서 약료서비스를 구입한 사람에게만 영향을 끼치는 것이 아니라 구입하지 않은 사람에게도 긍정적, 혹은 부정적 영향을 끼치게 된다.

이러한 약국 인적자원의 주요업무로 제공되는 약료서비스가 가져오는 외부효과는 서비스의 결과에 따라 긍정적 외부효과(positive external effect)와 부정적 외부효과(negative external effect)로 나누어 질 수 있다

외부효과라는 것은 직접적인 경제활동의 의적인 효과를 말하며, 경제학에서는 어떤 경제적 행위에는 의도하지 않은 효과가 나타날 수 있으며, 이때 경제활동이 제3자에게 경제적 손실을 가져다주는 외부효과를 부정적 외부효과(negative external effect)라 하고, 제3자에게 긍정적으로 경제적 이익을 가져다주는 외부효과를 긍정적 외부효과(positive external effect)라고 한다.

약사와 약업조직에서 약료서비스를 통하여 고객만족도를 통한 긍정적 효과를 높이고 이에 따른 서비스 적정 가격이 책정되고 적절한 보상을 받는다면, 양질의 약료서비스를 제공 받는 고객과 서비스를 제공하는 서비스 주체인 약사와 약업조직의 인적 자원에게도 긍정적인 효과를 주게 된다. 이것이 바로 약료서비스의의 긍정적 외부효과이다.

반면에 반대의 경우는 서비스를 제공 받는 고객과 서비스 공급자 모두에게 악영향을 주어 경제적으로 부정적 효과를 야기하기에 약료서비스에 참여하는 소비자와 서비스 공급자의 경제적 후생 뿐 만 아니라, 방관자로서 간접적인 영향을 받는 제3자의 경제적 후생까지도 악영향을 끼치게 된다.

이것이 바로 약료서비스의 부정적 외부효과이며 이러한 부정적 약료서비스의 제공 주체 역시 약료 인적자원이며 경영활동에서 부정적 외부효과를 사전에 방지하고 부정적 약료서비스 제공 주체까지 성공적으로 관리하는 것이 경영약학이 추구하는 진정한 약료 인적자원관리이다.

따라서 약국 인적자원관리는 사회적, 경제적으로 그 파급효과가 크게 미치기에 중요성이 재인식되어야 하며, 특히 약국 인적자원이 제공하는 약료서비스는 국민의 건강과 생명을 다루고 주변에 미치는 그 외부효과가 크기에 사회적으로 양질의 약료서비스에 대한 재평가와 함께 약료서비스에 대한 보상수준도 달라져야 한다.

<사례 3-2> 대한민국 일하기 좋은 기업

일터에서 행복한 직원이 최고 상품·서비스 만든다
글로벌 신뢰경영 평가기관인 GPTW(Great Place to Work Institute·일하기 좋은 기업)가 주관하고 GPTW 코리아(대표 지방근)가 주최하는 '2023년 제 21회 대한민국 일하기 좋은 기업' 선정 결과가 발표됐다. 대한민국 일하기 좋은 기업 선정 제도는 미국, 일본, 유럽, 브라질 등 세계 103개 국가에서 동일한 방식으로 평가하는 글로벌 평가제도다. GPTW 미국 본사는 1998년부터 미 경제신문 포천지에 매년 '포천 US 100대 기업'을 발표하고 있으며 회원국인 한국은 2002년부터 시작했다.평가는 제1차 신뢰경영지수(Trust Index) 진단과 제2차 문화 평가(Culture Audit)로 나뉜다. 각각 75%, 25% 반영한다. 세계에서 유일하게 구성원들이 소속된 회사를 직접 평가해 내부 반응을 반영한다는 점이 특징이다. 신뢰경영지수 진단은 믿음, 존중, 공정성, 자부심, 동료애 등 5대 범주로 구성되며 커뮤니케이션 역량, 사업추진 역량, 윤리경영, 공정성, 자부심, 공동체 의식 등 15개 요소와 62개 평가 항목이 포함된다. 문화 평가는 6개 평가 항목이 있으며 일하기 좋은 일터 신뢰, 구성원 최고의 잠재력, 핵심 가치, 구성원 참여, 효율성, 리더십 행동, 혁신 활동성과 등을 평가한다. 약국 관련 기업으로는 참○○그룹(대표 김병○)이 2023년 대한민국 일하기 좋은 기업으로 선정되었다.
출처 : 약업신문, 2021. 5. 26. 기사 참고

제 2 절 인적자원관리 방법

1. 직무 측면의 관리방법

인적자원관리의 방법에는 직무측면의 관리 방법과 인적자원 측면의 관리방법이 있다. 직무측면의 관리 방법에는 직무분석, 직무평가, 직무설계 등이 있고, 인적자원 측면의 관리방법에는 인사평가, 모집선발관리, 인사이동관리, 교육훈련관리, 보상관리, 유지관리 등이 있다. 직무관리는 사람이 운영조직 속에서 어떠한 일을 하며, 그가 담당하는 직무가 적합한 것인지 그리고 그가 추진자로서 충분한 자격이 있는가를 파악하기 위한 과학적 인사관리를 의미한다.

1-1.직무분석(Job Analysis)

1) 직무분석의 개념 및 목적

직무란 목적이나 수준이 유사한 개인이 수행해야 할 과제(task)들의 집합으로 정의한다. 직무와 매우 유사한 의미의 직책(position)은 조직에 속한 조직원 개개인이 맡고 있는 책임이 강조된 용어로서 책임과 함께 권한도 부여되며 대표이사, 부장, 팀장, 대리 등이 직책이다. 따라서 조직에는 종업원의 수만큼 직책이 존재 할 수 있다. 그러나 직무관찰과 직무분석을 통한 효율적인 인적자원관리가 이루어지지 않으면 종업원들의 수만큼 직책의 수가 존재하지 않고 중복되는 경우가 발생하거나 유사한 업무로 업무혼돈을 유발 할 수가 있다 (그림 3-5 참고).

D=Daily, W=Week, M=Monthly, O=Oters (기타, 부정기적)

활동	빈도			
라벨, 편지, 봉투, 송장을 타이핑한다.	D	W	M	O
레이아웃과 양식을 결정하고 타이핑한다.				
교정하고 잘못을 바로 잡는다.				
재무 및 통계보고서 타이핑을 준비한다.				
(지시사항 등을)받아 쓴다.				
회의록을 기록, 타이핑, 배포한다.				
일상적인 통신문에 대응하여 표준서식을 작성한다.				
사전 여유 없이도 스케줄링을 하고, 미팅 및 컨퍼런스 스케줄링을 하고, 여행 예약 및 약속을 한다.				
미팅 및 컨퍼런스 룸을 준비한다.				
기록, 파일 및 서류를 유지하고 처리하고 배포하고 업데이트한다.				
우편물을 개봉하고 분류하고 배포한다.				
전화를 받고 연결한다.				
청구서, 수표 및 영수증을 준비하고 처리하여 확인한다.				
비용계정활동을 유지하고 보고한다.				
방문객을 받아들이고 환영하며, 해당 부문으로 안내한다.				
우편목록을 유지하고 업데이트한다.				
데이터를 PC에 입력하고 관리한다.				
급여지급명세부를 처리한다.				
견적을 하고, 수량/숫자를 공표 및 확인하고, 오류를 찾아 수정한다.				
사무용품 재고를 유지하고, 새로운 필요 물품을 청구하고 배포한다.				
설비 수리와 서비스 계약을 스케줄링하고 모니터링 한다.				
캐비닛 및 다른 시설물의 자물쇠 장치를 유지 관리한다.				
신입 직원에 대한 오리엔테이션 및 교육훈련을 한다.				
요청 받은 공동업무 협력자와의 업무계획을 수립한다.				
현금 및 양도가능 증서를 취급한다.				
현금보관 상자를 유지 관리한다.				
법률문서에 서명한다.				
스태프나 지점 등 다른 부문의 자원으로서 활동한다.				

[그림 3-5] 직무관찰 체크리스트, 노동부 직무평가 가이드 북 참고

일반적으로 직무분석이란 특정한 직무를 수행함에 있어서 직무내용에 대한 정보를 수집, 분석하여 직무수행 구성원에게 요구되는 지식, 기술, 태도 및 책임과 같은 직무상 필요한 조건을 결정하고 직무별 목적, 주요 활동과 책임, 직무수행 요건을 명확히 규정하는 일련의 작업을 의미한다. 또한 직무분석에 기반 하여 조직원이 가진 능력과 직무 적성에 맞는 사람을 적절한 직무에 배치하여 업무를 수행하게 함으로써 조직의 목표를 이루어 가게 한다는 측면에서 직무분석은 인적자원관리의 핵심적 요소라 할 수 있다.

직무분석의 목적은 직무분석을 통하여 직무에서 어떤 활동이 이루어지며, 직무수행에 사용되는 도구나 장비가 무엇이고, 어떠한 환경에서 작업이 수행되는지를 알고 해당 직무에 필요한 적정 인적자원을 배치함으로써 직무의 효율성을 높이고 조직의 목표를 이루어 내기 위함이다.

즉 직무분석이란 어떤 일을 어떤 목적으로 어떤 방법에 의해 어떤 장소에서 어떻게 실행되는지를 알아내고, 직무를 실행하는데 요구되는 지식, 능력, 기술, 경험, 등이 무엇인지 과학적이고 합리적으로 알아내는 과정이다.

직무분석은 직무의 내용과 그 직무를 담당할 사람의 자격요건을 분석하는 과정으로서 직무기술서와 직무명세서는 그 결과가 된다. 직무기술서는 해당 직무의 주요 책임과 그것을 달성하기 위한 세부 활동을 기술한 것이고, 직무명세서는 해당 직무 수행을 위한 지식, 기술, 능력, 자격 등의 요건을 기술하는 것이다.

두 가지는 구별이 되는 것이 보통이나 최근에는 업무 편의상 직무기술서와 직무명세서를 통합하여 단일 양식으로 관리하는 것이 추세이다. 또한, 직무분석은 직무평가 및 직무설계, 직무급의 결정, 임금, 승진, 이동, 인사고과, 교육훈련 등의 기초자료가 된다(그림 3-6 참고).

<table>
<tr><th>직군</th><td>영업</td><th>직렬</th><td>구조물 영업</td></tr>
<tr><th>직무명</th><td colspan="3">구조물 영업 Master</td></tr>
<tr><th>직무목적</th><td colspan="3">구조물 제작이 원활이 이루어질 수 있도록 사급 자재관리, 수주계획, 조선소 및 제작 부서의 지원업무, WORK SCOPE 검토 및 관리 등의 영업관리 제반 활동을 총괄함</td></tr>
<tr><th>주요활동 및 책임</th><td colspan="3">수주계획 총괄(년 1회, 월 1회)(H)(20%)
연간 수주계약 및 매출계획 확정
월별사업계획(수주/매출/납품 등)작성 및 경영진 보고
영업총괄(수시)(H)(20%)
고객으로부터 접수된 사양(POR)에 의한 견적서 작성 및 제출을 총괄
고객으로부터 발주 받은 장비에 대하여 당사의 공급 범위를 책정하여 계약통보서 발행
작업범위(Work Scope) 검토 및 관리
대 고객 관련 Communication 총괄(수시)(H)(15%)
고객 불만사항 및 요청사항 접수 및 처리
납기준수를 위한 사업소와 고객 간 Communication
신규영업 총괄(수시)(M)(15%)
신규 Item 영업을 위한 내부 기술 검토
신규고객 확보를 위한 자료 수집 및 방문 활동
선적 후 기성 마무리 총괄(월2회)(M)(15%)
납품 및 검사 완료된 호선에 대해 정산 업무, 수금 업무관리 총괄
사급 자재 관리 총괄(수시)(H)(15%)
호선별 원활한 공정 진행을 위해 조선소 및 제작 업체와 사급 자재 입고 일정 조율</td></tr>
<tr><th>직무요건</th><td colspan="3">1) 4년제 대학 졸업이상
2) 조선 관련 학과
3) 영업 실무(8년 이상), QM, 생산, 자재관리, 설계 등의 경험(8년 이상)
4) 선종별 필요 System 교육, Diagram 도면 판독 교육
5) 자재사양에 관한 이해, 외국어 능력, 조선 관련 지식</td></tr>
</table>

[그림 3-6] 통합된 직무기술서 예시, 노동부 직무평가 가이드 북 참고

2) 직무분석의 방법

직무분석 방법으로는 관찰법(Observation Method), 면접법(Interview Method), 설문지법(Questionnaire Method), 작업기록법(Work Recording Method), 중요사건 기록법(Critical Incident Recording Method, CIRM) 등이 있다.

① *관찰법(Observation Method)*

관찰법은 직무분석자가 직무수행자를 직접 관찰하여 직무를 관찰하는 방법이다. 육체적 작업의 관찰은 쉬우나 관찰자의 주관 개입 가능성이 있고, 정신적 작업의 관찰과 장시간 소요되는 직무의 관찰은 한계가 있기 때문에 수동적이고 표준화되어 있으면서 작업주기가 짧은 직무에 적합한 직무분석 기법이다.

관찰방법은 가급적이면 관찰자의 존재를 노출시키지 않는 것이 피 관찰자의 직무관찰에 객관성을 가질 수 있으며, 관찰자의 존재를 의식하지 않게 하기위해 CCTV나 다른 녹화장비를 사용하는 경우도 있다.

② *면접법(Interview Method)*

면접법은 비교적 많이 활용되는 방법으로 직무분석자가 종업원과의 면접을 통하여 직무를 분석하는 방법으로 집무에 대한 정확한 정보획득과 정신적 작업의 관찰, 종업원과의 상호친목까지도 분석이 가능하다는 장점이 있으나, 단점은 피면접자가 과다한 표현이나 과장 혹은 거짓으로 직무를 보고할 수 있으며, 비교적 많은 시간과 비용이 소모된다는 점이다.

면접법은 그 단위가 개인, 소집단, 팀별, 관련 업무 집단 별로 면접을 통해 이루어 질 수도 있으나 면접관은 직무를 수행하는 기술과 과정들을 이해하기 위해 현장에서 면접하는 경우가 가장 바람직하다.

③ *설문지법(Questionaire Method)*

설문지법은 직무의 전체적인 내용과 요건을 파악할 수 있는 표준화된 설문지를 작성하게 하여 직무에 관한 정보를 수집하는 방법으로 시간과 비용이 절약되고, 광범위한 정보를 얻을 수 있는 장점이 있으나, 설문지 개발에 시간과 노력이 소요되고, 설문지 작성자가 질문서에 정확하게 작성했는지의 판단이 곤란하다.

설문방법은 먼저 설문지를 제작하기 전에 관찰법이나 면접법을 통해 사전에 직무에 대한 어느 정도의 정보를 갖추고 나서 직무에 대한 구체적인 활동들을 열거하며 직무수행 능력, 기술, 활용, 생산력, 성실성 등을 분석 할 수 있다(그림 3-7 참고).

④ *작업기록법(Work Recording Method)*

작업기록법은 작업기록자가 매일매일 작성하는 작업일지나 메모를 통해 해당 직무에 대한 정보를 수집하는 방법으로 관찰이 어려운 직무에 주로 활용되며 비교적 시간과 비용이 적게 소요되지

설문지구성1 - 주요 역할 및 책임

순서	업무명	주요활동	업무중요도 (H/M/L)	업무난이도 (H/M/L)	업무비중 (%)	책임수준	
						총괄	실무
1	인사 기획	인사제도의 기획, 개선, 제도화 작업					
		전사 전략에 따라 중장기 인력계획 수립					
		전사 정원관리 및 단기 인력운용계획 수립					
		수시로 본부/팀별 인력 과부족을 확인					
2	채용&퇴직자관리	신입, 계약직 등의 채용 관련 제반 업무					
		퇴직자 관리 업무					
3	직무 관리	직무분류체계 및 실제 직무의 변동을 관리, 유지하는 업무					
4	평가 관리	평가 프로세스 전반 관리					
		평가자 교육의 기획, 수행					
5	상벌 관리	포상, 징계 업무					
6	포상 관리	기본급 책정 및 지급 관련 제반 업무					
		성과급 책정 및 지급 관련 제반 업무					
		퇴직금 지급 관련 제반 업무					
		복리후생제도 운용 업무					
		각종 보험, 연금 등의 관리 업무					
7	승진&이동관리	승진, 승급 업무					
		인사 이동 배치 업무					

설문지구성2 - 직무수행요건

(1) 본 직무를 능숙하게 수행하기 위해 요구되는 최소 학력 수준(본인의 학력과는 무관)

박사 이상	석사 이상	학사 이상	초대졸 이상	고졸 이상

(2) 위의 직무에서 만약에 초대졸 이상의 학력이 필요한 경우 요구되는 전공 및 전문성 분야(예:경영학의 인사관리, 건축공학의 구조설계)

내용

(3) 현재 직무를 능숙하게 수행하기 위해 필요한 최소기간
예)전략기획:현장경험 6년, 회계경험 4년, 인사경험 1년 이상/시무보조:전산실무 6개월 이상

내용

(4) 해당 직무를 수행하기 위한 자격증

자격 분야	자격 명	등급

(5) 현재 직무를 능숙하게 수행하기 위해 요구되는 법정 교육 및 권장 교육

교육 분야	교육 명	등급

(6) 해당 업무를 수행하기 위해 요구되는 기본적인 기술 및 지식(예:엑셀 기능, 어학 능력)

내용

(7) 해당 직무를 수행 후 이동 가능한 다른 직무

내용

[그림 3-7] 설문지법에서 설문지 구성의 예, 노동부 직무평가 가이드 북 참고

만 기록된 정보만으로 판단하기에 기록의 오류나 정확하지 못한 기록인 경우 정보의 신뢰성이 떨어질 수 있다.

주요 방법은 작업자가 의도적으로 왜곡되게 일지를 작성할 수 있으므로 가능하면 동일한 직무에 대해 다수의 직무수행자의 작업기록을 수집하도록 한다(그림 3-8 참고).

개별작업일지

프로그램명		성명	수행정도
날짜	시간	작업내용	

[그림 3-8] 작업기록법 -개별작업일지 사례,
노동부 직무평가 가이드 북 참고

⑤ *중요사건 기록법(Critical Incident Recording Method, CIRM)*

중요사건 기록법은 종업원이 실행한 직무수행에 있어서 결정적인 역할을 한 사건이나 사례의 기록을 중심으로 직무를 분석하는 방법으로 실제 중요사건을 토대로 직무수행과 직무성과간의 관계와 능력을 직접적으로 파악할 수 있는 장점은 있으나, 일상적인 직무와 관련하여 정보를 수집하고 분석하기는 힘들고 특정 사건에 한정되어 수집된 분석이라 직무행동을 분류, 평가하는데 정보 왜곡이 생길 수 있다는 단점이 있다.

방법은 먼저 결정적인 사건을 수집하고 근로자들에게 그 사건을 상기시키면서 사건이 일어난 환경은 어떠했는지, 그 사건에서 어떠한 행동을 취했고, 그로인한 결과는 어떠했는지를 알아내고 수집된 정보에서 직무에서 요구되는 기술, 지식, 능력 등을 추론한다(그림 3-9 참고).

3) 직무분석의 오류와 전개방향

직무분석의 오류로는 관련된 과업영역 전체를 조사하지 않거나 관련 과업영역을 명확히 하지 않음으로써 직무의 중요한 측면들이 직무분석에서 빠지거나 제외될 수 있으며, 왜곡된 방법으로 질문에 대해 일괄적으로 답변하거나, 계속 변화하는 구성원의 행동변화를 고려하지 않을 때 직무분석에서의 여러 오류가 나타날 수 있다.

성공적 직무분석의 전개방향으로는 직군개발을 통해 유사한 직무를 하나의 직무단위로 설정하고 여타의 것은 여기에 준하여 간단히 분석하는 방법을 취하는 것이다. 또한 수많은 직무 중 그 기업의 목적에 비추어 가치의 중심이 되는 대표 직무를 중점 분석함으로써 환경의 변화에 신

문제해결
해결대안 개발
어떤 사람들은 개인 혼자서, 또 다른 사람들은 여럿이 모여 문제를 해결하는 것을 선호합니다. 귀하가 혼자서 해결해야 했던 문제와 그것이 다른 사람들에게 끼친 직접적인 영향에 대하여 말씀해 주십시오. 귀하는 어떻게 하였습니까?

적절한 방법으로 문제를 확인하고 해결함
문제가 심각해지기 전에 문제를 확인하고 해결하였던 때에 대하여 말씀해 주십시오.

Evidence of skill level :

1	2	3	4	5
NONE				High

Commetst

전문성
절박하고 긴급한 상황에 잘 대응함
극도로 절박한 상황하에서 침착성을 유지한다는 것은 많은 사람들에게 매우 어려운 스킬입니다. 귀하가 직면했던 그와 같은 상황에 대하여 말씀해 주십시오. 절박한 상황하에더 침착성을 유지할 수 없었던 상황을 설명해 주십시오. 무슨 일이 일어났으며, 귀하는 그 상황에서 무엇을 하였습니까?

Evidence of skill level :

1	2	3	4	5
NONE				High

Commetst

양(Quantity)
신속한 일처리
귀하가 평상시 보다 더 빠르게 일을 처리하였던 때를 말씀해 주십시오. 그것은 귀하에게 어떤 영향을 주었습니까?

Evidence of skill level :

1	2	3	4	5
NONE				High

[그림 3-9] 중요사건 기록 양식, 노동부 직무평가 가이드 북 참고

속하게 전략적으로 대응할 수 있다.

4) 직무분석의 활용

직무에 대한 자료수집과 조사를 통해 해당 직무의 내용과 해당 직무를 수행하기 위해 필요한 사항들을 점검하여 해당 직무에 필요한 인력 채용 및 선발, 보상 및 평가, 경력개발, 직무재설계, 작업조건 개선 등에 활용한다.

① 채용 및 선발(Recruitment and Selection)

직무분석을 통해 직무에 필요한 인력 수급계획을 수립하고 직무기술서를 토대로 해당 직무에 적절한 인재를 채용할 수 있다.

② 보상 및 평가체계(Reward and Assessment System)

직무분석 자료를 바탕으로 직무평가를 하여 해당 직무의 상대적인 직무가치를 임금항목(특별수당)에 반영할 수 있다. 특히 보상 및 평가체계를 통한 직무평가는 근로자에게 직무수행 시 무엇을 어떻게 해야 하는지에 대한 방향성을 제시하기에 공정성과 타당성이 있어야 한다.

③ 경력 개발(Career Development)

직무분석을 통해 직무의 특성과 직무를 성공적으로 수행하기 위한 기술 및 지식 습득 목적을 명확히 함으로써 직무이동, 승진 등에 영향을 줄 수 있는 자료를 제공하여 근로자에게 경력개발의 동기부여를 제공한다.

④ 직무 재설계(Job Redesign)

환경의 변화에 따라 직무의 성격이나 내용도 바뀌게 되므로 규칙적인 직무분석을 통해 변화된 환경에 적합한 직무를 재설계하여 업무의 효율화를 추구한다.

⑤ 작업조건 개선(Work Condition Improvement)

생산성 향상을 위해 직무의 위험성을 분석하여 작업환경의 유해성을 점검하고 근무여건을 개선함으로써 근로의욕을 고취시킨다.

5) 직무분석의 성공적 실행요건

직무분석의 성공적인 실행을 위해서는 분석의 목적과 개선 방침을 분석 전에 명확히 하고 이를 널리 홍보하여 오류발생률을 줄이고 참여도를 높임으로써 인적자원관리의 긍정적 효과를 가져 오게 해야 한다. 또한 직무분석 대상의 직무범위를 구체적으로 설정하여 직무분석의 대상과 범위를 명확히 하는 것이 중요하다.

1-2. 직무평가(Job Evaluation)

1) 직무평가의 개념 및 목적

직무평가란 조직 내의 직무들을 일정한 기준에 의하여 서로 비교하여 직무들 간의 상대적 가치를 결정하는 과정이라 할 수 있으며, 일반적으로 조직의 목표달성에 크게 공헌하는 직무가 그렇지 않은 직무에 비해 더 높은 것으로 평가된다.

직무평가는 기업이나 기타의 조직에 있어서 직무의 중요성, 전문성, 난이도, 위험성 등을 직무별로 비교 평가하여 각 직무가 지니는 상대적인 가치를 결정하고 그에 따라 직무별로 직무보상을 결정하게 되는 과정을 일컫는 것으로서, 직무평가는 직무분석에 의하여 작성된 직무기술서 또는 직무명세서를 기초로 하여 이루어진다.

직무평가는 과거에는 평가 대상이 직무를 담당하는 근로자의 능력이나 전문성을 주로 평가하는데 그쳤으나 최근에는 객관적인 직무내용을 평가하거나 직무들 간의 상대적인 가치를 평가하는 방향으로 점차 평가 폭이 넓어지고 있다.

직무평가의 목적은 공정한 임금체계의 확립하기 위해 직무의 내용평가와 직무의 상대적 가치평가를 통해서 조직내부의 임금격차를 구축할 수 있는 합리적인 기반을 마련하는데 있으며, 인적자원관리의 합리화를 위해 인력충원, 확보, 배치, 개발 등의 인사적 제고를 실행한다. 이러한 직무평가는 인적자원을 효율적으로 관리하기 위한 임금체계를 수립하는데 필요하며 노사 간 임금협상의 기초자료가 된다.

2) 직무평가의 방법

직무평가의 방법으로는 서열법(Ranking Method), 분류법(Classification Method), 점수법(Point Rating Method), 요소비교법(Factor Comparison Method) 등이 있다.

① *서열법(Ranking Method)*

서열법은 가장 오래되고 간단한 방법으로서 각 직무를 상대적인 숙련, 노력, 책임, 작업조건 등을 기준으로 순위를 결정하는 방법이다. 이것은 간단하고 시간과 비용이 적게 드는 장점이 있으나, 직무간의 차이가 명확하거나 평가자가 모든 직무를 알고 있을 경우에만 적용이 가능하며, 직무수가 많고 그 내용이 복잡한 경우에는 적용하기 어렵다(그림 3-10 참고).

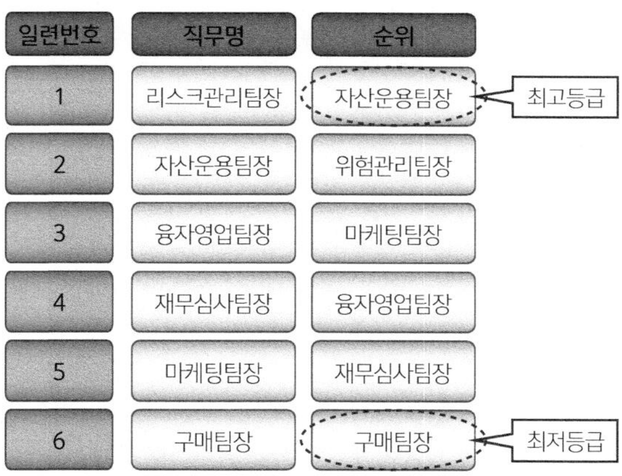

[그림 3-10] 서열법의 예시, 노동부 직무평가 가이드 북 참고

② *분류법(Classification Method)*

분류법은 서열법을 좀 더 발전시킨 방법으로 특정한 기준에 따라서 분류할 직무의 등급을 사전에 만들어 놓고 여러 등급에 각 직무를 적절히 판정하여 순위를 정하고 평가하는 방법이다. 이 방법은 기업체보다는 정부부처에서 주로 사용하며. 간편하고 이해하기 쉽다는 장점이 있으나, 특정한 직무가 해당 등급에 적합하지 않음에도 불구하고 강제로 끼어 맞추기식의 결과가 나올 수도 있으며, 분류자체에 객관성이 없는 경우에는 직무배정을 합리적으로 할 수 없게 되는 단점이 있다(그림 3-11 참고).

번호	직무명	생산직	내근직
1	·필요 시 감독 : 감독 필요성 높지 않음 ·업무량 많지 않음 ·독립적인 평가 가능 : 가장 단순한 반복 업무	비숙련 생산직	Back-office
2	·필요 시 감독 : 감독 필요성 높지 않음 ·업무량 많지 않음 ·독립적인 평가 가능 : 약간의 교육과 경험을 요구하는 반복업무	기계 운전	단순 사무
3	·일반적 감독 : 규정 및 절차에 따라 감독 필요 ·규정과 교범에 따른 평가 가능 : 약간의 교육과 경험 및 업무지식과 업무관련 특수기능을 보유해야 하는 약간의 난이도 있는 업무	부품 취급	비서
4	·일반적 감독 : 상당한 교육과 경험을 가지고 있으며 특수 업무에 대한 폭 넓은 지식을 가진 감독관의 감독 필요 ·독립적인 평가 가능 : 상당한 교육과 경험 및 업무지식과 기초적인 과학 지식 및 특수 기능을 보유해야 하는 복잡한 업무	생산 감리	Actuary

[그림 3-11] 분류법의 예시, 노동부 직무평가 가이드 북 참고

③ *점수법(Point Rating Method)*

점수법은 직무를 구성요소로 구분하고 각 요소별로 그 중요성에 따라 일정한 가중치를 배정한 후, 평가요소 별 점수를 합계하여 각 직무의 가치를 평가하는 방법이다. 이 방법은 공장에서 기능직을 평가하는데 많이 사용되는 방법으로 종업원이나 감독자가 쉽게 이해할 수 있으며, 모든 직무에 평가요소를 선정하여 직무의 명확한 평가기준을 제시해 준다는 장점이 있으나, 실제로 각 직무에 공통되는 적합한 평가요소의 선정이 어렵고 평가요소별 가중치의 결정이 어려우며, 시간과 비용이 많이 드는 단점이 있다(그림 3-12 참고).

④ *요소비교법(Factor Comparison Method)*

기업이나 조직에 있어서 핵심이 되는 몇 개의 기준 직무를 선정하고 각 직무의 평가요소를 기준직무의 평가요소와 비교함으로서 모든 직무의 상대적 가치를 결정하는 방법이다. 요소비교방법은 조직에서 핵심이 되는 기준직무(key job)를 선정하고 기준직무를 평가요소 별로 구분하고, 점수 대신 임금액으로 평가하는 것이 특징이다.

요소비교법은 기준직무의 평가요소와 상호 비교함으로써 모든 직무의 가치를 결정하는 방식으로 이 방법은 복잡하고 그 실시에 있어 노력이 많이 드나 기준 직무만 적절히 선정되면 점수법보다도 훨씬 합리적이어서 널리 사용되고 있다.

요소비교법은 적용범위가 기능직은 물론 사무직, 기술직, 감독직, 관리직 등 상이한 직무에도 널리 이용될 수 있다. 뿐만 아니라, 이 방법은 임금 결정과 직결되므로 기업에 있어서 현행 임금액이나 그 결정방법의 타당성을 검토하는데 활용됨과 동시에 직급제도의 실시에도 기여한다. 단지 새로운 직무가 생기거나 직무의 내용이 바뀔 때마다 각 요소별로 새롭게 비교를 해야 하는 단점이 있다(그림 3-13 참고).

평가요소	기술			
세부요소	경험			
세부요소 정의	이 요소는 업무와 관련해서 정상적인 감독 하에 개인이 만족할만한 업무성과 수준을 도출하기 위해 정상적으로 요구되는 업무와 업무 관련 교육의 기산을 의미함			
평가요소	1급(100점)	2급(150점)	3급(200점)	4급(250점)
	3개월 이상	3개월 이상 12개월 이하	12개월 이상 3년 미만	3년 이상

직무명	현황관리
기술	62.5
책임	40
지식	40
환경	22.5
노력	40
총점	205
등급	J4

평가요소	가중치	할당점수
기술	25%	250
책임	20%	200
지식	20%	200
작업환경	15%	150
육체적/정신적 노력	20%	200

[그림 3-12] 점수법의 예시, 노동부 직무평가 가이드 북 참고

평가요소	교육	평가요소	평가요소	평가요소
4	Aduary		비서	융자영업
3	비서	비서		IT지원운용
2		융자기획		비서
1	융자지원	비상기획	의무관리	

비서		요소등급	가중치	총합
평가요소	교육	3	0.3	0.9
	경험	3	0.4	1.2
	책임	4	0.2	0.8
	작업환경	2	0.1	0.2
			합계	3.1

[그림 3-13] 요소비교법의 예시, 노동부 직무평가 가이드 북 참고

3) 직무평가의 유의점과 전개방향

직무평가의 유의 할 점으로는 직무평가 목적이 뚜렷하지 않을 경우에는 평가자체가 방만하게 되기 쉽다는 점, 평가자를 구성할 때에는 종업원들을 함께 참가시켜 직무평가에 대한 불만을 해

소시켜 주는 방안이 마련되어야 한다는 점, 직무평가를 할 때에는 평가자의 주관을 배제하기 위한 방안 마련과 평가자에 대한 교육, 훈련이 필요하다는 점, 직무평가의 실효성을 위해서는 직무평가의 결과에 대한 적절한 피드백이 이루어져야 한다는 점 등이다.

성공적 직무평가의 전개방향으로는 경영진이 세심하게 전략적인 측면에서 지속적으로 직무평가를 시행하고 조직의 중요 성공 요인과 연계함으로써 보다 단순하면서도 효율적인 평가가 이루어 질 수 있다. 전략적 직무평가를 위해서는 합리적인 평가조직의 구축이 절실히 필요하며, 이것은 직무평가과정에서 발생할 수 있는 갈등을 극복하고 평가를 효율적으로 수행하기 위함이다.

4) 직무평가의 활용

직무평가 자료는 직무관리 기준 확립, 평가 및 보상기준을 확립, 근로자 경력개발에 활용된다.

① 직무관리 기준 확립

경영전략, 조직의 핵심역량 강화와 같이 회사가 원하는 목표에 조직원들이 부합 할 수 있도록 직무가치를 수립하고 직무관리 기준을 명확하게 한다.

② 평가 및 보상기준 확립

직무가치를 반영하여 임금체계를 구축함으로써 급여의 형평성을 이해시키고 직무가치 평가결과에 따라 회사는 보상기준을 수립할 수 있다.

③ 근로자 경력개발

직무가치 산정과 평가를 통해 근로자로 하여금 직무가치를 끌어 올리고 생산성을 높일 수 있도록 경력을 개발하고 역량을 강화 할 수 있게 한다.

5) 간이직무평가

간이직무평가란 직무분석을 하지 않고 직무체계를 설계, 도입하는 목적으로만 사용되는 평가로서 평가형식(format)과 평가도구(tool)를 미리 표준화, 정형화해 두는 방식이 있다. 요소비교법을 응용한 간이직무평가의 목적은 평가에 소요되는 시간과 비용을 단축하고자 함이다.

현실적으로 직원수가 적은 약국에서 가장 사용하기 편리한 직무평가인 간이직무평가는 비약사 직원의 주요 약국업무를 사전에 분류하여 각각의 약국 상황에 맞게 평가형식을 만들어 평가할 수 있다. 구체적으로 예를 들면, 비약사 직원의 주요 업무는 처방전 접수와 청구, 재고관리, 매장관리, 고객응대, 마약류관리, 전산업무, 각종 행정적 업무이므로 미리 이러한 업무평가에 대한 평가형식을 만들어 매 주 단위로(혹은 격주 단위로)로 기재한다면 보상과 처벌의 근거가 되므로 감정적 평가 보다 합리적인 판단과 직원관리가 가능하다.

간이직무평가는 표준화된 기준서에 의거 직무를 평가하기에 소요되는 기간은 일반적으로 대

기업의 경우는 2-3개월이 소요되며, 중소기업은 1개월, 약국이나 병의원과 같은 개인사업자나 소상공인은 1주 정도의 기간이 소요된다(그림 3-14 참고).

요구되는 지식	상	상위 수준의 학업을 완료하는 것과 동등한 지식을 기업 내 교육이나 독학으로 수행하는 것을 필요로 하고 그 지식을 기반으로 업무상의 지식을 습득 및 통합하여 업무 수행이 가능할 정도의 직무
	중	중위 수준의 학업을 완료하는 것과 동등한 지식을 기업 내 교육이나 독학으로 수행하는 것을 필요로 하고 그 지식을 기반으로 업무상의 지식을 습득 및 통합하여 업무 수행이 가능할 정도의 직무
	하	하위 수준의 학업을 완료하는 것과 동등한 지식을 기업 내 교육이나 독학으로 수행하는 것을 필요로 하고 그 지식을 기반으로 업무상의 지식을 습득 및 통합하여 업무 수행이 가능할 정도의 직무
요구되는 숙련	상	10년 이상의 견습기간이 필요하며 직무숙련도를 높일 기회가 거의 없는 직무
	중	6년 이상의 견습기간이 필요하며 직무숙련도를 높일 기회가 다소 적은 직무
	하	3년 이상의 견습기간이 필요하며 직무숙련도를 높일 기회가 다소 많은 직무
요구되는 긴장도	상	업무수행의 속도가 빠르며 업무의 정밀도가 높아 복잡한 판단이 필요함. 긴장도가 높은 업무가 장시간 지속되기 때문에 근무종료 시 정신적 피로가 매우 높고 근무시간 외에도 정신적으로 업무로부터 해방되지 않는 성질의 직무
	중	긴장도가 높은 일로서 근무종료 시에 정신적인 피로가 남으며 근무시간 외에도 때때로 업무상의 연락을 필요로 하는 직무
	하	긴장도가 높은 업무가 간혹 오랜 시간 지속되며 근무종료 시 간혹 정신적 피로가 남는 직무

[그림 3-14] 간이직무평가 기준예시, 일본생산성노동정보센터, 일본형 직무급의 제안 응용 참고, 1993.

1-3. 직무설계(Job Design)

1) 직무설계의 개념 및 목적

직무설계란 직무의 진행 방법이나 직무상의 여러 가지 조건을 과학적으로 조사하여 최선의 직무 방법을 찾아 직무를 수행하는 사람에게 직무의 의미와 만족을 부여하고 조직의 목표에 부합하려는 목적으로 직무 내용과 작업 방법을 설계하는 과정이다. 즉 조직이 그 목표를 보다 효율적으로 달성할 수 있도록, 단위별 직무 내용 및 직무 방법을 설계하고 작업(과업)의 능률과 작업자의 만족이 동시에 고려되도록 계획하는 활동을 말한다.

직무분석이 주로 기존 직무를 분석하여 인사고과, 임금관리, 교육훈련관리 등 인적자원관리의 정보제공에 초점이 맞춰져 있다고 본다면, 직무설계는 기존 직무를 대상으로 종업원들의 동기부여 관점에서 직무내용을 개선하고 직무의 효율성을 높이는 것에 초점을 맞춘 것이라고 할 수 있다.

최근 산업화가 고도로 진전됨에 따라 근로생활의 질이 저하되고 직무불만족 현상이 늘어나면서 기업적 차원에서 이러한 폐해를 극복하고, 종업원들의 업무의욕을 고취하고 근로생활의 질을 높이는 한 방법으로서 직무설계가 더욱 중요시 되고 있다.

현대 산업사회는 과거 2차 산업인 제조업 중심에서 3차 산업인 서비스업 중심으로 산업구조가 바뀌면서 관련업종 종사자들의 대인관계 스트레스 강도가 갈수록 높아지고 있다. 특히 환자를 주로 대면해야 하는 약사와 약업조직 관련 종사자들처럼 현장 감정노동이 일상 업무인 경우 개인의 감정보다 고객의 감정을 존중해야하는 입장에 처하다보니 감정노동으로 인해 받는 인간성 황폐화와 고객에게 받은 스트레스 누적, 상대적 정서 박탈감 등으로 인한 업무의욕 저하는 갈수록 심각해지고 있다.

따라서 이러한 문제점을 극복 할 수 있게 약국과 같은 서비스 업종에 속한 기업조직은 감정노동 직원들과 세밀한 부분에서부터 직무설계가 이루어져야 한다. 그러기 위해서는 직무설계 계획단계부터 직원과의 소통을 통해 직원이 원하는 방향은 무엇이고 시급한 업무개선은 무엇인지를 꼼꼼히 체크하는 것이 가장 중요하다.

가령, 약국 조직과 같은 소규모 조직에서는 거창한 직무설계가 필요하기보다는 당장에 필요한 업무개선을 위한 것이 무엇인가를 찾고 이를 개선하기 위한 설계를 해본다면 이미 직무설계가 시작 된 것이며 이 과정에서 발생한 문제점을 하나씩 개선해 나가면서 보완하면 해당 약국에 맞는 맞춤형 직무설계가 탄생하는 것이다.

직무설계의 목적은 종업원의 동기부여 향상을 위해 의미 있는 직무를 부과함으로써 근무의욕과 노동의 질을 높이고 인적자원의 효율적 활용을 통해 업무향상을 도모하는 것이다. 또한 직무설계는 종업원 각각의 특성에 맞게 의미 있는 직무를 부과함으로써 재화와 서비스의 품질개선을 이루어내고, 직무만족을 가져와 이직률을 감소시킴으로써 생산성 향상과 원가절감을 유발하여 조직의 경쟁력을 높여준다.

2) 직무설계의 방법

직무설계는 전통적 직무설계 방법과 현대적 직무설계 방법이 있다.

① 직무설계의 전통적 접근방법

전통적 직무설계는 아담 스미스의 국부론에서 분업에 의한 전문화의 원리를 강조한 데서 기원하고 테일러의 과학적 관리법에 의해 확립되었다. 테일러는 직무의 단순화, 전문화, 표준화에 따른 직무설계를 통하여 기업의 목적인 생산성을 향상하려 하였다.

이러한 전통적 직무설계는 직무설계의 기초를 마련한 의의가 있으나, 직무를 중심으로 하고 여기에 사람을 적응시켜 인간을 지나치게 경제적인 도구로 봄으로써 인간성상실이라는 문제점을 노출시키게 되었다.

② 직무설계의 현대적 접근방법

현대적 직무설계는 전통적 직무설계 개념을 직무중심에서 인간중심으로 승화시킴으로서 전통적 직무설계에서 중시되었던 기술적, 조직적인 부분뿐만 아니라 구성원의 사회적 욕구 및 자아실현의 욕구까지도 중시한 직무설계를 말한다.

현대적 직무설계는 직무 수행자에게 직무의 의미와 직무 만족을 동시에 가져다 줄 수 있도록 직무 내용 및 작업 방법을 설계함으로써 개인의 욕구도 충족시키고 조직의 목표도 효율적으로 달성하게 하는 것이 목적이다. 따라서 현대 기업 경영활동에 직무설계는 현대 인적자원 관리의 중요한 수단이 되고 있으며, 현대적 직무설계의 방법에는 직무순환, 직무확대, 직무단순화, 직무충실, 직무특성이론 등이 있다(그림 3-15 참고).

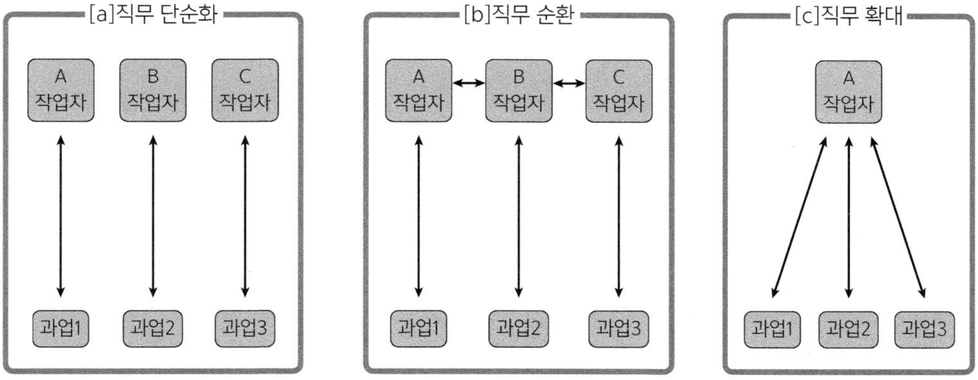

[그림 3-15] 직무설계 모형

가. 직무순환(Job Rotation)

직무순환의 목적은 종업원이 현재까지 담당했던 직무가 아닌 다른 직무를 맡게 함으로써 종업원으로 하여금 조직전체를 바라보는 시각을 키우고, 직무에 대한 보다 넓은 식견을 펼 수 있는 기회를 주고자 다른 직무를 수행하게 하는 것이다.

또한 직무순환은 다른 직무를 맡은 종업원들의 생각과 고충을 이해함으로써 종업원들 간의 유대강화를 가져오며, 해당 직무와 관련된 지식을 증가시킨다. 그러나 직무순환은 약사와 같은 전문직에게 적용하기에는 법률적 행동 범위의 한계가 있으며 단지 약국과 같은 중소규모 조직에서 일반관리자를 양성하는 데는 효율적인 직무설계방식이라 할 수 있다.

나. 직무확대(Job Enlargement)

직무확대는 종업원이 맡은 직무를 보다 다양하게 함으로써 직무의 단조로움을 줄이고, 근로자의 자기실현욕구를 충족시켜 직무 만족감을 높이고, 작업의욕을 향상시키고자 하는 데 주목적이 있다. 즉 직무확대는 종업원으로 하여금 중심과업의 수행도 하면서 기타의 관련과업을 동시에 수행하도록 하여 개인의 직무를 중심과업으로부터 보다 넓게 확대하는 것이다.

그러나 직무확대는 업무나 기술다양성은 증대 될 수 있으나 의사결정권한이나 보상과 책임 증대가 동반되지 않는 경우 종업원 입장에서는 업무량의 증대로 지각되어 거부감을 표출하는 경향이 생길 수 있다.

다. 직무단순화와 전문화(Job Simplification and Specialization)

직무단순화란 복잡한 직무를 작고 간단한 직무들로 구분하여 업무를 슬림화하고 업무의 숙련도를 높이고자 할 때 활용된다. 또한 직무전문화란 전문적 지식이나 능력이 요구되는 업무 중에 한두 개의 업무를 구성원에게 전담시켜 생산성을 향상시키고 분업화를 이루어 내어 자기 업무 분야에 프로의식을 고취 시키게 한다. 그러나 다른 업무와의 교류가 단전된 상태에서 계속되는 업무단순화와 전문화는 주인의식의 결여와 단순 업무반복으로 업무 긴장감이 떨어지거나 창의력이 저하되고 직무태만을 야기 할 수 있다.

라. 직무충실(Job Enrichment)

직무충실은 허즈버그(F. Herzberg)의 '2요인이론'에 기초한 방법으로 종업원으로 하여금 책임감, 성취감, 안정감 및 성장의 기회를 제공함으로써 직무충실을 유발하는 것이다. 허즈버그의 이론에 따르면 직무에는 동기요인과 위생요인이 있으며 조직의 목적을 달성하기 위해서는 위생요인이 어느 정도 충족되면 동기요인에 중점을 둔 관리가 필요하다는 것이다.

따라서 직무충실은 직무를 수행함에 있어 계획, 지휘, 통제 등에 대한 자주성과 책임을 보다 많이 부여함으로써 동기요인을 종업원에게 부여하여 직무만족과 생산성향상이라는 종업원의 욕구와 조직의 욕구를 통합시키는 것이다.

그러나 이러한 직무충실은 동기부여에 긍정적 효과를 준다는 것은 틀림없는 사실이나 개인 간의 능력 차이를 고려하지 않았으며 직무에 적용할 경우 기술, 훈련, 임금상승 등의 유인과 함께 실시되기 때문에 과연 직무충실만의 효과인지가 의문시 되고 있다는 점이다.

마. 직무특성이론(Job Characteristic Model)

직무특성이론은 해크맨(Hackman, R.)과 올드햄(Old ham, G.)에 의해서 제기된 것으로 각 조직 구성원의 개인차를 고려하여 직무특성과 성과변수 사이의 관계를 정교하게 제시함으로써 특정한 직무의 특성이 종업원의 중요 심리상태를 유발하고 이것이 작업동기, 직무만족, 작업성과에 영향을 준다는 이론이다.

종업원의 주요 심리상태에 영향을 주는 다섯 가지의 핵심직무특성은 기능다양성, 과업정체성, 과업중요성, 자율성, 피드백 등이 있다. 기능다양성이란 특정 직무를 수행하는 데에 요구되는 기능의 종류를 의미하며, 과업의 완결성이란 현재 수행하는 직무가 얼마나 완전한 것인가 하는 정도를 나타내며, 과업의 중요성이란 현재 수행하는 직무가 업무의 완성에 얼마나 중요한 몫을 차지하고 있느냐를 인식하는 정도를 의미하며, 자율성이란 작업자에게 작업의 일정, 방법 등을 결정하는데 부여된 자유재량권을 의미하며, 피드백이란 직무수행성과에 대한 정보의 습득 정도를 의미하는 것으로, 이러한 피드백은 작업자가 작업결과를 인식할 수 있도록 해준다(그림 3-16 참고).

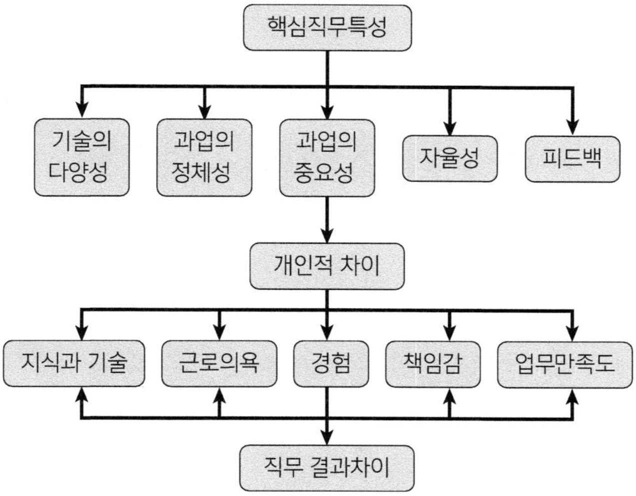

[그림 3-16] 직무특성 이론 개요

• 동기유발 잠재력지수(Motivating Potential Score, MPS) 활용

동기유발 잠재력지수(MPS)는 작업자의 심리상태에 영향을 미치는 다섯 가지 직무특성들이 어떻게 상호 작용을 하면서 동기유발을 일으키는지 MPS라는 단일 지표로 나타 낸 것으로 이것을 식으로 나타내면 다음과 같다.

MPS = (기능다양성 + 과업정체성 + 과업중요성)/3×자율성×피드백

내적 동기부여를 유발하는 주요 심리상태에는

첫째, 작업의 경험에 대한 의미부여(experienced meaningfulness of the work)가 있다. 이것은 작업을 수행하는 작업자가 자신의 직무가 얼마나 의미와 가치가 있다고 느끼는 가의 정도를 의미한다.

둘째, 작업성과에 대한 경험적 책임(experienced responsibility for outcomes of the work)이 있다. 이것은 직무결과에 대해 개인적으로 느끼는 책임감 또는 의무감을 의미한다.

셋째, 작업 결과에 대한 인식(knowledge of the actual results of the work activities)이 있다. 이것은 자기가 행한 성과가 얼마나 조직의 목표에 유효한가를 알고 있는 정도를 의미한다.

직무특성이론은 구체적인 실천전략을 제시하고, 종업원의 개인차를 고려하였으며, 직무특성과 직무성과와의 변수를 정의하고 있다는 점에서 그 의의가 있다. 그러나 직무특성이론은 주요 심리상태와 직무성과의 관계가 명확하지 않고, 개인의 욕구나 동기는 동적·가변적이라는 점에서 그 한계가 있다. 직무특성이론은 대부분의 약국에서 사용이 가능한 방법이다. 왜냐하면 약국이라는 특별한 약료서비스 조직에서 종업원의 심리상태 파악에 가장 편리한 방법 중 하나이기 때문이다. 즉 약국 조직원의 업무평가는 크게 본인 업무에 대한 원초적 동기부여를 가져오는 업무

의미부여, 환자와 질병을 다루는 직업이기에 매우 중요한 덕목인 업무 책임감, 업무결과에 대한 효과인식 등 이러한 세가지의 심리상태가 합격이면 훌륭한 직원이라 할 수 있기 때문이다.

③ 집단 차원의 직무설계

집단차원의 직무설계에는 통합적 자원팀 설계와 자율적 작업팀 설계가 있다.

가. 통합적 작업팀(Integrated Work Team)

통합적 작업팀이란 한 작업팀에 다수의 과업이 할당되는 경우로 이 경우에는 구성원들이 직무교대 등을 통해 집단차원에서 직무확대가 이루어진다.

나. 자율적 작업팀(Autonomous Work Team)

자율적 작업팀이란 집단에 업무가 부여되면 팀이 수행하고 있는 작업을 통제하고 평가하는 수직적 통합과정 방식으로 직무충실화를 집단차원에서 실행하는 것이라고 할 수 있다.

<사례 3-3> 리츠OO 호텔의 직무개선을 통한 서비스 성공 사례

리츠OO의 서비스 성공사례를 보면 첫째, 리츠OO에 종사하는 종업원들은 고객들의 "취향"을 관리한다. 이들은 모두 '고객 취향 카드'라는 메모장을 휴대하면서 고객과 관련한 사소한 정보를 적어두고 각 부문과 공유하고 생일 이벤트나 프러포즈 행사를 지원하고 있다.
한 하우스키핑 담당자는 "객실에 들어서면 제일 먼저 침대 주변을 눈 여겨 본다"고 한다. 손님의 베개 사용 습관이나 시계의 위치 등 고객의 사소한 습관들 하나하나가 마케팅의 대상이면서 눈 여겨 볼 대상이기 때문이다. 이런 정보는 고객의 이력조회시스템에 기록되어 다음 숙박 때 서비스에 반영된다. 또 다른 나라의 리츠OO호텔 체인과도 공유하여 고객이 다른 도시를 방문했을 때도 동일한 서비스를 제공 할 수 있게 한다. 이런 세심함 때문에 고객들은 리츠OO을 더욱더 찾게 되는 것이다.
둘째, 종업원 개개인에게 파격적인 결재권을 주고 있다. 이는 돌발적인 상황을 대비한 것인데, 그 결재권은 종업원 1명이 200만원까지 사용할 수 있게 한 것이다. 경영진이 종업원을 믿지 못한다면 절대 일어날 수 없는 일이기도 하다. 결재권 덕분에 가장 먼저 고객의 문제를 발견한 종업원이 주저 없이 문제해결에 나설 수 있는 것인데, 실제 한 남성 고객은 리츠OO의 이러한 정성 덕분에 열차 안에서 성공적으로 연인에게 꽃을 전달할 수 있었고 결혼 후 부부는 매년 리츠OO을 찾는다고 한다. 셋째, 룸서비스의 사례를 보면, 과거 리츠OO 호텔의 룸서비스는 주문 후 30분 이내에 완료되어야 하는 기본을 지키지 못하고 이를 넘기는 경우가 자주 발생했다. 리츠OO은 이런 일이 한 달 동안 몇 건이 일어나고 있는지에 대해 3개월 이상 관찰한 결과 그 이유는 종업원용 엘리베이터였다. 룸서비스 직원이 엘리베이터를 타야 할 때 다른 부서에서 시트나 수건을 회수하기 위해 엘리베이터를 점유하고 있는 경우가 많아서 룸서비스가 제대로 이루어 지지 못했던 것이다. 이후 리츠OO은 제품 수거 시간대를 주기적으로 정하고 룸서비스 직원과 공유하여 엘리베이터 가동 효율을 극대화한 결과, 고객 불만을 현저히 줄일 수 있게 되었다.
중요한 것은 이러한 개선이 있기까지 리츠OO은 먼저 종업원의 처우부터 개선하였다. 즉 감정노동자인 직원들에게 종업원들로 하여금 프로페셔널 서비스맨의 감성과 교양을 끌어내고, 고객과 같은 눈높이에서 적극적인 활동을 하도록 이끌어 주기 위해 "고객에게 진심어린 환대와 쾌적함을 제공하는 것이 가장 중요한 사명임을 가슴 깊이 새긴다. 신사 숙녀에게 봉사하는 우리 종업원도 신사 숙녀이다"라는 슬로건을 걸고 종업을 대하는 경영진의 태도도 바꾸고 종업원들의 서비스 마인드도 종업원을 단순히 시중드는 사람으로 격하하지 않고 프로의 자부심을 갖게 하는데 주력 한 것이다. 그 결과는 리츠OO이란 기업을 호텔업계에서 객실 점유율 · 수익률 업계 1위로 성장시켰다.
실제 리츠OO호텔의 경영진의 인터뷰 내용이다. "월급 많이 준다는데 싫어할 사람은 없겠죠. 하지만 그 효과는 1년 이상 못 간다고 봅니다. 리츠OO의 경우 급여는 다른 특급호텔과 큰 차이는 없지만 근무환경은 가장 좋다고 자부합니다. 미국의 한 기관이 조사한 바에 따르면 직원들이 회사를 떠나는 가장 큰 이유는 사람 때문이라고 하는데, 우리 리츠OO은 부서간, 직원간, 상하 간에 벽이 없다는 것이 큰 장점이라고 생각합니다."

출처 : 월간 신동아, 2002, 3. 참고

2. 인적자원의 관리방법

인적자원의 관리방법에는 인적자원 측면의 관리방법이 있으며, 여기에는 인사고과, 모집선발관리, 인사이동관리, 교육훈련관리, 보상관리, 유지관리 등이 있다. 다만 이러한 인적고과를 통한 인적자원관리는 사실 규모가 큰 기업이나 10인 이상의 직원으로 구성된 대규모 약국에게 적용되는 경우가 많으며 5인 미만의 직원으로 구성되는 소규모 약국에 적용되는 경우는 드물다고 볼 수 있다.

2-1. 인사고과(Performance Assessment)

인사고과는 인사상의 결정에 필요한 종업원에 관한 현재적, 잠재적 유용성을 평가하는 방법으로 조직에서 근무하고 있는 개인별 직무능력과 조직의 기여도를 파악하기 위해 행하는 평가를 말한다. 또한 인사고과란 직무 수행자가 조직의 직무를 수행함에 있어서 현재 하고 있는 직무에 대하여 얼마나 만족하고 있으며, 승진할 수 있는 잠재능력이 얼마나 되는지를 정기적으로 점검하고 객관적 기준에 의해 평가하는 것이다.

인사고과를 실행하는 목적은 종업원의 업무능력을 평가함으로써 성실한 근로자의 근로의욕을 높이며, 업적과 근무태도에 대한 공정처우를 통해 업무능력 개발과 직무몰입을 도모하고 직무관리 담당자로서의 종업원의 현재가치에 대한 평가기준을 정해서 누구나 납득할 수 있게 공평하게 평가하는 것이 핵심이다.

2-2. 인사고과의 구성요건

인사평가의 공정성을 인정받기 위해서는 정성적 평가기준보다는 정량적 평가기준이, 상대평가기준보다는 절대평가기준이 더욱 유리하다. 또한 평가결과 누적 기간이 장기간일수록, 평가절차 설정 시 근로자 참여를 인정할수록, 평가 결과에 대한 근로자의 이의제기를 수용할수록, 평가절차와 결과의 공정성을 종업원이 인정할 가능성이 높아진다. 인사고과의 구성요건에는 타당성(validity), 신뢰성(reliability), 수용성(acceptability), 실용성(practicality) 등이 있다.

1) 타당성(Validity)

타당성이란 고과내용이 고과목적을 얼마나 잘 반영하고 있느냐에 관한 것이다. 타당성의 저해요인은 고과내용과 고과목적이 부적합할 때 발생한다. 타당성을 높이기 위해서는 목적별 고과도입과 피고과자 집단의 업무 세분화를 통해 직종별, 직급별 특성을 잘 반영한 효율화된 고과요소가 개발되어야 한다.

2) 신뢰성(Reliability)

신뢰성이란 고과내용이 얼마나 정확하고 공정하게 측정되어 졌느냐에 관한 것이다. 신뢰성의 저해요인으로는 인사고과자의 의도적인 주관적 평가, 인사고과자가 객관적으로 평가하려 하였으나 부득이하게 인지 못하는 오류가 발생한 경우, 피고과자에 대한 정보부족 등이 있다.

이러한 인사고과의 저해요인을 극복하기 위하여 고과자의 의도적인 주관적 평가는 평가방법을 보다 정교하게 구체화함으로써 예방 할 수 있으며, 고과방식의 오류들은 평가방법의 개선과 고과결과 비교 평가, 고과자 교육을 통해서 개선하며, 고과내용의 범위를 축소함으로써 가능할 수 있다.

3) 수용성(Acceptability)

수용성이란 인사고과제도나 평가 방법에 대해 피고과자들이 이것의 적법성과 필요성을 인식하고 고과가 실행되는 이유와 고과결과가 활용되는 고과목적에 동의하는 정도를 말한다.

수용성의 저해요인으로는 피고과자들의 고과목적 공감대 형성 실패, 고과목적에 대한 피고과자들의 신뢰감 상실, 고과제도에 대한 정보부족 등을 들 수 있다. 저해요인에 대한 극복방안으로는 인사고과제도 개발과정에서부터 종업원 대표를 참여시켜 공감대와 신뢰를 얻고, 고과자에 대한 객관성 유지, 고과자 교육실시를 강화, 고과의 필요성에 대한 종업원 교육을 실시하여 고과에 대한 공감대를 형성한다.

4) 실용성(Practicality)

실용성이란 고과제도를 도입하는 것이 비용과 편익 면에서 유익한가에 관한 것이다. 즉 인사고과의 결과는 많은 유용한 점을 제공하지만 고과결과를 얻기까지 유형, 무형의 비용이 많이 들어가므로 인사고과로 얻는 이득이 많아야 한다.

인사고과의 문제점에는 사정중심의 인사고과로 능력개발, 동기부여보다는 사정목적의 통제적 수단으로 활용되는 경우, 고과기준의 명확성이 결여된 경우, 비밀주의 인사고과로 인사고과 결과의 지나친 비공개로 인해 고과결과의 피드백을 통한 상사와 부하간의 의사소통 활성화에 어려움이 있는 경우, 상사에 의한 하향식 고과에 의존한 경우, 고과자의 고과능력이 부족한 경우 등이 있다. 실용성은 이러한 인사고과의 문제점을 고려하여 고과제도가 유익한가를 판단한다.

2-3. 인사고과 방법

인사고과의 방법에는 전통적 인사고과 방법과 현대적 인사고과 방법이 있다.

1) 전통적 인사고과 방법

전통적 인사고과 방법에는 서열법, 강제할당법, 대조표고과법, 서술식고과법, 평정척도고과법, 토의식고과법, 면접법 등이 있다.

① *서열법(Ranking Method)*

서열법은 피고과자의 능력과 업적에 대해 종업원의 능력과 업적에 대하여 서열 또는 순위를 상대평가 방법으로 매기는 방법이다. 간단하고 실시가 용이하나, 직무간의 상호비교가 곤란하며, 고과기준의 불분명으로 불평의 소지가 있다.

서열법에는 피평가자를 1위부터 최하위까지 나열하는 단순 서열법과 피평가자 중 가장 우수한 사람과 가장 열등한 사람을 교대로 선정하며 서열을 매기는 교대서열법, 그리고 임의의 2명씩 한 쌍으로 짝을 지어 비교평가한 후 비교하는 것을 되풀이하여 서열을 결정하는 방법인 쌍대비교법이 있다.

서열법의 장점은 일반적으로 평가가 용이하고 중심화 경향과 같은 고과자의 고과오류를 제거할 수 있으나 단점으로는 피고과자의 수가 너무 많을 경우에는 피고과자의 서열을 결정하기가 어려우며, 요소별 평가도 행하기가 어렵다(그림 3-17 참고).

고과요소 / 피고과자	책임감	협조성	적극성	신뢰성	도전성	순위합계	종합순위
김OO	3	2	1	3	1	10	1
이OO	1	4	3	2	2	12	2
박OO	4	5	2	5	5	21	5
최OO	5	3	4	1	4	17	4
장OO	2	1	5	4	3	15	3

[그림 3-17] 서열법의 예시, 능력주의시대의 인사고과. 한국경영자총협회부설 노동경제연구원, 1994.

② *강제할당법(Forced Distribution Method)*

강제할당법은 피고과자 수가 증가하면 정규분포를 이룬다는 가정 하에 사전에 미리 정해놓은 비율에 맞추어 피고과자를 강제적으로 할당하는 방법이다. 장점은 고과자의 주관적 견해에 의한 관대화 경향이나 중심화 경향과 같은 고과자가 저지를 수 있는 고과오류를 원천적으로 제거할 수 있다는 것이다. 그러나 단점으로는 상대적으로 성실히 일한 집단이나 우수한 집단이 역차별적 피해를 볼 수 있고 현실적으로 피고과자들의 능력과 업적 등이 정규분포 곡선이 되지 않거나 강제분포 비율과 일치하지 않는 경우가 많다는 점이다.

③ *대조표고과법(Check List Method)*

대조표고과법은 종업원의 업적 또는 특성을 분류할 수 있는 서술문을 배열하고 평가자가 해당 서술문을 중심으로 항목 별로 체크하여 평가하는 방법으로 선정된 평가항목에 행동표준을 미리 설정하고 피고과자의 능력이나 근무상태가 이미 작성된 서술 항목에 해당되는 경우만 체크하는 방법이다.

대조표고과법의 장점은 부서간의 상호비교가 가능하다는 점과 피고과자가 어떤 업적을 남겼으며, 어떠한 행위를 하였는가에 대한 구체적 사실이나 특징을 체크만 하면 되므로 고과과정이 비교적 용이하여 평가자 자신이 중요시하는 요소가 뛰어나면, 다른 요소도 우수하게 인식하는 후광오류(Halo Error)를 줄일 수 있다는 점이다.

단점으로는 행동표준의 선정과 관련 체크리스트를 작성하기가 어렵고, 개별 직무 또는 직무군에 대하여 별개의 리스트를 설정해야 하므로 비용과 시간이 많이 소요되며, 각 서술문에 대한 가중치 또는 점수의 부여가 매우 주관적일 수 있다는 점이다(그림 3-18 참고).

평가	표준행동	평가	표준행동
(O)	태만하다	( )	타인과 반목한다
( )	비협조적이다	(O)	언어가 노골적이다
( )	신속하고 정확하다	*상기 외에 추가할 수 있음	
(O)	인내력이 부족하다	( )	
(O)	판단이 항상 좋다	( )	

[그림 3-18] 대조표고과법의 예시, 한국인사관리협회, 인사고과 기법 및 방법 활용 실무, 2004.

④ *서술식고과법(Narrative Method)*

서술식고과법은 피고과자가 자기의 업적을 구체적으로 인사 고과자에게 보고해서 평가를 받는 방법이다. 여기에는 두 가지 방법이 잇는데

첫째는 자기신고법(self discription method)으로 피평가자가 자기 신고서를 스스로 작성하게 하여 피평가자가 자기평가를 하는 방법이다.

둘째는 중요사건기술법(critical incident method)으로 고과자가 피고과자의 성공적인 업무뿐만 아니라 실패한 업무에 이르기까지 직무수행에 중요한 영향을 미칠 수 있는 피평가자의 중요한 행위 및 성패와 관련된 모든 것을 사건별로 기록하는 방법이다.

⑤ *평정척도고과법(Rating Scales or Graphic Rating Scales)*

평정척도고과법은 종업원의 자질을 직무수행상 달성한 업적 정도에 따라 사전에 마련된 직무평가 척도를 근거로 하여 고과자로 하여금 업적을 체크할 수 있도록 하는 방법이다.

이 방법의 장점은 동일한 평가척도를 가지고 약간의 조정을 통해 모든 종업원들의 업적체크에 적용가능하고 피고과자를 전체적으로 평가하지 않고 각 평가요소 별로 세밀하게 분석적으로 평가하므로 평가의 타당성을 증대시킨다는 점이다.

단점은 고과 평가 요소의 선정과 고과 평가 요소의 구성이 어렵고 고과자가 한쪽으로 치우쳐 고과하는 경우가 발생하여 고과자 오류 방지가 힘들다는 점이다.

⑥ 토의식고과법(Dissussing Method)

토의식고과법에는 인사 고과자가 감독자들과의 토의를 통해 얻은 정보를 활용하여 고과하는 방법인 현장토의법(field review)과 특별히 구성된 고과위원회에서 고과대상자를 지명하여 토의한 뒤에 고과하는 방법인 위원회지명법(committee nomination method) 등의 방법이 있다.

⑦ 면접법(Interview)

면접법은 피고과자의 업무수행능력과 잠재력을 인사 고과자가 면접을 통해 피고과자의 업적을 분석하고 작업의 능률, 개선점, 책임소재, 직무요소의 우선순위 등을 결정하는 방법이다.

2) 현대적 인사고과 방법

현대적 인사고과 방법에는 행위기준고과법, 목표관리법, 인적평정센터법 등이 있다.

① 행위기준고과법(Behaviorally Anchored Rating Scales, BARS)

행위기준고과법(BARS)은 직무와 관련된 피고과자의 구체적인 행동을 평가의 기준으로 삼는 고과방법이다. 이때 BARS는 직무와 직접적으로 관련이 있는 행동을 평가항목으로 한 다음에 관찰 가능한 행동에 기초하여 평가기준이 설정되어야 한다. 이 방법은 평정척도고과법과 중요사건서술법을 결합하여 피평가자의 중요한 핵심 행동패턴들을 척도화하여 기입함으로서 평가하는 방법이다.

BARS는 직무성과에 초점을 맞추기 때문에 높은 타당성를 갖고, 피고과자의 구체적 행동 패턴을 평가척도로 제시하므로 신뢰성 역시 높고, 고과자 및 피고과자에게 성공적인 행위패턴을 제시함으로써 성과향상을 위한 교육효과도 있어 수용성 또한 높다는 장점이 있다. 다만, 단점으로는 BARS의 개발에 많은 시간과 비용이 소요되며, 복잡성과 정교함으로 인하여 소규모 기업에서의 적용이 어려워 실용성이 낮다는 점이다.

행위기준고과법의 주요 특징으로는 업적의 달성방법에 대한 설명을 시도하기 때문에 종업원 능력개발목적 상의 강력한 도구가 되며, 어떤 특정 직무나 직무군의 특성에 맞추어져 있기 때문에 효율적인 성과에 중요하고도 명백한 행동을 정확하게 지향함으로써 성과달성의 원인이 될 직무에 근거한 정보를 개인에게 제공한다는 특성이 있다(그림 3-19 참고)

② 목표관리법(Management By Objective, MBO)

1954년에 피터드러커에 의해 만들어졌으며, 기업들을 중심으로 활용도가 급속히 증대되어 왔

항목	불만족(-5점)	기준이하(0점)	기준만족(5점)
고객 서비스	고객을 보살피는데 관심을 두지 않음. 자주 무뚝뚝하게 대함	요구가 있을 때만 고객을 도움. 고객의 욕구 충족을 위한 노력에 있어서 모순됨. 가끔 서투르게 대함.	고객의 욕구충족에 관심을 보이며, 일반적으로 만족스러운 서비스를 제공함.
거래지식	최소한의 거래지식마저 없음. 친밀감형성을 위한 노력을 기울이지 않음.	거래에 대한 제한된 지식을 보유. 지식을 늘리려는 노력을 하지 않음.	만족스러운 수준의 거래지식과 능력을 가지고 있음. 지식을 늘리려는 노력을 자주 보여줌.
재고업무 및 정리정돈	재고업무를 게을리함. 부서의 외양에 전혀 관심이 없음.	부적절한 재고 배분. 종종 부서의 상황을 파악하지 못함. 청결, 정돈에 최소한의 노력만 기울임.	주어진 재고업무를 만족스러운 수준으로 수행함. 부서 상태를 만족스러운 수준으로 유지함.
시스템 지식 및 운용	확립된 시스템과 절차를 따르지 않음. 결핍통제와 적절한 재고확보에 관심을 기울이지 않음.	절차를 따르려고 노력하나 자주 실수함. 상세한 것에 관심을 기울이지 않음. 결핍통제와 적절한 재고확보에 최소한의 관심만을 기울임.	전반적으로 서류작성이 정확하고 만족스러운 수준임. 일반적으로 시스템의 절차와 결핍통제 측정도구를 준수함. 일반적으로 충분한 재고를 유지.
대인관계	다른 사람과 함께 일하거나 도우려고 하지 않음	도움을 요청해야 함. 요청이 있을 대만 함께 일하거나 도와줌.	만족스러운 대인관계를 유지함. 일반적으로 다른 사람과 함께 일하는데 무리가 없으며 잘 도와주는 편임.
신뢰성	신뢰할 수 없음. 주어진 업무를 해결하지 못함. 부서의 업무에 자신의 노력을 기울이려 하지 않음. 자주 자리를 비우거나 지각함.	때때로 신뢰할 수 없음. 때때로 자신의 업무를 다른 사람에게 전가시킴. 부서의 업두에 최소한의 노력만을 기울임. 출석, 시간준수에 있어서 평균이하임.	대개의 경우 신뢰할 수 있음. 대개의 경우 주어진 업무를 완수함. 부서의 업무에 관심을 보임. 일반적으로 규칙적인 출석을 하고, 시간을 준수하는 편임.
유연성	비판을 받아들이지 않으며 부서의 조화를 깨뜨림. 융통성이 없으며 부서의 요구와 스케쥴을 받아들이려 하지 않음.	비판과 변화에 다소 반항적임. 다소 융통성이 없음. 부서의 요구와 스케쥴을 받아들이게 하는데 어려움이 있음.	비판과 변화를 잘 받아들이는 편임. 대개의 경우 부서의 요구와 스케쥴을 융통성있게 받아들임.

[그림 3-19] 행위기준고과법의 예시, Bruce, et al., 1993. BLR encyclopedia of performance appraisal. 간호사에 대한 BARS 항목의 개발 예 참조.(1)

다. 종업원이 직속상사와 협의하여 작업 목표량을 결정하고, 이에 대한 성과를 부하와 상사가 함께 측정하고 고과하는 방법이다. 이 방법은 상하급간의 상호 참여적이고 구체적인 공동목표의 설정에 의해 동기부여가 증진 되는 장점이 있으나, 목표설정의 곤란, 목표이외의 사항의 경시가능성, 장기목표의 경시가능성 등의 단점이 있다.

MBO의 시스템은 기본적으로 관리의 모든 과정에서 참여를 강조하기에 조직성원들의 참여를 통해 일정기간에 성취되어야 할 장기목적과 단기목표들이 구체화 한 후 그것들이 성취되고 있는지의 성공여부를 가지고 정기적으로 평가하는 방식이다.

즉 MBO란 상하조직성원의 참여과정을 통해서 조직의 공통목표를 명확히 하고, 체계적으로 조직 구성원들의 개별 목표와 책임을 합의하여 부과하고 참여시키며, 그 수행 결과를 사후에 평

항목	기준초과(7점)	탁월함(10점)
고객 서비스	고객을 보살피는 일과 고객의 욕구충족에 성실한 관심을 보임.	항상 고객의 욕구 충족에 성실하고 진실된 노력을 기울임. 여러 명의 고객을 동시에 보살필 수 있음.
거래지식	거래지식에 대한 평균이상의 지식을 가지고 있음. 지식향상을 위한 지속적인 노력을 기울임.	거래지식과 능력에 있어서 전문가적인 지식을 지니고 있으며, 이를 발휘하고 있음.
재고업무 및 정리정돈	재고업무를 철저히 함. 부서의 상태에 관심을 기울이며, 청결, 정돈에 최소선의 노력을 기울임.	재고업무의 수행에 있어서 주도적인 역할을 함. 근무장소를 항상 최선의 상태를 유지함.
시스템 지식 및 운용	정확한 서류작업. 모든 시스템, 절차, 결핍통제 측정도구를 준수하고 있음. 적절한 재고수준을 유지.	모든 서류작업이 완벽. 시스템과 절차를 진지하게 고려함. 모든 가능한 수단을 동원하여 결핍통제와 적절한 재고확보에 혼신의 노력을 기울임.
대인관계	다른 사람과의 좋은 관계를 형성하고 이를 유지시킴. 자발적으로 다른 사람과 일하며, 도와줌.	다른 사람과 일하는 것과 도와주는데 있어서 특히 효과이고, 관계의 개선을 위해서 지속적인 노력을 기울임. 자신의 업무 외에 도울 일을 적극적으로 찾아서 행함.
신뢰성	공헌도와 신뢰성에 있어서 평균 이상임. 주어진 업무를 철저하게 완수함. 부서의 업무에 성실한 노력을 기울임.	일반적으로 헌신적이며 신뢰할 수 있는 직원임. 부서의 업무를 위해 개인의 공헌도를 높이는데 크게 동기부여 되어 있음.
유연성	비판을 잘 수용하며, 변화에 대해서도 융통성 있는 태도를 보임. 부서의 요구와 스케줄에 융통성있게 매우 잘 받아들이며 다양한 부문에서 일하는 것을 꺼리지 않음.	항상 비판과 변화를 긍정적으로 수용함. 다양한 부문에서 일을 잘 처리하며, 요구와 스케쥴에 융통성 있게 매우 잘 받아들이며 잘 적응함.

[그림 3-19] 행위기준고과법의 예시, Bruce, et al., 1993. BLR encyclopedia of performance appraisal. 간호사에 대한 BARS 항목의 개발 예 참조.(2)

가하고 환기시켜 궁극적으로 조직의 효율성 향상에 기여하고 목표를 성취하는 관리기법이라고 할 수 있다(그림3-20 참고).

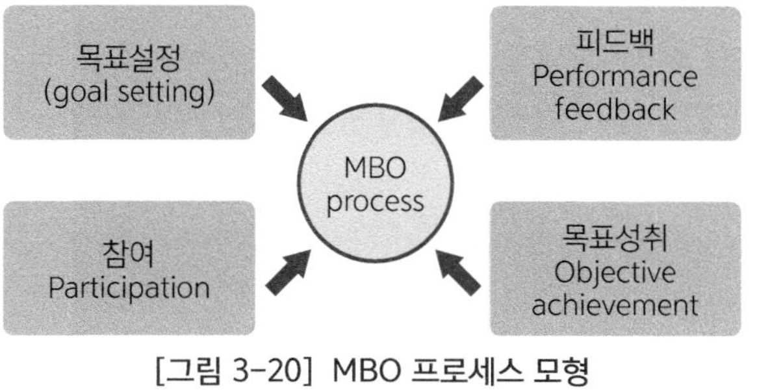

[그림 3-20] MBO 프로세스 모형

③ ***인적평가센터법(Human Assessment Center Method, HACM)***

인적평가센터법은 제2차 세계대전 전에 독일 육군에 의하여 처음으로 사용되었으며, 제2차 세계대전 중에는 영국에서 장교를 선발하는데 활용되었고, 또한 미국에서는 첩보원을 선발하는데 이 방법을 사용하였다고 한다. 그리고 산업계서는 1956년 미국 전화전신공사(American Telephone and Telegraph Comapany)에서 처음 시도된 후 대기업에서 실험적으로 도입하였는데 승진 목적에 있어서는 어느 인사고과 기법보다도 정확성이 높게 나타나서 현대에서도 선발, 배치, 승진, 개발 등에 가장 많이 활용되는 인사고과 방법이다.

실행 방법은 비슷한 조직계층의 6명 내지 12명 정도의 평가대상자를 평가를 전문으로 하는 평가센터와 같은 장소에서 개인면접·심리검사·비즈니스 게임, 상황문제해결·사례연구 등 다양한 방법에 의하여 그들의 관리자로서의 잠재능력 또는 개발 필요성을 평가하기 위하여 합숙훈련을 하면서 실행하는 경우도 있고, 조직의 상황에 따라 간단하게 피고과자의 직속상관이 아닌 특별히 훈련된 관리자들이 복수의 평가절차를 통해서 인사고과를 실행하기도 한다.

이 방법은 여러 평가기법과 다수의 평가자가 동원되기 때문에 신뢰성이 높고, 업적이 아닌 잠재능력 등에 초점을 맞추어져 승진의사결정이나 교육훈련 및 인력공급 예측에 적합하다. 다만, 비용과 시간측면에서 그 실용성이 낮다는 단점이 있다.

3. 모집선발관리(Employment Management)와 입직관리(Introduction & Orientation)

모집선발관리는 조직의 인력충원계획에 의하여 신규로 필요한 인력을 예측, 결정한 후 선발을 위하여 적절한 지원자를 모집하고 이들 지원자들 중에서 조직에 필요한 자질을 갖춘 사람을 선발하는 활동이다. 특히 약국과 같은 사람을 상대로 하는 약료서비스 기업조직에서는 이해력과 직업 숙련도가 높은 인력이 필요하다. 반면에 이직율이 높기 때문에 직원 선발 기준과 면접 및 입직관리 메뉴얼을 미리 만들어 놓으면 보다 체계적으로 직원 모집관리를 할 수 있다.

3-1. 모집관리(Requirement Management)

모집(requirement)이란 조직이 필요로 하는 인력을 조직에 관심을 갖게 하고 조직체로 끌어들이는 과정을 의미한다. 모집관리란 조직이 필요로 하는 유능한 직원을 외부로부터 구하는 것과 조직 내의 어떤 직무에 응시하도록 자극을 주는 과정이며, 동시에 직원이 속한 조직체의 목적달성에 기여할 수 있는 인력의 원천을 개발하고 직원이 속한 조직체에 관심을 갖고 조직체에서 일할 기회를 찾도록 만드는 과정을 말한다.

3-2. 선발관리(Selection Management)

1) 선발(Selection)

선발이란 모집한 지원자들 가운데 조직에서 필요로 하는 직무에 가장 적합한 자질을 갖춘 인재의 채용을 결정하는 과정이다. 선발관리란 인적자원계획에서 기업이 필요로 하는 양질의 인적자원을 필요 수만큼 조달하여 필요시기에 노동력을 발휘할 수 있도록 선발하여 배치하는 체계적인 활동이다.

업종에 따라 다르지만 일반적으로 기업이 직접 교육과 훈련을 통하여 기존 인력을 개발하기보다는 모집선발관리를 통해 처음부터 필요한 인력을 선발하고 적정직무에 배치하여 자신의 능력을 최대한 발휘할 수 있도록 해 주는 것이 비용과 시간 면에서 더욱 유리하다.

합리적 채용은 개인에게도 능력발휘의 기회와 삶의 질을 향상뿐 아니라 조직의 성과를 높여주고, 사회적 관점에서는 고용(일자리)창출을 통해 사회 선순환 구조를 이루어내는데 도움이 된다.

선발시험은 업무수행에 필요한 인적특성(지식, 기능, 성격, 적성, 흥미, 인성 등)을 계량적인 형태로 측정 평가하여 선발하는데 있다. 선발시험에는 필기시험, 지능검사, 적성검사, 성취도검사, 흥미검사, 성격검사 등이 있다.

선발과정의 합리적 조건으로는 다음 세 가지가 주로 사용된다.

① 대체형식방법(Alternated Form Method)

선발시험에 대한 안정적이고 일관성이 있는 신뢰성(reliability)과, 동일인에게 유사한 형태의 시험을 실시하여 두 형태 간의 상관관계를 살펴보는 방법이다.

② 시험-재 시험법(Test-retest Method)

동일인에게 동일한 내용의 시험을 서로 다른 시기에 실시하여 결과를 측정하는 방법이다.

③ 양분법(Half Spirit Method)

시험내용이나 문제를 반으로 나누어 각각 검사한 다음 양자의 결과를 비교하는 방법이다.

2) 면접(Interview)

면접은 선발과정에서 직무에 적합한 지원자의 능력과 인품을 종합적으로 평가하는 과정이며, 최근에는 면접관의 객관성과 공정성을 높이고자 브라인드 면접처럼 면접 자체에서는 이력서의 내용을 하나도 반영하지 않는 방식도 있다. 경영약학에서는 보건의료 서비스업의 특성상 지적 능력과 학력, 서비스 마인드도 중요하므로 전통적인 방식의 면접을 유형별로 소개하고자 한다.

① 계획적 면접(Planned Interview)

심층면접으로 입사 지원자에 대해 미리 알고자 하는 면접 내용이 정해져 있는 경우로 주로 조사되는 분야는 교육이수 여부, 업무 경험의 정도, 사회적 적응, 인성, 태도, 마인드 등이다.

② 정형적 면접(Patterned Interview)

면접자가 개인적 의견은 배재한 채 구체화된 질문지에 따라 차례로 질문해 나가며 평가하는 면접방식이다. 그러나 현장 면접시 지원자 상태가 다양하므로 정형적 면접은 한계가 있다.

③ 비구조적 면접(Nonstructural Interview)

구조적 면접이 면접 내용을 미리 준비해두고 순서에 따라 진행하는 것이라면 비구조적 면접은 상황에 따라 그때그때 면접의 내용이나 순서나 바뀌는 면접방법이다. 특히 비구조적면접은 피면접자에게 최대한 의사표시의 자유를 주고 그 가운데서 지원자에 관한 정보를 면접관이 얻어 내는 방식이다.

④ 스트레스 면접(Stress Interview)

면접자가 피면접자에게 스트레스를 유발하기 위해 고의로 무시하고 공격적인 태도를 취하거나 어려운 문제를 부여하여 좌절하게 만듦으로써 스트레스 상황아래서 감정의 안정, 좌절의 극복, 인내심 등을 판단하는 면접 방식이다.

⑤ 패널 면접(Panel Interview)

한 명의 피면접자를 다수의 면접자가 면접하고 평가하는 방법으로 평가의 공정성을 높여준다.

⑥ 집단 면접(Group Interview)

여러 명이 팀을 구성해 주제를 놓고 토론을 하게 하면서 팀별 평가와 참여도를 평가하는 면접 방식이다. 현실적으로 소수를 채용하는 약국 면접에는 적용하기가 힘들다.

⑦ 무자료 면접(Blind Interview)

면접 시 사용했던 이력서, 성적증명서, 자기소개서 등을 배제하고 선입견 없이 지원자를 있는 그대로 평가하려는 것이다. 특히 브라인드 면접은 면접 시 발생할 수 있는 비리를 사전에 차단하고 면접대상자의 재능과 역량만을 평가하고자 할 때 주로 사용한다.

3-3. 입직관리(Introduction and Orientation Management)

입직관리란 선발된 직원에게 조직이 필요로 하는 일정한 직무를 소개하는 것으로 인적 자격과 직무요건을 대응, 접합시키는 것을 의미하며, 그런 의미에서 입직관리는 조직의 업무에 새로운 인재를 연결시키는 중요한 단계이다. 직무를 수행할 사람과 조직이 배정한 직무를 일치시키기 위해 새로 선발된 인력의 직무수행 능력, 신체적, 인격성 특성, 교육적. 경제적 배경 등이 정확하고 세밀하게 파악 되어야한다.

특히 소규모 조직일수록 입직관리는 회사의 성장과 매출에 직접적인 영향을 끼치므로 새로운 직원이 회사가 추구하는 경영 방향과 일치하도록 일정기간 지속적인 업무지도가 필요하다. 입직관리에는 업무에 종사하는 기존 직원의 관리 감독하에 업무를 승계하는 방법과 업무와 관련이 없는 사람이 입직관리를 하는 두가지 방법이 있다.

업무승계 입직관리는 선배 사원이 업무의 효율성과 성과향상 방법을 자신의 경험을 토대로 신규직원에게 얼마나 잘 교육하는가에 따라 결과가 크게 달라지므로 기존 직원은 미리 교육내용을 정리하여 꼼꼼히 체크하는 과정이 반드시 필요하다. 반면에 업무와 관련이 없는 사람이 입직관리를 하는 경우에는 기존 업무방식이 회사의 경영방향과 일치하지 않아 새롭게 바꿔야 하는 경우로 이 경우 성공적인 입직관리를 위해서는 경영목표와 부합되는 새로운 체계적인 직무설계가 필요하다.

4. 인사이동관리(Internal Move Management)

인사이동이란 조직 내에서 조직원이 직무를 이동하는 것을 의미하며, 인사이동의 유형에는 승진, 이직, 강등, 해고 등이 있다. 인사이동의 원칙으로는 적재적소의 원칙, 실력주의 원칙, 인재육성주의 원칙, 균형주의 원칙 등이 있다.

4-1. 승진(Promotion)

승진(promotion)이란 기업 내의 수직적 계층 간에 이루어지는 종업원의 상향적 인사이동 과정으로서, 일반적으로 의사결정권한의 강화, 직위의 상승, 임금의 증가 등을 수반하게 되는 과정이다. 승진의 기준으로는 근속년수, 경력, 학력, 자기개발 정도, 자격증 유무, 업무성과, 충성도 등이 있다.

승진제도에는 연공서열적 요소를 중심을 승진을 결정하는 연공서열 위주의 승진제도, 직무수행능력 및 성과를 기준으로 승진을 결정하는 성과주의 승진제도, 연공서열주의와 성과주의를 절충한 제도인 절충주의 승진제도 등이 있다.

승진의 유형에는 직계승진, 신분자격승진, 역직승진, 직능자격승진, 대용승진(준승진), 조직변화(Organization Change, OC)승진, 발탁승진, 전문직승진 등이 있다.

1) 직계 승진

직계승진은 직무중심의 능력주의 승진제도의 형태로 직무 수행능력을 평가하여 그 평가 결과에 따라 기업 내의 직계체계를 토대로 하여 종업원을 상급직위에 승진시키는 유형을 의미한다. 주로 영업직과 같이 성과를 내야 하는 직업에서 주로 채택한다.

2) 신분자격 승진

신분자격 승진은 연공서열주의 승진제도의 기본형태로 오래 근무한 근무연속을 기준으로 승진하는 제도로 직무 능력수준과 관계없이 근속년수, 경력, 업무숙련도 등의 신분 자격요건에 따라 일정의 상급직위에 승진 시키는 방식이다. 이직률이 높은 직업이나 장기근무자가 필요한 직업에서 주로 채택한다.

3) 역직 승진

역직승진제도란 전반적인 직위관리체계가 충분히 제도화되어 있지 않는 경우 사원, 계장, 대리, 과장, 차장, 부장과 같은 순위 관리체계로서 직제, 직위가 올라감에 따라 모든 승진관리가 이루어지는 제도이다. 일반적으로 주식회사의 경우가 역직승진제도를 표방하는데 최근에는 팀별 업무가 많아지면서 팀장과 팀원으로 직위를 단순화하는 회사도 늘어가고 있다.

4) 직능자격 승진

직능자격승진은 직무내용과 역할의 분화, 책임의 정도 등을 중심으로 편성되는 방식이다. 특히 직무수행능력을 평가할 때 단순히 결과만을 보는 것이 아니라 리더십과 책임감도 평가 기준이 되며, 직능자격 승진은 직능자격의 등급 분류에 따라 승진을 실시하는 전형적인 능력주의 승진 제도이다.

5) 대용 승진(준승진)

대용 승진(준승진)은 적합한 직책이나 직위가 없어 특별한 직위승진이 곤란한 경우 현재 직무 내용이나 자리에는 실질적 변화 없이 자격호칭만을 부여하여 형식적으로 승진시키는 방식이다. 이 방식은 승진을 통해 조직 내의 승진의 정체성을 제고하고 특정의 종업원에 대한 승진의 필요성을 알리기 위해 실시되는 것으로 준승진, 대용 승진, 대우 승진 등의 용어로 불리 운다.

6) 조직변화(Organization Change, OC)승진

OC 승진은 새로운 직무나 직위를 만들어 승진하는 제도로서 기업 내 승진 대상의 직위가 부족하거나 인사적체의 해소를 위해 한시적으로 직위계층을 늘려 승진기회를 부여하는 승진제도이다.

7) 발탁 승진

발탁승진은 말그대로 종업원의 학력, 근속년수, 경력 등의 연공서열 요소를 고려하지 않고 업무 수행 능력이 탁월하고 업무성과가 뛰어나며, 잠재력이 우수한 유능한 사원에게 정상 연한보다 훨씬 앞서 승진의 기회를 제공하는 제도이다.

8) 전문직 승진

전문직의 승진은 직무에 대한 전문성, 자기개발, 정보습득능력, 고객응대, 직무태도 등에 따라 권한과 보직을 부여하고 직책과 책임감과 더불어 급여 상승 혜택을 제공함으로써 업무에 대한 동기 부여를 제공하는 제도이다. 특히 병원약국처럼 전문직인 약사가 여러명 모여 근무하는 경우 직무습득 능력이나 전문성 척도에 따라 책임과 권한도 같이 부여하는 경우가 많다.

4-2. 이직(Turnover)

이직이란 근로자와 고용주와의 관계가 종료하는 것을 의미하는 것으로 이직에는 자발적 이직과 비자발적 이직이 있다.

1) 자발적 이직(Voluntary Turnover)

자발적 이직은 근로자가 자의에 의해 다른 직장으로 옮기는 전직과 개인 사정으로 직장을 그만두는 사직이 있다. 전직이든 사직이든 근로자의 일방적 의사표시에 의한 근로관계의 종료이므로 회사 입장에서는 이후 조직의 정상가동을 위한 인사관리가 필요하다. 특히 약국과 같은 소규모 사업장의 경우 갑작스런 자발적 이직으로 인한 피해는 고스란히 사업주인 약사에게 돌아가므로 자발적 이직에 대한 사전준비가 요구된다.

2) 비자발적 이직(Involuntary Turnover)

자발적 이직과는 반대로 근로자 자의에 의한 이직이 아닌 회사에 의한 즉, 타의에 의한 이직으로 인력감축 등 고용조정에 의한 일시해고, 징계 규정에 의한 징계 해고, 정년 규정의 고용관계 종료인 정년퇴직 등이 있다. 비자발적 이직의 경우 남아 있는 직원이 동요되지 않게 합당한 사유가 필요하다.

4-3. 강등(Change to Lower Grade)

강등이란 회사에 의해 근로자의 직위나, 직급, 임금이 낮아지는 인사이동으로서 조직에서 문제를 일으킨 사람에게 회사가 징계하는 방법 중 하나이다. 그러나 강등의 경우 그 인정 사유가 분명하고 조직원의 대다수가 인정하는 것일 때 효력을 발휘하며 그렇지 않은 경우는 논란의 소지가 되어 오히려 조직을 불안정하게 만드는 부작용의 소지가 존재한다.

일반적으로 강등처분이 발생하면 직급이 낮아지는 경우(예, 과장에서 대리로 직급강등)와 직급에 맞는 직무는 계속하고 있음에도 불구하고 임금을 하위직으로 감하게 하는 경우가 있다.

4-4. 해고(Dismissal)

이직이 근로자와 사용자의 근로관계를 종료하는 의사표시라면 해고는 사용자가 근로자와의 근로관계를 분명한 사유에 의해 일방적으로 종료하는 행위라 할 수 있다. 최근에는 사직의 의사가 없는 근로자로 하여금 어쩔 수 없이 사직서를 제출하게 만든 경우도 해고로 보고 있다. 해고의 분명한 사유로는 기업이 추구하는 최소한의 행동기준을 위반하거나 기업에 심각한 피해를 끼친 경우가 대부분이며, 징계의 의미로 부여하는 징계 해고와 구조조정의 의미로 나타나는 정리해고가 있다. 기업이 추구하는 최소한의 행동 기준에는 잦은 사고유발, 근무이탈, 근무 중 도박, 잦은 결근이나 지각, 다른 직원과의 마찰, 흡연과 과음, 청탁, 비리, 횡령 등이 있다.

특히 직원 채용도 힘들지만 직원 해고는 그보다 훨씬 힘든 점을 감안 할 때 근근로계약서를 작성하기 전에 근로계약서 내용에 해고사유에 대한 구체적 사례를 기재하는 것도 하나의 방법이다. 가령 약국과 고객에게 문제를 일으키는 경우, 실수가 잦은 경우, 근무태도가 안좋은 경우, 도벽이 있는 경우 등 구체적인 해고 사유를 기재할 필요가 있다.

구조조정으로 인한 해고는 회사가 경영상의 어려움에 처한 경우 이를 극복하기 위한 방안으로 실행되는 경우이다. 그러나 구조조정은 단순히 인적감축이나 사업부문의 정리에만 국한되기보다는 경영혁신과 경쟁자와의 차별화를 통한 경쟁력 확보를 동시에 실행하는 것이 중요하다.

5. 퇴직 및 이직관리

5-1. 퇴직관리(Retirement Management)

퇴직이란 기업경영자와 종업원간의 고용의 종료를 의미하며, 광의의 의미로는 해고, 일시해고, 이직, 정년퇴직 등을 포함한다.

퇴직관리란 조직이 계획하는 인사관리와 퇴직이 일치하도록 관리하는 것을 의미하며, 일시에 많은 인원을 해고하면서 주어야 하는 조기퇴직금이나 이직위로금, 정년퇴직금 등의 액수가 기업으로서는 부담이 되기 때문에 퇴직관리가 필요하다.

퇴직관리는 인사적체, 승진적체, 퇴직금 부담, 고령자, 고 직급에 대한 통솔문제, 신체능력 감소로 인한 생산성 저하와 사고유발 등의 사태가 발생하지 않도록 업무시간, 업무량을 경감하여 퇴직 후의 한가한 생활에 적응하도록 관리한다. 가능하면 퇴직 전에 특별 휴가를 주어 퇴직 후의 준비를 하도록 시간 여유를 주고, 후임자를 미리 정해서 업무와 노하우의 인수인계가 원활히 이루어지도록 관리하는 노력이 필요하다.

특히 중소기업이나 3D 업종의 경우 점점 심해지는 인력난으로 외국인 근로자를 영입해야 하는 시점에서 조기퇴직으로 인한 기업의 생산성을 높이지 못할 경우가 늘어나고 있고, 평균수명의 연장과 선진국에 비해 낮은 정년으로 경력이 풍부한 유능한 종업원을 잃어버릴 경우도 발생할 수 있다. 무엇보다도 조기퇴직은 노인취업난이라는 사회적 문제를 야기할 수도 있다.

약국의 경우를 보면 퇴직처리를 부정적으로만 볼 것이 아니라 순조롭게 마무리 하면 퇴직한 직원이 고객으로 약국에 재방문하는 경우도 자주 발생하며, 잠시 쉬었다가 재취업하거나 약국에 긴급히 인원이 필요할 때 급조할 수도 있다. 무엇보다도 퇴직자의 재방문은 남은 근무 직원들에게 긍정적인 영향을 주는 등 약국이미지에도 좋은 결과를 가져오게 된다.

5-2. 이직관리(Turnover Management)

이직관리란 이직의 부작용을 최소화 하기 위한 과정이다. 이직관리를 소홀히 하여 자발적 이직을 방치하면 조직 내에서 유능한 종업원은 이직하고 무능한 종업원만 남게 되어 악화가 양화를 구축하게 되는 그레샴의 법칙(Gresham's law.)과 같은 현상을 불러일으키기도 한다. 일반적으로 이직관리란 종업원의 자발적 의사에 의해 현재의 직장을 떠나는 자발적 퇴직문제 관리를 주요 대상으로 한다.

이직의 원인이 다양한 만큼 이직률을 낮추기 위한 대책도 원인에 따라서 다양해질 수밖에 없다. 승진적체나 장기발전성 부족으로 나가는 사람이 많다면 경력개발 제도를 마련해야 할 것이며, 임금수준 불만으로 나간다면 임금과 복리후생제도를 개선해야 한다.

조직이 의도하지 않은 유능한 직원의 이직은 그 원인을 찾아 개선하지 않으면 새로운 인력을 충원한다하여도 같은 일이 반복 될 수밖에 없으며, 반복되는 이직은 조직 발전에 악영향을 주게 된다.

이직은 광의로는 조직원이 조직에 들어오고 나가는 것을 모두 포함한다. 조직이 강제로 조직원을 내어 보내는 것을 해고라고 한다면 두 가지 경우가 있을 수 있다. 하나는 사용자와의 계약위반으로 쫓겨나는 것(징계해고)이며, 다른 하나는 경영상의 이유로 감원 과정에서 강제퇴직(정리해고) 당하는 것이다. 어떠한 경우이든 이직으로 인한 조직의 피해를 최소화 하는 것이 이직관리이다.

경우에 따라서 이직은 조직에 해로운 면만 있는 것은 아니기에 이직관리를 통한 이직의 순기능을 발전시키는 것이 조직 경영에 필요하다. 이직의 순기능으로는 신규사원 조직 활성화, 무능사원 및 불만사원 퇴직, 잔류사원 이동승진 기회, 인력수급, 인사의 유연성 제공 등이 있으며, 반면에 이직의 역기능으로는 이직비용, 경력자 상실, 조직위화감, 불안감 조성, 잔류사원의 업무량 증가 등이 있다.

대부분의 소규모 조직 경영자는 이직에 대한 역기능을 주로 겪는 것이 현실이다. 그렇다면 소규모 사업장에 이직피해를 최소화 하는 방법은 무엇일까? 그 해답은 평생직장의 개념이 사라진 현실에서 이직은 발생할 수 밖에 없다는 것을 기정 사실로 인지하고 준비하는 것이다. 약국의 경우를 보면 약국은 이직율이 높다는 것을 약국을 운영하는 약사는 인지하고 이직에 대해 사전에 준비함으로써 이직으로 인한 약국에 피해가 발생하는 경우를 줄일 수 있을 것이다. 약국의 이직에 대한 사전 준비로는 대체 직원의 확보 방법을 사전에 준비하고 있어야 하며, 신규로 입사한 직원을 위한 업무 메뉴얼을 만들어 업무 숙지를 원활하게 만들고, 이직의 역기능 발생을 사전에 차단하는 방법을 개발하여 이직에 대한 피해를 최소화 하는 것이다.

6. 교육훈련관리(Education Training Management)

교육훈련이란 구성원들이 직무를 수행하는데 필요한 지식과 기술, 능력을 배양시켜 조직의 목적을 달성하는데 도움을 주는 과정이며, 일반적으로 교육훈련의 종류로는 현장직무훈련(OJT), 외부훈련(OFF JT), 이러닝(e-learning), 멘토링(mentoring) 등이 있다.

교육훈련의 평가는 기업이 원하는 교육의 목표를 이루었는가를 위해 교육내용 평가, 조직원들의 교육태도 평가, 교육 이후 실무 반영 평가 등이 있으며, 교육훈련 평가방법으로는 커크패트릭(Kirkpatrick)이 제시한 반응평가, 학습평가, 행동평가, 결과평가의 4단계 평가모형이 널리 이용되고 있다. 또한 교육훈련관리에는 교육을 받는 대상에 따라 실무자훈련과 중간관리자 훈련, 경영자훈련으로 분류 된다.

6-1. 종업원 훈련(Employee Training)

1) 현장직무훈련(On the Job Training, OJT)

현장직무훈련이란 현장 업무시간 중에 실제 업무를 수행하면서 감독자(직속상사)로부터 직무훈련을 받는 것으로 특징은 직무를 수행하면서 직접실무 교육을 병행하여 실행한다는 것이다.

OJT 훈련의 장점은 교육훈련이 실제적이고 현실적이며, 감독자인 상사와 훈련생 간의 협동정신이 강화된다. 훈련과 직무가 직결되어 경제적이며, 개인 훈련이 가능하고 실시가 용이하여 비용이 적게 든다. 반면에 단점은 많은 종업원을 훈련시키는 것은 어려우며, 우수 상사가 우수 교사는 아니기에 통일된 우수한 훈련 내용이 어려워 작업과 훈련 모두가 철저하지 못할 가능성이 있다.

2) 외부훈련(Off the Job Training, OFF JT)

외부훈련은 직무가 수행되는 장소를 벗어나 시간적, 공간적으로 격리된 상태에서 교육 훈련을 담당하는 전문 스탭 책임 하에 직장 외에서 받는 훈련이다. OFF JT의 장점은 체계적이고 심층적인 훈련을 받을 수 있으며, 전문 지도자가 지도하므로 많은 종업원에게 통일적인 훈련을 시킬 수가 있고, 현장에서 벗어난 훈련이므로 훈련에 전념 할 수 있다. 반면에 단점은 상대적으로 높은 경제적 부담과 훈련 결과를 바로 현장에서 사용하는데 한계가 있으며, 훈련시간만큼 직무시간이 감소한다는 점이다.

3) 이러닝(e-Learning)

이러닝(e-Learning)이란 인터넷이나 사내 인트라넷을 이용하여 실시하는 온라인 교육을 의미하는 것으로 이러닝의 장점은 시간과 장소를 구애받지 않고 피교육자가 스스로 학습 속도를 조정하면서 교육을 받을 수 있고, 훈련이 표준화되어 일관성이 있다는 점이다.

반면에 단점은 훈련 몰입도가 낮아 훈련효과가 그리 크지 않고, 주제에 따라 이러닝을 실시 할 수 없는 교육이 있으며, 훈련교사와의 교감형성이나 커뮤니케이션이 부족하여 깊이 있는 훈련을 진행하기 어렵다.

4) 멘토링(Mentoring)

멘토링이란 본래 그리스 신화 오데이에서 비롯한 멘토(mentor: 도움을 주는자)와 멘티(mentee: 도움을 받는자) 관계에서 출발하여 현대에는 One to One 교육방법이라 불리우며 교회, 학교, 기업, 공공기관, 심지어 군대에서까지 널리 활용되고 있는 인재개발 프로그램이다. 20세기 대량생산이라는 양적 관리체계에서 21세기에는 다품종소량생산이라는 구조로 전환되면서 인재개발과 교육훈련의 방식도 변화하게 되었다. 멘토링 훈련 방법은 단지 교육에만 그치지 않고 현장에서 직접 활용할 수 있으며, 개인에 성장을 빠르게 가져오기 때문에 개인의 목표와 조직의 목표 달성에 큰 성과를 낼 수 있는 혁신 전략이다.

멘토링기법의 주요 효과를 보면 다음과 같다.

- 인간관계 형성으로 조직의 적응력이 배가되고 조직 충성심이 높아진다.
- 멘토가 양성됨으로써 사내 중간지도자가 다수 배출된다.
- 학습조직 활성화로 전사적인 안목이 키워진다.
- 지식경영 활성화로 조직이 활력이 생기며 사내 네트워크가 활성화 된다.
- 타인을 배려하는 조직문화가 형성되며 전략적인 차원에서 협동심이 생긴다.

반면에 멘토링기법의 단점도 존재하는데 그 내용을 보면 다음과 같다.

- 멘토 양성을 위한 충분한 교육과 체계가 없이 시작하면 조직의 파벌화를 양산할 수 있다.
- 경영자의 이해부족이 올 경우 1회용 교육이벤트로 전락 할 경우 있다.
- 프로그램 개발을 하지 않으면 시작은 있고 결과가 없을 수 있다.

6-2. 중간관리자 훈련(Manager Training)

중간관리자는 기업의 최고관리자층(top management)과 일선 직원의 중간에 위치하여 직능부문 운영에 책임을 맡은 직무를 의미하며, 주요 업무는 최고관리자층의 의사결정을 보좌·촉진시키고 일선직원의 업무를 관리, 감독, 조정하는 것이다. 구체적인 직위에는 일반적으로 부장, 과장, 팀장, 매니저 등이 있는데 호칭은 업종에 따라 여러 가지이다.

중간 관리자는 회사 내 정보의 수직적, 수평적 흐름의 교차점에 있다. 중간관리자들은 CEO의 비전과 일선 현장 구성원들이 갖고 있는 현실적 어려움을 해결하고 연계하는 다리 역할을 하며, 특히 경영진의 경영전략과 현장 직원의 업무 실행 노하우를 종합하여 체계적인 지식으로 전환하고 전환된 지식을 신기술과 신제품에 통합적용하여 경영전략을 성공할 수 있게 한다.

어느 조직이든 조직화 과정에서 체계적이고 빠른 안정을 위해서는 중간관리자의 역할이 중요하므로 경영자는 중간관리자와 면담을 주기적으로 가져 애로사항을 해결하여야 한다. 중간관리자의 주요 역할은 다음 5가지로 요약할 수 있다.

1) 기업가적 역할(The Entrepreneur Role)

중간관리자는 경영자의 비전과 기업 목표 중에 현실적으로 실현할 수 있는부가가치를 구분하여 기업가적 마인드를 가지고 주도적으로 업무에 임한다.

2) 촉진자 역할(The Communicator Role)

조직에서 커뮤니케이션 촉진자 역할이다. 조직이 목표를 세우고 변화를 시도 할 때 변화의 주체적 추진에는 개념화와 실천(conception and implementation)이라는 두 단계가 있는데, 중간관리자는 관계형성 망을 통하여 개념화와 실천을 실행할 효율적인 비공식적 네트워크를 구축하여 변화의 성공을 이끌어 낸다.

3) 치료자 역할(The Therapist Role)

조직 구성원들을 위한 치료자 역할로서 중간관리자들은 일선직원들의 분위기와 감성적 니즈를 잘 조정하며, 변화의 주된 원동력의 유지를 이어가게 함으로써 변화를 가능하게 한다.

4) 곡예사 역할(The Tightrope Artist Role)

마치 줄타기 곡예사처럼 중간관리자들은 기존의 업무를 이어가는 연속성(continuity)과 환경의 변화사이의 긴장관계를 잘 조정하고 관리함으로써, 조직이 극단적 타성이나 혼돈(extreme inertia or chaos), 업무태만, 업무이탈, 업무실책 등에 빠지지 않도록 유연하게 대처한다.

5) 문제해결사 역할(The Problem Solver Role)

중간관리자들은 조직 내 문제가 발생했을 시에 특별한 균형적 행동을 취함으로써 개인적, 전문적 실천방법을 발견하여 문제의 원인을 파악하고 해결방법을 찾아 필요하면 최고 관리층과 상의하여 문제를 해결하여 조직을 안정화 시킨다. 중간관리자 훈련프로그램으로 MTP (management training program)가 있는데 이 방법은 관리의 기본적 사고방식, 조직의 원칙, 조직의 검토 등이 포함 되어 있다.

특히 최근에는 약국도 대형화, 규모화, 드럭스토어화, 기업화 되고 있고 관련 약료기업도 규모의 경제를 실현하면서 보건산업에 미치는 영향력이 점차 커짐에 따라 중간관리자의 기능과 역할이 매우 중요하게 되었다.

무엇보다도 중간관리자 고용으로 인해 약사는 업무과다를 줄이고 업무현장에서 약사가 직접 관여하는 것을 줄임으로서 약사가 경영에 집중할 수 있는 시간적, 정신적 여유를 갖을 수 있다. 그외에 중간관리자는 팀원의 업무성과와 업무성실도를 객관적으로 평가하여 피드백함으로써 부족한 부분을 보완하고 잘 하는 부분을 강화해주는 역할도 중요하다. 특히 중간관리자로서 가장 주의해야할 부분이 팀원의 성장을 경계하려 하지말고 동반 성장 할 수 있도록 노력해야 할 것이다.

6-3. 경영자훈련(Administrative Training)

경영자훈련은 경영자 층을 대상으로 경영관리에 대한 개념적 지식과 관리방법을 교육하고, 경영자 층의 잠재적인 능력을 개발하기 위한 교육활동이다. 경영자훈련은 기업의 인적 자원의 핵심인 경영자 층의 능력개발과 인적 자원의 질적 향상을 도모하는 것을 목적으로 한다. 기업경영의 성패를 좌우하는 경영자의 경쟁력은 곧 기업의 생존을 좌우하기에 경영자훈련은 반드시 해야할 경영자의 의무이다.

대표적인 훈련 방법은 최고경영자의 토의방법을 사용하는 최고경영자훈련프로그램(Administrative Training Program, ATP)과 특정하게 선택받은 중간관리자들에게 여러 가지 관리기법들을 훈련한 후 모든 과정이 끝나면 상위관리직에 승진시키는 '최고경영자 승진프로그램'(Advanced Management Program, AMP)이 있다.

7. 보상관리와 처벌관리

7-1. 보상관리(Reward Management)

보상에는 두 가지의 의미가 있다. 보상(報償, reward)은 업무성과나 업무성실도에 대한 포상의 의미로 조직으로부터 받는 모든 것을 내포하며, 보상(補償, compensation)은 피해나 손해를 보충하기 위한 정신적 금전적 보상을 의미한다.

일반적으로 보상 방법에는 크게 금전적인 보상과 비금전적인 보상으로 나누어 볼 수 있으며 금전적인 보상에는 임금 중 기본급인상과 수당인상, 상여금 인상, 보너스 지급 등으로 나눌 수 있으며, 비금전적인 보상에는 승진, 복리후생, 안정성보장, 권한부여(empowerment) 등이 있다.

보상의 종류에는 자신감, 만족감과 같은 업무수행과정 중에 발생하는 내적 감정을 의미하는 내재적 보상(intrinsic reward)과 승진, 현금지급 보상, 현물급여, 포상휴가 등과 같은 외재적 보상(extrinsic reward)이 있다.

보상관리는 인재의 확보와 유지 및 사원의 사기고취를 위해 필요하며, 동료와의 임금격차는 직무 수행의 자극제가 되어 능력과 성과를 끌어 올리게 된다. 또한 보상관리를 통하여 중요하게 생각하는 부분과 장려하는 행동에 대한 경영자의 메시지를 종업원들에게 각인시킬 수 있으며, 종업원들의 동기부여를 위한 회사의 효율적 비용구조 관리가 가능하다.

공정한 직무평가 결과에 따라 업무 수행을 평가 받은 직원들에게 조직에 공헌한 대가로 보상(reward)이 이루어지는데 보상의 기본 목적이 조직목표 달성을 위한 지속적인 동기부여와 주인의식 고취를 통한 성공적 업무수행이기에 보상의 수준이나 보상의 방법을 선택함에 있어 직원들이 원하는 보상으로 진행하는 것이 효과적이다.

예를 들면 약국의 경우 직원들이 휴일근무, 업무시간 초과, 서비스 스트레스가 많으므로 유급휴가나 공휴일 순환 휴무 보장을 원하는 경우도 있을 수 있으며 임금인상이나 월차, 주말 연극/영화 티켓을 원하는 경우도 있기 때문에 직원들이 원하는 보상을 논의하여 기대에 부응하는 것이 효과적이다.

7-2. 처벌관리(Punishment Management)

처벌(punishment)의 방법에는 금전적인 처벌과 비금전적인 처벌로 나누어 볼 수 있으며 금전적인 처벌에는 임금인하와 손해배상이 있다. 임금인하에는 기본급인하와 수당 비지급, 상여금 비지급, 보너스 비지급 등으로 나눌 수 있으며, 비금전적인 처벌에는 지위강등, 복리후생 제외, 안정성 박탈, 권한박탈 등이 있다.

처벌관리에서 처벌의 경우가 발생하는 경우에 대해 조직이 분명한 가이드라인을 제시하여야 처벌에 대한 반발이 적고 직원들에게 경각심을 불러 올 수 있다. 가령, 약국의 경우 맡은바 업무를 분명하게 소홀히 하거나 잦은 업무 실수, 지각, 결근, 근무 태만, 양질의 약료서비스를 제공해야 하는 약국에서 고객(환자)과의 다툼이나 불미스러운 행동 등을 처벌 가이드라인으로 볼 수 있다.

특히 약국은 현금이 오가는 곳이므로 현금 분실이나 약품 도난과 관련한 부적절한 사태, 등에 대한 응징이 필요하며, 비록 처벌을 시행한다는 것이 쉽지는 않을지라도 잘못된 직무태도나 결과에 대한 분명한 처벌이 없으면 오히려 예상치 못한 더 큰 피해가 발생할 수 있음을 항상 염두해 두어야 한다.

경영자는 보상이든 처벌이든 명백한 근거와 사실에 따라 실행해야 하지만 특히 처벌의 경우 직원의 잘못된 행위가 있을 때 그 사실을 분명하게 지적하며 이를 직원이 반성하고 뉘우치면 상황에 따라 용서할 수 있으나 그렇지 않은 경우에는 처벌을 결정하여야 한다.

처벌관리에서 이미 마음이 떠난 조직원은 업무실행에 도움이 되기보다는 방해가 되는 경우가 더 많기에 처벌을 결정할 경우는 신속하고 단호하게 대처하는 것이 바람직하다.

또한 처벌의 경우 주의할 것은 가벼운 처벌이든 무거운 처벌이든 다른 직원 앞에서 특정직원을 인격적 침해를 하지 말아야 한다는 '처벌 관리'의 기본적 방안을 마련해야 한다.

따라서 '처벌'이란 바람직하지 못한 행동에 유쾌하지 못한 결과를 제시하여, 좋은 행동을 장려하고 나쁜 행동을 억제하게 함으로써 잠재적 조직이익을 가져다주는 효과적인 수단인 동시에, 잘못 전달하면 적대감이나 분노를 발생시키고 일시적인 억압으로만 그칠 수도 있는 역기능도 내포하는 행동관리 수단이란 점을 직시하고 경영자는 처음부터 처벌의 수위와 기준을 명확히 해야 한다.

처벌관리의 핵심은 처벌로 인한 역기능을 최소화하는 것이다. 그러기 위해서는 가급적이면 바람직하지 못한 행동을 한 직후 빠른 시간 안에 처벌이 실행되어야 한다는 점이며, 처벌을 할 때 감정이나 분노를 보이지 않아야 한다는 점, 인격이 아닌 행동에만 초점을 맞춰야 한다는 점, 바람직한 행위에 대한 대응 정보를 같이 제공해야 한다는 점, 처벌과 올바른 방안을 동시에 제시해야 한다는 점 등이 핵심사항이다.

7-3. 보상관리 실무

사용자는 근로자에게 근로의 대가로서 보상을 해주어야 하며 보상에는 직접보상의 형태인 임금과 간접보상의 형태인 복리후생이 주어진다. 특히 임금은 조직 구성원 생활수단의 원천이 되며 복리후생은 근로자의 동기 부여를 통한 경영조직의 생산성에 기여하게 된다. 그러나 보상은 기업에 있어서 중요한 비용 항목 중의 하나에 해당되므로 기업 투자 재원의 효율성에 따라 합리적으로 설계되어 지급되어야 한다.

약국의 경우 약사 1인 약국이 아닌 이상 근로자를 고용하게 되면 임금을 지불해야 하며 상당수의 약국이 근로계약서를 작성할 때 근무시간과 월급만을 기재하고 별다른 세부적인 보상과 처벌 조항 없이 약국장과 종업원이 근무를 시작하는 경우가 많다. 이 경우 잘 지낼 때는 몰라도 불미스런 일이 발생하면 근거가 없기에 지불하지 않아도 되는 부대비용을 약국장이 부담하는 사태도 발생하게 된다. 그러므로 약국에서도 지불해야 할 임금체계에 대한 지식을 숙지하고 표준근로계약서를 기반으로 각 약국의 상황에 맞는 보상 및 처벌 조항, 휴일근무형태, 계약직과 정규직 조건 명시 등을 추가로 작성해 둘 필요가 있다(그림 3-21 참고).

상시근로자는 임시직, 일용직 등을 포함하여 사업장에서 상시 근로하는 근로자를 의미하며, 상시근로자를 고용하게 되는 경우 4대 보험의 사업자 지급분과 1년 이상 근무한 경우 퇴직금을 지급해야 한다. 고용주가 부담하게 되는 4대 보험은 고용보험, 산재보험, 건강보험, 국민연금이며 사회보장 목적을 가지고 있어 우리나라의 경우 가입과 납부를 강제하고 있다.

4대 보험은 약국과 같이 개인사업자일 경우라도 상시근로자가 1인 이상 사업자라면 4대 보험 가입은 의무이며 4대 보험은 약사와 직원이 국가가 정한 비율에 따라 각각 부담하게 된다. 우리나라의 경우 사업자를 위한 다양한 지원사업이 있는데 2024년 현재 기준으로 고용보험 사업의

표준근로계약서

(이하 "사업주"라 함)과(와)(이하 "근로자"라 함)은 다음과 같이 근로계약을 체결한다.

1. 근로계약기간 : 년 월 일부터(기간의 정함이 없음)

※ 근로계약기간을 정하지 않는 경우에는 "근로개시일"만 기재

2. 근 무 장 소 :
3. 업무의 내용 :
4. 소정근로시간 : 시 분부터 시 분까지(휴게시간 : 시 분 ~ 시 분)
5. 근무일/휴일 : 매주 일(또는 매일단위)근무, 주휴일 매주 요일
6. 임 금
   - 월(일, 시간)급 : 원
   - 상여금 : 있음( ) 원, 없음( )
   - 기타급여(제수당 등) : 있음( ), 없음( )
   - 임금지급일 : 매월(매주 또는 매일) 일(휴일의 경우는 전일 지급)
   - 지급방법 : 근로자에게 직접지급( ), 근로자 명의 예금통장에 입금( )
7. 연차유급휴가
   - 상시 근로자수가 5인 미만 사업장의 경우 연차에 관한 근로기준법이 적용되지 않음.
8. 근로계약서 교부
   - 사업주는 근로계약을 체결함과 동시에 본 계약서를 사본하여 근로자의 교부요구와 관계없이 근로자에게 교부함(근로기준법 제17조 이행)
9. 보상과 처벌 조항
   - 이 계약에 정함이 없는 사항은 근로기준법령에 의함

년 월 일

사업체명 : 전화 :

주 소 :

대 표 자 : (서명)

근로자 성명 : (서명)

주 소 :

연 락 처 :

[그림 3-21] 표준근로계약서 사례

하나로 일정요건을 충족하는 근로자를 채용하는 경우에 대상 근로자 임금의 일부를 고용노동부로부터 지원받는 제도인 고용촉진지원금 제도가 있다. 그외에도 일자리함께하기 지원금, 청년추가 고용장려금, 신중년적합직무 고용 지원 등 다양한 지원사업이 있다.

8. 임금관리(Wage Management)

8-1. 임금관리의 개념

임금이란 노동자가 자신과 가족이 건강하고 정상적인 생활을 하는데 필요한 비용(자녀 양육비, 노후보장비, 문화생활비 등)을 의미한다. 임금관리란 기업이 지불해야 할 임금액과 제도에 관하여 인사관리의 목적달성에 도움이 되도록 관리하는 것으로 개별조직원에게 노동의 대가로 얼마를 지불할 것이며 그 액수는 무엇을 기준으로 계산하며, 생활급으로써 충분한지 등을 적절하게 관리하는 것이다.

임금수준이 다른 회사에 비해 높고 임금의 배분도 공정하게 이루어진다면 조직원들의 직무만족수준이 높아질 것이 틀림없으며 이는 여러 학자들의 검증결과 이기도 하다. 그러므로 임금관리 시스템에 불만이 있으면 직무만족도가 떨어지고 결근율과 이직률은 높아진다.

임금만족과 업무성과와의 관계를 보면 업무성과는임금만족 이외에도 직원관계, 시설, 근무환경 등에 의해 영향을 받기는 하지만 임금에 기인하는 만족수준이 가장 중요한 요인임에는 틀림없다.

그러나 임금이 업무성과에 어느 정도 직접적인 영향을 미치는가에 대해서는 연구결과들이 통일되어 있지 않다. 하지만 적어도 업무성과에 기준하여 임금을 지급하는 성과급이나 인센티브 등의 임금시스템을 사용한다면 조직원들에게 업무몰입의 동기부여가 증가되는 것은 분명하다.

8-2. 임금수준(Wage Level) 관리

임금수준(wage level)관리란 문자 그대로 조직원들에게 지급하는 평균임금의 수준이 다른 동종업계의 회사에 비하여 어떠한가의 문제이다. 임금은 너무 높아도 운영관리에 문제가 발생하고, 너무 낮아도 조직원들의 이직률이 높아지고 직무수행에 문제가 발생한다.

따라서 임금은 적정수준을 유지하는 것이 관건이 된다. 임금수준을 결정하기 위해서 고려해야 할 요인들로는 사회적 제도, 동종 업계의 현황, 해당 기업의 경영전략, 근로자의 의견, 조직원들의 최소한 생계유지비, 시장에서 통용되는 상식적 인식 수준 등 수많은 요인들을 고려하여 조직의 경영 목표에 부합되게 가장 적합한 수준을 유지하는 것이 임금수준 관리의 관건이다.

8-3. 임금체계(Wage System) 관리

임금체계란 근로자 개인에게 지급되는 임금이 어떤 종류의 임금항목으로 구성되어 있는지, 혹은 임금 구성비를 어떻게 할 것인지에 대한 각 임금 항목의 산정방법 결정기준을 의미한다.

임금체계관리란 개별 노동자에 대한 개별 인건비의 관리. 기업 단위의 인건비 총액을 그 기업 내부의 개별노동자에게 분배하는 문제를 체계적으로 관리하는 것을 의미한다. 또한 부서간, 업종간, 학력간, 경력간 임금차이를 임금구조(wage structure)라고 하는데 임금관리자는 이러한 임금차이에 대해 적정한 합리적 기준을 마련하여 임금문제가 발생하지 않도록 공정한 배분을 해야 한다. 따라서 임금체계관리를 통한 효율적 임금관리를 위해서는 임금형태를 체계적으로 분류하여 조직의 경영 목표에 맞게 계획하여야 한다.

8-4. 임금형태(Wage Form)

임금형태를 보면 연공급(seniority based pay), 직무급(job based pay), 직능급(skill based pay), 성과급(performance based pay), 자격급(license pay), 이윤배분제(profit sharing) 등이 있다.

1) 연공급(Seniority Based Pay)

학력, 연령, 근속 등의 요소를 결정기준으로 기본급을 상승하는 방법으로 이것의 장점은 생활안정성, 평가의 객관성, 위계질서의 확립에 드움이 된다는 점이며, 단점은 동기부여 효과 미미, 소극적 근무태도, 능력과 업무와의 연계성이 미약하다는 점이다.

2) 직무급(Job Based Pay)

직무급은 직무분석과 직무평가에 의해 각 직무의 가치를 평가하고 이에 따라 임금을 결정하는 방법으로 직무에 따라 나이에 상관없이 임금을 지급한다. 장점으로는 비교적 근로자들에게 납득성이 높다는 점이며, 단점은 직무분석과 평가에 너무 많은 시간이 요구되고. 가장 낮은 직무나 파트타임에 종사하는 노동자의 임금이 생계비가 보장되지 못하는 경우가 발생할 수 있다는 점이다.

3) 직능급(Skill Based Pay)

직무를 수행하는 능력을 임금 지급의 결정기준으로 하는 방법으로 장점은 일에 대한 동기 부여 효과를 가져 오고 능력에 따른 차별 지급이 가능하다는 점이며, 단점은 직무수행 능력에 대한 객관적 평가가 어렵고 사용자의 주관성이 개입되기 쉬어 임금에 대한 다양한 갈등이 발생할 수 있다는 점이다.

4)성과급(Performance Based Pay)

성과급은 업무 성과와 업무처리 능력을 기준으로 임금을 결정하는 방법이며, 연봉 이외의 성과에 따른 인센티브를 의미한다. 성과급은 조직원의 직무몰입도를 높여주는 대표적 수단이다.

5) 자격급(License Pay)

자격급은 조직의 업무 목표에 부합하는 종업원이 취득한 자격취득 기준을 정해놓고 자격 취득 여부에 따라 임금을 결정하는 방법과 직능에 따른 직능자격급이 있다. 모두 조직원의 업무와 연관된 자기개발을 독려한다.

6) 이윤배분제(Profit Sharing)

이윤배분제는 조직 구성원들에 의해 발생한 기업 이윤의 일부를 종업원들에게 배분하는 방법으로, 이는 경영신뢰성을 높여주고 종업원들의 업무의욕을 고취시킬뿐 아니라 파트너십을 유발하여 결과적으로 기업의 이윤을 증대 시키는 효과가 있다. 그밖에 조직의 특성과 업무의 성격에 따라 임금형태는 다양하기에 그 명칭이나 형태에 연연하기 보다는 임금관리를 통한 조직목표의 효과적 달성과 업무의 효율화를 통한 성공적 직무관리가 중요하다.

9. 성과관리(Performance Management)

9-1. 성과관리의 개념

성과관리란 조직 구성원의 업무와 조직의 사명을 일관화 시켜 기업의 총체적 사업목적을 달성하도록 기여하는 것으로 구성원에게는 기업의 사명과 비전에 부합하도록 개인 업무 목표를 수립하도록 지원하고 관리하는 것이다.

경영자는 전체 조직의 목표와 지향점은 무엇인지 인식하고 단위 사업 활동의 수행목표가 전체 조직의 목표와 방향이 같은 지를 확인 해야 한다. 또한 구성원들에게 조직의 목표와 기대치를 명확히 전달하고 자율적인 그들의 업무 수행이 조직의 사명에 맞도록 코칭 해야 한다.

체계적이고 합리적인 성과관리는 기업 경영 조직의 사업 성과를 강화 시킬 수 있을 뿐만 아니라 조직의 역량을 축적 시킬 수 있게 한다. 인적자원관리에 있어서 성과관리는 평가와 연계되어 있으며 요즘 대부분의 기업에서는 직원의 조직성장 기여도 증대를 위해 평가를 수행하며 이 평가를 바탕으로 다양한 보상 관리의 근거로 활용하고 있고 인력개발 지표로도 적용하고 있다.

인적자원관리에서 역량평가와 성과평가는 중요한 두 부문으로서 역량평가는 조직 구성원에게 요구되는 역량 개발을 통해 획득한 기본역량과 전문역량으로 구분하여 평가하는 것이고 성과평가는 성과 목표와 평가 지표를 통해 목표관리를 함으로써 달성한 성과를 평가 하는 것이다. 이와 같이 성과관리는 일회성에 그치는 것이 아니라 연초에 목표를 설정하고 성과관리 계획을 수집한 후에 성과수행을 실행하고 이것을 체크하고 코칭하는 과정과 평가하는 과정이 계속 반복되어져야 하는 사이클 과정이라 할 수 있다(그림 3-22 참고).

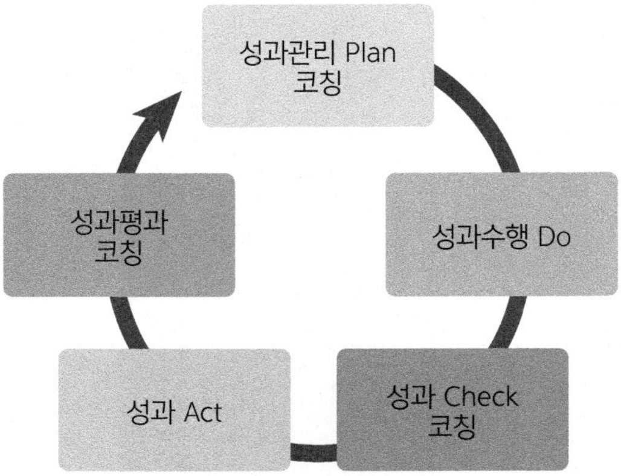

[그림 3-22] 성과관리 cycle

9-2. 경영약학의 성과관리

경영약학에서 성과주의 인적자원개발의 개념은 개인화(individualizing)에 기초한 유연한 경영(flexible management)이라 할 수 있으며, 개인의 개성, 잠재력, 창의력 개발을 통한 시장 내 개인의 가치를 높이는데 주력한다.

경영약학에서 성과주의 인적자원개발은 약사 전문직(professionnal, 특별한 훈련 과정을 필요로 하는 직업인)과 비 약사 전임직(expert, 어떤 일에 매우 숙련된 사람)의 능력을 보다 개발하고 활성화하며, 성과주의 임금관리를 통한 연공급 임금관리를 탈피하여 직무급, 능력급, 연봉제, 개별인센티브 등을 시행하는 방안이다.

일반적으로 약사전문직의 성과관리는 약사 본연의 업무인 일반의약품 설명 및 판매, 처방조제, 복약지도를 기준으로 실행하며, 비 약사 전임직(약사외 조직원)은 의약품이 아닌 모든 제품의 설명 및 판매, 행정업무, 전산업무, 접수 및 고객응대 등을 기준으로 성과관리가 이루어진다.

성과주의 경영약학 인적자원개발의 교육, 훈련 방법은 인재육성에 주안점을 두고 훈련에서 학습으로 전환하고, 학습에서 성과로 전환하는 것이다. 본래 성과주의의 복리후생관리는 재택근무제나 이동사무실을 실현하는 개념도 포함되나, 경영약학 조직의 특성상 재택근무나 이동사무실 실현보다는 경영약학 조직에 맞는 새로운 포상유급 휴가와 같은 복리후생관리 성과주의가 적용 될 수 있다.

성과주의 인적자원관리에서 대안적 고용형태로는 시간제 고용인력, 파견근로자, 외주용역(outsoursing) 등이 있다. 이러한 대안적 채용 형태도 조직목표에 부합된다면 활용 가능하다. 성과주의 인적자원개발의 위협요소는 성과평가의 부정확함과 평가의 불공정성이다. 구체적이고 적절한 평가 도구의 부재로 평가가 부정확한 경우는 평가를 하지 않은 만 못하게 되고 성과주의 인적 자원에 역효과를 초래하게 되기 때문이다.

따라서 성과주의 인적자원관리 전략에서는 평가의 공정성과 효율성을 높이기 위해 다양한 방식을 시도할 필요가 있다. 그 중 기업체에서 활발하게 활용한 방식 중 하나가 균형성과지표(Balanced Score Card, BSC) 방식이다.

9-3. 균형성과 지표(Balanced Score Card, BSC)

BSC방식이 등장한 이유는 그 동안은 기업의 성과를 평가하기 위해 매출액이나 수익 등의 재무 지표를 활용 하였으나, 매출이나 수익 등의 재무적 지표는 경영전략과 연관되어 있지 않고 과거의 정보이기에 기업의 미래 장기적 성과까지 측정하기 힘들었다. BSC는 전체 조직의 비전과 전략을 실행하게 만들기 위한 방법에 초점을 맞춘 방식이라 약국과 약업조직에 쉽게 적용 할 수 있다. 실제 BSC는 비전과 경영전략을 재무적 관점, 고객 관점, 내부 프로세스 관점, 학습과 성장 관점 등의 다차원적인 관점에서 균형을 고려한 성과관리 프레임이다(그림 3-23 참고).

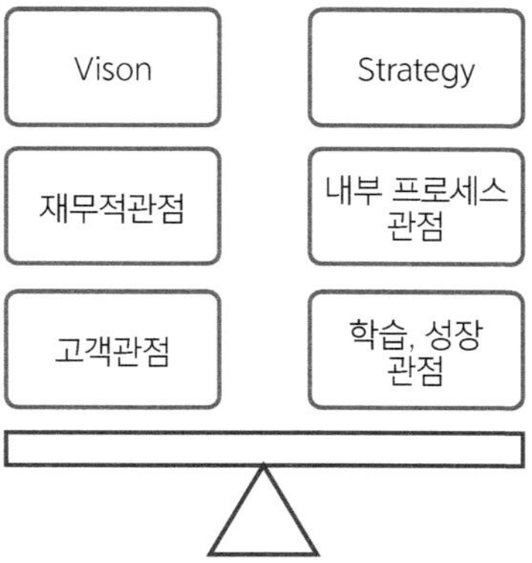

[그림 3-23] BSC의 4대 관점

경영진이 수립한 경영전략이 실행에 옮기기 어려운 이유는 실천을 위한 행동보다 계획수립과 보고를 중요시하는 점과 문제가 생기면 토론하고 결론을 내리며 행동 계획을 세우는 점을 문제해결로 착각하는 것 때문이다.

따라서 이러한 단점을 극복하기 위해서는 전략 실행 성패에 대한 피드백을 통한 성과보상이 필요하다는 생각으로부터 도출된 방식이 성과주의 이며 성과주의의 성공적 결실을 맺기 위해 도입된 방식 중 하나가 다양한 관점의 균형 잡힌 성과지표를 조직단위 및 개인별로 명확히 연계시킨 BSC 방식이다.

예를들어 약국은 매우 빠르게 움직여야 하는 조직이며 사람의 건강을 대상으로 하기에 실수가 용납되지 않는 조직이다. 그러므로 계획을 세우는 것에 만족하지 않고 계획 실행과 직무성과에 대한 균형잡힌 평가 피드백을 통하여 성과주의 방식을 보완해야 할 점은 보완하여 개별 약국 상황에 맞는 인적개발관리 방식으로 수정 보완하는 작업 과정이 BSC 방식을 활용한 약국의 성과관리라고 할 수 있다.

<사례 3-4> 성과관리 시스템의 중요성 -유OOO사례

성과관리의 실제 사례를 보면 국내에서 착한 기업으로 알려진 유OOO가 있다. 이 회사에서는 공정한 성과평가를 하기 위하여 연말에 직속상관의 평가 뿐만 아니라 직원 50~100명의 인원을 그룹으로 하는 성과평과 위원회를 구성해서 성과평가를 했던 리더들이 모여서 형평성, 공정성을 증진하는 활동을 하고 있다.
또한 그러한 평가의 공정성에 대해 알아보기 위해 인사부서에서도 성과 평가 후 직원 개인에게 설문을 보내서 성과평가가 공정 했는지에 관해 피드백을 받아 본 결과 80% 이상 긍정적이었으며 그 성과평가 결과를 연말 개인성과 상여와 연봉책정에 100% 반영 하고 있고 승진에 크게 영향을 주고 있다.
이 회사에서도 1990년대까지는 많은 다른 기업처럼 단순 호봉제 시스템을 갖고 있었으나 그것이 시대에 맞지 않아 성과주의 기업운영을 하기 위해서는 인사관리 체계도 직무급 위주로 전환해야 했으며 성과와 연동된 시스템이 필요해서 도입 했다.
초기에는 이 회사도 성과관리 시스템을 직무 평가에 주로 활용 했으나 그 이후 단순히 보상 차별화뿐만 아니라 P&D (Performance & Development)라고 하는 개인의 역량 개발에도 활용하게 되었고 이러한 성과관리 시스템은 채용에서 퇴직 시까지의 업무수행, 경력개발, 전환배치 등 회사와 직원의 직장 생활 전 과정에 중요한 영향을 미치게 되었다.

출처 : 한국경제 2004. 9. 13 기사 참고

10. 리더십과 권한위임(Leadership and Empowerment)

10-1. 경영자의 리더십

조직의 리더가 조직 구성원들로 하여금 조직 및 집단의 공동목표를 달성하는 데 필요한 행위를 하도록 영향을 미치는 과정 및 능력을 리더십(leadership)이라 표현한다. '피터 드러커'는 조직에서 경영자의 자질과 능력, 리더십이 조직의 생존과 성공을 결정하고 리더십이 없다면 모든 생산요소는 생산물이 될 수 없다고 주장하며 조직 리더의 리더십이 곧 조직의 생존과 직결된다고 하였다.

피터 드러커는 'CEO의 조건'에서 성공적인 리더십을 발휘하기 위해서는 먼저 리더인 경영자의 좋은 습관이 중요하다고 강조하며 조직의 리더가 갖춰야 할 대표적인 좋은 습관에 대해서 다음과 같이 제시 했다.

첫째, 조직의 성공을 위해 근원적인 문제를 스스로 질문하는 습관을 가져야 한다고 하였다. 예를 들어 조직이 추구하는 사업은 무엇이고, 누가 고객이고, 고객이 가치 있게 여기는 것은 무엇이고, 경쟁자는 누구이고, 사업의 미래성은 있는가? 에 대한 끊임없이 질문과 해답을 찾는 습관은 조직의 방향과 현실적 대안을 수립하는데 중요한 역할을 한다는 것이다.

둘째, 경영자는 직무에 대한 좋은 습관을 가져야 한다는 것이다. 조직의 목표를 수립하고, 조직 구조를 정립하며, 직원들의 동기부여와 커뮤니케이션 확립하고, 공정한 평가척도를 만들어 성과를 평가하고 측정한다. 또한 조직 문화에 충성하는 부하를 육성하며, 사원채용. 인사관리 등에 대한 합리적 판단을 할 수 있는 근거위주의 판단과 협의를 통한 결정이 필요하다는 것이다.

셋째, 경영자는 발상의 전환을 통해 구성원을 교사로 모시고, 리더가 학생으로 또는 구성원을 customer로, 리더가 servant로 입장을 바꾸는 것이다. 자신이 leader일 때와 follower일 때의 자세는 하늘과 땅 차이다. 리더가 한 수 접고 들어와 배우겠다는데 구성원들은 신날 수밖에 없다.

예를 들면 독서경영이 좋다는 데 이의를 제기할 사람은 위나 아래나 별로 없다. 그런데도 많은 회사에선 구성원들의 저항에 부딪혀 좌초했다는 실패담이 허다하다. 독서경영을 강하게 밀어붙인 모 회사에서는 '독후감 쓰기 싫어 사표 쓴다.'며 이직하는 경우도 있었다고 한다.

왜 이런 일이 발생할까? 책 선택에서부터 기한 내 독후감 숙제 제출까지, 직원의 선택은 전혀 없이 하달되니 숨이 콱콱 막히는 것이다. 자기가 결정할 수 있다는 '주도성'이 사라질 때 그것은 아무리 몸에 좋은 약이라도 이미 보약이 아니다.

리더십의 종류에는 변혁적 리더십, 네오카리스마 리더십, 감성적 리더십, 자율적 리더십, 서번트 리더십, 글로벌 리더십, 상호보완 리더십, 윤리적 리더십 등이 있다. 그러나 중요한 것은 유능한 리더는 자신의 스타일에 조직을 맞추는 것이 아니라 조직의 특성에 맞게 자신의 리더십을 맞춘다는 것이다.

<사례 3-5> 유○○○, 부패방지경영시스템 국제표준 ISO 37001 인증 획득

ISO 37001은 국제표준학기구(ISO)가 조직 내 부패 발생 가능성을 시스템으로 방지하기 위해 2016년 10월 제정한 것으로 국내에서는 2017년 4월부터 인증제도가 시행됐다. ISO 37001은 모든 조직에서 발생 가능한 뇌물 수수 리스크(위험)를 사전에 파악하고, 이를 조직의 방침·절차 및 관리에 의해 실행하도록 명시하고 있다. 조직이 뇌물 수수와 관련된 조치를 합리적이고 적절하게 실행할 수 있도록 규정하고 있다.
유○○○은 '정도영업 확립'을 경영방침으로 삼고 윤리경영을 최우선적인 과제로 추진하면서 내부심사원 교육 및 육성, 내·외부 부패 리스크 진단 및 평가, 부패 방지 방침 선포, 부서별 부패 방지 목표 수립, 임직원 준법서약서 작성, 부 패 방지 책임자 중심의 부패 방지 관리시스템 등을 구축하고 철저한 성과 평가를 실시하고 있다. 이○○ 유○○○ 대표는 "ISO 37001 인증은 부패 행위 근절을 통한 준법 문화 확산과 기업 경쟁력 확보, 그리고 지속 가능 경영을 위해 꼭 필요한 것"이라며 "회사는 앞으로도 부패 방지 경영시스템과 관련된 임직원 교육을 더욱 강학하고 관련법을 철저히 준수해 기업의 투명성을 높이고 윤리경영에 박차를 가하겠다"고 말했다.

<출처 : 약사공론, 2018.04.02 기사 참고>

10-2. 권한위임(Empowerment)

조직에서 직위가 낮은 위치에 근무하게 되면 대부분 상사보다는 무능한 사람으로 보이거나 그렇게 행동하게 된다. 아지리스(C. Argyris) 교수의 성숙-미성숙 이론에 따르면 인간은 정상인의 경우 유아로부터 성인에 이르면서 수동적에서 능동적인 상태로, 의존적에서 독립적인 상태로, 종속 상태에서 점차 동등하거나 우월한 지위로 옮겨 가기를 원하는 변화가 일어난다고 한다.

그러나 대부분의 조직은 직원 관리 방식에서 부하직원을 '미성숙'한 어린애를 다루듯 하고 있다. 특히 약국과 약업조직의 경우 전문직인 약사와 비전문직인 비 약사 인력이 공존하는 특이한 조직구조에서, 비약사 인력을 미성숙한 존재로 관리하는 경향이 팽배해 있다. 그러나 경영약학을 학습한 약사라면 올바른 경영마인드를 가지고 비 약사 인력이 수동적 업무태도에서 능동적 업무태도로 전환 할 수 있도록 권한위임을 통한 인적자원관리가 필요하다.

조직은 기본적으로 분업원리로서 움직이며, 약국조직 역시 한 명의 약국장 명령에 따라 여러 명 혹은 한 명의 직원이 행동하며 각자 맡은 일을 기계적이고 반복적으로 하게 된다. 직원들이 약국장의 지시에 기계처럼 따를 것을 요구하는 조직의 관리방식은 스스로의 판단력과 자율의지를 가진 성숙한 성인이 되어 있는 부하와는 근본적인 괴리가 발생한다.

이러한 문제점을 극복하기 위해 최근 조직에서 선호하는 인적자원관리 방식으로 권한위임(empowerment), 직무충실화(job enrichment)와 직무확대(job enlargement) 등이 있다. 권한위임(empowerment)은 부하 직원이 의욕을 지니고 능동적으로 일을 하게 하기 위해서 직원에게 일정부분의 권한을 위임하는 것이다. 그러기 위해서는 먼저 경영자가 권한위임은 권한분배가 아닌 권한 확장임을 이해해야 한다.

인적자원 측면에서 경영의 본질은 '다른 사람을 통해서 일을 하는 것'이라고 할 수 있다. 관리자는 이를 위해서 조직구성원에게 목표, 자원, 권한을 위임해 주고 구성원들이 하고 있는 업무를 관리한다.

올바른 권한 위임이란 관리자가 구성원들을 믿고 일을 맡기는 동시에, 일의 진행 상황을 파악하면서 적절한 때에 필요한 도움을 주는 것이다. 즉 관리자의 오랜 경험과 지식을 바탕으로, 일이 잘못되기 전에 제대로 된 방향을 알려주고 바로잡아 줌으로써 성과를 높이고 구성원들이 발전할 수 있도록 도와주는 것이다.

관리자의 권한위임은 스포츠에서 감독과 같은 역할이라고 볼 수 있다. 경기는 선수에게 믿고 맡기지만, 감독은 전체적인 전략을 짤 뿐만 아니라 각 선수들의 행동을 관찰하고 필요한 조언을 해주면서 경기를 이끌어가는 것처럼 경영자도 부하직원의 역량을 잘 파악하고 개발하여 업무의 자율성을 인정해주는 권한 위임을 통해 큰 틀의 경영전략을 짜고 조직을 성공경영으로 이끌어가야 한다.

과거의 인적자원관리 방식인 업무 전문화와 지휘, 통제에 의한 관리방식이 성숙한 직원들의 근무의욕을 떨어뜨리고 직무만족을 악화시키는 반면에 권한위임(empowerment)과 직무확대(job enlargement) 및 직무충실화(job enrichment)는 직원들의 자율성을 증가시키고, 일의 만족도를 높아지게 하며, 책임감도 증대시켜 결국 높은 성과를 올리게 된다는 것을 해크먼(J. R. Hackman)과 올드햄(Greg Oldham)은 직무특성이론에서 밝히고 있다.

단지 여기서의 조건은 직무 특성이 직무 수행자의 성장 욕구 수준에 부합될 때 긍정적인 동기유발 효과를 초래하게 된다는 점이다. 즉, 직원들 중에는 스스로 알아서 열심히 일하려는 성숙한 태도가 부족한 사람도 있으며 스스로 배우고 발전하려는 욕구가 낮아 권한위임을 기피하는 경우도 있다.

해크먼(J. R. Hackman)과 올드햄(Greg Oldham)은 이를 '성장욕구 수준' 이라고 부르며 이러한 직원에게는 지시와 통제의 전통적 인적관리 방식이 불가피하다고 하였다

인적관리에서 주의해야 할 점은 권한위임과 직무확대 등이 부하직원의 역량 수준에 잘 맞게 이루어지고 있는가를 파악하는 것이다. 경영리더들이 주의할 점은 미성숙한 태도를 갖고 있거나 성장 욕구가 낮은 직원과 높은 성장 욕구와 성숙한 태도를 가지고 있는 대다수의 직원들의 인적자원개발 방식을 동등하게 사용하고 있다는 점이다.

탁월한 리더십을 가진 경영자들의 경우 직원들의 성향을 정확하게 파악한 후 직원들마다 가지는 만족감의 차이를 파악하고 효과적인 방법으로 직무분석 자료를 활용하여 직원의 업무 역량 수준에 맞는 업무 분담을 계획함으로서 인적자원관리를 조직의 목표에 부합시킨다.

따라서 훌륭한 리더는 여러 종류의 리더십을 모두 갖춘 리더가 아니라 조직원의 성향과 조직의 특정에 맞게 적절한 리더십을 개발하고 적용함으로써 조직의 목표를 이루어내고 조직원들의 업무 몰입을 최대한 이끌어내어 효율적인 운영을 할 수 있는 환경을 조성하는 리더라고 할 수 있다.

Reference

1. '경영약학 연구회', '경영약학'신판, 신일북스(주), 2018
2. 고용노동부 자료실 : 표준근로계약서 모음 http://moel.go.kr/view.jsp?cate=3&sec=3&smenu=1&bbs_cd=120&seq=1358755286341&div_cd=&mode=view
3. 금재호, '이직(Job Separation)의 원인과 행태에 관한 연구; 기업규모별 분석', 노동경제론집, 1998; 21(2), 163-194.
4. 김기석·성영신·김철민, '노조가치관 및 직무만족이 노조몰입에 미치는 영향', 한국심리학회지, 1989; 2(1), 14-43.
5. 김상욱·유홍준, '직무만족과 이직의사의 행태학적 결정요인 - 전국 패널자료를 사용한 GLM 및 GEE 추정', 2002; 한국사회학, 36(1), 51-81.
6. 김성국, '우리나라 해외지사 주재원의 직무만족에 관한 실증적 연구', 한국경영학회 춘계학술연구발표집, 1990; pp. 5-18.
7. 김성실·권동연, '산업간호사의 업무수행과 직무만족도에 관한 연구', 한국보건간호학회지, 1998.
8. 김양우, '제약산업 글로벌진출 교육 및 정책의 성과. 한국제약협회정책보고서', 2017; (11)3, 61-63.
9. 김영철, 지식기반사회의 인적자원개발 방향 탐색. 한국교육행정학회, 28차 연차 대회 및 정기총회, 2000; 11-12.
10. 노동부 직무평가 가이드 북, 2007.
11. 노용진·김동배·박우성, '혁신적 인사관리제도 도입의 영향요인', 경영학연구, 2003; 32(4), 955-981.
12. 류병주, '직무만족의 개념정의 및 측정에 관한 연구', 경상논집, 충남대학교 경영경제연구소, 1982; 319-329.
13. 마이클 포터(Michael Porter), 경쟁전략(Competitive Strategy), 21세기북스, 2008.
14. 마이클 포터(Michael Porter), 경쟁우위(Competitive Advantage), 21세기북스, 2008.
15. 마이클 해머, 리엔지니어링 기업혁명, 스마트비지니스, 2008.
16. 민경호·조국행, '공정성이 조직몰입 및 직무만족에 미치는 영향에 관한 연구', 인사관리연구, 2002; 26(3), 79-100.
17. 박성민·유병남, '경영학원론', 청람, 2012.
18. 박우성·유규창, 인적자원관리 패러다임의 변화와 인사부서의 역할, 인사관리연구, 2001; 25(1), 347-369.
19. 박주희·한명환·권금택, 의료경영론, 대학서림, 2006.
20. 방하남, '직무만족도와 생활만족도의 결정요인과 상호작용효과에 관한 연구', 노동경제론집 특별호, 2000; 23(S), 133-154.
21. 산재보험료율 근로복지공단, 산재보험료율https://www.kcomwel.or.kr/kcomwel/paym/paym/tari.jsp, 2017.
22. 송석훈, '중소기업시대의 신인사전략 - 경쟁력을 높이는 신인사대책 : 제 6 장 중소기업 근로자의 이직현황과 관리 ; 이직의향 영향관계의 실증적 분석', 중소기업연구총서, 한국중소기업학회, 1997.
23. 아시아경제 http://www.asiae.co.kr/news/view.htm?idxno=2016092613591169025.
24. 약국과 약료경영학 연구회, '약국과 약료경영학', 신일북스, 2014.
25. 양봉민, '보건경제학', 나남, 2012.
26. N.Gregory Mankiw, '멘큐의 핵심 경제학 제5판', 교보문고, 2010.
27. 오계택, '서비스 산업의 인적자원관리, 우수 중소기업사례와 정책적 함의', 한국직업능력개발원, 2012.
28. 유봉식 외, '신경영학 원론', 학현사, 2004
29. 유청렬·이경희, '조직갈등이 이직성향에 미치는 영향', 인적자원관리연구, 2003, 6, 67-95.
30. 이건창, '현대경영의 이해', 무역경영사, 1999.
31. 이견직, '의료경영학, 무역경영사', 2010.
32. 이근철, '권하고 싶은 한권의 책-피터 · 드러커 저 [자본주의 이후의 사회]', 전기저널, 1996; 100-107.
33. 이진규·박상로, '경력정체인식과 통제위치에 따른 직무만족과 경력만족 및 이직의도', 경영논총, 고려대학교 경영대학, 1995; 329-353.
34. 이학종, '조직행동론', 세경사, 1997.
35. 이지만, '품질몰입의 예측변인: 린 생산체제에서 직무만족의 매개효과 검증', 인사조직연구, 2001; 9(2), 281-312.
36. 인적자원관리전략으로서 다양성관리: 미국과 한국의 적극적 조치를 중심으로, 인적자원관리연구 제17권 제1호 pp 197-216.
37. 임상혁, '유니클로의 전략적 인적자원관리에 관한 연구', 경영사학, 2012; 27(1), 135-162.
38. 정국현, '약국경영학 제 3판', 신일북스, 2009.
39. 조은상, '기업의 인적자원개발 전략, 효율성, 효과성, 문화적 정체성 및 형평성을 기준으로, 한국 인사관리 학회 추계학술발표회 논문집', 2001.
40. 존 케네스 갤브레이스, '경제의 진실. 지식의 날개', 2007.
41. '중소기업에서 전략적 인적자원관리와 구성원의 이직의도 간 관계', 인적자원관리연구, 20(3),285-300.
42. 최병정 · 김혜진 · 김자호 · 진서훈, '빅 데이터 시대의 CRM을 위한 데이터 분석, Data Analytics for CRM in the Age of Big Data', 2016.
43. 최 정 · 하나선, '간호 관리자의 리더십 유형과 직무만족, 조직몰입, 이직의도와의 관계 연구', 대한간호학회지, 2002, 32(6).
44. 케네스 머렐, '권한위임의 기술', 지식공작소, 2004.
45. 클레이튼 크리스텐슨, '파괴적 의료혁신', 청년의사, 2010.
46. 통계청, '기업생멸행정통계', 2012.

47. 피터드러커, 'CEO의 조건', 지평, 2007.
48. 피터드러커, '대변화 시대의 경영(managing in a time of great change)', 청림, 2013.
49. 편석원, '약료경영학 개론' 강의 자료, 2015.
50. 한국경제연구원, '한국 기업의 생존 보고서', 2008.
51. 한국노동연구원, '한국노동패널 기초분석보고서(IV)', 2003.
52. 한국지역정보학회, '효율적 조직관리를 위한 직무분석기법 개발', 2008.
53. 한국인사관리협회, '인사고과 기법 및 방법 활용 실무', 2004.
54. 4대사회보험연계센터 홈페이지, http://www.4insure.or.kr/ins4/ptl/data/etc/EtcDataCntrLayout.do
55. 한국직업능력개발원, '인적자원개발 인증제 연구- 체제구축을 중심으로', 01-34.
56. Abdel-Halim, A., Effects of role stress-job design-technology interaction on employee work satisfaction, Academy of Management Journal, 1981; 24, 260-273.
57. Allredge, M. E. and K. J. Nilan., 3M's Leadership Competency Model: An Internally Developed Solution, Human Resource Management, 2000; 39(Summer/Fall).
58. Armstrong-Stassen, M., Designated redundant but escaping lay-off: A special group of lay-off survivors, Journal of Occupational and Organizational Psychology, 2002; 75, 1-13.
59. Berger, C.J., Olson, C.A. & Boudreau, J.W., Effects of unions on job satisfaction: The role of work-related and perceived rewards, Organizational Behavior and Human Performance, 1983; 32, 289-324.
60. Burke, R.J., Organizational values, work experiences and satisfactions among managerial and professional women,' Journal of Management Development, 2001; 20(4), 346-353.
61. Chalofsky N, A unifying definition for the human resource development profession. Human Resources Development Quarterly, 1992; 3(2), 175-182.
62. Charles E. Bamford·Garry D. Bruton, Small business management, Thomson, 2004.
63. Chiu, R.K. and Francesco, A.M., Dispositional traits and turnover intention: examining the mediating role of job satisfaction and affective commitment, International Journal of Manpower, 2003; 24(3), 284-298.
64. Chen, P.Y., Spector, P.E., Relationship of work stressors with aggression, withdrawal, theft, and substance use: an explanatory study, Journal of Occupational and Organizational Psychology, 1992; 65, 177-184.
65. Clugston, M., The mediating effects of multidimensional commitment on job satisfaction and intent to leave, Journal of Organizational Behavior, 2000; 21, 477-486.
66. Cunningham, G.B., Sagas, M., & Ashley, F., Occupational commitment and intent to leave the coaching profession, International Review for the Sociology of Sport, 2001; 36(2), 131-148
67. Dole, C. and Schroeder, R.G., The impact of various factors on the personality, job satisfaction and turnover intentions of professional accountants, Managerial Auditing Journal, 2001; 16(4), 234-245.
68. George, J.M., and Jones, G.R., Experiencing work: values, attitudes, and moods, Human Relations, 1997; 50, 393-416.
69. Gilley, J. W. & Eggland, S. A., Principles of human resource development, New York: Addison-Wesley Publishing Co, 1989; 5.
70. Gottfredson, G.D. and Holland, J.L., A longitudinal test of the influence of congruence: job satisfaction, competency utilization, and counterproductive behavior, Journal of Counseling Psychology, 1990; 37, 389-398.
71. H. John Bernardin, Human resource management, Mcgraw hill, 2005.
72. John P Wilson, Human Resource Development: learning & training for individuals & organizations, London. Kogan, 1999, 3-5.
73. Johnson, G.J., and Johnson, W.R., Perceived overqualification, positive and negative affectivity, and satisfaction with work, Journal of Social Behavior and Personality, 2000; 15(2), 167-85
74. Lambert, E.G., Hogan, N.L., and Barton, S.M., The impact of job satisfaction on turnover intent: a test of a structural measurement model using a national sample of workers, Social Science Journal, 2001; 38, 233-250.
75. Low, G.S., & Cravens, D.W., Grant, K., and Moncrief, W.C., Antecedents and consequences of salesperson burnout, European Journal of Marketing, 2001; 35(5/6), 587-611.
76. McGoldrick, J & Stewart, J., The HRM-HRD nexus' in J. Stewart and J. McGoldrick (eds). Human Resource Development-Perspective, Strategies and Practice. London: Pitman, 1996.
77. Rogers, S.J. and May, D.C., Spillover between marital quality and job satisfaction: long-term patterns and gender differences, Journal of Marriage and the Family, 2003; 65(2), 482-496.
78. R.S. Kaplan and D. P. Norton, The Balanced Scorecard Measures, Harvard business review, 1992, Jan-Feb.
79. Shane P. Desselle, David P. Zgarrick, Gregory L. Alston, Pharmacy management, Mcgraw hill, 2011.
80. Shaw, J.D., Duffy, M.K., Abdulla, M.H.A., and Singh, R., The moderating role of positive affectivity: empirical evidence for bank employees in the United Arab Emirates, Journal of Management, 2000; 26(1), 139-55.
81. Stephen P. Robbins, Timothy A. judge, Organization behavior, person, 2007.
82. Pace, R. W., Smith, P. C., & Mills, G. E., Human resource development, New Jersey, Prenticeh-Hall, Inc., 1991.

제 4 장 목차

제 4 장
마케팅

편석원, 이동한, 이부근, 주경미, 고기현

[학습목표]

❶ 마케팅의 기초개념을 이해하고 마케팅 개념이 변화하게 된 시대적 배경에 대해 설명한다.

❷ 마케팅 환경 중 내적환경과 외적환경은 어떤 요인들로 구성되는지 이해하고, 기업, 브랜드 또는 개인 등 구체적인 대상을 선정하여 마케팅 환경을 설명한다.

❸ 마케팅 정보시스템의 종류와 특성을 설명할 수 있어야 하며, 마케팅 조사의 절차와 종류를 알고, 약국과 약업조직, 보건산업 등에 적합한 실무적인 활용 방법을 구체적인 사례를 들어 설명한다.

❹ 소비자의 구매행동 유형은 어떻게 구분되는지 이해하고, 이것을 바탕으로 소비자들의 구매의사결정 과정별로 영향을 미치는 요인들은 무엇이 있는지 약국과 약업조직, 보건산업에서 사례를 조사하여 설명한다.

❺ 전략적 마케팅(STP)의 절차와 구성에 대해 이해하고 각 절차별 고려사항과 STP가 약국과 약업조직, 보건산업에서 적용된 사례를 찾아 분석하고 설명한다.

❻ 마케팅 믹스의 종류와 특성 그리고 브랜드의 개념과 종류에 대해 이해하고 이를 바탕으로 각 브랜드 종류별 혹은 제품수명주기의 각 단계별로 필요한 브랜드 전략 및 4p 전략에 대해 제약산업에서 그 사례를 두 개이상 찾아 설명한다.

❼ 서비스 마케팅의 특징에 대해 설명할 수 있어야 하며, 서비스 마케팅 믹스와 제품 마케팅 믹스의 차이를 이해하고 그 차이점을 바탕으로 약료서비스 마케팅의 약국 적용 방법에 대해 마케팅 믹스 이론을 적용하여 예를 들어 설명한다.

❽ 최근 시대적 환경 변화로 인한 마케팅 환경 변화에 대해 논의하고 이러한 변화가 지금까지 제약산업 및 약국에 미친 영향의 정도를 통계자료로 제시하고 향후 제약산업 및 약국의 시장 변화를 예측해 본다.

제 1 절 마케팅의 이해

1. 마케팅의 개념

마케팅의 정의를 보면 시대적 변화와 소비자의 행동변화, 기업의 경영환경 변화 등 여러 요인에 따라 그 개념도 변천되고 있다. 미국마케팅교수협회(National Association of Marketing Teachers, NAMT)는 1936년에 '마케팅은 생산으로부터 소비에 이르는 재화와 서비스의 흐름과 관련되는 여러 가지 기업 활동을 포함하는 것'이라고 정의하였다.

미국마케팅협회(American Marketing Association, AMA)는 1948년 및 1960년에 '마케팅은 생산자로부터 소비자 또는 사용자에게로 재화나 서비스의 흐름이 원활이 이루어지도록 관리하는 기업 활동의 수행'이라고 정의하였으나, 1985년에는 마케팅은 개인과 조직의 목표를 달성하는 교환을 창조하기 위하여 아이디어, 재화, 서비스의 개념 설정(conception), 가격, 프로모션, 유통을 계획, 실행하는 과정이라고 의미를 확대, 세분화하였다.

필립 코틀러(Philip Kotler)는 마케팅이 '다른 사람과 함께 가치 있는 제품과, 서비스를 창조하고, 제공하며, 또한 자유롭게 교환함으로써 개인과 집단이 요구하는 제품의 가치를 타인들과 함께 창조하고 교환함으로써 그들의 1차적인 욕구와 2차적인 욕구를 획득하도록 하는 사회적 및 관리적 과정'이라고 정의하였다.

테오도어 레빗(Theodore Levitt)은 판매는 판매자의 욕구, 즉 기업의 관점에 초점을 맞춘 것인데 반해, '마케팅은 고객의 욕구를 만족시키는 고객 지향적 관점에 초점을 둔다'고 규정하며, 판매와 마케팅의 차이를 분명하게 구별하였다.

이와 같이 마케팅의 개념은 초기 제품 중심적 개념에서 고객 중심적으로 바뀌고 있으며, 최근 마케팅 직무의 핵심은 제품과 서비스에 맞는 최적의 고객을 찾는 것이 아니라 고객에 맞는 최적의 제품과 서비스를 찾는 것이다.

2. 마케팅 개념의 변화

수요가 공급보다 많아 공급이 부족했던 시대에는 제품을 굳이 팔려고 애쓰지 않아도 저절로 판매가 이루어지기 때문에 생산지향 위주로 마케팅의 개념이 시작되었다. 그러나 대량생산 기술개발로 수요와 공급이 균형을 이루게 되면서 마케팅의 개념도 생산 위주에서 판매지향 위주로 바뀌게 되었다. 과학이 발달하고 사회가 변화함에 따라 점점 공급이 늘어나고 경쟁이 치열해지면서 유통지향의 마케팅 개념이 발달하게 되면서 고객 지향적 마케팅 개념이 도입되기 시작하였다.

필립 코틀러는 마케팅의 개념의 변화를 시대적으로 구분하였는데 마케팅 1.0시대는 수요가 생산보다 많아서 생산과 제품중심의 마케팅으로 품질관리에 집중하던 마케팅시대이고, 마케팅

2.0시대는 공급이 수요보다 많아서 소비자 중심의 마케팅 시대라고 했다. 그리고 마케팅 3.0시대는 컴퓨터와 인터넷을 기반으로 하는 지식정보 혁명으로 인간 중심 마케팅으로 소비자의 참여를 이끌어내고, 고객 스스로 가치를 만들어 내는 가치주도가 핵심인 시대라고 제시하고 있으며, 최근에는 'Marketing 4.0 : moving from traditional to digital'이란 그의 저서에서 마케팅 4.0 시대를 언급하면서, 4차 산업혁명 시대의 시작으로 온전히 새로운 것은 없으며, 정보통신기술(Information and Communications Technologies, ICT)의 발달로 인한 자동화, 지능화 혁명으로 온라인과 오프라인을 융합시킬 수 있는 초연결화 사회에 맞는 융복합 전략이 필요한 마케팅 4.0시대가 도래하였다고 주장하였다. 마케팅 4.0시대에는 기업들이 새로운 디지털 시장 원리에 적응해야 한다는 것이 핵심인데, 코로나 19 팬데믹이라는 뜻밖의 사건으로 인해 이것은 예상보다 급속도로 빠르게 실현되었다. 특히 비대면 온라인 소통 및 언택트 소비가 폭발적으로 늘어나게 되면서 디지털화는 선택이 아닌 기업의 생존을 위한 필수 요소가 되었다.

이러한 영향을 이어받아 포스트 코로나 시대에는 데이터 기반 마케팅(data-driven marketing)과 급변하는 환경과 고객들의 요구변화에 신속하게 대응하기 위해 민첩한 실행 중심의 전략인 애자일 마케팅(agile marketing)이 등장하면서 더불어 인간과 차세대 기술의 융합으로 기술적 휴머니티 시대라 일컫는 이른바 마케팅 5.0 시대가 도래하게 된다.

이와 같이 초기 마케팅시대에는 생산, 판매, 유통 중심으로 발전하던 마케팅의 개념이 시대가 변화함에 따라 고객중심으로 바뀌면서 기업 경영활동을 상품 중심적인 성격에서 탈피하여, 시장과 고객 중심으로 바뀌게 되었고, 마케팅에 대한 기업의 인식과 기업 내에 마케팅이 차지하는 역할도 크게 변화하게 되었다. 시대마다 변화를 거듭하여 마케팅이 추구하는 개념의 변화가 급진적으로 이루어진 경우도 있다. 가령, 마케팅 4.0은 기업들이 새로운 디지털 시장 원리에 적응해야 하는 것이 핵심이었는데, 코로나 19 팬데믹이라는 뜻밖의 사건으로 인해 예상보다 훨씬 급진적인 방식으로 실현되었다. 비대면 온라인 소통과 비대면 온라인 소비 수요가 폭발적으로 늘어나게 되면서 디지털화가 기업 생존의 필수 요소가 되었기 때문이다. 인류 생존에 커다란 영향을 미친 코로나19 팬데믹은 소비패턴까지 급속도로 변화시켜 인간중심의 마케팅 3.0 시대와 디지털 중심의 마케팅 4.0 시대를 융합한 기술적 휴머니티 중심의 마케팅 5.0 시대를 탄생시켰다.

1) 생산개념(Production Concept)

수요가 생산을 초과하여 대량생산과 대량 유통에 집중하는 개념으로, 기본적으로 기업은 소비자들이 낮은 가격의 제품에 관심을 갖는다고 가정하고, 기업은 생산 원가를 낮추기 위해 생산 효율성을 높이고, 낮은 원가의 제품을 선호하며, 유통관리 영역을 보다 광범위 하게 하는 것을 중요시한다. 개발도상국 시장이나 새로운 수요를 만들었을 때 적용 될 수 있다.

2) 제품개념(Product Concept)

소비자들이 최고의 품질, 성능, 혁신적 기술을 제공하는 제품을 선호할 것이라고 주장하는 개념으로, 이 경우 기업은 최고의 품질과 성능을 갖춘 제품을 생산하기 위해 제품의 품질개선에 집중한다. 그러나 아무리 좋은 품질의 제품이라 할지라도 제품의 가격이 소비자가 납득할만한 수준의 적절한 가격이 책정되고 유통, 판매되지 않으면 그 제품의 마케팅은 실패할 것이다. 특정 시장에서 경쟁자가 증가하면 필연적으로 품질개선을 추구하게 되지만, 기술이 발달하면 품질우위는 곧 모방 당하게 된다.

3) 판매개념(Selling Concept)

기업이 판매와 영업의 노력을 기울이지 않으면 고객이 자발적으로 기업의 제품이나 서비스를 구매하지 않을 것이란 개념이다. 즉 생산된 제품은 기업의 판매노력에 의해 팔리는 것이지 고객의 자발적 구매에 의해 이루어지지 않는다는 전재 하에 기업은 일방적 판매개념에 집중해야 한다는 의미이다. 판매개념은 보험 상품과 같은 소비자의 비 탐색적 제품에 주로 적용할 수 있는데 기업이 과잉생산할 경우도 적용 가능하다.

판매개념은 시장이 원하는 것을 판매하는 것보다 기업이 원하는 것을 판매하는데 있으므로 지나친 판촉과 과장광고를 하는 경우가 발생할 수 있으며, 제품을 판매는 했으나, 그 이후는 중요하게 생각하지 않는 경우도 있다.

4) 마케팅 개념(Marketing Concept)

마케팅 개념이란 경쟁사보다 고객의 욕구를 먼저 파악하여 고객이 원하는 제품이나 서비스를 제공함으로써 고객 지향적 경영활동을 전개하여 고객만족을 창출하는데 집중하는 것이다. 즉 기존의 기업이 생산한 제품 중심적 판매개념이 아닌 제조과정에서부터 고객이 원하는 제품을 생산하고 판매하는 고객 중심적 판매개념을 의미한다.

5) 사회적 마케팅 개념(Societal Marketing Concept)

기업이 이윤추구와 동시에 사회전체의 이익을 고려하는 방향으로 마케팅 활동을 전개하여야 한다는 의미로서 기업이 사회전체의 이익추구, 소비자의 욕구충족, 기업의 이윤추구라는 세 가지 측면을 모두 고려하여 균형 잡힌 마케팅 의사결정을 해야 한다는 개념이다. 즉 기업의 사회적 책임과 환경에 대한 책임이 강조된 개념으로 이러한 활동을 통해 기업 이미지를 제고하고 궁극적으로 기업의 목적을 달성하기 위한 마케팅이다.

사회적 마케팅의 주요 형태로는 친환경 상품 개발, 사회운동 마케팅, 그린 마케팅 등이 있다. 필립 코틀러는 사회공헌활동을 많이 하는 기업일수록 판매율과 시장점유율이 높아진다는 것을 그의 저서 '착한 기업이 성공한다'에서 수치를 통해 입증하였다.

6) 관계마케팅 개념(Relationship Marketing Concept)

과거의 마케팅은 거래당사자 간의 일회성의 거래나, 기업과 소비자 간의 일회성의 상품과 현금의 교환 중심이었다. 반면에 관계마케팅은 거래당사자 간의 관계와 기업과 소비자 간의 관계가 일회성에 그치지 않고 장기적으로 지속되도록 하여 거래당사자와 소비자 모두가 이익을 보도록 한다는 개념이다.

즉, 관계마케팅이란 기업과 고객, 기업과 이해당사자들 간의 강력한 경제적, 기술적, 사회적 관계를 형성하고 유지, 발전시키는 마케팅 개념이다. 관계마케팅에는 기업 내부의 부서 간 관계마케팅과 기업 간 관계마케팅, 기업과 고객 간 관계마케팅이 있다.

① 기업 내부의 부서 간 관계마케팅

부서 간 관계란 기업 내 마케팅부서와 다른 부서 간의 관계를 말하며, 마케팅 성과를 높이기 위해서는 부서 간 협력관계가 중요하다. 이러한 부서 간 협력관계를 형성하는 것을 관계마케팅이라 할 수 있다. 특히 전사적 마케팅을 전제로 할 때는 기업의 모든 경영활동이 마케팅을 중심으로 통합되도록 해야 하므로 부서 간 관계마케팅은 필요하다.

② 기업 간 관계마케팅

기업 간 관계마케팅이란 기업이 재화와 서비스를 생산하고 최종 소비자에게 전달되기까지 여러 이해 당사자(공급업자, 유통업자, 소매업자, 기업구성원, 원료업자, 광고업자 등)가 관여하는데 이들 기업 간의 관계를 구축하기 위한 마케팅이다. 즉, 기업 간 관계마케팅은 어느 한쪽이 이익을 얻으며, 다른 한 쪽은 손해를 보아야 하는 제로섬게임(zero sum game) 법칙이 적용되는 관계가 아니라 관계에 참여한 모든 기업들이 이익을 얻을 수 있는 관계이어야 한다는 의미의 경영활동이다.

③ 기업과 고객 간 관계마케팅

고객 관계마케팅이란 기업이 고객과 장기적인 유대관계를 형성함으로써 기업은 신규고객 유치를 위한 투자비용을 절감 할 수 있으며, 기존 일반 고객을 충성고객으로 양성하게 되어 해당 기업에 대한 고객생애가치(Customer Lifetime Value, CLV: 소비자가 평생에 걸쳐 구매할 것으로 예상되는 총수익을 나타내는 고객수익가치)를 극대화 할 수 있다. 고객생애가치를 통해 기업은 마케팅 결과로 획득한 고객의 평생구매가치를 파악하여 고객이 비즈니스에 기여하는 가치를 수치화 할 수 있다. 고객생애가치가 중요한 이유는 비즈니스의 수익성과 지속성을 파악할 수 있고, 고객이 자사 비즈니스를 통해 생애 어느정도의 매출을 발생했는가를 파악하여 신규고객창출 비용의 효율적 한계를 알 수 있으며, 고객 세분화를 통한 고객관리와 예산분배의 효율성을 증진 할 수 있다.

또한 기업은 고객 관계마케팅을 통하여 오랫동안 지속적으로 이익을 창출 할 수 있으며, 고객의 입장에서는 기업과의 차별화된 관계를 통해 우월적 만족감을 누릴 수 있고, 특별한 서비스나 혜택을 제공받을 수 있어 고객만족감이 높아지게 된다.

<사례 4-1> 마케팅 실패의 대가_상품의 실패 : 화○○의 엑수○○

2006년 화○○사는 당뇨 시장을 바꿀 수 있고, 환자에게 효과가 좋은 약을 소개했다. 엑수○○라는 이 약은, 주사기 없이 흡입할 수 있는 인슐린 흡입제였다. 원래 넥타(Nektar Therapeutics)사에서 개발한 이 제품은, 크기가 크고 불편하여 사용이 어려웠기 때문에 시장에서 성공적으로 자리 잡지 못했다. 2007년 10월, 9개월간 1,200만달러를 벌어들인 후 화○○사는 제품 판매를 중지한다. 화○○사가 제품 개발에 들인 금액은 28억 달러로 마케팅에 실패했기 때문이다.
출처: 브렌트 롤린스 & 메튜페리(2015). 제약마케팅 참고.

3. 마케팅의 기초 개념

마케팅에 대한 학습을 위해서 마케팅과 관련된 기본적인 개념들을 명확히 이해해야 한다. 마케팅의 주체, 욕구, 시장, 고객가치, 고객 만족의 개념에 대해 알아본다. 이와 더불어 마케팅 목표를 효과적으로 달성하기 위하여 마케팅 활동에서 사용하는 통제 가능한 도구인 마케팅 믹스(marketing mix)와 마케팅의 기능을 구성하는 각각의 요소들에 대해서 살펴보기로 한다.

1) 마케팅의 주체

마케팅의 주체란 마케터를 지칭하는 것이다. 초기에는 마케팅을 기업이 수행하는 경영활동중의 일부로 파악하였지만 최근에는 개인, 기업을 포함한 비영리조직, 국가도 마케팅의 주체가 될 수 있다.

2) 필요(Needs), 욕구(Wants), 수요(Demands)

마케팅을 이해하는데 가장 기초가 되는 개념은 욕구이다. 왜냐하면 마케팅 자체가 인간의 욕구충족 행위이기 때문이다. 인간의 욕구는 필요(needs)와 욕구(wants)로 구별된다. 필요(needs)는 사람이 살아가는데 필요한 본원적인 것들의 부족에서 느끼는 욕구로서 근본적 욕구라고도 한다.

즉, 인간이 살아가기 위한 기본적으로 필요한 기초적인 것으로 배고픔, 배설 등 의식주와 관련된 것을 필요(needs)라고 말한다. 욕구(wants)는 필요(needs)를 해결하기 위한 구체적인 수단으로서 구체적 욕구라고도 한다. 즉, 배고픔을 해결하기 위해 소비자가 취향에 따라 설렁탕을 선택하거나 햄버거 등을 선택하는 수단적 행위를 욕구(wants)라고 말한다.

따라서 필요는 누구에게나 동일하지만, 욕구는 소비자의 취향이나 그가 속한 사회의 문화에 따라 다르다. 한편 욕구와는 다른 개념으로 수요(demands)가 있는데, 수요는 욕구가 구매력과 구매의지에 의하여 뒷받침된 것을 의미한다.

소비자가 어떤 제품에 대해 욕구가 있다고 해서 반드시 구매로 이어지는 것은 아니다. 그러한 욕구가 구매력과 구매의지에 의해 뒷받침 되어야 비로소 그 제품에 대한 구매가 이루어진다. 예를 들어 소비자가 스포츠카를 갖고 싶다고 하더라도 그것을 구매할 경제적 능력이 없거나 구체적인 구매의지가 없을 경우는 단순히 욕구수준에 머무르게 된다.

3) 시장(Market)

어떤 기업의 시장은 자사제품에 대해 구매욕구와 구매력이 있는 사람들의 집합이다. 예를 들면 스포츠카 제조회사의 시장은 그런 스포츠카를 구매하기를 원하면서 동시에 구매할 자금을 가지고 있는 사람들이다.

그 시장에는 보통 유사한 제품과 전략을 가지고 경쟁하는 경쟁기업이 있게 마련인데, 마케터의 노력에 따라서 자사제품에 대한 수요가 없는 사람들에게도 설득하여 수요를 창출할 수 있다. 따라서 마케팅의 주요 기능은 수요창출 행위 또는 시장창출 행위라고 할 수 있다.

시장은 고객의 구매목적이나 국경에 따라 다음과 같이 5가지로 분류된다.

① 소비자시장은 소비를 목적으로 제품이나 서비스를 구매하는 개인과 가정으로 구성된다.

② 산업시장은 다른 제품이나 서비스를 생산할 목적으로 제품이나 서비스를 구매하는 기업들로 구성된다.

③ 재판매시장은 다시 판매할 목적으로 제품과 서비스를 구매하는 유통업자들로 구성된다.

④ 정부시장은 공공서비스를 제공하기 위하여 제품이나 서비스를 구매하는 정부기관들로 구성된다.

⑤ 국제시장은 외국인이나 외국기관이 제품이나 서비스를 구매하는 시장을 지칭한다.

4) 고객가치(Customer Value)

가격을 지불하고 제공받는 상품이나 서비스를 사용하면서 고객이 주관적으로 느끼는 값어치가 고객가치이다. 즉, 고객가치는 고객이 특정제품이나 서비스로부터 기대하는 여러 가지 혜택의 묶음으로 편익(benefit)과 그들이 지불하게 될 총비용(희생) 간에 차이를 말한다.

총 고객가치는 제품가치, 서비스가치, 품질가치, 이미지가치의 총합이다. 고객은 적절한 제품의 품질과 서비스품질 그리고 합리적인 가격을 그들 스스로 결정한다. 따라서 고객가치의 기대는 경쟁사의 제품과 비교하여 상대적으로 형성된다.

고객가치 = 고객편익 - 총비용
총 고객가치 = 제품가치 + 서비스가치 + 품질가치 + 이미지가치

5) 고객만족(Customer Satisfaction)

고객만족(customer satisfaction)이란 제품이나 서비스 구매 후 고객이 느끼는 기쁨 또는 실망감과 같은 심리적 반응을 말한다. 즉, 제품이나 서비스 이용 후 고객이 느끼는 욕구나 기대의 충족 정도를 의미한다.

소비자는 사용경험을 통해서 지각된 실제성과가 구매 전 기대치를 충분히 충족시킨다고 판단될 때 만족을 느끼게 되고, 지각된 실제성과가 기대수준에 미치지 못한다고 느끼면 불만족을 경험하게 된다. 이와 같은 만족·불만족의 경험은 소비자의 태도 및 행동에 직접적이고 결정적인 영향을 주게 된다.

6) 마케팅 믹스(Marketing Mix)

마케팅 믹스는 1949년 하버드경영대학원의 닐 보든(Neil Hopper Borden)교수가 처음 사용했다. 그 후 1960년 미국 미시간주립대학의 맥카시(Edmund Jerome McCarthy)교수가 그의 저서(Basic Marketing : A Managerial Approach)에서 4가지 도구를 처음 제안하였다. 마케팅 믹스는 마케팅 목표를 효과적으로 달성하고자 마케팅 활동에서 사용하는 통제 가능한 도구로, 제품(product), 가격(price), 촉진(promotion), 유통(place)으로 구성되며, 이들이 모두 P로 시작하기 때문에 4Ps라고 부르기도 한다.

① 제품(Product)

제품이란 소비자의 필요(needs)와 욕구(wants)를 충족시켜 주는 모든 것으로 '욕구충족물'을 말한다. 따라서 제품은 유형적인 제품뿐만 아니라 은행서비스, 학교나 학원의 교육서비스, 관광, 스포츠, 공연관람 등 무형적인 서비스 제품도 포함된다. 제품은 마케팅 믹스 중에 가장 근본이 되는 도구로 제품이 없으면 다른 도구가 필요하지 않기 때문이다. 제품은 공급측면에서는 '제품을 구성하는 속성(attribute)의 집합'으로, 수요측면에서는 '제품이 제공하는 편익(benefit)의 집합'이라고 할 수 있다.

경영약학에서 제품은 의약품(일반의약품, 전문의약품), 의약외품, 한약, 한약제제 등이 있으며 그것의 개념은 약사법 제2조(정의)에 다음과 같이 정의되어 있다. 약이란 사람이나 동물의 질병을 진단·치료·경감·처치 또는 예방할 목적으로 사용하는 물품 중 기구·기계 또는 장치가 아닌 것을 말한다. 일반의약품이란 오용·남용의 우려가 적고 의사 또는 치과의사의 처방에 의하지 아니하고 사용하더라도 안전성 및 유효성을 기대할 수 있는 의약품을 말하며, 전문의약품이란 일반의약품이 아닌 의약품을 말한다.

또한 의약외품이란 ㉮ 사람이나 동물의 질병을 치료·경감·처치 또는 예방할 목적으로 사용되는 섬유, 고무제품 또는 이와 유사한 것, ㉯ 인체에 작용이 약하거나 직접 작용하지 아니하며, 기구 또는 기계가 아닌 것과 이와 유사한 것, ㉰ 감염성 예방을 위하여 살균·살충 및 이와 유사한 용도로 사용되는 제제 등을 의미한다.

그외에도 광범위한 의미의 의약외품에는 건강기능식품, 화장품, 의료기기, 생활건강용품, 반려동물 의약품 및 용품, 농약 및 소독제품 등이 포함되며 경영약학을 학습한 약사가 진출할 수 있는 제품시장은 무궁무진 하다고 할 수 있다.

② *가격(Price)*

가격이란 생산한 제품이나 서비스를 제공한 대가로 받는 상품의 가치를 화폐단위로 나타낸 것이다. 가격의 결정 및 관리가 중요한 이유는 다음과 같다.

첫째, 가격이 기업의 시장 점유율이나 수익성을 결정하는 데 가장 직접적인 영향을 미치는 도구이기 때문이다.

둘째, 4P 가운데 제품, 유통, 촉진 모두 비용과 관련 있는 데 비해 기업의 목적인 이익을 창출하는 유일한 도구라는 점이다.

셋째, 적정가를 찾는 것이 가장 빠르고 효과적으로 이익을 극대화할 수 있는 방법이기 때문이다. 가격은 수요와 공급을 조정할 수 있는 기능을 가지고 있다.

수요 공급의 법칙에 따르면 수요량과 공급량이 변함에 따라서 가격도 변한다. 시장에서 수요가 공급보다 많다면 공급된 물량 보다 필요로 하는 물량이 더 많기 때문에 수요자들은 높은 가격을 지불해서라도 구매를 희망하기 때문에 가격은 상승한다.

가격이 상승함에 따라 수요는 감소하고 공급은 증가하여 물량의 부족현상은 해소된다. 반대로 공급이 수요보다 많다면 공급물량이 과잉이 되어 공급자들은 낮은 가격에라도 그 제품을 팔고자 하므로 가격은 하락한다. 가격의 하락은 수요를 증대시키고 공급량을 감소시키므로 결국 시장가격은 균형가격(equilibrium price)으로 상승한다.

이처럼 시장에서 형성된 가격이 수요와 공급을 자동적으로 조절하여 자원을 가장 효율적으로 배분해 주는 기능을 비유하여 영국의 고전파 경제학자인 아담 스미스(Adam Smith)가 그의 저서인 국부론(1776)에서 '보이지 않는 손'이란 표현을 사용하였다. 가격을 결정하는데 있어서 중요하게 고려해야할 것은 소비자들이 지각하는 가치(perceived value)이다. 지각된 가치가 가격보다 클 때 소비자들은 잉여가치(surplus value)를 느끼게 되어 제품을 구입할 가능성이 높아지기 때문이다(그림 4-1 참고).

③ *촉진(Promotion)*

촉진(promotion)은 소비자들에게 상품에 대한 정보와 시용(trial)의 기회를 제공하여 구매로 유도하는 수단을 말한다. 광고(advertising), 판매촉진(sale promotion) 인적판매(personal selling), PR (public relations)로 구성된다. 이들을 각기 다른 하나의 수단으로 사용하는 보다는 설정된 목적을 달성하기 위해 일관성을 가진 계획 하에 각각의 수단별로 비중을 달리하여 활용하는 것이 바람직한데 이를 촉진믹스(promotion mix)라고 한다.

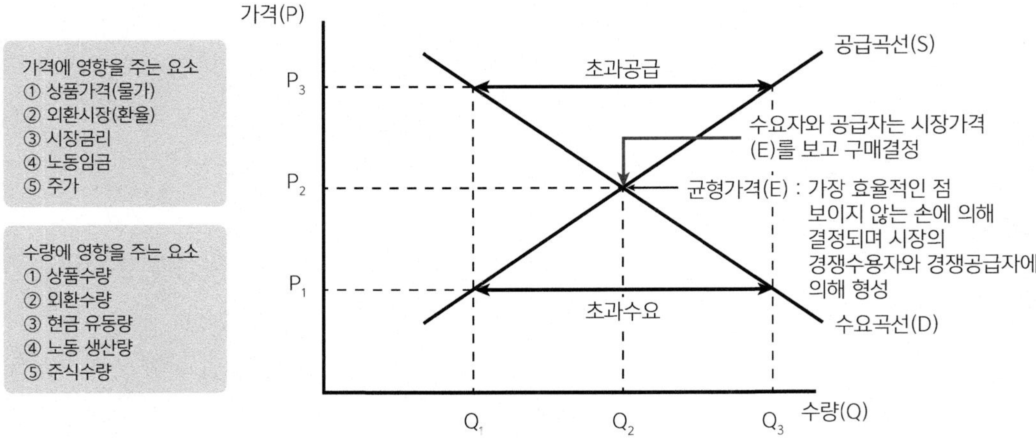

[그림 4-1] 수요 공급곡선과 균형가격(equilibrium price)

가) 광고(advertising)

광고는 불특정 다수 즉 공중을 대상으로 광범위하게 소구하는 방법이다. 특정 광고주가 대가를 지불하면서, TV, 라디오, 신문, 잡지 등 비인적 매체를 통해 전달한다. 그러나 최근에는 인터넷과 모바일을 이용한 신매체의 활용이 빠른 속도로 증가하는 추세다.

나) 판매촉진(Sale Promotion)

판매촉진은 유통업자, 판매원과 최종 소비자들에게 상품에 대한 추가적인 가치와 정보 등의 자극을 통해 즉각적으로 매출을 증가시키는 수단이다. 광고, PR, 인적판매를 제외한 모든 촉진활동을 말하며, 쿠폰발행 견본품 제공, 이벤트 행사 등의 활동이 해당된다.

다) 인적판매(Personal Selling)

인적판매는 면대면 접촉을 통해 상대방에게 정보를 전달하고 설득하는 수단이다. 영업사원, 판매원, 판매 대리인, 에이전트 등으로 불리는 사람들의 활동을 말한다. 텔레마케팅과 같이 직접적인 대면방식이 아닌 개인 대 개인을 통한 홍보, 정보전달, 설득도 인적판매로 볼 수 있다.

라) Public Relation (PR)

PR은 자사의 제품이나 서비스 등에 대하여 뉴스형태로 언론에 보도하여 효과를 얻는 촉진수단이다. PR은 표적고객들에게 상업성을 지니지 않은 보도 기사로 인식되기 때문에 신뢰성이 높은 것이 장점이나, 내용을 직접 통제할 수 없다는 단점이 있다. 일반적으로 제품 및 서비스의 구매를 촉진하기 보다는 기업이미지 제고를 통해 자사 제품이나 브랜드에 대한 선호도를 높이는 데 목적이 있다.

④ 유통(Place)

유통은 생산된 상품을 판매지점으로 물리적으로 옮기는 것을 의미한다. 즉, 어떤 유통경로를 이용하여 표적시장이나 고객에게 상품을 제공할 것인가를 결정함으로써 새로운 시장기회와 고

<표 4-1> 유통 경로에서 마케팅의 기능

거래기능	· 판매기능: 소비자에 대한 판매 기능 · 구매기능: 재판매를 위해서 여러 공급자들로부터 상품을 구입 · 위험부담기능 : 재고유지, 상품 진부화를 포함하는 여러 위험을 부담
물적 유통기능	· 구색기능: 소비자에 대한 판매 기능 · 보관기능: 상품을 보관하고 적정한 재고 수준을 확보/유지
촉진기능	· 금융기능: 고객에게 외상 판매 실시 및 제약회사에 자금 공여 · 표준화기능: 선별, 분류, 등급 · 정보수집기능: 판매량, 유행, 가격정보 등 제약회사에 필요한 정보를 수집/제공

객가치를 창출하는 일련의 활동이다.

또한 유통은 생산과 소비를 잇는 경제활동으로 공급업체로부터 최종 소비자로 이어지는 하나의 유통시스템은 제조업체가 생산한 제품이나 서비스가 흘러가는 단순한 경로가 아니라 새로운 가치와 소비를 창출하는 토대가 된다.

기업의 유통활동은 제품이나 서비스가 생산자나 서비스 제공자로부터 최종 고객에게 이르는 과정에 개입되는 다양한 조직들 사이의 거래 관계를 설계하고 운영하며, 그것을 통해 협상, 주문, 촉진, 물적 흐름(수송, 보관), 금융, 대금결제 등과 같은 유통기능의 흐름을 촉진시키는 활동을 의미한다.

전통적 관점에서 유통경로란 '제조업자 → 도매상 → 소매상 → 소비자'로 이어지는 수직적 연계를 설계하고 관리하는 과정이며, 기업의 유통활동 및 역할을 수행하는 조직들의 총체를 의미한다.

최근에는 유통경로를 단축하는 혁신이 이루어지고 있다. 대표적인 예로는 농수산물을 소비자로 직접 배송하거나, 매일 새벽 배송으로 바쁜 도시인들에게 아침 식사를 할 수 있게 하거나, SNS의 한 업체는 소셜커머스 회사에서 직매입 커머스 회사로 사업모델을 전환하여 이른바 로켓배송을 통해 빠르고 안전한 배송을 표방하며 유통과 물류의 새로운 혁신을 일으키는 등 유통은 계속 진화하고 있다. 전통적으로 유통은 유통기관, 유통경로, 유통방식 등이 수단으로 사용되며, 유통경로 상에서 마케팅의 기능은 거래기능, 유통기능, 촉진기능이 있다(표 4-1참고).

7) 마케팅과 판매의 차이

마케팅(marketing)은 제품을 일방적으로 생산한 후, 그것을 판매하기 위한 방법을 모색하는 것이 아니라 잠재고객의 욕구를 충족하기 위한 신제품을 기획하여 개발하는 것으로 부터 출발한다. 마케팅 조사를 통해 시장기회를 발견하고 분석하여 사업타당성을 확인한 다음 연구개발, 생산, 재무 등의 부서와 전략적 협력을 통해 제품을 만들어 출시한다.

그 이후에도 지속적인 시장의 반응을 피드백 하여 반복구매를 유도하는 활동을 포함한다. 즉 마케팅은 고객의 미충족 욕구를 발견하여 통합마케팅을 통해 이를 충족하는 과정에서 장기적인 이윤의 추구를 목표로 하는 개념으로, 고객만족을 통한 조직의 목표달성에 초점을 두고 있다.

<표 4-2> 마케팅과 판매의 차이

구분	판매	마케팅
출발점	제조공장	시장
초점	제품	고객의 욕구
수단	판매/촉진	통합마케팅
목표	매출증대를 통한 이윤창출	고객만족을 통한 이윤창출
시점	제품을 생산한 후 판매방법을 고안	고객의 욕구를 파악하고, 그 욕구의 충족을 위한 제품개발 및 전달방법 고안
계획기간	현재의 제품 및 시장 측면에 초점을 맞춘 단기지향적인 계획	신제품, 미래시장, 성장성 측면에 초점을 맞춘 장기지향적인 계획
기업 내 위치	영업/판매 부서에 국한	기업의 중심
활동	교환활동	창조활동
제품 개념	주어지는 것	창출하는 것

이에 반해 판매(sales)는 이미 일방적으로 생산된 기존의 제품을 일방적인 촉진활동을 통해 판매함으로써 단기적인 매출액의 증대를 목표로 하는 마케팅 활동의 한 부분이라고 할 수 있다(표 4-2 참고).

<사례 4-2> 제약마케팅 패러다임의 변화

새로운 마케팅 4P 제시

과거의 4P	새로운 4P
· 브랜드 중심	· 소비자 중심
· 막대한 자본	· 예산 고려
· 기술 지원의	· 기술 주도의
· 더딘 발전	· 빠른 전개
· 느린 개정	· 높은 최적화
· 수요곡선 창출 중심	· 수요곡선을 가로채는 것에 집중

비교적 최근까지도 제약마케터들은 제품, 유통, 가격, 홍보 요소들을 모두 '소유'하고 있었다. 매우 단순하게 상품을 개발하고, 의사에게 직접적인 유통채널을 확보하고, 가격을 정하고, 의사를 위한 홍보에 많은 금액을 들였다. 이제 이런 4P는 변했다. 비록 상품개발이 여전히 제약회사에서 이뤄진다 하더라도 다른 요소들은 그렇지 않다. 규제와 제약사항들이 유통을 제약마케터의 통제에서 벗어나게 했다. 홍보는 더 이상 '직접적'이지 않고, 가격 역시 관리의료와 타사들과의 경쟁에서 자유롭지 않다.
제약마케터들은 난조를 보였다. 기존의 방식이 더 이상 작용하는 것 같지 않았다. 새로운 마케팅 시장에서 성공의 핵심은 소비자에게 밀어 넣는 방식에서 소비자가 찾게 하는 방식으로의 변화하는 것이다. 의약품에 대한 정보와 교육이 소비자들과 의료전문가들의 행동을 이끌어내길 바라는 것이다.
이런 변화의 힘은 새로운 4P, 예측모델링(predictive modeling/analysis), 개인화(personalization), 개인 대 개인(Peer-to-Peer), 그리고 참여(participation)를 만들었다.
새로운 4P는 정보의 포장, 이해, 상용화를 중심으로 전개하여 제약회사 관점에서 제어될 수 있도록 정의되어야 한다. 과거의 4p는 제약마케터들이 통제했던 반면, 새로운 4p는 마케터와 소비자들이 공유한다. 실제로 몇몇 제약회사들은 새로운 4p를 시도하고 있고 성공적으로 수행하고 있다. 제약마케터들은 환자의 이익, 의사, 이윤을 위해 새로운 4P를 활용하고 있다.

출처: 브렌트 롤린스 & 메튜페리(2015). 제약마케팅 참고.

4. 마케팅 계획

필립 코틀러는 마케팅 계획(marketing plan)이란 마케팅관리자가 시장에 대해 조사하여 얻은 정보와 지식들을 바탕으로 기업목표를 당성하기 위해 기업이 새우는 마케팅방법을 요약한 것이라고 정의한다. 즉, 기업이 일정 기간 내에 달성하고자 하는 목표와, 이 목표를 달성하는 데 필요한 방안을 종합적으로 계획한 것을 마케팅 계획이라 하며, 마케팅 계획의 절차와 내용은 기업에 따라 상당히 다르며 보통은 1년을 기준으로 계획하고 평가한다. 마케팅 계획은 마케팅 목표설정, 제품계획, 시장분석, 판매경로의 선택, 판매촉진, 선전광고, 서비스정책 등의 내용을 포괄한다. 마케팅계획 수립의 단계적 세부내용은 다음과 같다. (과제: 약국에서 취급하는 의약외품, 화장품, 의료기기, 건강식품, 반려동물약과 제품, 건강관련 제품 중 비슷하지 않은 두 가지 제품을 선정하여 마케팅 5단계로 마케팅 계획을 세워보고 발표해본다).

1) 마케팅 실행 계획서

마케팅 실행계획서는 상위 관리자가 계획의 요점을 파악할 수 있도록 주요목표와 요약된 권고사항을 담은 요약본과 운영상의 세부내용을 포함하는 내용을 담은 세부계획서로 구성된다.

2) 상황분석

목표시장을 선정하고, 시장에 영향을 미치는 인자가 무엇인지, 기업이 가진 강점과 문제점은 무엇이고 핵심요소는 무엇인지, 경쟁기업은 어떠한 제품과 전략을 가지고 있는지, 시장은 향후 어떻게 성장하고 발전하는지 등을 분석한다. 여기서 모인 정보는 SWOT (strength: 강점, weakness: 약점, opportunity: 기회, threats: 위협)분석을 하는데 기초자료로 활용된다. 특히 표적시장의 인구통계학적 분석이나 시장욕구, 시장 트랜드(trend) 등의 귀중한 정보는 기업이 고객과 어떻게 커뮤니케이션 할 수 있는가를 이해하는데 도움이 된다.

3) 마케팅 전략

마케팅 전략담당자는 기업의 목표에 맞게 표적시장정보, 고객욕구를 파악하고 효과적인 마케팅 실행을 위해 구매, 제조, 판매, 인적자원과 같은 투입요소를 적절하게 제공할 수 있도록 마케팅 전략을 수립한다. 마케팅 전략은 제품에 대한 전략과 고객에 대한 전략으로 구분하여야 하며, 그 내용도 구체적이어야 한다. 전통적인 마케팅 전략에는 상품전략, 판매촉진전략, 유통전략, 가격전략, 시장세분화전략 등이 있다.

4) 재무 계획

마케팅 재무계획은 판매예정량이나 소요비용 예측, 손익분기 분석이 포함된다. 즉 판매예측은 월별 예측되는 판매량을 추정하고, 비용예측은 세부적인 범주로 업무를 나누어 예상되는 소요비용을 추정한다. 마케팅 손익분기분석은 기업의 마케팅 운영 과정에서 발생하는 이익과 손해를 뜻하며, 이익과 손해를 대조하여 마케팅의 손익을 계산하고 정하는 것을 마케팅 손익분석이라고 한다. 손익분기분석은 월별 고정비용 지출과 단위당 평균 변동비를 상충하는데 얼마만큼의 판매량과 판매수익을 올려야 하는가를 나타내는 자료이다.

5) 실행 및 통제

마케팅 전반에 대한 전략적, 전술적 계획을 완료한 다음, 기업은 특정한 상품을 생산하고, 가격을 적절하게 부여하여 그 상품을 유통시키고, 판매를 촉진하여야 한다. 이러한 단계를 마케팅 실행(marketing implement)이라 부르는데, 연구개발, 구매, 생산, 마케팅과 판매, 인사, 물류, 재무, 회계 등 기업의 모든 부서가 함께 실행과정에 참여하게 된다. 실행과정에서는 계획에서 미처 예상치 못한 여러 종류의 실행문제들이 발생할 수 있다.

마케팅 프로세스의 마지막 단계는 통제이다. 기업은 실행된 마케팅에 대해 시장에서 피드백을 얻고, 결과를 감사(audit)하고 평가(assessment)하며, 실적을 향상시키기 위해 개선책을 간구하게 되는데 이러한 과정을 마케팅 통제(marketing control)라 한다.

제 2 절 마케팅 프로세스

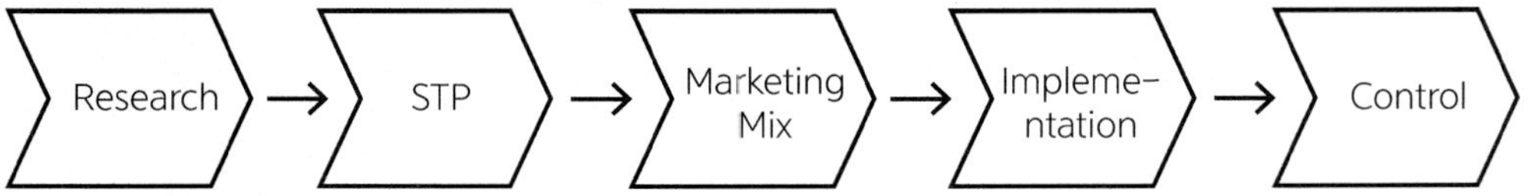

[리서치]	[STP 전략]	[마케팅 믹스]	[실행]	[컨트롤]
▷ 정보수집 및 분석	▷ 마케팅전략 계획	▷ 4P전략, 4C전략	▷ 마케팅전략의 실행	▷ 정보수집 및 분석
· 고객정보 분석 · 경쟁자 분석 · 시장 분석	· 시장세분화 (Segmentation) · 표적시장선정 (Tarketing) · 포지셔닝 (Positioning)	· Product(제품) · Price(가격) · Place(유통) · Promotion(촉진) · 4C	· STP전략과 마케팅 믹스에 근거하여 마케팅 실행	· 마케팅 전략의 실행이 조직의 목표에 부합하게 통제 및 수정 · 피드백을 통한 마케팅 전략의 평가

<필립코틀러의 마케팅 프로세스 참고>

[그림 4-2] 마케팅 프로세스 요약

1. 마케팅 환경 분석

기업을 둘러싼 환경요인들은 끊임없이 변화하고 있으며, 변화의 추세는 매우 빨라지고 있다. 이러한 환경변화에 무관심한 기업들은 예외 없이 시장에서 사라졌다. 이미 어느 정도 성공을 거둔 기업들도 '자신이 성취한 성과에 자만하여 끊임없는 환경변화에도 불구하고 스스로 변화하기를 거부하고 안주하는 태도'를 보이는 경향이 있는데, 이를 자만경영(complacent management)이라고 한다.

이처럼 환경변화에 둔감할 경우 도산으로 이어질 수 있지만 반대로 환경변화를 잘 감지하고 적절히 대응하는 기업은 새로운 성장의 기회를 얻을 수도 있다. 즉, 환경변화는 기업 입장에서는 위협인 동시에 기회인 것이다.

1-1. 마케팅 환경 분석의 필요성

마케팅 환경이란 기업의 마케팅 목표 달성에 영향을 미치는 기업의 내부적, 외부적 요인들의 집합이다. 기업이 마케팅과 관련한 의사결정을 하고 이것을 실행에 옮기는데 마케팅 환경은 중요한 역할을 한다.

가령 우리나라가 1997년 외환위기로 인한 'IMF사태'라는 초유의 국가적 위기사태를 겪으면서 기업들의 마케팅 환경은 급변하게 되었으며, 기존의 성장 일변도의 경영전략을 추구한 기업들은 부도가 나게 되었고, 환경변화를 감지하고 수익성 위주로 경영전략을 전환한 기업은 이 시기에도 살아남게 되었다. 심지어 2008년에는 미국의 비우량 담보대출 사태로 촉발된 미국 발 금융위기는 전 세계 경제를 침체의 늪에 빠뜨렸고, 2020년에 발생한 코로나19 팬데믹은 인류 생존을 위협하며 전세계를 바이러스 공포에 떨게 만들고 팬데믹 기간도 짧지 않아 세계경제에 미치는 파괴력은 막대하였다. 코로나19팬데믹으로 인한 소비패턴과 기업 환경의 변화로 기업경쟁력과 국가경쟁력이 크게 제고되었다. 이와 같이 국제사회 변화와 위기는 기업의 마케팅 환경변화를 초래하였으며, 이 시기에 급격한 마케팅 환경변화를 잘 분석하고 대처한 기업과 국가는 그 피해를 최소화하고 변화를 주도하게 되었다.

결과적으로 기업생존에 필요한 마케팅 전략을 세우려면 급속하게 변화하는 시장의 상황과 마케팅 환경변화를 정확하게 파악하고 필요한 정보를 수집, 분석하여 시장의 기회요소와 위협요소를 인지함으로써 마케팅 성공전략을 도출해 내야 한다.

또한 기업이 아무리 최고의 마케팅 전략을 세운다 하더라도 환경의 변화가 미치는 영향은 매우 크기 때문에, 기업의 마케팅 환경 분석은 마케팅의 성패에 매우 중요한 역할을 한다는 것을 직시해야하며, 마케팅 환경 분석에 대한 체계적인 학습을 전개해야 한다. 마케팅 환경요인에는 크게 내적요인과 외적요인으로 나눌 수 있다.

1-2. 내적 환경요인

내적 환경요인은 기업과 마케팅 담당자에 의해 주도되어지므로 통제할 수 있는 요인들이며, 마케팅 담당자들이 마케팅 계획을 수립하고 실행함에 있어 기업의 목표에 부합되도록 내적 환경요인을 고려해야한다.

기업의 내적 환경요인에는 제품, 가격, 유통, 촉진으로 구성된 4P라고 불리는 마케팅 요소들과 인사, 재무, 생산, 연구개발 등과 같은 기업 경영활동의 주가 되는 비 마케팅 요소들이 있다. 이러한 내부적 환경 요소들은 외부적 환경요소와는 달리 기업이 통제 가능한 변수이므로 마케팅 시스템에 큰 영향을 미친다. 마케팅 환경을 구성하는 주요한 내적 환경요소에는 다음과 것들이 있다.

1) 기업경영목표

기업은 규모가 크던 작던 경영목표가 존재한다. 작게는 개인이 운영하는 소매점에서부터 크게는 대기업, 국가에 이르기까지 조직에는 그 조직이 나아가야 할 목표가 있다. 또한 개인 조직의 목표나 기업조직의 목표는 조직의 특성과 구모에 따라 달라질 수 있으며, 일반적으로 기업목표는 장기적인 목표와 단기적인 목표로 구분하여 계획하고 실행하는 경우가 많다.

기업의 목표는 매출액, 시장점유율, 수익률 등과 같이 기업 전반과 관련한 측정 가능한 목표를 말하며, 기업의 성과는 기업목표와 업무 성과를 비교하여 평가되어 진다. 마케팅 계획과 활동은 기업의 목표설정에 따라 영향을 받게 되며 기업의 장기적 목표와 단기적인 목표에 따라 실행 계획은 세분화되어진다.

2) 기업문화

기업문화란 기업 내에 존재하는 전통, 관습을 의미하는 것으로 주로 기업의 핵심가치로 대표되기도 하며 기업을 경영하는 기본개념과 중요성이라 표현하기도 한다. 기업은 기업구조, 구성원, 기업가치, 경영자의 신념 등에 의해 기업에 따라 독자적인 경영이념이나 행동의 규범을 갖게 되는데 이것을 기업문화라 할 수 있다.

특히 기업문화는 경영자의 행동이나 가치에 의해 강하게 영향을 받으며, 조직 구성원들이 공유하고 따르는 가치, 규범, 관행이므로 조직구성원의 행동을 형성하고, 의사결정 등 조직 내에서 사람들 간의 관계에 영향을 주는 요인이 되어, 기업의 분위기나 환경으로 표현되기도 한다. 이와 같이 기업문화는 기업 경쟁력의 중요한 요소이며, 기업 경영의 효율성과 기업의 목표달성에 많은 영향을 미친다.

마케팅과 관련한 의사결정과 신제품 개발이나 시장 개발과 같은 중요한 마케팅 활동 역시 기업문화에 의해 크게 영향을 받는다. 즉, 조직문화가 시장 중심적인지, 고객지향적인 마인드를 가진 조직인지, 전통과 관행을 중시하는 조직인지, 수익창출을 강조하는 조직인지, 사회 참여를 중요시 하는 조직인지에 따라 마케팅 의사결정과 실행과정이 달라 질 수 있다.

3) 마케팅 부서의 역할과 부서 간 관계

마케팅 의사결정과 실행은 기업 내에 마케팅 부서의 역할과 위상에 따라 다르며, 마케팅 부서를 이끄는 책임자의 위치에 따라 마케팅 실행범주가 달라 질 수 있다. 또한 조직 내에서 마케팅 담당자들의 직위나 마케팅 부서가 인정받고 있는지, 마케팅 부서와 다른 부서 간의 업무상 조화와 관계가 잘 이루어지고 있는 지에 따라 마케팅 활동의 결과는 달라질 수 있다.

4) 마케팅 계획과 마케팅 믹스

마케팅 계획은 기업이 목표로 하는 경영계획에 부합하여 설계가 이루어지고 기업이 기대하는 마케팅 목표를 달성하기 위해 마케팅 믹스 전략을 통해 실행되게 된다. 따라서 마케팅 계획과 마케팅 믹스는 경영자가 통제 가능한 요소이다.

기업이 기대하는 마케팅 목표를 효과적으로 달성하기 위해 4P (4P는 제품(product), 유통경로 (place), 판매가격(price), 판매촉진(promotion)등을 의미)를 전략적이고 합리적으로 결합시켜 의사결정 하는 마케팅 활동을 마케팅 믹스(marketing mix)라고 하며, 마케팅 믹스전략이 중요한 이유는 기업의 내적 환경요인으로서 이러한 네 가지 핵심 요소를 어떻게 잘 혼합하느냐에 따라 마케팅 효과를 극대화할 수 있기 때문이다.

1-3. 외적 환경요인

외적 환경요인은 기업과 마케팅 담당자에 의해 통제 할 수 없는 요인들이며, 외적 환경요인에 기업이 적절하게 대처하기 위해서는 기업은 주기적으로 외적 환경요인의 변화를 관찰하고 조사하여 기업 경영활동에 영향을 미칠 수 있는 요인들에 관심을 기울여야 한다.

특히 외적 환경요인은 기업이 어찌할 수 없는 요인이기에 마케팅 성패뿐만 아니라 기업의 생존에도 영향을 미칠 수가 있으므로 간과해서는 안 된다. 외적 환경요인에는 소비자, 경쟁자, 공급업자, 기술적 환경, 경제적 환경, 사회·문화적 환경, 법적·정치적 환경, 미디어환경, 환율요인, 보건의료환경 등과 같이 다양하게 존재한다.

1) 소비자

소비는 상품과 서비스의 사용을 통해 효용을 창출하는 행위이다. 소비자는 경제에서 생산된 재화와 서비스의 최종적 사용자로서의 역할에 초점을 둔 개인의 범주를 말한다. 소비자들은 제품 및 서비스 특성에 따라 다양한 구매패턴을 보이기 때문에 기업은 제품 및 서비스 특성에 대한 차별적 마케팅을 전개해 나감과 동시에 소비자 간의 특성 차이에 대해 확실히 인식할 필요가 있다. 여기서 마케터들이 주의해야 할 것은 기업은 소비자의 표적시장을 선정할 수는 있으나 선정된 표적 소비자들의 특성을 통제할 수는 없다는 점이다.

2) 경쟁자

경쟁기업의 전략, 기업문화, 강점과 약점 등을 파악하는 것은 차별화를 위한 강점을 갖추는 마케팅 전략 수립에 도움이 된다. 시장을 구분하는 벽이 허물어지고 소비자의 욕구가 다양화·다변화 됨에 따라 경쟁이 반드시 동일한 상품 군에 의해서만 이루어지는 것이 아니므로 때에 따라 대체품 및 유사제품까지 경쟁자의 범위에 포함해야 한다.

기업의 마케팅 활동에 영향을 주는 경쟁자 요인은 마케팅전략을 수립하는데 매우 중도한 영향을 끼치므로 표적시장에서 성공적인 마케팅을 수행하기 위해서는 경쟁 환경 분석이 필수적으로 선행되어야 한다.

3) 공급업자

공급이란 경제주체(생산자 혹은 판매자)가 상품을 판매하고자 하는 행위를 말하며, 공급자가 어떤 상품을 대가와 교환으로 제공하는 일이다. 따라서 무상으로 재화를 제공하는 것은 공급이 아니며, 공급업자의 공급량은 보통 그 상품의 단위가격이 상승함에 따라 증가하고, 가격이 하락함에 따라 감소한다.

공급업자는 제한된 자원을 배타적으로 소유하고 있으며 제품 및 서비스를 유지, 보수하는 데에도 영향을 준다. 공급업자의 마케팅 영향요인은 자원의 희소성이라는 문제로부터 시작되며 기업은 공급업자를 효과적으로 관리하기 위해 공급의 유동성을 줄이거나 가격, 일정품질 유지, 신속한 공급, 반품 등에 대한 기준을 가지고 공급업자와 관계를 지속한다.

4) 기술적 환경요인

오늘날 기술적 환경은 조직의 구조와 업무 실행 과정에 결정적인 영향을 미친다. 마케팅 환경으로서의 기술이란 자연과학적 기술은 물론 관리상의 기술, 행정상의 기술 등도 모두 포함되는 개념이다. 마케팅에 영향을 미치는 기술적 환경요인에는 기술변화 가속화, R&D 예산의 증대, 제품의 기능적 개선, 규제의 증가, 디지털화, 무인기술, AI의 등장 등을 들 수 있다.

특히 현대 마케팅 환경에서 기업들의 과학적 기술 환경요인이 기업의 생산 및 마케팅 활동에 영향을 미치기 때문에 기업들은 신기술 개발이나 도입을 위해 로열티를 지불하고 높은 대가를 지불한다. 이러한 기술적 환경요인은 제품의 원가상승을 유발할 수 있고, 치열한 첨단기술 분야의 경우 마케팅의 성패에 영향을 미치기도 한다.

5) 경제적 환경요인

마케팅에 영향을 미치는 경제적 환경요인에는 소득의 변화, 소비자의 지출패턴의 변화, 경제순환주기, 국가의 경제성장률 등이 있다. 국가의 경제성장률이 높은 때는 경기호황을 가져오고 소비증가와 시장잠재력이 커지게 되지만, 경제성장률이 낮으면 경기가 침체될 가능성이 높고, 소비가 위축되며, 기업의 판매율 저하를 가져올 수 있다.

경기침체 여부는 소비자의 소득에 큰 영향을 미치게 되므로 경기가 불황일 때는 기업들은 저가제품을 할인매장을 활용하여 대량으로 유통시키려는 마케팅 전략을 펼치며, 고가제품에 대한 저가형 대체상품 개발을 실행한다(과제 : 경제성장율 저하, 경기침체, 혹은 그 반대의 경우라는 뉴스가 나온다고 가정할 때 경영약학을 학습한 약사로서 소비시장의 변화는 어떻게 되고 그에 따른 기업경영 마케팅 전략은 어떻게 변화하는 것이 좋은지 조사하고 발표해보자).

6) 사회·문화적 환경요인

마케팅에 영향을 미치는 사회, 문화적 환경요인에는 사회 제도, 사회적 가치, 사회적 선호, 관습, 전통, 인종, 종교, 문화적 특색 등이 있다. 사회문화적 환경은 고객의 구매행태를 바꾸게 하는 경우가 많다. 가령 우리나라 안에서도 소비자들이 선호하는 음식이나 의복 등은 지방문화의 특색과 전통, 사회계층에 따라 많은 차이를 보이는 경우가 종종 있기 때문에 기업은 이러한 환경적 요인에 따라 마케팅 전략을 달리하게 된다. 특히 글로벌 기업의 경우 마케팅 계획을 수립 할 때 국가 간의 사회, 문화적 차이에 따라서 소비행태가 극명하게 다르므로 마케팅 계획을 해당 국가의 사회·문화적 특성에 맞게 차별적으로 수립해야 한다.

<사례 4-3> 국내제약회사의 해외마케팅사례_한O약품 어린이용 정장제

한O약품은 국내시장에서 다져온 홍보와 마케팅 역량을 기반으로 브랜드 가치 형성을 공고히 해서 성공한 곳이 바로 북경한O이다. 한O약품은 경쟁이 치열한 OTC제품 대신 어린이 의약품으로 중국 제약시장에 노크했다. 중국에서 생산되는 약은 약 8,000여 개로 이중 어린이 의약품은 300여 개에 불과하며 어린이 의약품을 제조하는 회사도 10여 곳으로 알려졌다. 어린이 의약품시장이 아직 초기단계이기 때문에 적극적인 홍보로 시장과 제품을 알리는데 주력했다. 덕분에 한O약품은 어린이 의약품 시장에서 탄탄한 브랜드 경쟁력을 확보할 수 있게 되었고, 제품인 마미아이('메디락비타')의 경우 중국 정부로부터 중국유명상표를 획득할 정도로 높은 인지도를 얻을 수 있었다. 더욱이 2010년부터 완화되기 시작한 산아제한 정책은 지난해 1인 1자녀 원칙이 사실상 폐지되면서 어린이 의약품시장이 '블루오션'으로 부각되기 시작했다.
2009년에 한O약품의 어린이용 정장제 마미아이가 중국에서 탑(Top) 브랜드에 선정되었었다. 병원신문과의 인터뷰에서 북경한O사의 최고경영자는 "중국의 1가구 1자녀 정책으로 생겨난 어린이 과잉보호 경향에 착안한 고급화 전략으로 정장제 시장을 공략한 결과, 마미아이는 중국 내 대표적인 정장제 브랜드로 자리 잡게 되었다."라고 밝힌바 있다.

출처: 제약회사 핫 트랜드, 북랩 참고.

7) 법률적·정치적 환경요인

마케팅에 영향을 미치는 법률적·정치적 환경요인에는 기업규제와 법률개정, 기업윤리와 사회

책임 증대, 정권교체에 따른 정책의 변화 등이 있다. 기업 활동에 영향을 미치는 법률적 환경요인을 보면, 기업 활동에 법적인 근간을 제공하고 있는 상법이나 공정거래법, 소비자보호법, 가격규제에 관한 법률, 백화점이나 대형할인점의 할인판매기간에 관한 법률, 교통유발부담금, 원산지표기법 등이 있다.

정치적 환경요인에는 나라마다 다르나 우리나라의 경우 전통시장 활성화를 위한 대형마트의 의무 휴업일 지정과 같은 것을 예로 들 수 있다. 특히 글로벌 기업의 경우 각 나라마다 법률적, 정치적 환경이 달라서 마케팅 활동에 주의가 요구된다.

가령 미국의 경우 '미국 소비자제품 안전법'에 따라 1만 5,000여 종의 미국 내 유통되는 제품의 안전과 유통에 대한 규제사항을 운용하고 있으며, 자국 산업 보호를 목적으로 각종 수입규제 조치를 취하고 있다. 특히 수출품에 고율의 관세를 부과해 수입을 규제하는 반덤핑규제조치는 수출기업의 마케팅활동에 악영향을 미치게 된다.

8) 미디어 환경요인

기업은 제품 및 서비스에 대한 마케팅 수단으로 TV, 라디오, 신문, 잡지, 인터넷, 애플리케이션, SNS 등 보다 다양한 매체를 활용하고 있다. 정보를 전송하는 매체인 미디어의 다양화에 의한 환경변화는 소비자들에게 많은 제품정보를 제공하고 구매결정에 영향을 미치게 되어 기업 마케팅 활동의 중요한 영향요인이 되고 있다.

9) 환율 요인

세계화 시대에는 외국으로부터 경제활동에 필요한 원자재 및 자동차나 의약품 등 다양한 상품을 수입하거나 외국 여행을 할 때, 해외 직·간접투자를 할 때도 환율이 미치는 영향력은 매우 크다. 가령 원화 평가 절상(원화가치 상승)은 상대적으로 달러가치는 하락하고 원화가치는 상승했다는 의미로서 수출기업의 원화표시 수출 매출의 감소와 대외경쟁력의 약화를 초래하여 생산을 위축시키고 수출기업 채산성을 악화시킨다. 반면에 내수시장에서는 원화 가치 상승으로 수입가격이 싸지게 되어 수입제품의 국내시장 진출확대로 국내시장 점유율이 잠식당하게 된다. 그러나 해외원자재를 많이 사용하여 제품을 생산하는 기업의 경우에 원화 평가 절상은 제품의 생산단가를 낮춰 가격경쟁력이 향상되고 원가절감효과로 수출이 확대되어 기업채산성이 향상될 수 있다. 특히 일부 국가에서는 내수 진작과 경기활성화를 위하여 국가에서 환율을 정책적으로 관여하기도 하는데, 일본 아베정부의 엔저정책으로 일본기업과 세계시장에서 경쟁하는 우리나라 기업들이 수출경쟁력 저하로 피해를 입게 된 것이 현실적 사례이다.

10) 보건의료 환경요인

마케팅에 영향을 미치는 보건의료환경 요인에는 대표적으로 코로나19 팬데믹이 있다. 코로나19팬데믹은 기업의 생산과 소비자의 소비패턴을 바꿔 놓았다. 코로나19는 근로자의 출근을 가로막아 기업생산에 막대한 차질을 가져왔으며 국가간 인구이동의 제약도 유발하여 글로벌 유통망이 제 기능을 발휘하지 못하게 하였다. 이로 인해 기업은 코로나19 이후 디지털 테크놀로지로의 투자를 확대하였고 생산자동화 로봇 도입 등 생산의 디지털화 및 자동화를 가속화 하게 되었다. 또한 소비자의 소비 패턴에도 변화를 가져와 비대면 소비와 온라인 소비가 소비문화의 하나의 트랜드로 자리 잡게 되어 기업 마케팅전략에 커다란 변화를 이끌었다.

2. 마케팅 환경 분석 방법

2-1. SWOT 분석

기업은 생존을 위해 마케팅환경이 기업에 미칠 영향에 대해 면밀히 조사, 관찰, 분석하여 위기는 기회로 변화시키고 기회는 활용하여 더욱 발전시키려는 노력을 기울여야 한다. 실제 기업 활동에서는 주요 환경요인이 기업에 기회인지 위협인지는 결국 해당 기관이나 회사의 강점과 약점을 결부시켜 판단해야 하는 문제와 직면할 수 있다. 이러한 문제를 해결하는 대표적인 마케팅 환경 분석 방법으로는 SWOT분석이 있다.

SWOT 분석이란 기업의 내부 환경을 분석하여 강점(strength) 요인과 약점(weakness) 요인을 규정하고, 외부 환경을 분석하여 기회(opportunity) 요인과 위협(threat) 요인을 규정하는 과정을 토대로 경영 전략을 수립하는 기법으로, 미국의 경영컨설턴트인 알버트 험프리(Albert Humphrey)에 의해 고안되었다. SWOT 분석의 가장 큰 장점은 기업의 내부, 외부 환경 변화를 동시에 파악할 수 있다는 것이다.

마케팅 관리자는 SWOT 분석을 통해 자사의 마케팅상의 강점과 약점을 파악하고 기업이 직면하고 있거나 향후 접할 수 있는 외부기회와 위협에 어떻게 대처할 것인가를 파악할 수 있으며, 그 결과로 나타나게 될 마케팅전략의 방안을 발견해 낼 수 있다. (과제: 본인이 거주하는 주변 약국들의 내부환경과 외부환경을 분석하고 SWOT분석을 실시하여 강점과 약점을 파악한 후 기회요소는 무엇이고 위협요소에는 어떻게 대처 할 수 있을지 발표해보자).

이와 같이 SWOT 분석이란 말 그대로 특정기업의 마케팅상의 강점과 약점을 파악하고, 마케팅활동에 영향을 미치는 주요한 마케팅환경상의 기회요인과 위협요인을 규명하는 것을 의미한다(표 4-3 참고).

그러나 최근에는 외부환경 변화가 과거와는 달리 글로벌 정부정책(미중갈등정책, 자국이기주의 정책), 글로벌 경제환경(환율, 글로벌경기지수, 국제유가, 전쟁), 사회환경(고령화, 라이프스타일 변화), 보건환경(전염병, 코로나19팬데믹), 기술환경(사물인터넷, 빅데이터, AI 인공지능) 등으로 다양한 분야에서 급격하게 일어나면서 기업 외부환경분석에 상당한 인력과 비용이 요구되고 있다.

<표 4-3> SWOT 분석의 고려사항

내부적	
강점(strengths) · 경쟁자에 비한 탁월한 능력 · 재무자원 · 고객관계 관리능력 · 기업 이미지 · 구매자들의 자사 제품 선호도 · 규모의 경제 활용 · 기술적 우위 · 원가나 경쟁상의 유리점 · 제품혁신능력 · 입증된 경영능력	약점(weaknesses) · 경영전략의 한계 · 시장에서의 낮은 경쟁적 지위 · 낙후된 시설 · 평균 이하의 수익성이나 마케팅기술 · 핵심기술이나 능력의 결여 · 빈약한 마케팅능력 · R&D 투자에서의 열등 · 시장성이 낮아지는 제품 · 낮은 기업 경쟁력 · 전략변경에 필요한 자금동원력의 부족
외부적	
기회(opportunities) · 새로운 시장과 세분시장에의 진입 · 신제품 개발과 추가 · 관련제품으로서의 다각화 · 수익다각화로 새로운 수익원 창출 · 경험에 의한 경영 실행능력 향상 · 고객관계관리의 노하우 축적 · 시장변화의 빠른 대처	위협(threats) · 새로운 경쟁사의 진입가능성 · 대체제품의 판매량 증가 · 마켓 사이즈 성장의 한계 · 역행하는 정부의 방침 · 증대되는 시장개방으로 국제 경쟁압력 증가 · 경기후퇴와 경기변동에의 가변성 · 노령화와 생산인구 감소로 인구통계학적 문제
출처: Derek F. Abell, Defining the Business : The Starting point of Strategic Planning, Englewood Cliffs, NJ: Prentice-Hall, 1980을 근거로 수정 작성.	

2-2. 3C 분석

경영컨설턴트인 오마에 겐이치(Ohmae Kenichi)는 성공적인 경영을 위해서는 3C의 주체인 회사(company), 경쟁자(competitor), 고객(customer)이 전제된 경영전략이 구사되어야 하며, 이들 3가지 요소를 효율적으로 결합시켰을 때 비로소 경쟁에 유리한 고지를 점할 수 있게 된다는 3C 경영전략 이론을 제시하였다. 이들 3가지 요소를 '3C' 또는 '전략삼각형(strategic triangle)'이라고 하며 이후 시장이 다변화함에 따라 3C에 유통(Channel)을 포함하여 4C라고 불리기도 한다(표 4-4 참고).

1) 자사 분석(Company Analysis)

성공적인 마케팅 활동을 하는 제약기업들은 대부분 자사의 핵심역량(core competence)을 이

<표 4-4> 3C분석의 평가 요소 및 기준

3C	평가 요소	평가 기준
자사 (Company)	기업목표, 자원 시너지 효과	- 자사의 기업의 목표와 일치하는가? - 인적, 물적, 기술적 자원을 갖추고 있는가? - 기존 브랜드의 마케팅 믹스 요소와 연계하여 시너지 효과를 가져 올 수 있는가?
경쟁자 (Competitor)	현재의 경쟁자 잠재적 경쟁자	- 현재의 경쟁사들이 공격적이고 강력한가? - 새로운 경쟁자의 진입 가능성이 높은가?
고객 (Customer)	시장의 규모 시장 성장률	- 해당 세분시장이 적절한 규모인가? - 성장 가능성이 높은 시장인가? - 각 세분시장별 잠재수요는 어느 정도인가?

용하여 고객만족을 실현하고 있다. 제약기업의 마케팅관리자는 외부 환경 분석, SWOT분석 등을 이용하여 자사 핵심역량을 발견함과 동시에 이를 충분히 이용하여 마케팅 활동을 펼칠 수 있는 매력적인 시장을 발견할 수 있다.

마케팅 전략을 수립할 때 마케팅 관리자는 기업 내부의 연구개발, 생산, 재무 등 사내 관련 부서들과의 이해관계(interests)를 고려하여 긴밀한 협조체계를 구축하는 것이 필요하다. 마케팅의 목적이 고객의 욕구충족을 통한 이윤추구이므로 충성도 높은 자사의 우수고객을 확보하고 유지하기 위해서는 전사적으로 조화를 이룰 수 있는 전략을 수립하여 실행해야 한다.

2) 경쟁자 분석(Competitor Analysis)

경쟁자(competitor)는 제약기업 마케팅활동에 직접적인 영향요인이다. 제약기업이 마케팅 성과를 내기 위해서는 경쟁자들 보다 더 높은 수준의 가치제공을 통해 고객의 만족도를 높여야한다. 그러기 위해서는 자사 제품이나 서비스와 경쟁하는 기업들의 상태를 분석하기 위해서, 기업문화, 재정상황, 기술력, 브랜드 가치, 시장점유율 등을 파악해야한다.

경쟁사 분석을 위해서는 경쟁사를 선정하는 것이 중요한데 이때 직접적인 경쟁관계는 물론 간접적인 경쟁관계도 고려하는 것이 필요하다. 경쟁자 분석을 통해서 자사가 보유한 전략적 경쟁우위(competitive advantage)요소를 발견하여 소비자 인식 상에 자사상품 또는 브랜드의 이상적인 포지셔닝 방향을 선정할 수 있다.

3) 고객 분석(Customer Analysis)

제약기업이 자사분석을 통해 자사의 핵심역량을 파악하고 경쟁자 분석으로 전략적 경쟁우위를 확보하기 전략적 위치를 발견했다고 하더라도 고객(customer)에 대한 충분한 이해가 부족하면 성공적으로 마케팅 활동을 수행할 수 없다. 마케팅의 목적이 고객의 욕구충족을 통한 기업의 이윤추구이므로, 고객은 기업의 수익원(revenue source)이라 할 수 있다. 따라서 마케팅 활동의 대상이 되는 고객을 이해하는 것은 매우 중요하다.

제 3 절 마케팅 정보시스템과 마케팅 조사

마케팅 정보시스템(Marketing Information System, MIS)이란 마케팅 의사결정자들이 마케팅 관리를 보다 효율적으로 수행하기 위해 사용할 수 있도록 마케팅과 관련된 정보를 수집, 분석, 정리하여 제공하는 정보시스템을 의미한다. 오늘날과 같은 정보사회에서는 경쟁사보다 나은 정보를 가지는 것이 기업의 핵심역량 중 하나이다.

마케터들은 수많은 불필요한 정보와 정확하지 않은 정보들로 둘러싸여 있으며, 마케팅 의사결정에 필요한 정확하고 적절한 정보는 마케팅 정보시스템에 의해 제공 될 수 있다. 마케팅 정보시스템은 크게 내부정보 시스템, 고객정보 시스템, 마케팅 인텔리전스 시스템, 마케팅 의사결정 지원시스템, 마케팅 조사 시스템 등이 있다(그림 4-3 참고).

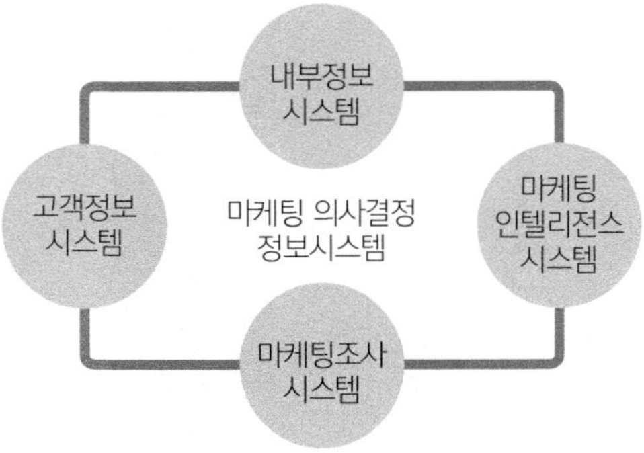

[그림 4-3] 마케팅 정보

1. 내부정보 시스템(Internal Information System)

내부정보란 상품별, 지역별, 기간별 매출, 재고 수, 외상거래, 지역별 점포 수 및 점포실적에 관한 정보, 판매가격 등을 의미하며, 내부정보 시스템이란 매출관리, 시장점유율, 촉진활동의 매출효과 등과 같은 기업의 현재 경영활동과 관련한 정보들을 파악하여 최적의 마케팅 의사결정을 위한 필요한 정보를 지원하는 정보 시스템을 의미한다.

특히 기업의 내부정보 시스템은 기업 내 영업부서, 마케팅부서, 생산부서, 재무회계부서, 연구부서, 영업부서 등에 의해 제공된 정보들로 구성되며, 이것은 마케터들에게는 유용한 정보 원천이며, 정보의 목적성과 정확성이 비교적 높다는 장점이 있다.

2. 고객정보 시스템(Customer Information System)

고객정보 시스템이란 고객에 대한 인구 통계적, 라이프스타일, 고객이 추구하는 혜택, 구매행동 등의 정보를 제공하며, 이러한 고객정보를 바탕으로 고객정보를 데이터베이스화하여 고객관계를 구축하는데 활용하는 시스템이다. 또한 고객정보 시스템은 고객특성에 맞는 차별화된 마케팅을 제공하고, 기존 고객의 제품에 대한 충성도 제고 및 이탈방지, 신규고객의 유인을 위한 마케팅 전략 수립에 활용됨으로써 충성고객 확장, 고객관계형성, 신규고객 창출, 구매활성화, 매출 및 수익증대를 유발한다.

3. 마케팅 인텔리전스 시스템(Marketing Intelligence System)

마케팅 인텔리전스 시스템은 기업의 마케팅 활동에 영향을 미칠 수 있는 기업을 둘러싼 마케팅환경에서 발생되는 일상적인 정보를 수집하고 분석하는 과정을 통해 경쟁기업에 대한 정보, 시제품 정보, 산업별 동향, 정부보고서 등의 기업 밖의 정보를 종합, 분석하여 마케터의 의사결정을 지원하는 시스템이다(그림 4-4 참고).

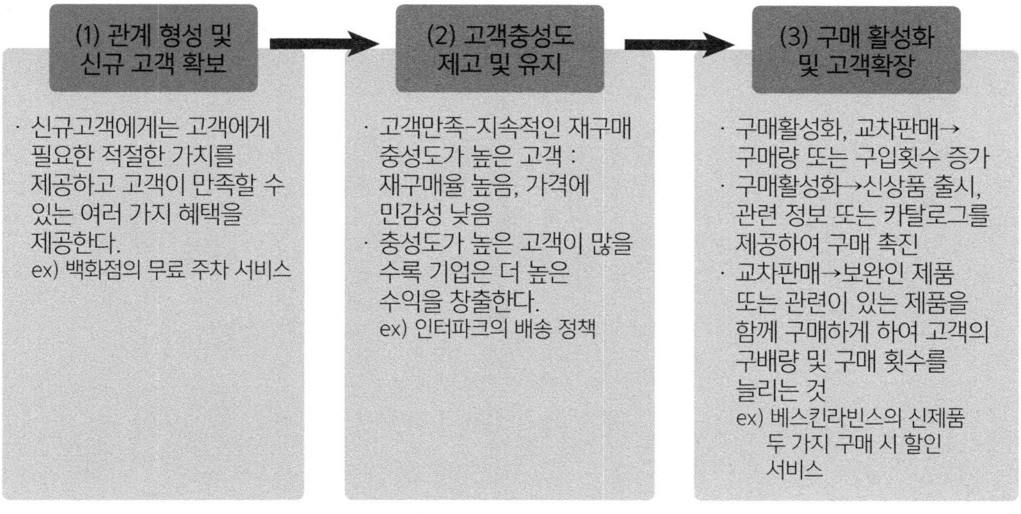

[그림 4-4] 마케팅 인텔리전스 시스템

4. 마케팅 조사 시스템(Marketing Research System)

현재 보유중인 자료를 통해 문제해결이 어려울 경우, 당면한 마케팅 문제의 해결에 직접적으로 관련된 1차 자료를 수집하기 위해 사용되는 것이 마케팅 조사 시스템이다. 즉 마케팅 조사란 제품과 서비스에 대해 마케팅 활동을 함에 있어 관련된 문제에 대해서 정확하고 객관적이며 체계적인 방법으로 자료를 수집-기록-분석하는 일련의 활동을 의미한다.

마케팅 의사결정을 할 때 마케팅 조사는 선행되어야 하며, 기업은 마케팅 조사를 통해 시장을 예측하고 내부 환경을 컨트롤 하려는 목적을 갖고 있다.

마케팅 조사는 기업내부에서 실행되거나 외부의 전문기관에서 수행하게 되는데, 어디에서 수행하든 체계적이고 객관적이어야 한다. 따라서 성공적인 마케팅 조사를 위해선 조사의 적시성, 관련성, 정확성, 효율성이 요구되며 의사결정자와 조사자 간의 긴밀한 협력 역시 매우 중요하다.

마케팅 조사과정에는 조사문제의 정의와 조사목적, 마케팅 조사 설계, 자료의 수집과 분석, 조사결과의 보고 등의 4단계 과정을 거치게 된다.

4-1. 마케팅 조사 문제의 정의와 조사 목적

마케팅 조사에 앞서 조사문제를 잘못 정의하거나, 너무 광범위 혹은 너무 협소하게 정의하면 마케팅 조사를 제대로 수행할 수 없으며, 수행 한 뒤의 결과도 마케팅 활동에 도움이 되지 않는다. 마케팅 조사는 목적에 따라 조사방법이 달라질 수 있다. 조사문제가 명확하지 않을 때 주로 사용되는 조사는 탐색적 조사로서 주로 문헌조사, 전문가 의견조사, 사례조사 등이 있다(그림 4-5 참고).

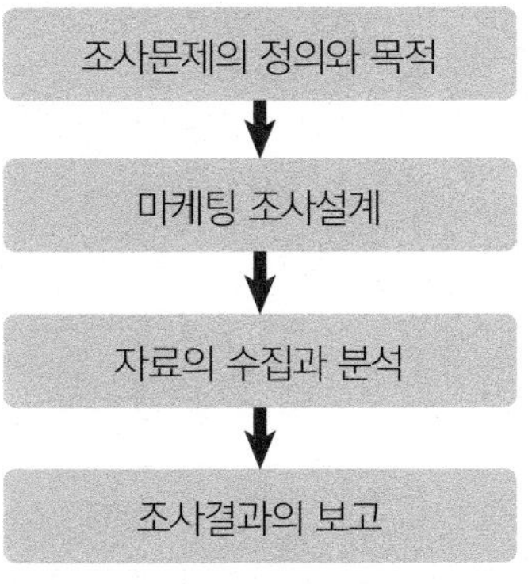

[그림 4-5] 마케팅조사의 절차

조사문제가 명확할 때에는 기술적 조사를 주로 하며, 이것은 인구·통계적 특성에 대한 조사처럼 마케팅현상의 특징이나 마케팅변수들 간의 관련성 여부를 파악하기 위해 실시한다. 또한 마케팅변수들 간의 인과관계에 관한 가설을 조사하는 방법으로 인과관계 조사가 있으며, 이것은 제품가격과 매출액의 관계 조사처럼 마케팅변수들 간의 인과관계에 관한 가설을 조사하는 것이다.

4-2. 마케팅조사 설계

마케팅조사 설계는 조사의 구체적인 진행방향을 제시하는 청사진 역할을 한다. 마케팅조사 설계과정에서 먼저 수집되어야 할 자료의 유형을 결정해야 하며, 자료의 유형은 조사목적에 따라서 1차 자료, 2차 자료로 나뉜다. 1차 자료는 당면한 조사목적을 위해 조사자가 직접 수집한 자료를 말하며, 조사자의 직접조사이므로 정확성, 정합성, 시기 적절성은 우수하나 많은 비용과 시간이 소요된다. 2차 자료는 조사 목적과는 다른 목적을 위해 이미 수집된 자료를 말하며, 경제적이며 조사문제의 발견에 도움이 되나 조사목적과 정확히 부합되지 않는다는 단점이 있다.

조사방법에는 관찰법, 표적 집단 면접법(FGI), 심층면접법, 서베이조사, 실험조사 등이 있으며, 응답자 접촉 방법에는 우편조사법, 전화면접법, 대인면접법 등이 있다. 또한 조사할 대상인 전체집단(모집단)의 규모가 클 경우, 표본 추출하여 통계 처리한 결과로 전체집단을 추론하는 표본추출계획법이 있다.

4-3. 자료의 수집과 분석

마케팅 조사에서 발생되는 상당부분이 조사과정에서 발생할 수 있으므로 현장 조사원에 대한 철저한 교육과 수집된 자료의 분류를 위한 코딩 가이드라인을 미리 마련해야 한다. 조사를 통하여 수집된 자료들은 자료의 특성에 따라 적절한 분석기법이 사용되며, 마케팅 조사에서 주로 사용되는 분석기법은 다음과 같다.

1) 회귀분석(Regression Analysis)

둘 이상의 독립변수가 종속변수에 미치는 영향력을 예측하는 데 주로 사용하는 통계분석 기법(예: 판촉비의 증감과 가격변화)

2) 상관관계분석(Correlation Analysis)

두 변수들 간의 연관의 정도를 측정하는 기법(예: 판촉비 변화와 매출액 변화의 관계)

3) 분산분석(Analysis of Variance, ANOVA)

두 개 이상 다수의 집단을 비교하고자 할 때 집단들 간에 특정변수의 평균값이 서로 차이가 있는지를 검정하는 통계기법(예: 남녀 간에 선호하는 커피의 가격대)

4) 요인분석(Factor Analysis)

조사에 사용된 여러 가지 변수들을 유사한 변수들끼리 한 요인으로 묶어서 자료 및 변수를 감축하는 기법(예: 음식점 선택 기준으로 주차 공간, 맛, 친절도, 가격 등의 변수 중 연관요인이 높은 것끼리 묶어 소수의 요인으로 줄임)

5) 군집분석(Cluster Analysis)

개체들 간의 유사성을 갖는 개체들을 묶어주는 통제기법으로 시장세분화에 사용되는 기법(예: 커피 구매행태 -맛을 중시하는 집단, 가격중시 집단, 분위기 중시 집단)

4-4. 보고서 작성

보고서 작성은 명확하면서 간단하게 하여 의사결정자가 빠른 의사결정을 할 수 있도록 작성해야 한다. 특히 보고서 작성자의 주관이 개입되지 않도록 논리적 근거와 객관적 자료를 바탕으로 작성해야 한다. 보고서의 구성요소에는 제목, 보고서 목차, 연구결과의 요약 및 결론, 서론부분, 조사방법, 조사결과의 분석, 전략적 제안(결론 및 권고사항), 부록(조사 설문지, 표 및 도표) 등이 있다.

5. 마케팅 의사결정 지원시스템(Marketing Decision Support System)

마케팅 의사결정 지원시스템의 특성을 보면 앞서 설명한 내부정보 시스템, 고객정보 시스템, 마케팅 인텔리런스 시스템, 마케팅 조사 시스템들이 기술적 정보이기 때문에 결과를 예측하기 힘든 반면에 마케팅 의사결정 지원시스템은 수집된 정보를 해석하고 결과를 예측하기 위해 사용되는 관련자료, 소프트웨어와 하드웨어, 분석도구를 통합하여 마케팅 의사 결정을 지원하는 시스템이다.

제 4 절 소비자 행동 분석

성공적인 마케팅전략의 수립은 소비자를 출발점으로 하여야 하며, 더욱 다양해지고 고도화되어 가는 소비자의 욕구를 정확히 파악하지 못한 경우에는 제품개발 실패, 커뮤니케이션 메시지의 실패, 기업의 전반적인 마케팅전략의 실퍼를 초래하게 된다. 마케팅 전략과 계획을 수립하고 마케팅 활동을 실행해 나가는데 있어 소비자 구매행동에 대한 연구는 가장 기본적으로 선행되어야 할 과정이다. 소비자행동분석은 앞서 Chapter 2 소비자행동에서 자세히 다루었으므로 본 장에서는 중복되지 않은 내용을 중심으로 소비자 구매행동 유형과, 구매의사결정과정, 구매결정에 영향을 미치는 요인들에 대해 간단하게 되새겨 보고자 한다.

1. 소비자 구매행동 유형

소비자의 구매행동은 제품의 성격 및 제품에 대한 소비자의 관여도에 따라 고관여 구매행동과 저관여 구매행동으로 나눌 수 있다. 관여도(involvement)란 소비자가 어떤 재화나 서비스에 대해 관련성이나 중요성, 구매의 긴박성을 느끼는 정도이다. 소비자가 구매하려는 제품이나 서비스에 대한 개인적 요인(개인적 관심을 갖는 정도), 제품요인(제품이 얼마나 중요한지와 지각된 위험의 정도), 상황요인(소비자가 처한 구매상황의 긴박한 정도)이 높을수록 소비자의 관여도는 높아져서 고관여 구매행동이 나타나게 되고, 낮을수록 저관여 구매행동이 나타나게 된다(과제: 주변에서 볼 수 있는 소비자 구매행동 유형을 분석하고 고관여 및 저관여 구매행동의 사례를 들어보자).

1-1. 고관여 구매행동(High-involvement Buying Behavior)

소비자는 제품 및 서비스를 구매하려는 의사결정에 대해 중요하다고 생각하거나 개인적인 관심을 많이 갖고 있는 경우에 신중한 의사결정을 하려고 노력하는데 이러한 구매행동을 고관여 구매행동(high-involvement buying behavior)이라 한다. 고관여 구매행동은 구매하려는 제품의 특성에 따라서 복잡한 구매행동과 부조화 감소 구매행동으로 나누어진다.

1) 복잡한 구매행동(Complex Buying Behavior)

소비자가 제품을 구매함에 있어서 제품의 가격이 비싸고, 각 상표 간 뚜렷한 차이점이 있는 제품을 구매 할 경우, 일상적으로 자주 구매하는 제품이 아닌 소비자 자신에게 중요한 고관여 상품을 구매할 때 복잡한 구매행동을 하게 된다. 소비자가 복잡한 구매상황에 처할 경우 소비자는 먼저 제품에 대한 자신의 지식에 근거하여 그 제품에 대한 주관적 생각인 신념(belief)을 갖게 되고, 이후 제품을 좋아하거나 싫어하거나 하는 태도(attitude)를 형성하게 되며, 마지막으로 가장 합리적이라 생각되는 구매대안을 선택(choice)하게 된다.

2) 부조화 감소 구매행동(Dissonance-Reducing Buying Behavior)

부조화 감소 구매행동이란 제품의 구매전 기대치와 제품 구매후 만족도와의 차이가 나지 않도록 구매전 제품에 대한 정보탐색과 평가를 신중히 하는 행동을 '부조화 감소 구매행동'이라 한다. 소비자가 구매하려는 제품에 대해 비교적 관여도가 높고, 제품의 가격이 비싸고, 자주 구매하는 제품이 아니면서 구매 후 결과에 대해 위험부담이 있는 경우, 또한 각 상표 간 차이가 미미할 때 부조화 감소 구매행동이 일어난다. 반면에 소비자가 구매를 한 뒤 구매한 제품에 대한 불만사항을 발견하거나 구매선택을 하지 않은 제품에 대한 호의적인 정보를 얻게 되면 구매 후 부조화를 경험하게 된다.

1-2. 저관여 구매행동(Low-involvement Buying Behavior)

소비자들이 그 제품이나 서비스에 대해 관심이 적고, 별로 중요한 구매 의사결정이라 생각하지 않거나, 제품의 구매가 긴급한 상황이 아닌 경우, 제품구매 빈도가 잦은 제품의 경우에는 저관여 구매행동(low-involvement buying behavior)을 보이게 된다. 저관여 구매행동은 구매하려는 제품의 특성에 따라서 습관적 구매행동과 다양성 추구 구매행동으로 나누어진다.

1) 습관적 구매행동(Habitual Buying Behavior)

소비자가 제품에 대해 낮은 관여도를 보이며 상표 간 차이가 미미한 경우, 복잡한 구매행동 3단계인 신념-태도-구매 패턴이 없이 습관적으로 구매한다. 이러한 구매행동에는 반복광고를 통한 친숙성이 중요한 영향을 미치며, 소비자들이 어떤 상표에 대한 구매확신이 없으므로 가격할인, 판촉과 같은 프로모션 전략이 구매결정에 효과적으로 작용한다.

2) 다양성 추구 구매행동(Variety-Seeking Buying Behavior)

소비자가 구매하는 제품에 대해 비교적 저관여 상태이고, 제품의 상표 간 차이가 뚜렷한 경우에는 소비자들은 다양성 추구 구매를 위해 잦은 상표 전환을 하게 된다.

<사례 4-4> 대형마트의 자체브랜드 상품과 저관여 구매행동

최근 대형 마트와 편의점에서 소비돌풍을 일으키고 있는 PB (자체브랜드) 상품의 대표적인 특징은 비계획적 구매이다. 즉 구매를 계획하진 않았지만 상품을 고르는 과정에서 구매 결정을 하는 것이다. 그렇다면 이와 같은 비계획적 구매에 영향을 미치는 요소는 무엇이 있을까? OOO 건국대 경영대학 교수와 연구원들은 '조절 초점 유형이 유통업계 브랜드 제품의 비계획적 구매의도에 미치는 영향' 연구에서 소비자와 상품의 특성이 비계획적 구매에 미치는 영향을 분석하던 중 소비자들은 긍정적인 결과를 추구하는 촉진성향 유형과 부정적인 결과를 회피하려는 예비성향 유형이 있는데 예비성향 소비자들은 브랜드 명성에 영향을 받지 않으며, 의미와 중요성이 떨어지는 저관여 상품에 대해서는 더욱 민감한 비계획적 구매 성향을 보냈다고 주장한다. 결국 대형마트는 이러한 예비성향 소비자들을 대상으로 저관여 마케팅을 기획한 것이라고 할 수 있다.

[출처 : 매일경제, 2017, 8, 25 기사]

2. 구매의사 결정과정

소비자들은 일상에서 매일 여러 가지의 제품이나 서비스를 구매한다. 기업과 마케터들은 이러한 소비자들의 제품 구매과정을 연구하고 분석하여 소비자 구매의사 결정과정(buying decision making process)을 구매 필요의 인식, 제품정보의 탐색, 대안의 평가, 구매의사 결정, 구매 후 행동 등과 같은 5단계로 설명하였으며 자세한 내용은 "제2장 고객과 소비자행동"에서 '[그림 2-12] 구매의사결정과정 5단계 모델' 부분을 참고하기 바란다.

3. 구매의사결정에 영향을 미치는 요인

소비자의 구매의사결정에 영향을 미치는 요인에는 문화적 요인(cultural factors), 사회적 요인(social factors), 개인적 요인(personal factors), 심리적 요인(psychological factors) 등이 있다. 이것을 다시 세분화하여 구분하면 문화적 요인(cultural factors)은 하위문화(subculture)와 사회계층(social class)으로 구분하며, 사회적 요인(social factors)은 준거집단(reference group), 사회계층(social stratification), 가족(family)으로 구분 할 수 있다. 그리고 개인적 요인(personal factors)은 개성(personality), 라이프 스타일(life style), 직업과 경제적 상황, 성격과 자아(personality and self concept) 등으로 구분이 가능하며, 심리적 요인(psychological factors)은 동기(motivation), 가치(value), 지각(perception), 신념(beliefs)과 태도(attitude), 학습(learning), 기억(memory) 등으로 구분할 수 있다.

소비자의 구매행동에 영향을 미치는 요인들은 고정적 개념이 아닌 유동적 개념이기 때문에 시대적 상황과 환경의 변화에 따라 달라질 수 있으며, 이러한 변동성 때문에 마케팅 관리자들은 소비자의 구매행동에 영향을 미치는 요인들에 대한 지속적이고 체계적인 조사와 정보수집, 분석 등의 중요한 마케팅 기초 작업에 꾸준한 관심을 기울여야 하며, 이것을 토대로 마케팅활동을 계획하고 실행해야 한다.

<사례 4-5> 빅데이터를 이용한 시장 개척_베○플러스 겔 빅데이터를 이용해 신시장을 개척하다.

1988년 OO제약은 베노OOO-겔(당시'베노OOO-겔')을 처음 출시했을 때 '하지정맥류에 따른 부종 완화'를 주요효능으로 정했다.
당시 시중에 판매되고 있는 기존 제품 카테고리 중에 일치하는 곳이 없었고, 가장 유사한 카테고리가 '바르는 진통소염제'였다. 그래서 OO제약의 영업사원들은 베노OOO-겔을 "멘소래담류의 진통소염제"로 약국에 공급했다.
다만 피부자극을 유발하는 성분이 경쟁사 제품에 비해 적어, 어린이에게 사용하면 좋다고 설명했다. 이후 '어린이용 바르는 진통소염제'로 포지셔닝되었다.
OO제약은 2012년 초부터 트위터, 페이스북, 블로그 등을 통해 26억 건의 소셜네트워크 데이터를 분석하였다. 그 결과 부기완화, 타박상, 벌레에 물리거나 멍든 데 등 베노OOO-겔이 가진 여러 효능 중 유독 '멍'에 대해서는 소비자들에게 특별히 인식되는 약이나 연고가 없다는 사실을 발견했다. 즉, 인터넷에 '멍 빨리 없애는 법'을 검색하면 계란이나 쇠고기가 연관 검색어로 나와, 소비자들은 멍을 없애기 위해 계란이나 쇠고기를 이용한다는 것이다.
'멍'과 함께 언급된 주요 키워드는 '계란', '가리다', '찜질', '소고기'와 같은 것들이었다. 또한 '멍'과 연관해서 언급된 키워드를 연도별로 분류해 보니, '멍-아이'의 키워드 조합보다 '멍-여성'의 키워드 조합이 3.6배에서 7.7배까지 많이 나타난다는 사실을 발견했다.

그 결과 타깃 고객층을 '아이'에서 '여성'으로 변경했다. 특히 다이어트를 하는 여성들은 영양상태가 나빠 쉽게 멍이 든다는 점에 착안하여, 광고전략, 카피, 제품디자인 등을 바꾸었다. 여성들이 많이 보는 패션잡지에 집중적으로 광고하기 시작했고, 카피도 '아이들 피부에 부드럽게 발라주세요'에서 여성의 다리를 드러내면서 '이런 멍 같은 경우엔 베노OOO'라고 바꾸었다. 제품디자인도 립글로스와 같은 튜브형태로 변경하고, 화장품 파우치에 담아 상비약으로도 판매했다.
그 결과 베노OOO의 매출액이 50% 이상 상승했다. 특히 멍 치료제는 보통 노출되는 부위가 많은 여름에 더 잘 팔렸으나, 차츰 겨울철에 매출이 더 높아졌다. 이는 겨울방학 시작에서 개학 전까지 '멍'과 관련한 검색이 급증한다는 사실을 발견하고 원인을 살펴보니, 수험생들이 성형을 많이 하는 시기라는 빅데이터 분석결과를 얻었다. 멍 치료제가 치료가 아닌 미용시장을 새롭게 창출해 낸 것이다.

출처: DBR (동아비지니스리뷰 2013.12) http://dbr.donga.com/article/view/1901/article_no/6123 참고

제 5 절 시장세분화와 목표시장 선정 및 포지셔닝

1. 시장세분화(Market Segmentation)

1-1. 시장세분화의 개념과 목적

시장은 생산자와 소비자가 제품 및 서비스를 서로 교환하는 장소를 나타내며, 마케팅에서의 소비자는 재화와 서비스를 구매하여 사용하는 사람을 총칭하고 있다. 시장 세분화(market segmentation)란 비슷한 성향을 가진 사람들을 하나의 집단으로 묶는 과정이며, 전체시장을 일정한 기준에 따라서 동질적인 세분시장(homogeneous segment)으로 나누는 작업이다. 또한 세분시장이란 소비자들이 유사하게 반응하거나 특정 브랜드에 대해 강한 구매행동을 보이는 집단이나 사람을 가리킨다.

제품 분류와 소비자 니즈(needs)에 근거하여 고객집단을 나누고 경쟁시장에 맞게 제품을 포지셔닝(positioning)하는 STP전략은 시장세분화(Segmentation), 표적시장선정(Targeting), 포지셔닝(Positioning) 세가지 요소로 나누어진다.

시장세분화의 목적은 소비자의 욕구를 정확히 파악하고, 충족하기 위함이며, 다양하게 변화하는 소비자의 니즈와 시장변화에 능동적이고 즉각적으로 대처하기 위함이다. 또한 기업은 시장세분화를 토대로 마케팅 활동을 하게 되면, 제한된 마케팅 활동으로 최대의 효과를 거둘 수 있게 된다.

시장 시분화의 강점은 각 세분시장 별 고객에 대한 예측이 용이하며, 시장에서의 기회요인 발견 가능성이 높아진다. 또한 고객욕구에 맞춰 마케팅 믹스 전략 개발이 가능하고, 욕구를 충족시킴으로써 고객만족도와 충성도 제고를 이끌어 낼 수 있으며 대중마케팅(mass marketing)보다 높은 마케팅효과를 기대할 수 있다. 반면에 시장 시분화의 약점은 추가비용이 발생하며, 세분화 기준과 세분화 범위설정의 어려움이 있고, 잘못된 마케팅에 기업의 소중한 자원이 투입될 가능

성도 있다(과제: 우리나라 제약회사 중에 시장세분화 마케팅을 실시한 사례를 찾아보고 성공과 실패요인을 분석하여 발표해보자).

1-2. 시장세분화 기준

어떤 제품에 대하여는 가장 효과적인 세분화 기준이 되는 것이 다른 제품에 대해서는 그다지 효과적이지 못한 기준이 되기도 한다. 따라서 기업들은 시장을 세분화 할 수 있는 다양한 변수들을 기준으로 세분화를 실시하여 시장구조를 가장 잘 나타내는 세분화 변수를 채택하게 된다.

전통적으로 시장의 분류에는 시장에 대한 수요자 형태와 시장의 필요에 따라 자연스럽게 4가지 형태의 분화된 시장이 존재하고 있다. 4가지 형태의 분화된 시장이란 개인 소비시장, 비즈니스(업무) 시장, 공공기관의 수요시장, 외국시장 등을 의미한다.

비즈니스 시장 세분화는 개인 소비시장 세분화처럼 수천명의 고객이 존재하기보다는 업종, 직원수, 회사 규모, 재무상태와 같은 특성으로 분류하기에 소수의 대형 기업고객이 존재하는 경우가 많다.

일반적으로 개인 소비시장에서의 시장세분화는 젊은 직장여성을 목표로 하거나 그보다 나이가 많은 주부를 타깃으로 설정하는 것과 같이 시장을 어떤 방법으로 세분화하는가 하는 기준이 문제시되고 있다. 개인 소비시장의 시장세분화 방법으로는 지리학적 세분화(geographic segmentation), 인구통계학적 세분화(demographics segmentation), 심리학적 세분화(psychographics segmentation), 행동적 세분화(behavior segmentation) 등의 분류방법이 있으며 그 의미는 다음과 같다.

1) 지리학적 세분화(Geographic Segmentation)

시장을 크게 도시 및 농촌 지역, 인구밀도, 기후 등에 의해 시장을 세분화하는 방법이다.

2) 인구통계학적 세분화(Demographics Segmentation)

시장을 성별, 연령, 소득, 교육수준, 직업 등에 의해 세분화하는 방법으로 표적시장에서 구매력이 높은 인구통계그룹을 식별하고 공감을 불러일으킬 수 있는 마케팅은 무엇인지 파악이 가능하다.

3) 심리학적 세분화(Psychographics Segmentation)

시장을 소비자의 라이프 스타일이나 성격, 소비자가 제품을 인식하는 방식, 표적시장 소비자와 더 효율적으로 소통하는 방법 등과 같은 심리학적 요인에 의해 구분하는 방법이다.

4) 행동적 세분화(Behavior Segmentation)

시장세분화의 출발점인 동시에 목표소비자를 좁혀 가는 가장 기초적인 작업으로서 제품이나 서비스에 대한 소비자의 만족, 반응, 소비자의 필요 충족 방법, 소비 유발 이점 등을 바탕으로 세분화하는 방법이다.

1-3. 시장 세분화의 전제 조건

시장 세분화의 전제 조건에는 실재성(substantiality), 측정가능성(measurability), 접근가능성(accessibility), 차별화가능성(differentiability), 실행가능성(actionability) 등이 있으며 그 의미는 다음과 같다.

1) 실재성(Substantiality)

시장을 세분화하고 하나의 세분시장을 표적시장으로 삼아 적합한 마케팅 믹스를 전개할 때, 소요되는 예산에 대비하여 이윤을 보장하기에 충분한 규모의 시장이어야 한다.

2) 측정가능성(Measurability)

마케터가 세분화 시장의 특성들을 식별하여 구분 할 수 있어야 하고, 그것들의 구매력의 차이를 측정 할 수 있어야 한다.

3) 접근가능성(Accessibility)

세분화된 표적시장이 어떤 특성을 가진 소비자로 구성되어 있는지를 파악하고 이들에게 접근할 특화된 마케팅믹스를 개발하여 표적시장에 접근성을 높인다.

4) 차별화가능성(Differentiability)

각각의 세분화된 시장들이 세분시장 별로 이질적으로 분명하게 구분될 수 있어야 하며, 다른 마케팅 믹스에 뚜렷한 다른 반응을 보이지 않는다면 시장세분화는 예산과 인력 낭비가 될 것이다.

5) 실행가능성(Actionability)

기업이 세분화된 시장을 공략하기 위한 효과적인 마케팅 프로그램을 개발할 수 있어야 한다. 즉, 기업의 여건에 맞지 않아 세분시장에 적합한 마케팅 활동을 할 수 있는 인적, 물적자원이 결여되어 있다면 세분화 작업은 의미가 없다.

2. 표적시장 선정(Market Targeting)

전체시장이 시장세분화 이후 몇 개의 시장으로 세분화된 후에 기업은 일단 각각의 세분화된 시장을 평가하고, 그중 어떤 세분시장(segment)이 기업에 적합한지 평가하고 선정하는 과정을 통해 표적시장(target market)을 선택해야 한다. 즉 시장세분화는 하나 이상의 표적시장을 선정하기 위한 선행(先行)과정이다.

2-1. 세분시장 평가(Segment Assessment)

세분시장을 평가하기 위하여 기업은 세분시장의 규모와 성장률, 세분시장의 구조, 기업의 목표, 기업의 인적자원과 물적자원, 소요 예산 등과 같은 요인을 펴보아야 한다.

1) 세분시장의 규모와 성장률

각 세분시장에 대한 예상 판매량, 예상 성장률, 예상 수익률 등에 대한 자료를 수집, 분석하여야 한다. 또한 표적시장이 되기 위해서는 충분한 규모와 높은 성장률이 중요하며, 소규모 기업들은 큰 규모의 세분시장을 감당할만한 기술, 자원이 부족함을 감안하여 기업 목표와 자사 상황에 맞는 마케팅 전략을 세워야한다. 때로는 시장에서 기업 간 경쟁이 치열할 경우, 상대적으로 높은 수익률을 얻기 위해 규모가 작더라도 높은 성장잠재력을 가진 시장을 선택하는 경우도 있다(과제 : 경쟁이 치열한 보건의료산업 시장에서 높은수익률을 얻을 수 있는 성장잠재력을 가진 세분시장은 어떤 것이 잇는지 조사해보자).

<사례 4-6> 베트남 숙취음료 해소시장 동향

베트남은 아시아에서 세번째로 맥주소비가 많은 국가이다. 2017년 베트남 내 현지 맥주 소비량은 전년대비 6% 증가하여 40억 리터를 상회하고 1인당 맥주 소비량 또한 꾸준히 증가하여 2017년 베트남 주류 소비자 1인의 연간 평균 맥주 소비량은 41리터에 달해 아시아 · 태평양 지역에서는 일본과 한국에 이어 세번째로 높은 편이다. 베트남 주류시장을 지속성장 가능하게 하는 주요원인으로는 지속적인 경제 성장세(2017년 경제 성장률 6.81%), 사회 모임에서 보편적으로 자리잡힌 음주문화, 무엇보다 다른 이웃국가들과는 달리 종교로 인한 음주를 억압하지 않는 분위기. 두터운 젊은 인구 층 등을 꼽을 수 있다. 한국의 컨OO은 이러한 베트남 시장을 타켓팅하여 활발한 마케팅 표적시장 전략 및 영업활동으로, 베트남 현지에서 두각을 나타내고 있는 숙취해소 브랜드 가운데 하나로 현재 월별 5만병 이상을 판매하고 있다.
출저 : Kotra 해외시장 뉴스, 2018. 5. 22 참고

2) 세분시장의 구조

세분시장이 충분한 규모와 성장률을 가지고 있다 하더라도 수익성 측면에서는 덜 매력적일 수가 있기 때문에 기업의 세분시장의 구조적 요인들을 고려해보아야 한다. 구조적 요인 중에서 표적시장 선택에 가장 영향을 많이 주는 요인은 시장경쟁 상황이다. 기업은 세분시장에 강력하고 공격적인 경쟁자들이 많다고 판단되면 해당 세분시장을 그다지 매력적이지 못하다고 판단하게 된다. 장기적으로 세분시장 매력도(수익성)에 영향을 주는 구조적 요인들에는 경쟁강도, 대체상품의 위협, 구매자의 힘, 공급자의 힘 등이 있으며. 기업은 이러한 요인들이 자사제품에 미치는 영향을 분석해야 한다.

3) 기업의 목표와 자원

기업은 세분시장의 규모가 크고 성장률이 빠르고 구조적으로도 매력적이라고 하더라도 세분시장과 관련된 기업의 목표와 자원을 고려하여 시장의 매력도를 평가해야 한다. 즉 마케팅 목표와 부합하더라도 기업이 그 시장에서 성공할 수 있는 경쟁우위적인 인적, 물적, 기술적 자원이 있는가를 점검해 보고, 경쟁력이 있다고 판단될 때, 그리고 투입비용보다 산출수익이 더 많다고 판단될 때 세분시장에 진입해야 한다.

2-2. 표적시장 공략 전략

세분시장에 대한 평가가 이루어 진 후 기업은 평가 자료를 바탕으로 어떤 시장을 어떻게 공략할 것인지, 몇 개의 세분시장을 표적시장(target market)으로 선정할 지를 결정하는 공략 전략을 수립한다. 기업이 실행하는 표적시장 공략 전략에는 비차별적 마케팅, 차별적 마케팅, 집중화 마케팅 등이 있으며 자세한 설명은 다음과 같다(과제: 만약 본인이 표적시장을 공략한다고 가정 할 때 국내 건강기능식품 시장과 의료기기 시장에서 어느 곳을 어떻게 공략 할지 전략을 짜본다).

1) 비차별적 마케팅(Undifferentiated Marketing)

비차별적 마케팅 전략은 세분시장 간의 차이를 무시하고 하나의 제품으로 전체 시장을 공략하는 전략이다. 이 전략은 소비자들 간의 차이보다는 공통점에 중점을 두며, 대량유통과 대량광고 방식을 채택한 비용절감에 의한 원가우위 전략으로, 다수의 소비자에게 소구하기 위해서 기업은 하나의 마케팅 상품과 하나의 마케팅 프로그램으로 시장을 대량생산 방식으로 공략한다.

2) 차별적 마케팅(Differentiated Marketing)

차별적 마케팅 전략을 실행하기 위하여 기업은 여러 개의 표적시장을 선정하고 각각의 표적시장에 적합한 마케팅 전략을 개발해야 한다. 차별적 마케팅은 기업이 제공하는 제품과 마케팅 믹스의 다양성을 통해 각 세분시장 안에서 높은 판매고와 강력한 위치를 구축할 수 있어 비차별적 마케팅에 비해 높은 매출과 이익을 올리는 것이 가능하다. 그러나 차별적 마케팅을 위한 시장조사와 기술개발 등에 많은 비용과 인력, 시간을 지불해야 한다는 단점이 있으므로, 증가된 비용을 고려한 예상수익을 먼저 생각하고 실행전략을 계획해야 한다.

<사례 4-7> 베트남 로컬편의점 차별화 전략

국제식품연구소(IGD)는 '베트남이 아시아에서 가장 빠르게 성장하는 편의점 시장이 될 것'이라고 발표하고 실제 베트남 편의점 시장이 오는 2021년까지 연평균 37.4%씩 성장하여 아시아에서 가장 성장률이 높은 편의점 시장이라고 전망했다. 베트남 산업무역부 발표에 의하면 베트남 내에 편의점 · 미니마트 수는 2017년 기준 약 1500개로 추정하였고 이는 인구 1억명에 육박하는 베트남 인구 수에 비하면 턱없이 부족한 숫자이며 한국 · 일본 등과 비교해도 매우 적은 수이다. 그래서인지 베트남 편의점 시장은 외국계 업체들이 주도하고 있으며 대표적으로 싱가포르계 Shop&Go, Circle K (미국), Family Mart (일본), Ministop (일본), GS25(한국) 등이 잇따라 베트남에 진출하고 있다. 그러나 이런 와중에도 베트남 로컬편의점 빈마트플러스(Vinmart+), 박화산(Bach Hoa Xanh), 사짜푸트(Satrafood), 꼽푸드(Coop food) 등이 매장분위기와 시설을 현지화하는 차별화 전략으로 경쟁하고 있다. 특히 베트남 로컬 편의점의 대표적인 차별화 전략으로는 외국계 편의점이 가공식품 위주로 판매하는 반면에 로컬편의점은 야채, 과일, 고기, 생선 등의 신선 식품 판매비중이 높아서 현지인들의 소비 니즈를 맞추고 있다.
출저 : Kotra 해외시장뉴스, 2018.4.27. 참고

3) 집중화 마케팅(Concentration Marketing)

기업의 자원이 제한되어 있는 경우, 큰 시장에서 작은 점유율을 누리기보다는 하나 혹은 소수의 작은 시장에서 높은 시장 점유율을 누리기 위한 전략이다. 기업은 집중화 마케팅 전략을 통해 특정 표적시장에 속한 소비자의 특성을 잘 알고 있기 때문에 강력한 위치의 경쟁우위를 획득할 수 있다. 그러나 시장이 작기 때문에 소비자들의 구매행동이 변화하면 그 시장의 매력도는 바로 사라진다는 단점이 있으며, 시장의 성장성에 한계성과 큰 경쟁자가 틈새 세분시장에서도 더 효과적으로 마케팅이 이루어질 수도 있다는 위험성이 있다.

3. 포지셔닝(Positioning)

표적시장을 결정한 이후 기업은 표적시장에서 자사의 제품이나 서비스가 경쟁제품과는 달리 어떠한 차별적인 특징을 보유하고, 어떠한 자리에 위치시킬 것인가에 대한 마케팅 전략이 필요하며, 이러한 과정이 포지셔닝(positioning) 과정이다. 즉, 기업이 선택한 표적시장에서 특정 기업이 자사의 특정 브랜드나, 특정 상품, 특정 서비스를 소비자에게 각인시키는 마케팅 활동을 포지셔닝이라 한다.

3-1. 포지셔닝의 개념

포지셔닝이란 소비자들의 인식 속에 자사의 제품이 경쟁제품에 대비하여 차지하고 있는 상대적 위치를 의미한다. 제품과 서비스에 대한 수없이 많은 정보에 노출되어 있는 소비자들이 구매의사결정을 내릴 때마다 제품을 재평가할 수 없기 때문에 구매의사결정을 단순화하기 위해 소비자들은 그들의 마음속에 특정 제품, 특정 서비스, 특정 기업을 마음속 특정 위치에 저장한다.

가령 '오뚜기'하면 소비자들은 맛있는 카레를 만드는 회사로 포지셔닝이 되어있는 경우이다. 따라서 기업들은 자신들의 표적시장에서 소비자의 마음속에 경쟁사에 비해 최대한의 경쟁우위를 차지하기 위해 포지셔닝 전략을 실행하게 된다.

3-2. 포지셔닝의 전략과 수립과정

기업이 포지셔닝 전략을 수립할 때 특정 제품의 속성에 따라, 소비자들이 추구하는 편익에 따라, 제품사용 상황에 따라, 사용자 집단의 특성에 따라 포지셔닝 전략이 달라질 수 있다. 포지셔닝 전략의 수립과정을 살펴보면 다음과 같다.

1) 경쟁우위 강점 파악

기업이 소비자들에게 자사의 제품을 구매하도록 유도하고, 지속적인 자사고객으로 유지하기 위해서는 소비자들의 욕구와 구매과정에 대해 경쟁사보다 잘 이해함으로써 경쟁사들보다 높은 구매가치를 소비자들에게 줄 수 있어야 한다. 기업이 경쟁사들에 비해 시장에서 경쟁우위를 점유하기 위해 기업이 갖출 수 있는 차별화 가능성의 대표적 요인에는 제품 차별화(product differentiation), 서비스 차별화(service differentiation), 인적 차별화(personnel differentiation), 이미지 차별화(image differentiation) 등이 있다(과제: 반려동물 시장 중 사료시장이나 반려동물용 의약외품 시장에서 경쟁우위를 점유하기 위한 차별화 요인을 선정하여 마케팅 전략을 세워보자).

2) 최적의 경쟁우위 선택

기업은 가능한 경쟁적 강점을 파악한 후 어떤 경쟁우위(competitive advantage)를 선택할 것인지, 몇 개의 경쟁우위 항목을 가지고 차별적 포지셔닝을 할지를 결정해야 한다. 소비자들은 '1'등 제품을 더 잘 기억해내는 속성이 있기 때문에 기업은 표적시장에서 제품의 차별화 포인트를 늘려감으로써 경쟁우위에 설 수 있다. 그러나 차별화 포인트는 기업에게 비용증대도 가져오기 때문에 차별화 포인트 전략에서는 수익성과 가격 적절성을 반드시 고려하여야 한다.

3) 선택한 포지셔닝 전략의 전달

포지셔닝에 사용될 차별화 포인트가 선택되면 표적 소비자들에게 적절한 포지셔닝이 될 수 있도록 별점을 전달한다. 기업은 전달된 포지셔닝 전략에 맞는 제품, 가격, 유통, 촉진의 마케팅 믹스를 기획 하여야 한다. 마케팅 노력은 포지셔닝 전략을 뒷받침해야하며 포지셔닝을 위해 기업의 실질적인 인적, 물적자원의 투입이 필요하다.

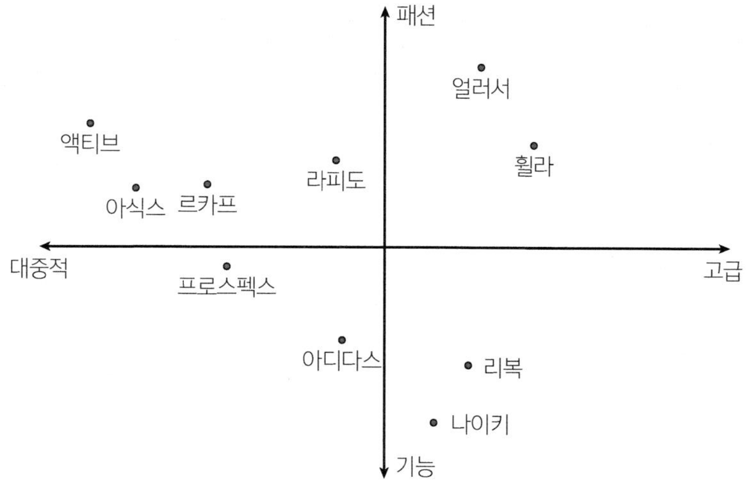

[그림 4-6] 2015년 국내 스포츠화 시장의 포지셔닝 맵

4) 포지셔닝 맵

표적시장에 진출해 있는 여러 제품과 상표 등에 대한 소비자들의 신념과 선호도, 경쟁제품에 대한 지각된 특성들을 2차원적으로 압축하여 도표 상에 나타 낸 것이 포지셔닝 맵이다(과제: 일반적인 약국에서 취급하는 일반의약품이나 의약외품 중 특정 제품군을 선정하여 포지셔닝 맵을 만들어보자). 특히 자사의 제품이나 서비스가 표적시장 진입 초기에는 적절한 포지셔닝에 있었다 하더라도 내적, 외적 환경변화로 인해 자사제품의 포지션이 포지셔닝 맵에서 적절하지 않은 포지션으로 변화될 수도 있다. 이 경우 마케팅 관리자는 포지셔닝 전략의 절차를 반복 시행하여 자사제품의 목표 포지셔닝을 다시 설정하고 적절한 포지션으로 이동시키는 재포지셔닝 전략(repositioning strategy)이 필요하다. (그림 4-6)은 국내 스포츠화 시장을 포지셔닝 맵으로 나타낸 것이다.

<사례 4-8> 리타겟팅, 리포지셔닝 전략_리타겟팅, 리포지셔닝에 성공한 박○스!

동O제약의 박○스는 '생명의 즙'이라는 의미의 '바쿠스(Bacchus: 포도주의 신, 자연의 원초적 생명력을 관장하는 신으로 나무의 수액이라든가 동물의 피 등 생명의 즙과 연관된 디오니소스의 로마식 이름)'를 브랜드 네임으로 하여 1961년 출시되었다. 처음에는 알약 형태로 제조, 판매되었으나 이후(1963년) 드링크제로 리뉴얼하여 현재에 이르고 있다. 박○스가 국내 제약 산업 역사에 큰 획을 그은 것은 1993년 젊은 층을 대상으로 한 TV광고로 부터 시작되었다. '젊은 이미지'를 바탕으로 1995년 연매출 1,144억원을 기록했으며, 국내 제약사 중 단일품목으로 1,000억원 매출을 올린 것은 처음이다. 2013년 최초로 2,000억을 돌파한 후 2017년에는 2,755억원에 이르고 있다.
박○스는 중년이상이 고연령층에서 20대로 리타켓팅을 위해 1998년 주진모가 출연한 '젊음은 나약하지 않다'라는 20대의 젊은에 관한 소재를 광고에 사용함으로써 박○스는 젊은이가 마시는 드링크로 이미지 리포지셔닝 전략을 전개하였다.
광고뿐만 아니라'대학생 국토대장정'을 기획하고, '건강한 젊음과 박○스가 함께합니다' 등 일련의 시리즈 광고 캠페인을 통해서 박○스는 이제 더 이상 '피로회복'이나 '활력'이 아닌 '젊음'의 이미지로 리포지셔닝에 성공했다.
박○스는 2010년 '진짜 피로회복제는 약국에 있습니다' 캠페인과 2011년 '대한민국 피로회복제' 캠페인을 통해 피로회복제의 1위를 굳건히 하며 타겟의 전국민화를 시도하였다. 20대에서 다시 40대로, 남성에서 여성으로, 가정에서 근무현장, 다양한 업종의 근로자는 물론 외국인 근로자까지 광고를 통해 세대와 계층을 확대하고 있다.

꾸준히 젊은 층의 공감과 감수성을 자극하는 전략으로 브랜드 리포지셔닝에 성공한 박O스는 피로회복에 대한 1차적 기능을 2차적 기능인 감성적 가치로 승화하여, 소비자에게 어필할 수 있었다.
박O스는 광고모델과 자신을 동일시할 수 있도록 일반소비자를 모델로 누구나 한번쯤을 겪었을 수 있는 상황을 광고소재로 활용하여 공감이 가는 스토리를 통해 건전하고 공익적인 내면적인 가치를 통해 감성 커뮤니케이션 전략을 전개하고 있다.

출처: 안혜신(2012). 브랜드 리포지셔닝을 위한 크리에이티브전략 연구. -142참고.

제 6 절 마케팅 믹스 관리

1. 마케팅믹스의 개념과 발전

기업이 기대하는 마케팅 목표를 달성하기 위해 마케팅에 관한 경영자가 통제 가능한 요소를 4P라고 하는데, 4P는 제품전략(product), 유통전략(place), 가격전략(price), 촉진전략(promotion)을 뜻한다. 기업이 기대하는 마케팅 목표를 달성하기 위해 4P를 전략적이고 합리적으로 결합시켜 의사결정 하는 마케팅 활동을 마케팅 믹스(marketing mix)라고 한다. 즉, 마케팅 믹스란 일정 기간 내에 환경적 요인과 여러 가지 마케팅 수단들을 조화롭게 결합해서 기업의 목표와 이익증대를 위해 사용하는 마케팅의 전략을 의미한다.

마케팅 믹스라는 용어는 미국 미시간 주립대학의 E. 제롬 맥카시 교수에 의해서 1960년 처음 소개되었다. 맥카시 교수는 기업이 타깃 고객층을 만족시키기 위해서 제품(product), 가격(pricing), 장소(place), 촉진(promotion)의 4가지 마케팅 전략을 적절하게 섞어서 사용한다고 주장하였다.

2차 세계대전 이후 미국시장은 중산층의 증가로 소비자들의 구매력이 높아지게 되었으며, 전통적인 제조업 회사들은 고객의 니즈를 만족시키는데 역량을 집중해야 더 높은 입지와 성공이 보장되었다. 그렇기 때문에 경쟁은 치열해졌고, 고객을 중심으로 하는 마케팅의 개념은 어느 때보다 중요해졌다.

초기 E.제롬 맥카시 교수가 소개한 마케팅 믹스는 제조업 중심의 4P전략을 카테고리별로 나누어서 소개해 둔 것으로, 그 의미와 적용범위가 크지 않았다. 하지만 50년이 지난 현재 사회에서는 고객의 다양화, 유통의 발달, 과학의 발달, 사회적 변화, 커뮤니케이션 수단의 발달로 전통적인 마케팅 믹스의 구성요소 간에 중요도의 차이가 커짐으로써 과거 4P 개념의 단순 적용으로는 무리가 있으며, 4P의 적용분야도 제조업에서 벗어나 보다 다양한 산업으로 확대되게 되었다.

따라서 다원화된 현대 사회에서 마케팅 믹스의 구성요소를 전통적인 마케팅의 요소인 4P전략으로만 나누는 것이 알맞지 않기 때문에, 그것을 개량해서 보다 소비자에게 친숙하고, 고객 중심적인 마케팅 전략이 등장한다.

4P전략이 오프라인 중심의 생산자 주체 마케팅 전략이라면 필립코틀러(Philip Kotler) 교수는 고객의 관점에서 모든 것을 바라보고 전략을 수립해야 한다고 주장하고, 특히 고객과 상호 소통이 가능해진 시장 환경에서 기존 4P 마케팅 믹스는 공동창조(co-creation), 통화(currency), 공동체 활성화(commund activation), 대화(conversation)라는 4C 마케팅 믹스로 재정의 해야한다고 강조한다.

1993년 이후 피터 드러커에 의해 등장한 기업 중심이 아닌 고객가치 중심 마케팅에서는 전통적인 기업중심의 마케팅 4P 전략 대신 고객중심의 4C전략이 등장하였다. 피터 드러커가 주장하는 4C란 소비자의 기회비용(cost of customer), 소비자의 편의성(convenience), 소비자의 혜택(costomer benefit), 소비자와의 의사소통(communication)을 의미한다.

즉, 피터 드러커의 주장에 의하면 기존의 기업중심의 4P 전략에서 제품(product)은 기업이 어떤 제품을 만들까에 주안점을 둔 것이라면 4C 전략에서는 고객에게 어떤 혜택과 가치를 줄 수 있는 상품을 만들것인가로 개념이 바뀌었고, 기존 4P에서 가격(price)은 기업이 가격전략을 통해 시장점유율을 높이고 최대 경영효과를 누리려 했다면, 4C에서 비용(cost)의 개념은 고객의 입장에서 제품 구매를 위해 얼마나 비용을 지불해야 하는가로 바뀌었다. 또한 4P 전략의 유통(place)이란 제품이 고객에게 전달 되는 과정을 기업이 관리하는 것이라면 4C에서는 고객의 편리함(convenience)추구로 대체 되었고 4P 전략의 촉진(promotion)도 기업이 광고나 이벤트를 통해 진행하는 마케팅 전략을 의미하였다면 4C에서는 기업과 소비자의 의사소통(communication)으로 그 의미가 바뀌었다(과제: 실제 국내 한 기업은 고객의 편리함을 핵심 경쟁력으로 삼아 '로켓배송'이라는 특화된 유통서비스를 제공하여 고객의 마음을 잡는데 성공하였다. 그렇다면 보건의료산업에서 4C를 활용한 마케팅 전략은 어떤 것이 있는지 조사해보자).

또한 기존의 4P전략은 실물을 중심으로 하는 제조업에 적합한 형태이기 때문에, IT산업과 서비스업이 발달한 최근에는 서비스 제공과정(process), 주차장이나 인테리어와 같은 시설적인 물질적 근거(physical evidence), 서비스 제공자(people)의 세 요소를 4P전략에 보완하여 만든 7P전략이 등장하여 보다 구성요소를 확장해서 정의함으로써 해당 산업에서 널리 쓰이고 있다.

2. 제품전략(Product Strategy)

2-1. 제품의 정의와 종류

제품이란 단순히 외형적으로 나타난 물건만의 의미가 아닌 소비자가 욕구를 충족시키기 위해 구매하는 유형적, 무형적 수단을 의미한다. 제품이란 개념은 단순히 물질적인 재화뿐만 아니라 서비스, 사람, 장소, 기업, 아이디어 등이 포함된 포괄적 개념이다. 즉, 제품이란 단순히 제품이나 서비스를 생산하는 것 외에 그 제품이 줄 수 있는 종합적인 혜택을 통틀어서 이르는 것이므로, 제품전략은 디자인, 브랜드, 기업, 이미지 등을 폭넓게 포함하고 관리하는 것이다.

마케팅 믹스의 계획은 상품으로부터 출발한다. 만약 표적시장에서 기업이 경쟁자의 제품보다 시장의 욕구를 더 잘 충족시킬 수 있는 제품이 있다면 마케팅 믹스는 이미 시작부터 반은 성공했다고 볼 수 있을 정도로 제품은 마케팅 믹스에서 중요한 위치를 차지하고 있다.

제품이란 소비자 욕구를 충족시키기 위해 구매하는 유형적, 무형적 수단들을 의미하는 것으로 단순히 외형적으로 나타난 물건 이상의 의미를 지니고 있다. 즉 제품이란 좁은 의미에서는 고객에게 팔려고 하는 상품을 의미하고, 넓은 의미에서는 고객의 욕구를 충족시킬 수 있는 유형, 무형의 모든 것을 의미한다.

따라서 제품에는 단지 제품 자체뿐만 아니라, 디자인, 포장, 서비스 등과 같은 요소들도 포함되어 있다. 이와 같은 근거로 낸시 리와 필립 코틀러(Nancy R. Lee & Pillip Kotler, 2011)는 제품을 핵심제품, 실제제품, 확장제품으로 구분하였다.

1) 핵심제품(Core Product)

핵심제품이란 소비자가 구매결정을 했을 때 제품으로부터 얻게되는 핵심적인 혜택 또는 이익을 의미하며, 소비자의 욕구를 충족시켜 주는 본질적인 요소라고 할 수 있다. 가령, 음식점이 준비한 재화와 서비스에는 맛, 영양분, 시설, 서비스, 장소 등 다양하다. 그러나 일반적으로 소비자가음식점을 선택하는 핵심제품은 단연 '맛'일 것이다.

그렇다면 소비자들의 특정 약국을 선택하게 되는 핵심제품은 무엇인지 약사들은 고객의 입장에서 생각해 봐야 하며 전통적으로 볼 때 약국의 핵심제품은 병을 낫게하는 효과, 즉 약효와 건강일 것이다.

그러나 시대가 변하고 소비구조가 다양해 짐에 따라 약국의 핵심제품도 부가 서비스, 시설, 편리성, 접근성 등 다양하게 변화하고 있음을 경영약학을 배우는 약사들은 주지해야 할 것이다.

2) 실제제품(Actual Product)

실제제품(유형제품)이란 소비자가 원하는 핵심 편익을 제공하기 위한 물리적 요소의 집합으로 실체적 요소이다. 즉 핵심제품은 유형제품에 의해 구체화, 실체화 되는 것이다. 유형제품에는 제품품질, 포장, 디자인, 상표명 등이 여기에 속한다.

특히 최근에는 디자인 마케팅의 중요성이 부각되고 있으며 디자인 마케팅의 효과로는 그림효과, 색채효과, 심볼효과 등으로 세분화할 수 있으며 실제 매출에 많은 영향을 마침에 따라 보다 체계적인 연구가 진행되고 있다.

3) 확장제품(Augmented Product)

확장제품이란 유형제품 외의 부가적인 서비스 제공물들인 제품의 설치, 배달, 보장과 보증, 에프터 서비스, 대금결제방식 등을 의미한다. 제품의 설치란 소비자가 즉각적인 제품 사용이 가능하도록 준비하는 과정까지를 의미하며, 고객이 원하는 장소에 전달하는 행위가 배달이다. 특히 코로나19팬데믹 이후 배달은 매우 중요한 마케팅이 되었다.

보장은 제품의 성능에 대한 보증서이며, 보증은 제품이 소비자에 욕구를 충족시키지 못할 경우 환불이나 교환을 약속하는 것이다. A/S는 제품이 보증하는 기간 내에 하자가 발생할 경우 제조사가 제공하는 서비스이며, 대금결제방식은 구입한 제품의 대가를 치루는 방식인데 자동차와 같은 고가의 제품은 대금결제방식으로도 마케팅에 중요한 영향을 미친다.

2-2. 제품의 분류

제품은 사용목적에 따라 다른 제품을 생산하기 위한 목적으로 사용되는 산업재와, 최종 소비자의 소비 목적으로 사용되는 소비재로 구분한다.

1) 산업재(Industrial Goods)

산업재는 재생산을 목적으로 사용되는 제품으로, 조직이나 기업이 추가적인 가공을 목적으로 구매하거나 사업 활동을 영위하기 위한 수단으로 구매한 경우도 산업재에 해당된다. 가령 자동차를 개인용도로 구매하면 소비재이지만 경찰차의용도로 구매하면 산업재이다. 산업재는 다시 원자재와 자본재, 소모품으로 구분 할 수 있다.

① 원자재(Materials)

원자재는 농산물, 원유, 철광석, 목재와 같은 가공되지 않은 자재를 의미하며, 반면에 철광석을 가공한 강철처럼 가공처리 고정을 통해 그 형태가 변화하는 것을 구성원자재(component materials)라고 한다.

② 자본재(Capital Goods)

자본재는 제품생산을 원활히 하기 위해 투입되는 것으로 엘리베이터 등과 같은 고정 장비인 설비(equipment)와 이동장비인 보조 장비(accessory equipment)로 나누어진다.

③ 소모품(Supplies)

소모품은 생산에 투입되지 않고 공장이나 회사 운영을 위해 사용되며 일단 사용되면 다시 동일한 용도로 사용할 수 없는 제품으로 사무용품, 청소용품, 포장용품 등이 있다.

2) 소비재(Consumption Goods)

소비재란 최종 소비자들이 자신의 소비를 위하여 구매하는 제품으로서 소비자의 욕구를 직접적으로 충족시키는 재화이다. 소비재는 최종 생산물로 최종재화라고 하며, 제품의 반복사용 여부에 따라 식품이나 연료처럼 한 번 사용해서 없어지는 소모재와 의류처럼 반(半) 내구소비재, 자동차처럼 장기적으로 반복, 사용되는 내구소비재로 나눌 수 있다.

① 소모재(Perishable Goods)

과자, 라면, 빵과 같이 사용이후에 소모되는 제품을 말하며, 의사결정 과정이 비교적 짧기 때문에 관여도가 낮아 오감에 의존하는 마케팅이나 인기 스타를 내세운 마케팅이 주를 이루며 시대적 상황에 따라 감성에 호소하는 감성마케팅도 효과적이다.

② 반(半) 내구소비재(Half Durable Consumer Goods)

의류와 같은 중단기적인 기간 동안 소비하는 제품으로 소비자의 욕구충족이 사용기간 동안 계속적으로 시험되다가 만족하면 재구매로 이어지기 쉬운 제품이다. 마케팅에서는 소비자 만족을 위해 경쟁사와 비교하는 전략을 구사하는 경우가 많으며, 의류의 경우 전통적으로 유행에 민감하기에 스타마케팅을 선호하는 경향이 있다.

<사례 4-9> 감성마케팅의 대명사 "오○○ 초코파이 情"

감성마케팅으로 성공한 "오OO 초코파이 정"
초코파이가 오OO에서 1974년 첫선을 보인이래 누적 판매액은 2013년 기준 1조억원 이상이며 국내 판매 수량만 90억개로 국민 1인당 평균 190개를 먹은 셈이며 초코파이를 한 줄로 늘어놓으면 지구를 15바퀴나 돌 수 있다고 한다. 오OO은 1989년 '정(情)'이라는 콘셉을 도입하고 1995년 2월 정식으로 초코파이의 명칭을 "초코파이 정(情)"으로 바꾸어 다른 제과 업체가 단순히 초코파이를 명칭을 사용하며 가격 마케팅 전략을 펼 때, 오OO은 한국인의 감성코드인 "정(情)"을 접목시켜 소비자와의 공감대를 형성하고 브랜드 가치를 굳건히 하였다. 특히 사회가 경제적으로 힘들수록 소비자의 반응은 더욱 폭발적이었다. 이 같은 공감 마케팅은 글로벌 시장에서도 통하여 중국 시장용 초코파이 제품에는 중국인들이 중시 여기는 가치인 '인(仁)'을 접목시켰으며, 베트남에서는 정을 의미하는 'Thin'이라는 단어를 활용한 마케팅을 펼쳐 세계시장에서도 인기를 누리고 있다. 실제 2016년 한해에만 전세계에서 20억개 이상 팔리고 있으며, 베트남에서는 조상님의 제사상에 오OO 초코파이를 올릴 정도로 선호도가 높다고 한다.
출저 : 신아일보, 2017. 11. 29. 기사 참고

③ 내구소비재(Durable Consumer Goods)

전자제품, 자동차와 사용기간이 긴 제품을 의미하며, 의사결정 과정이 복잡하고 소비자의 비용적인 부담도 크기 때문에 구매에 매우 신중하며, 구매 이후에도 소비자의 평가가 오래 동안 이어지는 제품으로 기업의 이미지와도 직결되므로 내구소비재에 대한 마케팅 전략은 중장기적으로 계획하는 경우가 많다.

<사례 4-10> 내구소비재인 전자제품의 마케팅 성공사례

"삼O전자 북미 맞춤형 제품 "플러스 마케팅"으로 6분기 연속 시장점유율 1위"
삼O전자는 북미시장 전담조직인 제품혁신팀(product innovation team)을 만들어 북미시장 소비자들의 라이프 스타일에 기반한 제품을 연구해 왔다. 그 결과 프렌치도어 냉장고가 대표적인 성공사례이며 프렌치도어 냉장고 시장에서 삼O전자는 2016년 4분기 이래 2위 업체와 10%의 큰 격차를 유지하며 8년(34분기) 연속 1위라는 대기록을 세웠다. 전체 냉장고 시장에서도 삼O전자는 3년 연속 1위이다. 삼O전자 관계자는 이러한 원인에 대해 소비 트렌드 변화에 발맞춰 시장 맞춤형 제품혁신과 마케팅이라는 두가지 키워드를 바탕으로 밀레니엄 세대가 단지 가사노동을 줄이기 위해 가전제품을 구입하기 보다는 제품이 제공하는 경험과 가치를 중시하는 소비경향을 가지고 보다 적극적으로 제품 정보를 찾고 개성있는 디자인과 IT에 익숙한 소비특성을 갖는다는 것을 파악하고 최대 소비계층인 밀레니엄 세대를 집중공략하였다. 이러한 플러스 마케팅의 성공의 원인에는 가전제품은 내구소비재로서 사용기간이 긴 만큼 소비자가 직접 체험하고 구매할 수 있도록 하고 초대형 디스플레이를 활용하여 가전제품을 실문크기로 주요 기능을 시뮬레이션 하여 다양한 정보를 제공함으로써 소비자의 구매심리를 움직였기 때문이다.
출처 : 전자신문, 2018. 1. 14. 기사참고

또한 소비자들의 구매행동에 따라 소비재를 편의제품, 쇼핑제품, 전문용품 등으로 구분할 수 있다.

① 편의제품

생활의 편의를 위해 자주 구매되고 제품구매와 관련하여 소비자가 최소한의 시간과 노력을 투입하는 제품이다. 가령 비누, 칫솔, 치약, 밴드, 세제 등이 있다.

② 쇼핑제품

쇼핑제품은 제품을 구매하기 전에 이곳저곳 쇼핑을 하며 상품의 가격, 품질, 디자인, 스타일 등을 비교한 후 구매하는 제품이다. 가령 의류, 가전제품 등이 있다.

③ 전문용품

전문용품은 고관여 제품이며, 소비자가 제품을 구매하기 위해 특별한 노력을 기울이는 제품으로, 소비자는 제품 구입 전에 정보수집 과정을 거치고 특정 상표에 대한 충성도도 높다. 가령 자동차와 고가의 가전제품, 의약품 등이 있다.

<사례 4-11> 블록버스터 약물의 미래

블록버스터 약물의 미래
미국에서 블록버스터 약물은 연간 글로벌 매출 10억 달러 이상을 달성하는 제품을 말한다. 수십 년 동안 블록버스터 약물은 많은 주요 제약회사들의 주된 매출 요인이었다. 1970년대부터 1980년대까지 대학과 학술과학센터(academic science centers)의 협력은 제약회사의 일반적인 비즈니스 모델이었다. 그 결과로 이 시기에 많은 약물이 개발되었고, 지난 25년 동안 이렇게 탄생된 블록버스터 약물들이 시장을 지배해왔다. 한 예가 화O자의 리피토(Lipitor®, atorvastatin)다. 뉴욕에 본사를 둔 제약회사 화O자는 1997년 고지혈증치료제인 리피토를 출시했다. 특허 만료가 되던 2011년 12월 이전에 그 약은 이미 1,000억 달러이상이 판매되어 가장 잘 팔리는 약이 되었다.

하지만 2000년 이후로 블록버스터 약물은 감소하고 있다. 새로운 치료제가 감소하는 이유 중 하나는 허가받은 새로운 제품 대다수가 유사(me-too)약물이기 때문이다. 게다가 개발 및 제조 분야에서 기술이 발전되어 유사약물 출시와 신약 출시 시기간의 간격이 지난 40년 동안 상당히 축소되고 있다. 1970년대에만 해도 어떤 제품이 유사약물이 나오기 전까지 대략 10년 동안 독점할 수 있었다면, 1990년 후반에는 그 기간이 1년으로 줄어들었고, 시장독점이 줄어듦에 따라 혁신적인 제조업체가 연구개발에 들이는 수백만 달러를 회수할 수 있는 기간 역시 대폭 줄어든 것이다.
블록버스터 약물의 미래는 많은 이유들로 변화할 것이다. 한때 치료에 대부분을 차지한 많은 약물들은 거의 사라지거나 2013년 내로 특허가 만료된 것이다. 가장 큰 10개 제약회사의 2009년 자료에 따르면 이 회사들은 특허 만료로 인해 약 950억 달러의 수익손실이 발생할 것이다(Ledfard, 2011). 또한 전문가들은 만약 맞춤의약이 보편화 된다면, 널리 적용되도록 만드는(one-size-fits-all) 블록버스터가 아닌 이들 형태가 블록버스터를 앞지르는 양상이 펼쳐질 것으로 예상된다.

출처: 브렌트 롤린스 & 메튜페리(2015). 제약마케팅 참고.

2-3. 브랜드 전략(Brand Strategy)

1) 브랜드의 개념과 의의

브랜드(brand, 상표)란 어떤 제품을 상징하는 이름, 상징물, 로고 등의 결합을 일컫는다. 즉 브랜드란 특정기업의 제품이나 서비스를 소비자에게 인지시키고 경쟁자 제품이나 서비스와 차별화시키기 위하여 사용되는 고유명사 개념의 이름, 상징물, 로고 및 이들의 결합을 의미한다.

미국의 상표법에서 제공하는 브랜드의 정의는 '제조자 또는 상인이 자기의 상품을 타인의 상품과 구별하기 위하여 선택하고 사용하는 모든 단어, 명칭, 심벌, 도안 또는 이들의 조합'이라고 명시했고, 우리나라 상표법에서는 '브랜드(상표)란 상품을 생산, 가공, 증명 또는 판매하는 것을 업으로 영위하는 자가 자기의 상품을 타인의 상품과 식별할 목적으로 사용하는 기호, 문자, 도형 또는 이들을 결합한 것'이라고 정의하고 있다.

소비자들은 날마다 수없이 많은 브랜드를 접하고 있으며, 이러한 정보의 홍수 속에서 소비자들은 구매결정을 할 때 브랜드에 의존하여 원하는 제품을 구매하는 경우가 많아지고 있다. 이와 같은 현상 속에서 소비자들에게 신뢰를 구축한 브랜드의 역할이 중요해지고 있으며, 기업들은 그 동안의 단순한 직감이나 우연에 의한 브랜드 창출보다는 좀 더 체계적인 브랜드 전략에 대해 필요성을 공감하고 브랜드 관리를 기업의 중요한 핵심전략으로 추진하고 있다.

브랜드 관리는 경쟁이 치열해지고, 기억하기도 힘든 수많은 브랜드들이 늘어나고 있는 현시점에서 기업들은 자사의 브랜드를 소비자의 마음속에 자리 잡게 하는 것이 기업의 핵심목표가 되었다.

소비자들은 브랜드를 통해 제품을 생산하는 기업의 이미지를 떠올리기도 하며, 자신이 원하는 제품과 다른 회사의 제품을 구별할 수 있고, 유사한 생산자들이 주는 혼란과 상표착각으로부터 자신이 원하는 구매선택에 대한 보호를 받을 수 있다. 이와 같이 브랜드란 제품과 관련하여 연상되는 시각, 감정, 이성 그리고 문화의 모든 이미지들이 어우러져 있는 것이며, 단순한 제품의 상징물을 넘어 기업의 상징물의 의미까지 포함하고 있다.

2) 브랜드의 역할

브랜드는 특정 기업을 경쟁회사와 구별해주는 역할을 하며, 그에 따른 책임을 기업에 부과한다. 또한 소비자 입장에서 브랜드는 어느 상표가 소비 욕구를 충족시키며, 소비자들의 생활에 도움이 되는지를 구별하게 하여 재 구매 선택을 용이하게 해준다. 기업입장에서는 브랜드(상표)를 통해 제품 추적, 유통 조사, 시장 반응 등의 정보 분석을 가능하게 해주며, 기업에게 법적재산이 되어 다른 경쟁회사로부터 상품 보호를 제공한다. 이와 같이 브랜드는 기업의 입장과 소비자 입장에서 설명이 가능하다.

① 소비자 측면

소비자측면에서 브랜드는 소비자행동을 결정짓는 중요요소이며, 소비자들이 제품을 구매하는데 있어서, 의사결정의 횟수를 감소시키는 역할을 한다. 브랜드는 곧 소비자의 인식 속에 가격과 유통을 뛰어넘는 모든 것을 내포하고 있기 때문이다. 또한 소비자가 브랜드 충성도가 높으면 제품의 반복구매를 증진시킨다.

② 기업 측면

기업 측면에서 브랜드의 힘은 시장점유율과 마진을 결정한다. 특히 시장에서는 선두 브랜드가 후발 브랜드보다 시장점유율이 높은 경우가 많으며, 이 경우 선두 브랜드 가격이 다소 높아도 소비자들이 거리낌이 없이 구매하는 경우가 많다. 스포츠 신발에서 나이키는 리복에 비해 가격이 다소 비싸지만 시장점유율이 월등히 높은 이유이다.

3) 브랜드 마케팅

소비자들이 기억하기 용이하고 제품에 어울리는 적합한 브랜드 네임을 부여해서 특정 브랜드 자체를 소비자들에게 효과적으로 인식시켜 궁극적으로 최종 구매결정 단계에서 특정 브랜드를 선택하게 하는 일련의 마케팅 활동을 브랜드 마케팅이라 한다.

최근 들어 브랜드 마케팅을 강조하게 된 이유는 치열한 시장 경쟁체제에서 소비자들에게 특정 기업의 제품을 인식시키기 위해서는 각 기업들이 제품자체의 개발과 더불어 시장점유율 향상의 일환으로 새로운 제품의 이미지 창출이 필요하게 되었기 때문이다. 또한 브랜드를 마케팅의 주요한 수단으로 활용하여 시장에서 선도적 지위를 확보하는 것이 제품의 영속성을 유지하는데 필수적인 요소임을 기업이 인식하게 된 것도 원인이다.

브랜드 마케팅을 실행하려면 먼저 현재 기업이 가지고 있는 브랜드 자산 가치를 파악하고 평가한 후, 이러한 브랜드 자산 가치를 유형화시켜야 한다. 일반적으로 브랜드 자산 가치는 순수 브랜드가치(어떤 제품에 브랜드가 붙어 있을 때와 똑같은 품질의 제품에 브랜드가 붙어 있지 않을 때를 비교해 소비자들의 선호도가 증가한 부분을 의미)를 기준으로 평가하며, 기업은 이것을 지수로 환산, 표시하여 유형화 작업을 시킨다. 이러한 유형화된 브랜드 자산 가치를 기준으로 기업은 브랜드 마케팅 계획을 수립하고, 조직과 인력의 구축하여 브랜드 마케팅 전략을 실행에 옮기게 된다(과제: 국내외 보건의료산업에서 브랜드 마케팅의 성공 사례를 조사하여 발표하고 약국산업과 제약산업에서 신제품을 브랜드화 하는 방법에 대해 논의해보자).

4) 브랜드 자산

자산이란 기업에게 현재는 물론 미래에도 경제적인 이익을 가져다 줄 수 있는 것을 의미하며, 브랜드 자산이란 브랜드가 창출하는 부가가치로서 어떤 제품이나 서비스가 브랜드를 가졌기 때문에 발생되는 효과를 의미한다.

기업들은 브랜드를 귀중한 자산으로 인식하고 있으며, 브랜드 자산은 브랜드 파워의 수축을 통한 경쟁시장에서 가격경쟁을 피하고 자사제품의 높은 시장점유율과 수익성을 유지 할 수 있는 매우 중요한 전략적 도구임을 내포한다. 켈러(Keller)는 브랜드 자산이란 마케팅활동에 반영하는 소비자들의 브랜드 지식의 차별화된 효과이며, 브랜드 자산의 가치는 마케팅 활동에 대한 소비자들의 중요한 반응이라고 정의한다.

따라서 강력한 브랜드는 기업에게 브랜드 이미지로서 경쟁제품과의 차별화를 가져다주고, 지속적인 수익을 창출하므로 기업의 중요한 자산이다. 기업이 강력한 브랜드를 가지고 있으면 경쟁회사에 비해 높은 시장점유율을 차지할 수 있고, 높은 가격을 받을 수 있다.

심지어 때론 브랜드를 다른 기업에게 라이센스 해주고 로열티 수입을 올릴 수도 있으며, 시장점유율을 높이는 데 상대적으로 용이하며, 고객인지도가 높아 유통업자들이 자발적으로 찾거나, 더 많이 취급해주는 이점이 있다.

<사례 4-12> 브랜드 가치와 자산_삼○ 브랜드가치 세계 6위 - 592억 달러

글로벌 브랜드 컨설팅 전문업체 인터브랜드가 발표한 2017년 글로벌 100대 브랜드에서 삼O전자는 6위를, 현O자동차는 35위, 기O자동차는 69위를 차지하였다. 인터브랜드는 브랜드 가치를 기업의 재무성과, 고객이 제품 구매시 브랜드가 미치는 영향, 브랜드 경쟁력 등을 종합분석하였으며 삼O전자의 브랜드 가치는 지난해보다 9% 상승해 592 달러의 브랜드 가치를 기록했으며 글로벌 브랜드 순위도 전년보다 한단계 올랐다.
출처 : 위클리 오늘 2017. 9. 25. 기사 참고

5) 브랜드 인지관리

브랜드 인지란 소비자가 다른 조건에서 특정 브랜드를 기억 속에 서 확인을 할 수 있는 능력을 의미하며 브랜드 재인(brand recognition)과 브랜드 회상(brand recall)으로 구성된다. 높은 브랜드 인지도는 소비자가 구매시점에서 해당 브랜드를 구매선택 대안의 하나로 고려하는 데 기여한다.

기업은 브랜드 인지도를 높이기 위해 브랜드 재인이나 브랜드 회상을 높이려고 노력하는데, 브랜드 재인이란 한 브랜드에 관한 정보가 기억 속에 있는지를 확인하는 것으로 한 범주 내의 여러 브랜드 중에서 특정 브랜드를 과거에 들어본 적이 있는지를 조사하여 측정한다.

이 경우 소비자들이 구매시점에서 한 브랜드를 선택하려고 할 때 마케터는 효과적인 광고 및 판촉도구의 도입을 통해 자사브랜드를 쉽게 재인할 수 있도록 만들어야 한다. 특히 신규브랜드의 도입초기에는 브랜드재인을 위해 충분한 노출을 제공한 다음 점차 매체노출의 빈도를 줄이는 마케팅 전략이 주효하다.

브랜드 회상이란 기억된 브랜드들 중에서 특정 브랜드를 인출할 수 있는 능력을 의미하며, 제품 범주에 대한 구매욕구가 이미 발생된 소비자가 구매시점 이전에 자신이 선택해야 할 브랜드를 기억해 내야 할 때, 브랜드 회상율이 높은 브랜드가 선택되거나, 구매 상표 군에 포함될 가능성이 높다.

기업들은 브랜드 회상을 높이기 위해 제품 범주에 대한 욕구와 브랜드명 간의 관계를 강조하는 마케팅커뮤니케이션 전략을 추구한다. 가령 브랜드 회상을 높이기 위해 기억증대기법(브랜드와 관련된 상징적 단어를 반복화, 시각화, 리듬화 하는 기법)이나 징글(jingle, 짧은 멜로디와 노래가사, 효과음을 이용한 소리마케팅)같은 특별한 메시지원천을 마케팅에 사용한다.

6) 브랜드 분류와 전략

여러 브랜드들 간에는 한 브랜드 내에서 하부 브랜드의 구조가 형성되기도 하며, 브랜드 계층구조(hierarchy)는 한 기업이 판매하는 여러 제품들에 적용되는 브랜드 명 유형들 간의 서열이 되기도 한다. 브랜드의 체계를 구축하려면 목적에 따라 브랜드에 시대성을 반영하여 합리적이고 체계적으로 분류하여야 한다.

파쿠아(Farquhar, 1992)는 이렇게 다양한 브랜드간의 수직적인 관계는 기업브랜드(corporate brand), 패밀리브랜드(family brand), 개별브랜드(individual brand), 브랜드수식어(brand modifier)의 4단계로 형성되어지며 각 수직적 단계에 따라 기업 내 해당 브랜드의 위상과 역할이 규정되고, 각 브랜드들에게 규정된 위상과 역할에 따라 마케팅 전략과 기업이 보유한 자원의 배분도 달라진다고 주장하였다.

브랜드 형성의 4단계 형성요소는 각각 따로 사용되기보다는 기업 브랜드(corporate brand)와 패밀리 브랜드(family brand), 브랜드 수식어(brand modifier), 개별 브랜드(individual brand)가 서로 혼합되어 탄력적으로 운용되는 것이 일반적이다. 가령 '삼성 갤럭시 노트'의 경우 삼성은 기업브랜드, 갤럭시는 개별브랜드, 노트는 브랜드 수식어라고 할 수 있다.

① 기업브랜드 전략(Corporate Brand Strategy)

기업이 초기에 사용하던 기업명(corporate name)이 브랜드 역할을 수행할 때 이것을 기업 브랜드(corporate brand)라고 하며, 기업브랜드는 기업이 보유하고 있는 전체의 제품이미지를 통합하거나 기업 브랜드가 지니고 있는 신뢰성으로 차별화 브랜드(differentiation brand)의 이미지 역할을 한다.

기업브랜드 중심 전략은 식품산업이나 제약산업과 같이 신제품에 대한 수용도가 낮은 산업이거나 제품의 품목이 많은 경우, 그리고 기술발전의 속도가 빠르거나 제품수명주기가 짧아 개별브랜드의 수명명주기가 짧은 산업 군에 적용되는 경우가 많다. 특히 제약산업과 식품산업에서 기업브랜드 중심전략은 의약품과 식품에 대한 소비자들의 보수적 성향이 높기 때문에 기업 브랜드 전략은 소비자의 의사결정 과정에 중요한 영향을 미치며, 기업의 수익 구조와 직결된다고 할 수 있다(과제: 제약산업에서 기업브랜드 중심의 마케팅 성공사례를 조사하고 발표해보자).

② 개별 브랜드 전략(Individual Brand Strategy)

개별 브랜드(individual brand)는 각각의 제품이나 서비스에 붙여지는 브랜드로서 통합화 브랜드에 비해 수명은 길지 않지만 각각의 특성과 속성을 표현하거나 성분과 효능을 쉽게 파악할 수 있어 소비자에게 가장 근거리에서 표출되는 브랜드이다. 따라서 소비자들이 특정한 하나의 제품을 구매하도록 하는 매개역할을 하는 브랜드라고도 할 수 있다.

개별브랜드 전략이란 생산된 제품마다 각각 다른 브랜드를 부착시키는 방법이다. 개별브랜드 전략의 장점은 브랜드별 차별화된 이미지를 줄 수 있어 다양한 고객의 욕구를 충족시킬 수 있고, 만약 한쪽 브랜드가 부정적 이미지나 실패를 하여도 다른 브랜드에 타격을 주지 않는다는 점이다.

또한 개별브랜드는 각 제품에 맞는 브랜드 마케팅을 함으로써 빠르게 변화하고 있는 소비자의 욕구를 충족시킬 수 있다는 장점이 있는 반면에, 브랜드 수명주기가 짧기 때문에 단기간에 소비자들에게 어필되지 않으면 부가가치를 창출 할 수 없게 되며, 시장이 광범위 할수록 개발비용이 많이 든다는 단점이 있다. 가령 LG전자는 휘센(Whisen) 에어컨, 트롬(TROMM) 세탁기, 엑스캔버스(Xcanvas) 디지털 TV 등 각각의 가전제품에 대해 개별 브랜드 전략을 펼치고 있다(과제: 일반의약품 중에 개별브랜드 전략의 성공사례를 조사해보고 발표해보자).

③ 패밀리 브랜드 전략(Family Brand Strategy)

패밀리 브랜드(family brand)는 브랜드 계층구조상 기업브랜드(corporate brand)에 비해 하위개념으로 전문적인 제품 및 사업 군을 포괄하며, 유사한 속성이나 유사한 영역의 브랜드를 통합하거나 이미지를 결합 또는 분리시키는 기능이 있기 때문에 다각화, 다변화된 사회 환경에서는 기업이 강력한 패밀리 브랜드를 몇 개나 보유하고 있느냐에 의해 기업성장의 관건이 될 수 있다.

패밀리 브랜드 전략은 하나의 기업에서 두 개 이상의 제품이 동일한 브랜드를 사용하는 마케팅 전략으로, 신제품 도입 할 때 비용절감의 효과와 소비자 인식도를 쉽게 높이기 위해 사용된다. 패밀리 브랜드는 기존에 기업이 가지고 있는 이미지 효과(후광효과)를 보기 위해 기업명을 그대로 사용하거나 기업명을 앞에 붙이는 형식을 주로 사용한다. 가령 삼성전자는 '하우젠'이라는 가전제품의 패밀리 브랜드를 개발하여 김치 냉장고, 드럼 세탁기, 에어컨 등 기존 삼성전자의 지명도가 높지 않았던 백색 가전에 적용시켰다.

따라서 패밀리브랜드는 한 기업에 속해있는 패밀리 브랜드들 중의 하나일수도 있고, 기업 브랜드처럼 독립적인 기업이 될 수도 있다. 패밀리 브랜드의 종류로는 수직적 패밀리 브랜드 전략과 수평적 패밀리 브랜드 전략이 있으며, 수평적 패밀리 브랜드 전략에는 라인확장 전략과 브랜드확장 전략이 있다.

가) 수직적 패밀리 브랜드 전략(Vertical Family Brand Strategy)

이 전략은 기업을 상징하는 브랜드 명을 모든 제품에 적용시키는 경우로서 성공한 브랜드를 기업명으로 하는 경우이다. 가령 크라운 맥주가 하이트 맥주로 브랜드를 바꾼 경우가 이에 해당한다.

나) 수평적 패밀리 브랜드 전략(Horizontal Family Brand Strategy)

이 전략은 제품 범주에 따라 동일한 제품 범주로 확장시키는 라인 확장 전략과 다른 제품 범주로 브랜드를 확장시키는 브랜드 확장 전략이 있다. 가령 제일제당은 '쇠고기 다시다'라는 브랜드의 성공을 바탕으로 멸치 다시다, 조개 다시다로 수평적 브랜드 확장을 하면서 기존의 다시다 브랜드 이미지를 강화하는데 성공하였다.

ㄱ) 라인확장 전략(Line Extension Strategy)

라인확장 전략이란 신제품에 대한 성공을 높이기 위하여 동일한 제품군 내에서 기존제품을 개선한 신제품에 기존의 브랜드를 확장하여 적용하는 전략이다. 동일한 제품 범주 내에서 새로운 제품이 개발될 경우 사용가능한 전략으로서 브랜드 라인확장에는 가격차원의 수직적 확장과 차별화 차원의 수평적 확장이 존재한다.

a) 수직적 라인확장 전략(Vertical Line Extension Strategy)은 기존의 브랜드를 가지고 상급이나 하급시장으로 진출하는 전략으로서 신제품의 브랜드가 기존의 브랜드보다 품질과 가격이 높은 브랜드로 라인을 확장하는 것이다. 라인 확장의 방향에 따라 저가화로 가는 하향(downward)라인확장과 고가화로 가는 상향(upward)라인확장으로 구분할 수 있으며, 현대자동차가 고급 브랜드로 제네시스를 선보인 것은 상향 확장의 예라고 할 수 있다.

b) 수평적 라인확장 전략(Horizontal Line Extension Strategy)에는 카테고리 확장을 신규제품 라인에 기존라인의 브랜드를 사용하는 것으로서 동일한 제품범주 내에서 새로운 성분의 신제품을 추가적으로 도입하면서 기존의 브랜드를 부착하는 전략이다. 대표적인 예가 의류브랜드가 키즈, 골프웨어 등 유관산업으로 확장하는 경우이다.

④ 브랜드수식어 전략(Brand Modifier Strategy)

브랜드 수식어(brand modifier)는 제품의 미세한 특징을 나타내기 위해 추가되거나 보조적으로 활용되는 전략이다. 주로 특정 아이템이나 모델 타입, 제품의 버전이나 배열에 사용되며, 브랜드에 일관성을 부여함과 동시에 표현의 구체성을 위해 활용되거나 제품의 범위에 따라 적용되기도 한다. 브랜드 수식어에 따라 제품의 이미지와 판매가 영향을 받으므로 보다 면밀한 브랜드 수식어의 개발과 전략이 필요하다. 가령 갤럭시11, 갤럭시 Z폴드, 베스킨OOO의 엄마는 외계인 등이 있다.

또한 브랜드 수식어는 소비자에게 잠재적인 광고 역할을 수행하는 중요한 기능을 가지고 있어서 단순히 성분과 속성을 위한 브랜드 수식어가 아닌 하나의 브랜드 내에서 소비자의 욕구를 충족시키고 브랜드 잠재력을 구축시킬 수 있도록 다각화하고 구체화하는 브랜드 수식어 구현과 전략적 운용이 필요하다(그림 4-7 참고).

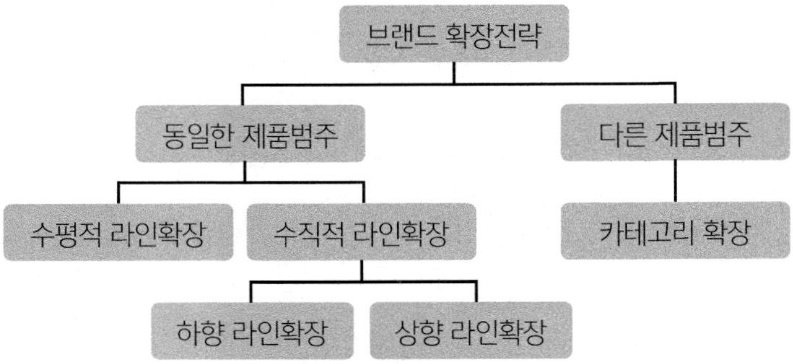

[그림 4-7] 브랜드 확장전략의 유형

2-4. 신제품 개발(New Product Development, NPD)

신제품개발이란 아직까지 시장에서 존재하지 않았던 새로운 제품을 개발하여 출시하는 대혁신 제품개발, 이미 시장에 존재하던 제품을 기술 및 소비자 욕구의 변화에 맞도록 개선하는 기존 제품 개선, 이미 알려져 있는 제품 계열에 신제품을 추가함으로써 제품 계열 확장하는 제품 계열의 추가 및 확장, 기존 제품을 새로운 사용자를 위하여 혹은 새로운 용도로 사용되도록 포시셔닝하는 재포지셔닝 등의 여러 의미를 포함한다.

신제품 개발 과정에는 먼저 아이디어를 창출하고 평가하여 선별하는 아이디어 단계, 소비자 반응을 조사하여 제품의 개념을 개발하는 제품 개념 단계, 마케팅 전략을 수립하고 분석하여 사업의 타당성 여부를 분석하는 분석단계, 시제품 개발과 테스트 마케팅을 통한 소비자 테스트를 진행하는 제품개발단계, 최종 테스트 결과를 바탕으로 신제품 도입 여부를 결정하고 상업화하기 위한 상품화 출시단계 등으로 나눌 수 있다(그림 4-8 참고).

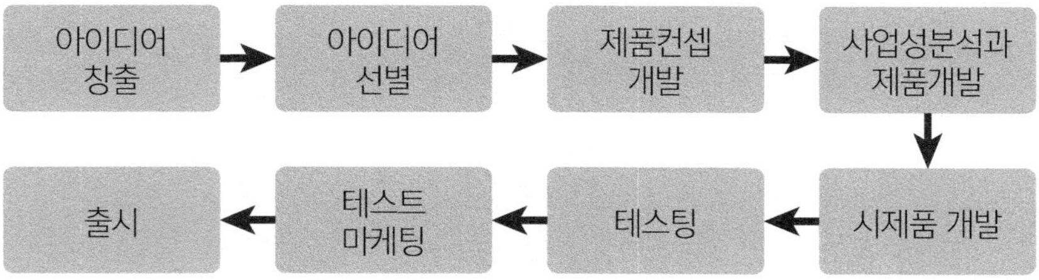

[그림 4-8] 신제품 개발 과정

2-5. 제품수명주기(Product Life Cycle, PLC)

제품수명주기란 하나의 제품이 시장에 출시된 이후 성장과 성숙 과정을 거쳐 결국 쇠퇴하여 시장에서 사라지는 과정을 의미한다. 전형적인 제품 수명주기는 도입기(introduction stage), 성장기(growth stage), 성숙기(maturity stage), 쇠퇴기(decline stage)의 4단계로 나누어지며, 형태는 S자형 이외에 다양한 형태를 가질 수 있다. 제품수명주기 관리(Product Life-cycle Management, PLM)란 제품의 전체 생명주기를 통해 제품의 관련된 정보와 프로세스를 관리하는 것을 의미한다(그림 4-9 참고).

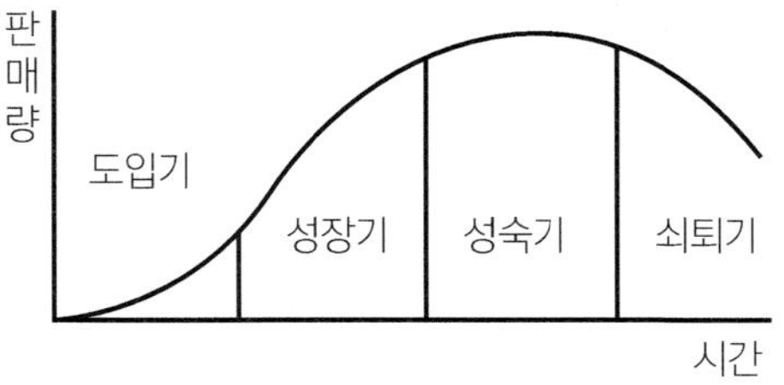

[그림 4-9] S자 형태의 제품수명주기

모든 제품은 시장 요구와 기업의 목표에 따라 아이디어가 창출되고 상품으로 구체화되면서 경제적 가치가 확인되면 본격적인 개발과 생산이 이루어지고 도입기, 성장기, 성숙기, 쇠퇴기의 과정을 거치게 된다. 이러한 제품수명주기에 대한 이해가 있으면 마케팅 관리에서 어떤 제품에 대해, 어떤 시기에, 어떤 전략을 펼쳐야 할지에 대한 제품관리가 합리적이고 체계적으로 실행될 수 있다.

제품수명주기 형태는 일반적으로 S자 형태를 가지나. 제품 특성이나 기업이 처한 상황, 유행, 소비자의 욕구 변화, 기업의 마케팅 전략 등에 따라 그 형태가 다양하게 달라 질 수 있다. 가령 유행에 민감한 제품은 짧은 시간 내에 시장에 급속하게 퍼졌다가 매우 빨리 쇠퇴하는 수명주기를 가지며, 반면에 장수제품은 그 반대의 형태를 갖게 된다(그림 4-10 참고).

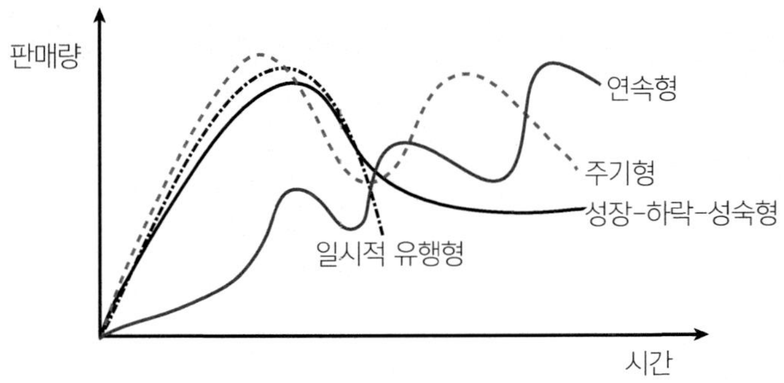

[그림 4-10] 다양한 형태의 제품수명주기

<사례 4-13> 시대별로 소비자 취향에 따른 장수 의약품의 변신

'올디스 벗 굿디스' … 회춘하는 장수 의약품제형변경 등 변신 거듭 … 시대별 소비자 취향 저격 스테디셀러 등극

'올디스 벗 굿디스(Oldies but Goodies)'. 오래돼도 가치가 있는 것들을 칭하는 말이다. 제약업계에도 출시한 지 짧게는 수십 년, 길게는 100년이 넘었음에도 변신을 거듭하면서 소비자에게 꾸준히 사랑받는 제품이 있다.
동O약품의 소화제 '활O수'는 국산 장수 의약품의 대표주자다. 지난 1897년 개발된 국내 첫 양약으로, 올해로 출시 119년째다. 회사 측은 이를 기념하기 위해 최근 젊은 층에게 인기가 많은 카카오프렌즈 캐릭터와 컬래버레이션(협업)한 기념판 4종을 출시했다. 활O수 탄생 119주년의 의미를 담아 '119구급차'를 모티브로 한 '2016 까스OOO 특별박스'도 출시했다.
지난 2012년에 처음 나온 '까스OOO 특별박스'는 귀중품을 보관하는 우리나라 고유의 반닫이를 형상화했고, 2013년에는 고서(古書)를 모티브로 한 디자인을 선보였다. 2014년에는 활O수 플래그십 스토어를 미니어처 버전으로 표현했다. 지난해에는 제약업계 최초로 애니메이션 기법을 적용해 1959년 극장 광고를 모티브로 옛날 브라운관 TV 형태로 디자인했다.
유한OO의 진통소염제 '안티OOO'도 올해로 82돌을 맞았다. 지난 1933년 출시한 이 제품은 유한OO 창립자인 고(故) 유일한 박사가 의사 출신의 중국인 부인 호미리 여사의 도움을 얻어 첫 자체 개발한 유한OO 자체 상품 1호다.
지난 1961년 케이스 디자인을 변경하고, 간호사의 모습을 안티OOO 케이스에 그려 넣어 가정상비약 이미지를 강화했다. 지난 1999년에는 지압봉을 부착한 로션 타입의 안티OOOS로션을 출시, 환부에 약물을 펴 바르면서 마사지도 할 수 있게 차별화했다.
2010년대에 들어서는 ▲안티OOO파프 ▲안티OOO조인트 ▲안티OOO허브향 ▲안티OOO쿨 ▲안티OOO한방카타플라스마 등 안티OOO의 파프 제품 5종과 스프레이 타입의 안티OOO 쿨 에어파스까지 선보였다. 최근에는 소비자의 취향을 반영한 동전 모양의 안티OOO 코인플라스타도 출시했다.
종합비타민 '아로OO'은 일O제약을 국내 주요 제약사로 성장시킨 일등공신이다.
지난 1963년 출시된 아로OO은 국내 최초로 '활성비타민 B_1'을 합성하는 데 성공했고, 추가로 B_2, B_6, B_{12} 등 타제품에는 사용되지 않는 성분을 함유해 시장의 주목을 받았다.
시대별 소비자 취향에 맞는 독창적이고 공격적인 마케팅 전략 역시 제품이 스테디셀러로 자리잡는 데 큰 역할을 했다.
지난 1966년 '체력은 국력'이라는 슬로건으로 아로OO TV 광고를 시작, 1970년대에는 '의지의 한국인' 시리즈 광고로 국내 각종 광고상을 휩쓸었고 , 최근 '드신 날과 안드신 날의 차이를 느껴보세요'라는 구매 유도형 광고 카피로 성공적인 제약 광고 캠페인 사례를 만들었다.
현재는 '아로OO골드', '아로OO씨플러스', '아로OO아이', '아로OO이엑스', '아로OO실버프리미엄' 등 라인업을 강화해 다양한 소비자층을 공략하고 있다.

출처: 헬스코리아뉴스(2016.10.14) http://www.hkn24.com/news/articlePrint.html?idxno=158054 참고

3. 가격전략(Price Strategy)

3-1. 가격의 특징

가격이란 시장에서 판매자나 소비자들에게 제품이나 서비스의 가치를 나타내는 기준이며, 기업이 특정 물품의 가치(value)를 가장 객관적이며 수치화된 지표로 나타내는 전략이다. 특히 가격은 마케팅믹스 중에서 소비자뿐만 아니라 경쟁자와 생산자에 이르기까지 가장 민감하게 반응하는 요소이다. 또한 가격은 상방 경직성(특정 가격대 이상으로 가격이 오르지 않는 성질)이 있어서 인하하기는 쉽지만 인상은 어려우므로 제품 이미지는 쉽게 바꿀 수 있지만, 가격 이미지는 쉽게 바꿀 수 없다는 점을 마케터들은 항시 염두 해두어야 한다.

가격은 기업의 수익에 즉각적으로 커다란 영향을 미치는 요소이어서 가격 경쟁은 기업입장에서 가급적 피하는 것이 바람직하다고 할 수 있다. 일반적으로 가격 설정 목표에는 기업존속, 이익극대화, 시장점유율 극대화라는 세 가지 목표를 기준으로 설정한다.

그러나 기업은 시장 트랜드의 변화, 경쟁상품, 소비행태 변화 등과 같은 원인에 따라 기업은 합리적인 가격이 아닌 낮은 가격의 전략을 펼 수 있고, 오히려 가격을 높게 책정하여 로열티를 제고하는 경우도 있다.

3-2. 가격에 영향을 미치는 요인

제품의 가격을 고객이 지각하는 가치보다 높게 책정하면 소비자는 그 제품을 구매하지 않을 것이고, 제품가격을 원가 이하로 책정하면 기업은 수익창출이 어려워 생존의 위협을 받게 된다. 따라서 기업은 제품가격의 상한선인 지각된 고객가치와 제품가격의 하한선인 원가사이에서 제품가격에 영향을 미치는 요인들을 고려하여 가격을 책정하게 된다. 제품 가격에 영향을 미치는 주요한 요인은 소비자, 원가, 경쟁, 유통경로, 정부규제 등이 있다. (과제: 약국산업에서 일반의약품과 의약외품 중에 판매금액 상위 3개 상품을 선정하여 이들 상품에서 가격에 영향을 가장 크게 미치는 요인은 무엇인지 조사해보자)

1) 소비자(Consumer)

제품가격과 소비자 구매행동과의 관계를 이해하는데 중요한 개념이 수요의 법칙(law of demand)과 수요의 가격탄력성(price elasticity of demand)이다. 수요의 법칙이란 제품의 가격이 낮아질수록 더 많은 양의 제품수요가 발생한다는 이론이며, 수요의 가격탄력성은 제품가격이 변화함에 따라 판매량이 얼마나 변화하는지를 나타내는 지표이다.

탄력성(elasticity)이란 판매자와 구매자들이 시장조건에 얼마나 기민하게 반응하는지를 수치로 나타는 것이다. 일반적으로는 가격요인에 의한 가격탄력성을 고려하는데, 가격이 A만큼 변동하였을 때, 판매량은 얼마나 변화하느냐를 알아보는 것이 가격탄력성의 계산이다(그림 4-11 참고).

$$\text{가격탄력성 (Price Elasticity)} = \frac{\text{판매량의 변화율(\%)}}{\text{가격의 변화율}} = \frac{\dfrac{\text{변화후 판매량} - \text{변화전판매량}}{\text{변화전 판매량}}}{\dfrac{\text{변화후 가격} - \text{변화전 가격}}{\text{변화전 가격}}}$$

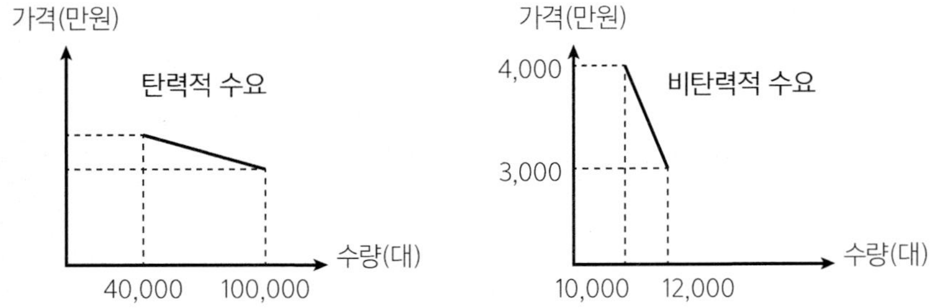

[그림 4-11] 가격에 따른 수요 변화

가령 버스비가 오르더라도 버스를 타는 횟수를 쉽게 줄이지 못한다. 이러한 경우에는 가격에 대한 수요탄력성이 매우 낮은 것이다. 반면에 신라면의 가격이 상승하면, 다른 라면을 먹던지 아예 라면을 안 먹던지 하는 방법으로 신라면 구매를 줄이게 되어, 가격 인상요인으로 신라면의 판매량은 확연히 줄어들게 된다. 바로 이러한 경우에 가격에 대한 수요탄력성이 높다고 정의한다.

2) 원가(Cost)

원가는 제품 가격의 하한선을 결정하는 중요한 요인이며, 기업의 생존과 성장을 위한 최소한의 제품 가격 선은 제품의 원가에 의해서 결정된다. 기업은 제품생산과 관련한 직, 간접비용을 정확하게 분석하여 상황에 따라 탄력적인 가격전략을 실행하거나 중단기적으로 가격을 조정하는 경우도 있다. 일반적으로 원가 전략의 목적은 자금의 유동성 확보를 위하여, 경쟁사와의 경쟁을 이기기 위하여, 혹은 시장점유율을 높이기 위하여 실행하는 경우가 많다.

3) 경쟁(Competition)

시장경쟁체제에서 치열한 경쟁을 벌이고 있는 상황에서 개별회사의 가격결정 전략은 시장가격 결정에 별 영향을 못 미치며 경쟁기업들에 의해 형성된 시장가격을 수용하는 회사들의 가격전략이 시장가격에 영향을 주게 되고, 이것은 다시 기업의 고가격 정책과 저가격 정책의 형태로 가격결정에 영향을 주게 된다. 일반적으로 경쟁사보다 유리한 원가구조를 가지고 있다면 경쟁사보다 낮은 원가를 제시할 수 있으나, 경쟁사보다 높은 원가구조를 가지고 있다면 불리한 가격경쟁보다는 품질향상과 서비스, 디자인, 이미지 등 제품의 차별화를 통한 경쟁우위를 추구해야 한다.

4) 유통경로(Distribution Channel)

유통경로에 따라 보관비용, 선적비용, 판매촉진비용 등이 발생할 수 있으며, 도매업자나 소매업자 입장에서는 적정이윤의 확보를 위해 재고 교환, 반품, 고마진 요구, 저마진 제품대신 경쟁사 고마진 제품 진열 등의 전략을 펼칠 수 있다. 반면에 제조사 입장에서는 중간상과의 거래를 피하고 전속적 유통경로를 개발함으로써 이익구조를 개선하고 가격할인을 할 수 있으며, 가격 통제력을 확보할 수 있다.

5) 정부의 규제(Government Regulation)

정부의 규제는 물가인상 억제와 서민경제 안정을 위하여 제품가격 인상을 조정하거나, 제조업자들이나 유통업자들 간의 가격담합(price fixing) 규제, 독점이나 과점에 대한 규제 등이 있다. 이와 같이 기업들은 자사제품에 정부의 규제가 미칠 경우를 대비하여 제품가격을 책정할 때 사전에 이를 반영하는 경우도 있다.

3-3. 제품가격 책정 방법

경영자는 동일한 자원으로 최대한의 이익을 창출하기 위해 고민하며 제품이나 서비스의 가격을 결정한다. 그러나 소비자는 해당 제품에 대한 구매가치를 느껴야 구입하게 된다. 즉 수요공급의 법칙에 의해 소비자가 느끼는 가치와 경영자가 얻으려는 이익의 교차점, 수요함수와 공급함수의 교차점, 수요와 공급의 일치점에서 가격이 정해지게 된다(과제: 일반의약품 중 감기약에 적용될 가장 합리적 가격 책정방법은 무엇인지 논의해보고 팀별로 감기약의 가상 신제품 개발과 그에 따른 가격을 책정해본다). 가격을 결정할 때 기업은 제품에 대한 소비자가 느끼는 가치를 반영하고, 마케팅 목표를 설정하여 가격을 결정하거나, 다양한 마케팅 방안으로 가격을 차별화 하는 방법을 고려해야 한다. 일반적으로 제품가격을 책정방법은 다음과 같다(그림 4-12 참고).

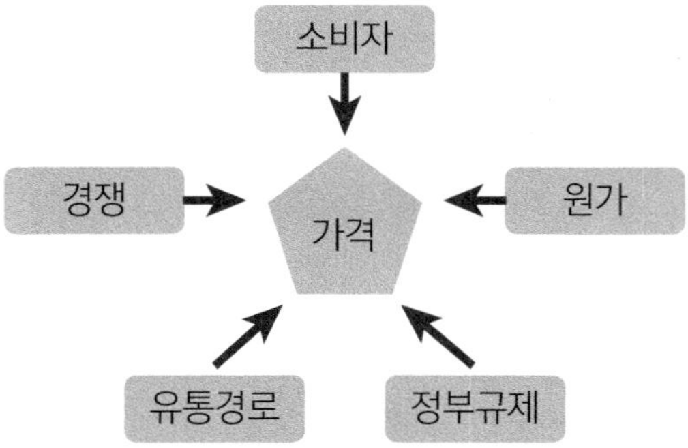

[그림 4-12] 가격에 영향을 주는 요인

1) 비용 중심 가격설정(Cost Based Pricing)

제품의 생산과 판매에 들어가는 모든 비용(재료비, 인건비, 광고 선전비, 물류비 등)에 마진을 붙여 목표로 한 이익을 낼 수 있는 수준에서 가격을 결정하는 방법으로 손익분기점 분석을 통하여 가격을 설정한다. 손익분기점이란 일정 기간 수익과 비용이 꼭 같아서 이익도 손실도 생기지 않는 경우의 매출액 지점을 의미한다.

2) 소비자 중심 가격설정(Consumer Based Pricing)

제품에 대한 소비자들의 지각된 가치(perceived value)를 기준으로 제품의 가격을 책정하는 방법이다. 즉, 소비자의 상품에 대한 평가와 그에 따른 시장수요를 바탕으로 가격을 결정하는 방법이다.

3) 경쟁 중심 가격설정(Competition Based Pricing)

시장가격을 중요하게 생각하고 동일한 제품군을 판매하고 있는 경쟁사들의 가격을 기준으로 자사제품의 가격을 결정하는 방법으로, 각 경쟁사들이 제공하는 제품의 가격을 비교하여 동일한 소비자를 대상으로 유사한 제품의 가격을 설정하는 방법이다. 시장가격에 따른 가격결정 방법과 정부나 기업체의 경쟁 입찰에 따른 가격결정방법이 있다.

4) 기타 가격결정 방법

① *준거가격(Reference Price)*

준거가격이란 소비자들이 어떤 제품을 구매할 때 심리적으로 적당하다고 생각되는 가격으로 소비자가 제품의 구매를 결정할 때 기준이 되는 가격을 말한다. 일반적으로 준거가격은 고객의 과거 경험이나 기억, 외부에서 들어온 정보로 형성된다.

② *관습가격(Behavior Pricing)*

관습가격이란 사회통념상 오랜 세월 동안 동일한 가격을 고수한 탓에 소비자가 관습적으로 받아들이는 가격을 의미하며 기업 역시 받아들이는 가격이다. 관습가격의 변동이 잦아지면 소비자로부터 품질 이상의 의심을 초래하여 판매량이 줄 수 있다. 주로 캔 음료, 껌, 초콜릿, 달걀, 라면 등에 사용하는 가격전략이다.

③ *명성가격(Prestige Pricing)*

명성가격이란 가격과 품질 연상관계를 이용하여 높은 가격이 좋은 상품일 것이라는 소비자 기대심리를 바탕으로 한 가격 책정법이다. 고가제품은 좋은 품질, 저가 제품은 낮은 품질이라고 생각하는 탓에 주로 명성가격이야말로 상품가치를 나타낸다고 믿는다. 한마디로 명성에 기대려는 소비자 심리를 반영한 가격 책정방법으로 주로 모피, 보석, 시계, 명품 브랜드 등과 같은 고급품에 이러한 전략이 주로 적용되고 있다.

④ *최저수용가격(Lowest Acceptable Price)*

소비자가 제품의 품질을 의심하지 않고 구매할 수 있는 최저가격으로 제품의 가격이 계속 낮아진다고 해서 소비자가 의심하지 않고 소비를 계속 증가하는 것은 아니다. 최저 수용가격은 좋은 품질의 상품을 소비자가 받아들일 수 있는 합리적인 가격인 affordable price와는 조금 다른 개념이다.

⑤ *유보가격(Reservation Price)*

소비자가 제품에 대해 지불할 용의가 있는 최대 가격으로, 개인이 느끼는 제품의 효용성, 선호도, 구매 패턴에 따라 유보가격은 달라진다. 기업은 유보가격에 대한 정확한 정보를 가짐으로써 제품 가격의 가이드 라인을 효율적으로 선정할 수 있다.

4. 유통전략(Place Strategy)

4-1. 유통전략의 개념

유통이란 생산자가 생산한 상품이나 서비스를 최종 소비자에게 전달하는 과정이다. 유통전략은 기업이 특정 물품의 판매를 촉진하기 위해서 활용하는 공간의 단순한 배치를 넘어서, 고객과의 접촉을 이루어지게 하는 전체적인 유통경로의 관리를 포함하는 공급사슬 관리이다. 유통경로는 제품이나 서비스를 생산자로부터 최종 소비자에게 이동시키는 과정에 참여하는 기업과 개인들의 집합으로 정의할 수 있다.

유통경로는 비탄력적(inelastic)이며 외부자원으로 구성되어 있어. 마케팅 믹스 중에 제품, 가격, 촉진과는 달리 시장상황에 따라 수정하기가 어려우며, 유통경로를 구축하기 위해서도 많은 시간과 자본이 소요된다. 기업은 경쟁우위를 구축하기 위해 소비자 성향, 제품 특성, 경쟁 환경 등을 종합적으로 고려하여 최적의 유통경로를 구축해야 하는데 이러한 과정을 유통관리(place management)라 한다.

최근 글로벌 기업 경영시대에 맞춰 거대 기업뿐만 아니라 개인이나 소규모 사업체도 글로벌 유통과정을 이용하므로 유통관리 전략을 수립할 때는 각 나라의 특성에 따라 고유한 유통경로가 존재함을 이해하고, 그에 따른 서로 다른 유통전략을 수립해야 한다.

유통경로 구성원에는 생산자, 중간상, 그리고 구매자가 포함되며, 여기서 중간상이란 유통경로 상에 제조업자와 소비자 사이에서 활동하는 조직체나 개인들을 의미한다. 그러므로 유통경로 전략에는 자사와 소비자뿐만 아니라 중간상(middle merchant)의 관리도 중요하다.

4-2. 중간상의 유형

제조업자가 자사에 가장 적합한 유통경로를 선택하는 것은 단지 효율성 측면에서만 중요한 것은 아니며, 경쟁우위 측면에서도 중요하다. 대표적인 중간상 유통경로 구성원에는 소매상과 도매상이 있으므로 본 장에서는 유통경로의 유형을 소매상과 도매상을 중심으로 설명하고자 한다.

1) 소매상(Retailers)

소매상이란 제품이나 서비스를 최종 소비자에게 직접 판매하는 활동을 하는 상인이다. 소매상은 최종소비자에게 직접 접촉하므로 제조업자의 판매량과 매출에 큰 영향을 미친다. 소매상은 제조업자와 도매상의 마케팅 활동을 지원하며, 소량구매가 가능하고 다양한 제품 구색을 통해 소비자 선택의 폭을 넓혀준다.

소매상은 규모와 제품계열의 수, 계열 내 취급제품의 수, 마진구조, 점포유무, 서비스 수준 등에 따라 구분할 수 있으며, 일반적으로는 오프라인 상에 점포가 있는 점포형 소매상과 방문판매나 온라인 쇼핑몰과 같이 오프라인 상에 점포가 없는 무점포형 소매상으로 구분한다. 현재 약국을 포함한 대부분의 소상공인들은 점포형 소매상으로 분류할 수 있으나 해외 약국의 경우처럼 인터넷 약국이 활성화 될 경우에는 무점포형의 약국 등장도 배제 할 수 것이다(과제: 약국과 같은 소매상의 유통전략 한계성은 어떤 점이 있으며 이를 극복하기 위한 대안은 무엇이 있는지 조사하고 발표해본다).

① 점포형 소매상

기업 입장에서 점포형 소매상은 소비자들과 직접 접촉하면서 표적시장을 가장 잘 파악할 수 있다는 장점이 있으나, 소매상인 입장에서는 점포개설 비용과 입지조건에 구애받는다는 단점이 있다. 우리나라 점포형 소매상을 형태별로 분류해 보면 재래시장(실제로는 소매와 도매를 겸하는 경우가 많음), 전문점, 백화점, 슈퍼마켓, 양판점, 편의점, 대형마트, 전문할인점, 창고형 도소매점 등이 있다.

② 무점포형 소매상

무점포 소매상은 최종소비자와 의사소통을 직접 할 수 있으면서도 점포 개설비용이 들지 않는다는 장점이 있어 표적시장이나 세분시장에 접근하는 데 매우 효율적이며 장소와 시간의 구애를 받지 않고 소비자가 원하는 상품을 구매할 수 있다는 장점이 있다. 무점포형 소매상에는 방문판매, 텔레마케팅, 카달로그 마케팅, 메일 마케팅, 텔레비전 홈쇼핑, 인터넷 쇼핑몰, SNS 쇼핑몰, 모바일 쇼핑몰, 소호몰, 스토어 팜 등 과학의 발달과 커뮤니케이션 수단의 다양화로 점차 다양한 새로운 소매상이 생겨나고 있다.

2) 도매상(Wholesaler)

국내외 제조업자나 혹은 같은 도매상에게 물건을 대량으로 구매하여 소매상 혹은 소비자와 같은 최종 구매자에게 상품을 판매하는 상인을 도매상이라고 하며, 일반적으로 도매상은 소매상에 비해 더 넓은 상권을 대상으로 더 큰 규모의 거래를 한다는 차이점이 있다.

도매상의 주요 기능은 국내외 제조업자나 도매상으로부터 공급업체를 선정하고 가격 및 지불조건을 협상하여 거래 협약을 맺는 조달(procurement) 기능과 상품이 생산자로부터 소비자에게 전달되기 까지 여러단계에서 분배하는 유통(distribution) 기능이 있다.

도매상의 종류에는 대표적으로 판매할 상품을 제조업자나 도매업자로부터 대량으로 구매하여 최종 소비자에게 판매 할 때까지 제품을 소유 및 저장하고 있는 상인도매상(merchant wholesaler)이나 대리점(agent)이 있고, 상품을 소유하지 않고 단지 유통 거래를 성사시켜주는 역할만을 전문으로 하는 브로커(broker), 그리고 독립적인 도매상이 아닌 제조업자가 소유한 도매상이나 소매업자가 도매를 겸하는 도매상이 있다(그림 4-13 참고).

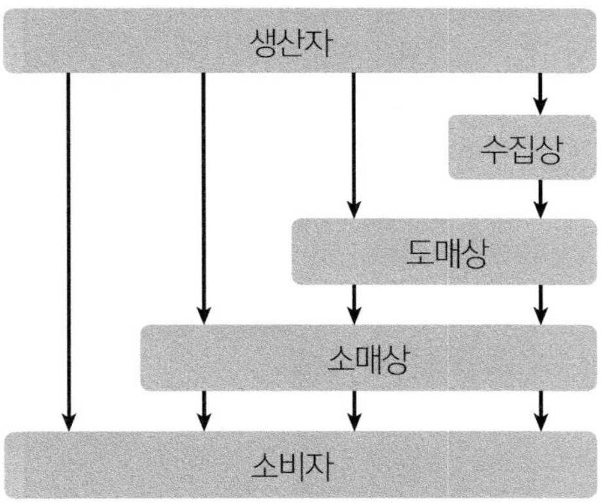

[그림 4-13] 유통경로의 유형에 따른 유통 형태

4-3. 유통경로의 구조

모든 제품에 적합한 유통경로는 존재하지 않기에 제조업자는 제품의 특성, 소비자의 성향, 기업의 마케팅 목표, 가용자원의 상황 등에 따라 자사에 가장 적합한 유통경로를 선택한다. 유통경로의 구조를 보면 제조업자가 유통경로 기능을 직접 수행하는 경우를 통합적 유통경로(integrated distribution channel) 또는 직접유통경로(direct distribution channel)라 하고, 유통경로 기능을 제조업자가 유통 업자에게 맡기는 경우에는 독립적 유통경로(independent distribution channel) 또는 간접유통경로(indirect distribution channel)라고 한다. 통합적 유통경로의 경우 제조업자의 뜻대로 유통경로를 조정할 수 있기에 통제가능성이 높으나, 제품을 생산하고 유통하기 위해 공장과 점포가 필요하므로 운용비용이 막대하고 생산조직과 유통조직을 모두 관리해야 하는 어려움이 있다. 반면에 독립적 유통경로는 제조업자가 유통업자에게 유통을 맡기므로 유통관리에 대한 부담은 적으나 유통업자에 의해 시장에서 제조업자 상품의 가격이 조정될 수 있고 유통경로가 유통업자에 의해 바뀌거나 막힐 수도 있다는 단점이 존재한다.

1) 독립적 유통경로(Independent Distribution Channel)

전통적으로 제조에서 요구하는 역량과 유통에서 요구하는 역량이 다르기에 제조업자가 제조와 유통을 동시에 관리 운영한다는 것은 어려운 일이다. 오히려 두 마리 토끼를 다 잡다가 한마리도 못잡을 수 있기때문이다. 독립적 유통경로는 제조업자가 자사의 제품이나 서비스에 대한 유통을 유통 업자에게 맡기는 방식으로 제조업자는 투자금액이 적게 들고 관리하는 수고를 덜 수는 있으나 제조업자가 유통종사자에게 미치는 통제력은 약하다.

오히려 제조업자가 높은 기술력과 압도적 생산능력이 없다면 유통망을 구축해 놓은 유통기업이 제조사인 생산기업을 조정하는 경우가 발생할 수 있다.

<사례 4-14> 유통경로의 중요성

쿠O, O마트와 제조업체간 주도권 경쟁
전자상거래업체인 쿠O에서 판매되는 품목은 10억 개에 육박한다. '없는 게 없다'는 평가가 나온다. 그런 쿠O도 못 파는 물건이 있다. O심 백O수, OO생활건강 치약과 샴푸 등이다. 소비자 편익을 명분으로 최저가 납품을 요구하는 쿠O에 'O심', OO생활건강 등이 '가격 후려치기'라며 납품을 거부하고 있어서다. 이들 업체는 한발 더 나아가 공정거래위원회 제소 등으로 쿠O에 대응하고 있다. 쿠O발(發) 유통·제조업체 간 가격 주도권 경쟁이 치열하다는 얘기가 나오는 이유다. 비슷한 사례로 2010년에 O마트는 O심 O라면을 납품가보다 30%가량 낮은 가격에 판매했다. 납품가와 상관없이 유통업체가 가격을 정하겠다는 이른바 '오픈프라이스' 전략이었다. 'O심'이 O마트 납품 중단을 무기로 '결사항전'하면서 O마트의 실험은 약 1년 만에 중단됐다.
출처: 한국경제(2020.10.20) https://www.hankyung.com/economy/article/2020102096961 참고

2) 통합적 유통경로(Integrated Distribution Channel)

제조업자가 자사의 제품이나 서비스에 대한 유통을 유통 업자에게 맡기지 않고 직접 유통하는 방식으로 제조업자는 투자금액이 많이 들고 관리하는 가용 자원을 투여해야하지만 제조업자가 유통경로에 미치는 통제력은 강력하다.

특히 제조업자가 이미 통합적 유통경로를 갖고 있는 경우, 유능한 중간상들이 존재하지 않는 경우, 중요한 영업비밀이 있는 경우, 판매에 요구되는 서비스 수준이 높은 경우, customization과 품질보증이 중요한 경우, 운반이나 보관절차가 복잡한 경우, 대량으로 자주 판매되는 상품인 경우, 폭 넓게 유통시키는 것이 중요하지 않은 경우, one-stop shopping이 중요하지 않은 경우에는 통합적 유통경로를 갖는 것이 유리하므로 통합적 유통경로를 추구할 가능성이 높아진다.

4-4. 유통경로의 유형

제조업자와 최종 소비자 간의 거래에 소매상과 도매상들이 자연발생적으로 참여하는 전통적 유통경로는 다른 구성원들의 유통성과나 마케팅 기능에 관심을 가지지 않고, 자신들에게 주어진 마케팅 기능만을 수행하는 경우가 많아 유통경로 구성원들 간의 유통활동이나 거래조건이 사전에 계획적으로 진행되기 보다는 그때그때 시장거래나 거래 협상에 의해 단순하게 형성되고 조정되어지는 경우가 많았다.

이와 같이 전통적 유통경로는 제조업자의 목표와 유통종사자의 역할에 대한 불일치로 인해 상호 간에 경로갈등(channel conflict)이 발생하는 경우가 있으며, 이러한 유통경로에서 갈등이 발생하면 개별 경로구성원 뿐만 아니라 경로 전체의 성과를 감소시키게 된다.

따라서 경로구성원간의 협력을 최대화하고 갈등을 최소화하도록 하기 위해 유통경로의 계열화를 통한 유통관리가 필요하다. 유통경로의 계열화란 각 유통조직의 마케팅 기능을 조정, 통제하여 계열화된 유통 조직망을 형성하고 그 효율성을 높이고자 하는 것으로, 유통경로의 계열화에는 수직적 마케팅 시스템(Vertical Marketing System, VMS)과 수평적 마케팅 시스템(Horizontal Marketing System, HMS)이 있다.

제조업자로부터 최종 소비자에게 상품이 전달되는 유통경로가 많아질수록 중간상의 개입이 많아지며, 최종 소비자 가격은 더 올라가는 비효율적 구조를 갖게 되고, 제조업자의 통제력도 약해진다. 특히 약사는 일반의약품, 전문의약품, 의약외품, 건강기능식품, 화장품, 의료기기, 건강관련용품 등 다뤄야할 품목이 다양하므로 유통경로의 이해가 중요하다.

1) 수직적 마케팅 시스템(Vertical Marketing System, VMS)

전통적 유통경로는 구성원들 간이 결속이 약하고, 경제성도 낮으며, 자신의 이익만을 추구하는 경향이 높아 문제가 발생했을 때 조정이 어려운 단점이 있다. 그래서 운영상의 경제성을 높이고 시장의 영향력을 높이기 위해 네트워크 형태의 유통조직을 만들어 생산에서 구매까지 유통의 전과정을 통제하여 규모의 경제를 달성 할 수 있게 하는 수직적 마케팅시스템이 등장하였다.

일반적으로 마케팅 경로상의 갈등은 경로를 이루고 있는 구성원들이 시스템 전체의 이익을 희생해서라도 각자의 이익만을 극대화 하려고 하는데 있다. 이 문제를 근본적으로 해결하기 위하여 나타난 것이 수직적 마케팅 시스템이다.

수직적 마케팅 시스템은 어느 한 경로 구성원이 다른 구성원들을 소유하고 있기도 하며, 구성원 간 계약관계를 맺고 있는 경우도 있고, 한 구성원이 많은 권한을 행사함으로써 경로 구성원들이 모두 협동 체제를 갖추는 형태를 띠기도 한다.

VMS는 유통 구성원인 제조업자, 도매상, 소매상들에 대한 소유권의 가도에 따라 관리형 VMS, 계약형 VMS, 기업형 VMS로 나누어진다. 관리형 VMS보다는 기업형 VMS으로 갈수록 통제력은 증가하나 투자비용 증가와 변화에 대처하는 유연성 저하라는 단점이 있다.

① *관리형 VMS*

유통구성원들의 몰입 수준이 가장 낮은 유통시스템으로 유통구성원들의 마케팅 활동이 소유권이나 계약에 의하지 않고 제조사의 경영지원에 의해 조정되는 유형으로 공식적인 조직은 없으나 특정 유통 구성원이 유통리더를 함으로써 비공식으로 협력하여 공유된 유통 목표를 달성하는 시스템이다.

일반적으로 각자 독립된 목표를 추구하고 있고 이들을 하나로 얽어매는 공식적인 조직이 없다는 점에서 전통적인 유통경로와 유사하나 프로그램화된 시스템에 의해 조정되고 이를 통해 경로구성원들이 비공식적으로 협력하고 있다는 점에서 전통적인 경로와는 크게 다른 면이 있다.

또한 유통경로구성원은 각각 독립되어 있으면서도 높은 수준의 조직상호간 비공식적인 협조가 이루어지고 있다. 관리형 VMS는 시장점유율이 높은 상표의 제품을 가진 생산업자가 판매업자에게 강력한 거래상의 협조와 지지를 확보하는 방법이다. 가령 CJ가 본사 자금력을 바탕으로 본사 제품을 취급하는 소매상을 지원하고 있는 경우이다.

② *계약형 VMS*

유통구성원들의 몰입 수준이 중간정도인 유통시스템으로 유통구성들이 수행해야할 마케팅 기능들을 계약에 의해 합의함으로써 계약적 유통관계를 형성하는 시스템이다. 개별구성원 별로 독자적인 목표를 가지고 있지만 전반적 유통목표를 달성하기 위해 개별구성원의 승인을 얻은 상위기구가 경로조직 구조 내에 공식조직을 형성한 경우이다.

계약형 VMS은 일반적으로 도매상 후원 자발적 연쇄점(wholesaler-sponsored voluntary chain), 소매상 협동조합(retailer cooperative), 프렌차이즈 시스템(franchise system) 등의 세 가지 유형으로 나누어진다.

가) 도매상 후원 자발적 연쇄점(Wholesaler-Sponsored Voluntary Chain)

도매상이 주도하여 독립적인 소매상들이 수직 통합된 유통경로 조직으로 소매상들은 공동구매와 공동촉진 등에 의해 규모의 경제를 실현할 수 있어 대규모 연쇄점과 가격경쟁이 가능하다. 공동구매의 경우 소매상들이 원하여 추진하는 경우도 있고 도매상들이 유도하는 경우도 존재한다.

나) 소매상 협동조합(Retailer Cooperative)

중소 소매상들이 연합하여 협동조합의 형식으로 연합하여 만든 조직으로 소매상들은 공동구매와 공동촉진 등에 의해 규모의 경제를 실현하여 대기업이 운영하는 슈퍼마켓과의 가격경쟁에서 대항할 수 있다. 조합에 가입한 소매상들은 각 조합원들에게 정해진 상당량의 상품들을 조합 본부로부터 의무적으로 구입하여야 한다.

다) 프렌차이즈 시스템(Franchise System)

계약형 VMS 중에서 가장 인기 있는 유통경로가 프랜차이즈 시스템으로 흔히 체인점이라고 불리 우는 프랜차이즈 조직을 통하여 본부(franchisor)가 계약에 의해 가맹점(franchisee)에게 제품, 서비스, 광고, 상점관리 노하우 등을 제공하고 판매 권한을 부여함으로써 그 대가로 계약금이나, 로열티, 가맹비 등을 받는 유통경로이다.

가맹점주 입장에서는 프랜차이즈 시스템을 이용하면, 홀로 점포를 개설할 때보다 프랜차이즈의 인지도와 광고효과, 효율적 경영기법, 시장침투가 용이한 상품 등을 통해 빠른 시간 내에 높은 매출로 안정화 될 수 있으며, 경쟁력 있는 상품개발과 공동구매에 의한 원가절감 실현, 일정 구역 내에서 독점영업권 부여 등의 장점이 있다. 프랜차이즈 시스템은 크게 4가지 유형으로 나누어진다.

(ㄱ) 제조업자-소매업자 프랜차이즈 시스템

제조업자가 프랜차이즈 본부가 되어 판매망을 확보하고 소매업자들의 영업방법, 상표, 상호 등에 관한 프랜차이즈를 개발하는 유형으로서 소매상을 가맹점으로 참여시킨 형태를 띠며, 제조업자는 대리점에게 제조업자가 생산한 제품을 판매할 수 있는 권리를 주고, 대리점은 제조업자가 요구하는 판매, 서비스 제조공정을 준수하는 유통시스템이다. 가령 의류대리점과 가전대리점이 여기에 해당한다.

(ㄴ) 제조업자-도매업자 프랜차이즈 시스템

제조업자가 프랜차이즈 본부가 되어 도매상을 가맹점으로 계열화하는 방법으로서 소매상의 수가 지역적으로 너무 분산되어 있거나 소량을 취급할 때에 사용하는 방법이다. 주로 코카콜라, 펩시콜라와 같은 청량음료 제조업자들이 음료수 원액을 도매상에게 공급하고 도매상은 원액에 물을 배합하여 완제품을 만들어 소매상에게 유통시키는 경로이다.

(ㄷ) 도매업자-소매업자 프랜차이즈 시스템

제조업자가 생산하는 품목 수가 한정되어 있으므로 도매상이 여러 제조업자로부터 제품을 공급받아 프랜차이즈를 개발하고 소매상들을 계열화하는 방식으로 도매상이 프랜차이즈 본부가 되어 소매상을 가맹점으로 참여시킨 형태이다. 주로 제약업, 잡화상점, 스포츠용품점, 생활용품점 등이 해당된다.

(ㄹ) 상표 허가자(licensor)-소매업자 프랜차이즈 시스템

프랜차이즈 산업의 대부분을 차지하고 있으며, 1980년대 후반 이후 우리나라에 급속이 발달한 외식 프랜차이즈 사업이 대표적인 예이다. 미국에서부터 크게 성장한 유형으로 제조업자나 도매업자가 아닌 프랜차이즈 본부가 소매상의 성공적인 사업수행을 위하여 상호와 표준화된 영업방법을 제공하는 것으로 요식업 체인, 타이어 센터 체인, 미용실 체인, 피부관리 체인 등과 같

은 업종이 많으며 그 형태도 다양하다.

③ 기업형 VMS

특정 유통경로 구성원이 다른 유통경로 구성원들을 법적으로 소유, 관리하는 경로유형으로서 기업이 생산과 유통을 모두 소유함으로써 결합되는 형태를 의미한다. 기업형 VMS에서 제조업체가 도소매상을 소유하는 경우를 전방통합(forward integration)이라 하고, 반대로 도소매상이 제조업체를 소유하게 되는 경우를 후방통합(backward integration)이라 하는데, 백화점이나 대형 마트와 같은 유통업체가 제조업체를 소유하여 자체 브랜드(Private Brand,PB)를 생산하는 경우는 후방통합에 속한다.

이 체제의 특징은 생산에서부터 유통에 이르기까지 과정을 하나의 기업이 소유하고 있는 형태를 띠고 있기 때문에, 기업은 소유에 의한 수직적 마케팅 시스템을 통해 유통 경로에서 최대한의 통제가 가능하다. 제품의 유통과 생산에서 규모의 경제를 실현함으로써, 각각 독립적인 유통 시스템에 의한 경로구성원에게 의존할 때보다 생산과 유통수준에서 보다 효율적인 운영이 가능하다(그림 4-14 참고).

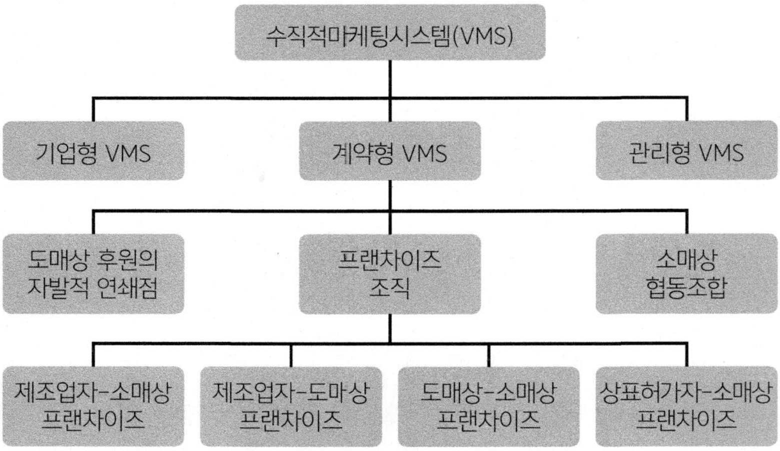

[그림 4-14] 수직적 마케팅 시스템

2) 수평적 마케팅 시스템(Horizontal Marketing System, HMS)

수평적 마케팅 시스템이란 유통경로에서 두개 또는 그 이상의 기업들이 연합하여 마케팅 기회를 공동으로 이용하려 하는 것으로 최근 들어 기업들이 경쟁력을 높이기 위해 활발하게 참여하는 마케팅 시스템이다.

단독으로 마케팅활동을 수행하는데 필요한 충분한 자본, 마케팅 노하우 등의 자원을 보유하고 있지 못하고 있는 기업은 이러한 수평적 마케팅시스템을 통해 더 높은 경로성과를 성취할 수 있다.

현실적으로 어느 한 기업이 단독으로 자본을 축적하거나 기술, 생산, 마케팅 활동을 수행하려면 많은 자본과 위험이 따르므로, 같은 유통경로에 있는 다른 기업과 판매대행 협정을 맺는 경우가 여기에 해당한다. 가령, 어느 제약회사가 신제품을 개발하여 판매하려는 경우에 경험과 자본의 부족으로 영업력이 부족하여 다른 제약회사의 영업력을 활용하기 위해 판매 권한을 부여하여 판매하도록 하는 방식이 여기에 해당한다.

이러한 것을 공생적 마케팅(symbiotic marketing)이라고도 하며, 수평적 마케팅은 일반적으로 어느 한 회사만으로는 자본, 노하우, 생산 혹은 마케팅 설비를 모두 감당하기가 곤란하거나, 이를 모두 감당하기에는 많은 위험이 수반되거나, 연맹관계를 유지함으로써 상당한 시너지 효과를 기대할 수 있을 때 형성된다. 기업에게는 소비자 기호변화, 다국적 기업의 등장, 경쟁심화, 운영비 상승, 소비자 구매력 감소 등이 공생적 마케팅이 필요한 이유가 된다.

4-5. 약국 및 제약 유통

유통은 생산과 소비를 연결시켜주는 기능을 수행하며, 제약회사 측면에서는 생산된 의약품에 시간, 장소 및 소유의 효용을 더해 줌으로써 부가가치를 창출하는 기능을 갖는다. 따라서 유통에 대한 이해는 제약회사는 물론 일선 약국에서 일하는 약사들도 반드시 필요하다. 지금부터 약국 유통 및 제약유통의 개념과 이에 따른, 유통경로의 기능과 유형에 대해서 살펴보기로 한다.

1) 제약 유통경로

제품이나 서비스를 취급하는 모든 산업의 유통경로를 이해하는 것은 성공적인 비즈니스를 위한 필수요소임에 틀림없다. 우리가 속해 있는 제약산업 역시 예외가 아니다. 의약품, 의료기기 등을 연구, 개발하는 업무뿐만이 아니라 적절한 유통경로를 파악하고 이를 통해 최종 소비자에게 제품과 서비스를 전달하는 과정은 제약회사뿐만이 아니라 이들과 직간접적으로 연관된 파트너사의 주요 관심사 중 하나이다. 또한, 제약회사는 유통경로 과정에 속해 있는 중간 도매상, 소매상(약국) 등과의 시너지 효과를 내기 위해 생산적인 유통전략을 연구하고 있다.

유통산업이란 기본적으로 도매상, 소매상, 물적 유통 기구 등과 같이 유통기능을 수행 지원하는 유통기구의 집합으로, 제약업계는 '제조업자-도매상-소매상(약국)-소비자'의 순서로 이어지는 수직적 연계의 유통경로를 가지고 있다. 여기서, 약국은 소비자에게 치료 목적의 의약품과 이와 관련된 일련의 서비스를 제공하는 소매상의 역할을 한다고 할 수 있겠다.

제약회사는 제조업자로서 제품을 생산하며 통상적으로 소매상에게 직접(one-level channel) 혹은 도매상을 통하여(two-level channel) 소매상인 약국에 제품을 공급하며 약국은 최종 소비자에게 재화(의약품)와 약료서비스를 제공한다. 제약회사는 유통 경로를 결정함에 있어 '유통경로의 비 탄력성'을 진지하게 고려하게 되는데 이는 유통 경로의 특성상 한번 결정이 된 유통경로는 가격 결정 및 유지, 소비자 인지 및 접근성, 제품 평판 등의 이유로 쉽게 바뀌지 않기 때문이다.

2) 제약 유통경로의 기능

제약 유통경로의 기능은 크게 다음의 세 가지로 나눌 수 있다.

첫째, 제약 유통경로는 제약회사(제조업자)와 최종 고객(환자, 소비자)을 연결하고 필요한 재화나 서비스를 제공하는 기능이 있다. 제약회사는 비용과 효율성을 고려하여 최선의 방식으로 제품을 최종 고객에게 전달하기를 원하며 합리적인 유통경로의 설계는 제품 및 서비스의 성패와 고객의 만족도를 결정짓는 가장 중요한 요소 중 하나이다. 특별히, 최근 제약업계에는 효율적인 물류-유통업무와 마케팅 디테일 서비스를 동시에 제공하는 판매계약대행(Contract Sales Organization, CSO) 업체가 다수 생겨났으며 이로 인해 전통적인 영업-마케팅 영역뿐만이 아니라 유통시스템 분야에도 적지 않은 변화가 일어나고 있다.

둘째, 제약 유통경로는 원만한 제품 판매와 거래를 이끌어 내는 기능이 있다. 의약품 유통의 특성상 제조업자가 최종소비자에게 직접 의약품(전문, 일반 의약품)을 판매하는 일명 "0단계 경로(zero-level channel 또는 direct channel)"는 국내법상 불법이며, 제약회사는 반드시 소매상(약국)을 거쳐 소비자에게 의약품을 공급해야 한다. 따라서 소매상인 약국과의 원만한 파트너쉽은 제약회사가 목표하는 성공의 필수 요소이며 각 제약회사는 내부의 영업팀을 통한 제품 유통 업무와 더불어 중간도매상의 적극적 개입을 이끌어내어 보다 정교한 유통 경로를 구축하고 소매상과의 제품 거래와 판매를 보다 효율적으로 만들게 된다. 최근들어 제약회사는 인터넷 자사몰을 만들어 약국을 회원으로 가입시키고 신제품 홍보, 마케팅, 교환 및 반품, 결재까지 해결하고 있다.

셋째, 제약 유통경로는 제조사가 생산하는 제품군과 소매상이 원하는 제품군들을 원만히 조정하는 기능을 가진다. 각각의 제약회사는 다수의 의약품을 생산하기보다는 주력제품을 다량 생산하지만 이에 반해 소매상인 약국이나 병원은 다수의 의약품을 필요한 만큼 소량씩 사입하는 경우가 많다. 유통경로 전략은 이러한 상황으로 인해 발생할 수 있는 양쪽의 불일치 부분을 원만히 조정하고 완화시켜주는 역할을 하게 된다.

3) 제약 유통경로의 유형

의약품 유통경로의 유형은 아래의 그림과 같이 크게 4가지의 단계로 분류할 수 있다.

제약 업계의 특성상 0단계 경로는 건강기능식품 혹은 의료기기를 제외한 모든 의약품 유통에서 법적인 규제로 인하여 성립될 수 없는 그림이며, 1단계 경로는 소매상인 약국을 대상으로 제조업체인 제약사가 영업사원이나 인터넷 자사몰(예: 한○ HOP몰, 대O 더O몰, 일○몰)을 통한 직거래의 형태이고, 2, 3단계 경로는 보다 넓은 약국 커버리지를 위하여 거점도매상(예: 지○영, 백○약품, 태○약품 등) 및 중간도매상을 활용한 유통경로의 형태라고 볼 수 있다(그림 4-15 참고).

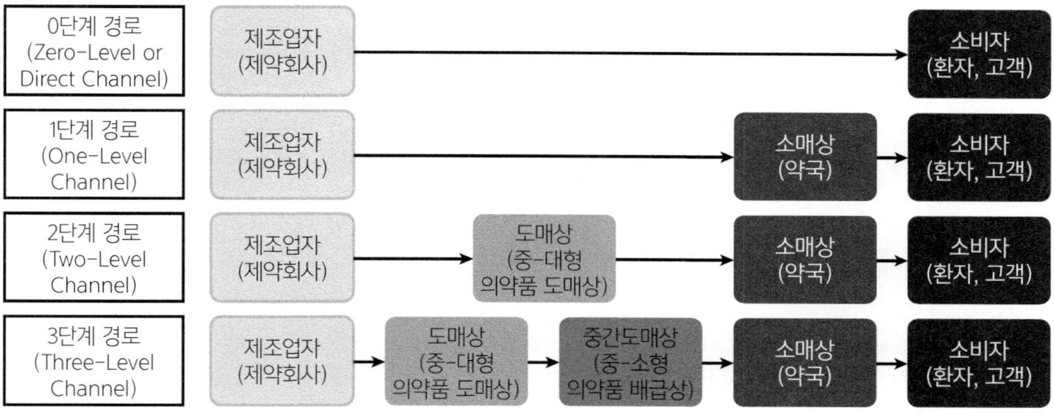

[그림 4-15] 의약품 유통경로의 유형

4) 제약 유통 경로의 설계

많은 제약 제품들이 제품수명주기상의 성숙기에 위치해 제품 차별화가 어렵고 지속적으로 출시되는 신제품들로 인해 일선 약국의 진열공간에 자사제품이 자리를 차지하는 것이 쉽지 않은 것이 현실이다. 제약 유통경로는 일반적으로 네 단계의 과정을 거쳐 디자인된다.

① 경로서비스에 대한 고객 니즈의 분석

소비자의 니즈가 다양해지는 현대 사회에서 제품 공급의 주체는 마켓을 세분화시키고 다수의 유통경로를 구축하여 자사의 제품을 공급하는 경향을 가지게 된다. 제품 인도 시간(lead time), 제품의 다양성, 최소 구매 단위(Minimum Order Quantity, MOQ) 등은 고객 니즈를 충족시키기 위하여 기업이 고려하는 중요한 요소이다.

② 유통경로 목표의 설정

유통경로 목표 설정 시에 고려하여야 할 사항으로는 기업의 장기목표 즉, 기대되는 성장률, 매출액, 시장 점유율 등과 타기팅 된 표적고객이 기대하는 서비스 수준 등이 있다.

③ 경로 커버리지와 경로 구조의 결정

경로 커버리지의 방법으로는 가능한 많은 소매상이 자사의 제품을 취급하도록 하는 집중적 유통(intensive distribution), 특정 지역 내에 있는 1개의 소매상이 자사 제품을 독점적으로 취급하도록 하는 전속적 유통(exclusive distribution), 이들의 중간 형태인 선택적 유통(selective distribution) 등의 방법이 있다. 실제로 제약회사는 개국가를 대상으로 자사의 제품 특성과 유통 전략에 따라 이들 세 가지의 경로 커버리지를 전략적으로 이용하며, 약사 역시 제약회사와의 적극적 교류를 통해 경로 커버리지의 장점을 활용하여 약국 운영에 도움을 받는 경우가 다수 있다.

경로 구조는 앞의 '유통 경로의 유형'에서 설명이 되었으며 각 제약회사는 내부 상황과 제품의 특성에 맞는 가장 효율적인 유통 경로를 구축하기 위하여 많은 노력과 투자를 하고 있는 상황이다.

④ 개별 경로 구성원의 선택

제약회사는 중간 도매상 등의 개별 경로 구성원이 필요할 경우 내부 평가 기준을 바탕으로 경로 구성원 후보를 평가하고 표적 시장에 최적인 개별 경로 구성원을 선택하게 된다.

<사례 4-15> 제약 유통의 변화

제약 유통도 온라인이 대세…제약사들 자체 쇼핑몰 잇따라 오픈
일부 편의점에서 사는 약을 제외하고 대부분 일반의약품은 약국에서 직접 사고 전문의약품은 병원에서 처방전을 받아 약국에서 산다. 그렇다면 약국은 어디에서 약을 살까? 아직까지 약 유통은 제조사-도매상-약국-소비자로 이어지는 구조가 대세다. 이런 약 유통구조에 최근 온라인을 기반으로 한 제약유통이 급속히 확산되면서 기존 도매상들이 경쟁력을 잃어가고 있다. 온라인몰을 직접 운영하는 제약사들이 속속 등장하고 있기 때문이다. 관련업계에 따르면 제약사 직영 온라인몰은 2009년 대O제약의 '더샵'을 시작으로 2012년 한O약품이 'HOP몰'을, 올 들어서는 보O제약과 일O제약이 각각 팜스트리와 일동샵을 오픈했다. HOP몰을 운영하는 한O약품의 자회사 온라인팜은 2015년 기준 매출 6000억원을, 더샵을 운영하는 대O제약의 자회사 엠서클은 540억원대의 매출을 올릴 정도로 성장했다. 이외에도 몇몇 제약사들이 유통회사 설립을 추진 중 인 것으로 전해진다. 제약 온라인몰은 약국이 주요 고객이다. 약국에서 필요한 약을 쇼핑몰에서 바로 주문하고 결제하면 배송해 주는 방식이다. 기존 온라인 쇼핑몰의 운영방식과 똑같다. 제약사가 쇼핑몰을 운영한다고 그 회사의 약만 파는 것은 아니다. 오픈마켓 형태라 그 안에 수많은 도매업체가 입점해 있다. 한O약품 관계자는 "HOP몰에는 20여개 도매업체가 입점해 있다"며 "약사들이 필요한 약의 가격을 비교한 후 원하는 제품을 주문하면 된다"고 말했다. 제약사가 온라인몰을 운영하는 이유는 분명하다. 도매업자에게 지불할 수수료를 줄여 연구개발에 더 투자를 할 수 있고 약국이 바로 약값을 결제하기 때문에 어음거래로 인한 수금지연과 미수발생을 줄일 수 있다. 제약사의 약국영업 담당자들은 불필요한 업무를 최소화할 수 있다. 보령제약 관계자는 "일반의약품의 경우 기존에는 제약사 영업직이 약국을 돌며 원하는 수량을 파악해 회사에 들어와 주문을 넣어야 했다"며 "온라인몰에서는 약사가 바로 주문하기 때문에 이 과정이 생략돼 영업사원은 약의 특장점을 소개하는 '디테일'에 집중할 수 있게 된다."고 말했다.
출처: 이데일리(2017.02.03.) http://www.edaily.co.kr/news/news_detail.asp?newsId=01243126615826912&mediaCodeNo=257 참고

4-6. 물류관리(Logistics Management)

1) 물류관리의 개념

물류란 화물의 발생장소에서 소비되는 장소까지 원재료, 반제품 및 완제품의 효율적인 운송을 계획, 실행, 통제할 목적으로 행해지는 제반활동을 말하며, 이들 활동에는 수송 및 배송, 보관 및 재고관리, 하역, 포장과 같은 화물취급, 그리고 주문처리와 같은 정보관리 활동이 포함된다.

로지스틱스(logistics)는 운송, 배송, 포장, 하역 등의 기능에 국한하지 않고 원료준비, 생산, 보관, 판매에 이르기까지의 과정에서 물적 유통을 가장 효율적으로 수행하는 종합적 시스템을 의미한다.

물류란 흐름이며, 실질적인 의미에서 물류관리란 바로 흐름의 관리를 의미한다. 이러한 흐름의 관점에서 물류활동의 영역을 살펴보면, 조달물류, 생산물류, 판매물류, 제조공장의 완제품 출하에서부터 물류센터에 이르기까지 관련된 사내물류, 그리고 조달, 생산, 판매물류 과정에서 발생되는 반품물류 및 폐기물류 등으로 구분할 수 있다.

물류와 관련하여 재화의 흐름에 반드시 수반되는 것이 바로 정보의 흐름이다. 물류관리에 있어서 물류관련 주체간의 정보교환은 공간적으로 부서 내 뿐만 아니라 부서 간, 기업 간, 국가 간에서도 활발히 이루어지게 된다.

이러한 의미에서 최근 선진국을 중심으로 물류관리에 있어서 개별적인 물류기능이나 물류관련 주체 간 물류활동을 통합적으로 관리하려는 통합물류관리(integrated logistics management)에 대한 관심과 노력이 광범위하게 이루어지고 있다. 통합물류관리의 핵심은 물류활동에 참여하는 주체 간 파트너십의 형성과 정보의 공유에 있다.

21세기 기업의 생산은 규모의 경제에 기반한 표준화된 제품을 대량생산하는 것을 넘어서 고객화된 제품도 '대량고객화(mass customization)'하는 단계까지 발전하여 그 생산규모의 증대에 따라 생산에 관련된 이해관계자들과 생산단계도 복잡해 졌다. 따라서 원자재로부터 생산을 거쳐 최종 고객에 이르기까지의 제조 및 서비스 활동의 네트워크를 일컫는 공급사슬(supply chain)의 중요성과 이를 관리하는 공급사슬관리(Supply Chain Management, SCM)에 대한 연구에 기업의 관심이 높아지고 있다.

2) 공급사슬관리(Supply Chain Management, SCM)

제조업체가 원재료나 부품을 공급받아 상품을 생산하여 소비 될 때까지의 일련의 과정이 기존의 물류 개념이라면 이것만으로는 사회구조가 복잡해지고 고객의 성향과 요구조건이 다양해져가는 시장 변화속도를 따라가지 못하게 되었다. 이에 따라 최근의 물류관리는 과거 기능적 물류전달 중심에서 경쟁력제고를 위한 일원화된 통합 물류서비스로 급속히 변모하고 있으며, 특히 인터넷 전자상거래가 등장함에 따라 상거래와 동시에 진행되는 물류활동에 있어서 물류업체를 적시에 상호 연결시키고 주문 및 배송관리와 실시간 추적 및 제어가 가능하며, 물류요구 분석 등의 온라인 수행이 가능한 통합적 공급사슬관리가 필요하게 되었다.

현대 기업들은 기업 내부에 한정된 혁신활동의 한계를 극복하기 위해 원재료 공급업체에서 출발하여 최종 소비자에게 제품이 전달되는 모든 공급사슬 과정을 보는 시야가 필요한데 이렇게 공급사슬 전체를 하나의 통합된 개체로 보고 이를 최적학하고자 하는 물류관리 방식이 바로 SCM (supply chain management)이다.

SCM은 일반적으로 비즈니스 프로세스, 관리적 구성요소, 공급사슬의 구조 등 3가지의 상호관련이 있는 주요 요소들로 구성된다. 비즈니스 프로세스는 고객에게 특정한 가치를 가져다주는 활동을 의미하고, 관리적 구성요소는 비즈니스 프로세스들이 구조학되고 관리되는 경영의 제반 구성요소이며, 공급사슬 구조는 공급사슬 내에 있는 기업들의 구성과 배열을 의미한다.

SCM의 성공적인 수행을 위해서는 기업이 갖는 경영활동 중에 생산, 판매, 인사, 회계, 자금, 원가, 고정자산 등의 모든 부문에 걸쳐있는 경영자원을 하나의 체계로 통합적 시스템을 재구축함으로써 생산성을 극대화하려는 전략적 리엔지니어링 기법이 필요한데 이것이 전사적 자원관리(Enterprise Resource Planning, ERP)이다.

ERP는 정보기술의 발전에 기초하여 구축된 시스템으로서 개방형 시스템(open system), 네트워크(network), 클라이언트 및 서버구조(client and server architecture), 데이터베이스(database), 개발도구(development tools) 등을 주요 구성요소로 하고 있다.

일반적으로 ERP 기능을 보면 생산 계획, 자재 관리, 품질 관리, 설비 유지 및 보수와 같은 생산관리 기능과 원가 조정, 재무 분석, 비용 관리, 예산 수립 등과 같은 재무·회계 기능, 고객 관계관리 기능, 서비스 품질 관리 기능, 구매와 유통 그리고 재고관리와 협업 등과 같은 공급 사슬관리 기능, 인사과 급여 관리 및 교육훈련과 같은 인적자원관리 기능이 있다.

3) 물류관리의 목표

물류관리의 목표는 기본적으로 효과적인 물류관리를 통한 물류비 절감과 대고객 서비스 제고에 있으며, 최근에는 물류관리를 기업의 전략적 우위를 확보하기 위한 핵심요소로서 인식하는 추세이다.

최근 새로운 물류관리의 개념으로 개별적인 물류기능이나 참여주체별 물류관리를 벗어나 제품의 계획, 원재료 조달, 생산과 이에 필요한 반제품의 이동, 완제품의 판매에 이르기까지 수행되는 모든 물류기능과 참여 주체별 물류활동을 통합적으로 관리하여 물류 효율화를 이루고자 하는 공급사슬관리(SCM)의 개념이 활발히 도입되고 있다.

즉 로지스틱스(logistics) 중점관리 대상이 물류인 반면, 공급사슬관리는 관리 대상이 물류를 포함한 상위 개념으로 전반적인 고객의 요구에 기민하게 대응하기 위한 전사적 종합 관리 시스템이다.

공급사슬관리를 통한 생산부터 고객까지의 물류 효율화 개념을 실현하기 위해서는 유통관련 참여주체 간 전략적, 운영적 측면의 제휴(partnership)의 형성과 관련 정보흐름의 효율화가 필수적인 요소가 된다.

이와 같이 물류관리의 목표는 종합적인 물류활동의 원활화를 도모하고 생산에서 소비에 이르기까지 물류활동을 구성하고 있는 수송, 보관, 하역, 포장 등과 같은 일련의 화물유통의 제반 기능과 조달, 생산, 유통, 금융, 무역 등과 같은 종합적 지원 기능을 유기적으로 결합하여 효율적인 물류가 이루어지도록 지원, 관리하는 것을 목표로 하고 있다.

5. 촉진전략(Promotion Strategy)

5-1. 촉진전략의 개념

촉진이란 시장경쟁이 치열해지면서 기업이 표적 소비자로부터 기업이나 제품에 대하여 호의적인 반응을 얻기 위해 행해지는 커뮤니케이션 활동의 총칭이다. 촉진의 포괄적인 의미는 판매활동을 원활하게 하며, 매출액을 증가시키기 위해서 실시되는 모든 마케팅활동을 의미한다. 즉, 상품의 정보를 소비자들에게 효과적으로 전달하여 이들의 구매 욕구를 자극해서 구매를 설득하는 데에 영향을 미치는 모든 마케팅 활동을 촉진(promotion)이라 하며, 이런 의미에서 촉진을 마케팅 커뮤니케이션(marketing communication)이라고도 한다(과제: 지금 여러분 앞에 제약회사 신상품이 놓여있다고 가정해보자. 그리고 이 상품을 효과적으로 시장에 프로모션(promotion)하도록 주문받았다면 당신은 어떠한 방법을 사용하겠는가?).

소비자가 제품과 가격, 구매 장소를 보고 구매결정을 하는 최종단계에서 촉진은 기업이 마케팅 목표 달성을 위하여 사용하는 고객 유인책의 수단으로서 고객의 니즈에 따라 촉진관리는 다양하다. 기업이 제공하는 촉진관리 전략은 단순한 상품판매 전략을 넘어 고객과의 원활한 의사소통을 기반으로 구매를 이끌어내는 유인 관리전략을 의미한다.

촉진비용이 상품 판매 가격을 높이는 원인이 되기도 하지만, 효과적인 촉진활동은 가격인상에도 불구하고 판매량의 감소를 억제하거나 증가시키기도 한다. 촉진활동을 통해 판매가 증가하는 경우 규모의 경제효과가 발생하여 원가와 상품 판매가격을 낮추는 요인으로 작용할 수도 있다.

5-2. 촉진전략 선정

1) 제품 및 시장의 유형

촉진전략은 해당 상품의 종류가 산업재인지, 소비재인지에 따라 다르다. 소비재의 경우에 기업은 광고와 판매촉진전략에 가장 많은 예산을 투입하고, 그 다음이 인적판매와 PR 순으로 예산을 편성한다.

그러나 산업재의 경우에는 규모가 크고, 구매자의 수가 소수이며, 시장이 복잡하고, 값이 비싼 상품이 많다는 특징 때문에 기업은 보다 전문적이고 체계적으로 고객과 접촉 할 수 있는 인적판매에 가장 많은 예산을 투입하고, 그 다음이 판매촉진, 광고, PR 순으로 예산을 편성한다.

2) 촉진전략의 종류

마케팅관리자가 사용하는 촉진전략에 따라 촉진전략의 구성과 수단이 달라지며, 기본적인 촉진전략에는 푸시전략(push strategy)과 풀전략(pull strategy)이 있다.

① 푸시전략(Push Strategy)

푸시전략이란 제조업자가 유통관련자들을 대상으로 전극적인 판매촉진 전략을 펼쳐 도매상, 소매상들에게 자사의 제품을 최종 소비자들에게 적극적으로 판매하도록 유도하는 방법이다. 푸시전략을 펼칠 경우 광고에 의한 마케팅보다는 중간상이나 소매상을 통한 현장 판매의 중요성이 강조된다.

푸시전략은 소비자들에게 자사 브랜드의 인지도와 선호도가 낮은 경우나 저관여 제품, 충동구매 가능성이 높은 제품에 주로 적용하며, 유통관련 종사자들로 하여금 자사 제품을 많이 팔수 있도록 적극적 마케팅을 실행하는 것이 중요하다.

② 풀전략(Pull Strategy)

풀전략이란 제조업자가 최종소비자에게 광고와 소비자 판촉전략과 같은 적극적인 촉진전략을 사용하여 소비자가 자사의 제품이나 서비스를 찾게 함으로써 중간상이나 소매상들이 자발적으로 자사 제품을 찾게 만드는 방법이다.

풀전략은 최종소비자들에게 자사 브랜드 선호도와 인지도가 높은 경우, 고관여 제품, 광고만으로 점포에 오기 전에 이미 브랜드 선택이 가능한 제품에 주로 적용한다. 가령 우리나라 의약품 시장에서 몇몇 제약회사들은 풀정책에 크게 의존하고 있어 자사 매출액의 10% 이상이나 비용을 광고비에 투입하고 있다.

실제 국내 소비자들은 약국에 와서 의약품을 구매할 때 과거처럼 약에 대한 전문지식을 약사에게 물어보고 의약품을 구매하기보다는 광고를 보고 이미 약국에 오기 전에 선호 브랜드를 결정하여 약국에서는 지명 구매를 하는 경우가 증가하고 있다.

3) 구매결정단계

구매행동에 이르기까지 단계를 구매자의 행동에 초점을 맞추어 구분한 것을 구매의사 결정단계라고 하고, 구매자의 심리에 초점을 맞추어 구분한 것을 구매의사 반응단계라고 한다. 구매결정단계는 제2장에서 자세히 설명한 소비자의 구매결정과정을 설명하는 5단계 모델(five-stage model of the consumer buying process)인 문제인식, 정보탐색, 대안평가, 구매행동, 구매 후 평가의 다섯 단계로 이루어지며, 소비자가 어떤 단계에 잇는지에 따라 촉진믹스가 선정되어진다.

가령 광고와 PR과 같은 촉진전략 요소는 문제인식, 정보탐색에 주로 효과적이고 대안평가, 구매 후 행동에도 효과적일 수 있다. 판매촉진은 구매단계에서 효과적이고, 인적판매는 구매단계와 구매 후 행동에서 효과적이다.

또한 구매반응단계를 설명하는 모델로는 소비자에게 촉진효과를 발휘하는 과정을 위계적으로 구분한 모형으로 효과계층 모형(hierarchy of effects model)이 있다. 효과계층 모형이란 인지-지식-관심-호감-선호-확신-구매 단계로 소비자가 느끼는 판촉효과를 설명한다(그림 4-16 참고).

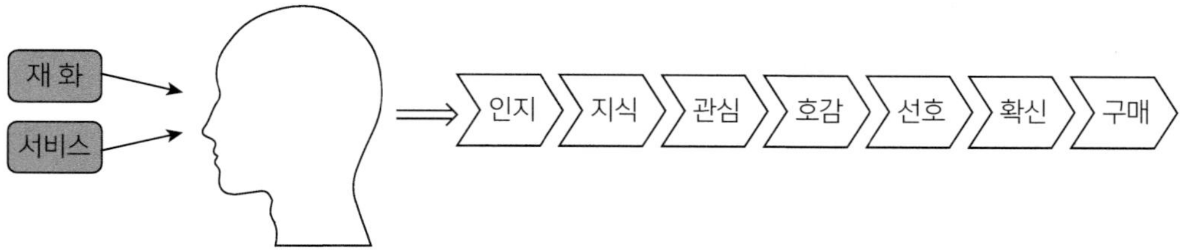

[그림 4-16] 구매효과계층 모형

소비자는 광고 등을 접하면서 최초 인지(awareness)를 하고, 이후 제품에 대한 정보를 듣거나 보면서 지식(knowledge)이 형성된다. 형성된 지식은 자극을 통해 관심(interest)을 유발하고 특히 제품의 특징이나, 규격, 성능을 세부적으로 더 알아갈수록 관심이 증가하면서 호의적인 감정이 높아지는데 이를 호감(liking)이라한다. 호감이 더욱 발전하여 다른 경쟁 브랜드보다 더 좋아지는 것을 선호(preference)라고 하며, 선호하는 브랜드가 되면 그 제품의 구매에 대한 확신(conviction)이 생기고 최종단계에서 구매(purchase)에 이르게 된다는 모델이다.

5-3. 촉진전략 요소

마케팅관리자가 활용할 수 있는 촉진수단은 매우 다양하나 일반적으로 광고, 인적판매, 홍보(PR), 판매촉진 등의 네 가지 요소로 구분할 수 있다(과제: 촉진전략의 여러 요소 중에 단기적, 중기적으로 약국경영에 반영하고 싶은 전략은 무엇이며 왜 그것을 선택했는지 선택한 약국의 특성과 연관지어 설명해보자).

1) 광고(Advertising)

광고란 기업이나 개인이 소비대중을 대상으로 하여 상품의 판매나 서비스의 이용을 알리고자 매체를 통하여 유료 또는 무료로 전달하는 모든 커뮤니케이션 수단을 의미한다. 광고는 짧은 시간에 많은 사람들에게 정보를 제공할 수 있어 고객 1인당 소요비용이 저렴하고 주로 저관여 제품에 유리하다는 장점이 있다.

그러나 세분화 되지 않은 불특정 다수를 대상으로 하고, 정보전달의 시간과 지면 등이 한계가 있어 충분한 정보전달에 어려움이 있으며, 고객과 접촉을 비 인적매체로 하기 때문에 고객의 반응에 대한 평가와 피드백이 없다는 단점도 있다.

2) 인적판매(Personal Selling)

인적판매는 고객과 직접 대면하면서 기업의 제품이나 서비스 구매를 설득하는 양방향 커뮤니케이션 활동을 의미한다. 인적판매는 소수의 고객이나 세분화된 특화시장 공략에 활용되며, 고객 1인당 소요되는 비용이 비교적 높지만 제공 가능한 정보의 양이 거의 무제한에 가깝다.

고객과 인간적 유대관계를 형성하여 장기적이고 지속적인 고객관계관리로 이어질 수 있어 주로 고관여 제품 판매에 유리하지만 고객과의 개별적인 접촉에 의해 판매활동이 이루어지기 때문에 촉진 속도가 느리고 접촉할 수 있는 고객 수가 제한적이라는 단점이 있다.

인적판매는 고객과의 직접 대면이어서 기업이미지와 직결되므로 고객예측, 사전판매준비, 접근방법 연구, 제품소개, 의견조정, 구매권유, 사후관리 등과 같은 체계적인 과정을 거쳐 진행한다.

3) 홍보(Public Relations, PR)

PR이란 기업의 제품이나 서비스, 기업명 등을 비 인적매체인 뉴스, 언론보도, 캠페인, 기자회견, 간행물 등의 수단을 통해 알림으로써 소비자의 수요를 자극하는 것을 의미한다. PR은 다른 촉진전략과는 달리 비용이 거의 발생하지 않으며, 기업이 직접 실행하는 것이 아닌 공신력 있는 기관이나 방송매체에 의해 시행되므로 소비자들에게 비교적 높은 신뢰성을 준다.

4) 판매촉진(Sale Promotion)

판매촉진이란 소비자로 하여금 특정 기업이나 개인의 제품 및 서비스를 즉각적으로 구매 하도록 유도하기 위하여 추가적인 인센티브를 제공하는 제반 행위를 의미한다. 판매촉진은 대상에 따라 제조업자가 최종 소비자나 중간상을 대상으로 실행하는 판매촉진과 중간상인이 소비자를 대상으로 하는 판매촉진, 도매업자가 소매업자를 대상으로 하는 판매촉진이 있다.

판매촉진은 수요를 위한 계획된 단기적 가격 인하가 용이하며, 가능한 판매촉진 도구도 다양하다. 게다가 판매촉진은 단기적인 행동을 변화하는데 효과적이고 다른 커뮤니케이션과 연결이 용이하다는 장점이 있어 활용범위가 넓다.

반면에 판매촉진의 단점은 고객에게 미치는 영향이 단기간이고 제한적이며, 가격관련 판매촉진의 경우는 상표이미지를 손상할 수 있다는 점과 판매촉진 자체가 높은 기술을 요구하거나 고비용 전략이 아니므로 경쟁자가 모방하기 쉽다는 것이다.

<사례 4-16> 사회공헌캠페인을 이용한 제품마케팅

레킷OOO사의 인후염치료제 '스트렙O' 사례

소방관을 주제로 하는 CF로 소비자들 사이에서 호응을 얻고 있는 레킷OOO사의 인후염치료제 '스트렙O'이, 감동적인 CF에 이어, 2015년 11월 소방의 날을 맞아 소방관을 응원하는 후원금을 전달하는 행사를 가졌었다. 스트렙O은 소방관의 아름다운 목소리를 응원하는 내용의 CF로 소비자들 사이에 브랜드 이미지를 크게 부각시킨 제품이다.

허니앤레몬 트로키와 오렌지 트로키 두 종류로 출시되어 있으며, 인후 통증의 원인인 염증반응에 관여해 15분 이내에 빠르게 통증을 감소시키는 효과가 있다고 한다. 스트렙O 브랜드는 대한소방공제회 회의실에서 소방관 후원 기부금 전달식을 거행했었다.

소방관 후원 기부금은 스트렙O이 2015년 4월 16일부터 5월 31일까지 유튜브에서 진행한 'Beautiful Voice'캠페인을 통해 모금된 금액이다. 'Beautiful Voice' 캠페인은 사람을 돕는 일에 사용되는 아름다운 목소리를 찾아 이를 후원하고, 급격한 기온변화, 감기, 세균감염 등으로 인해 다양한 증상을 동반하는 인후염의 예방 및 치료의 중요성을 알리고자 기획된 캠페인이다.

이번 캠페인에서는 어려움에 처한 이들을 구하는 소방관을 주인공으로 한 동영상을 게재하고, 시청한 숫자만큼 소정의 후원금을 적립하는 내용으로, 유튜브 Final view 1,037,311건을 돌파해 총 총 1천 1백만 원의 기부금이 적립되었다고 한다. 제품이 목과 연결이 되었다는 점을 자연스럽게 부각 시킴과 동시에 사회적으로 공헌을 한다는 인식을 동시에 소비자들에게 전달함으로써 제품에 대한 충성도 높은 고객들을 만들 수 있었던 사례이다.

출처: <꼬기약사의 제약마케팅> https://blog.naver.com/khko7/220303227531 참고

5-4. 통합적 마케팅 커뮤니케이션

모든 경우에 효과적인 촉진전략이란 존재할 수 가 없기 때문에 광고, 판매촉진, 인적판매, PR 및 다양한 촉진수단들의 전략적인 역할을 어느 하나에만 전적으로 의존하기보다는 다른 촉진믹스 요소들의 전략적인 역할을 비교, 검토하여 기업의 마케팅 목표를 달성할 수 있도록 촉진믹스 요소들을 통합적으로 사용하는 것이 가장 효과적인 촉진전략이다.

마케팅 커뮤니케이션은 기업의 제품과 서비스를 기존고객이나 잠재고객 및 일반대중을 대상으로 관련 정보를 제공하거나 설득하기 위해 의사소통 하는 것을 의미하며, 이것은 궁극적으로 구매를 유도하여 판매를 촉진하기 위한 것이므로 촉진(promotion)이라고도 표현되어진다. 즉 마케팅 커뮤니케이션은 마케팅 목표를 효과적으로 달성하기 위해 행해지는 커뮤니케이션 활동이며, 광고, 판매촉진, 인적판매, PR 등이 촉진요소를 통해 제품이나 정보를 계획적, 의도적으로 소비자에게 전달하는 마케팅믹스의 촉진전략을 말한다.

통합적 마케팅 커뮤니케이션(Integrated Marketing Communication, IMC)이란 과거에는 촉진믹스 요소인 광고, 홍보, SP, 판매활동 등을 개별적, 부분적으로 보았던 것을 최근에는 촉진전략 요소와 관련된 요인까지 확대해 전체적으로 통합해 보려는 방법으로 고객과의 관계를 형성, 유지, 발전시키는 것까지 강조하는 상호작용적 마케팅을 의미한다.

IMC는 여러 가지 커뮤니케이션 요소들의 역할이 증대되고 미디어환경의 변화로 케이블 TV와 IPTV, 인터넷, SNS 등과 같은 새로운 매체들이 등장하면서 광고매체시장이 더욱 세분화되어 마케팅 커뮤니케이션의 효율성 측면에서 광고, 인적판매, 판촉, PR 등의 커뮤니케이션 요소들이 서로 조화를 이뤄야 할 필요성이 대두되면서 등장하였다.

최근 정보통신 기술의 발달로 인해 다양한 커뮤니케이션 매체가 발달됨에 따라 이들을 이용하여 각각의 개별적인 소비자들에게 개인화된 정보를 제공하는 커뮤니케이션 활동이 가능해 졌다. 반면 다양한 매체의 등장에 따라 개별 매체들이 독자적인 커뮤니케이션 목표를 설정하여 커뮤니케이션 활동을 진행한다면 전체적인 비용대비 효율성이 낮아져 커뮤니케이션 효과 또한 낮아질 수밖에 없다.

예를 들어 A제약회사가 진통제B에 대한 마케팅 활동을 하기로 했다. 진통제B의 광고는 광고

대행사에 맡기고 판촉활동은 영업부서에서, PR은 홍보부서에서 각각 진행하게 된다면 각 촉진 활동별로 소비자나 약사에게 전달되는 메시지, 전달 방식 등에서 큰 차이가 날 수 있어 효과적인 마케팅이 이루어지기 어렵다. 광고에서는 진통제B를 비싼 원료의 고급 브랜드로 포지셔닝하기 위한 메시지를 노출하고 있는데, 영업부서에서는 가격 및 물량을 할인해주는 판촉활동을 시행하고 있다면 소비자들은 인지적인 혼란을 느낄 수밖에 없다.

따라서 마케팅커뮤니케이션 활동은 전사적인 목표를 설정하고 일관된 방향으로 추진되어야만 시너지 효과를 얻을 수 있고 기업과 브랜드 간에도 통일된 이미지를 구축해 나갈 수 있다. 특히 통합적 마케팅 커뮤니케이션은 기업과 그 기업의 제품이 당면한 문제를 해결할 수 있는 방안을 제시해 줌으로써 강력한 고객과의 관계를 형성하는데, 이는 기업 수준의 마케팅 커뮤니케이션으로도 이어지게 된다. 그러므로 통합적 마케팅 커뮤니케이션(IMC)은 커뮤니케이션 요소들이 부서간 소통을 통해 시너지(synergy) 효과를 창출할 수 있도록 마케팅 활동과 커뮤니케이션 요소들을 조절하고 통제하여 지속적이고 일관적인 메시지와 이미지전달을 통해서 고객과 브랜드간에 호의적인 관계를 구축하고 강화하는 과정이다.

5-5. 광고관리 촉진전략

1) 광고관리의 정의와 기능

미국마케팅협회(AMA)에서는 광고란 광고주, 즉 기업, 비영리단체, 정부기관, 개인 등이 그들의 상품, 서비스, 조직, 아이디어 등을 표적시장이나 청중들에게 알리거나 설득시키기 위해서 구매한 대중미디어의 시간이나 공간상에서 정보를 제공하거나 설득하는 메시지를 전달하는 형태라고 정의하였다. 한국광고학회에서는 광고주가 청중을 설득하거나 영향력을 미치기 위해 대중미디어를 이용하는 유료의 비대면적인 의사전달 형태를 광고라고 정의하였다.

광고의 기능은 다양한 미디어를 이용하여 소비자에게 기업과 상품에 관한 여러 가지 정보를 전달하고 판매를 촉진하는 수단이며, 상품을 소개하거나 판매를 촉진하는 기본적 과정에서 사회적, 경제적 기능을 병행하여 수행하는 것이며, 광고관리란 기업의 목표에 부합되게 이러한 광고의 기능이 광고를 통해 잘 발휘될 수 있도록 조정, 통제하는 것을 의미한다.

광고전략을 기획할 때는 무엇을 광고해야 하는지, 경영자는 어떤 최종목표가 성취되기를 원하는지, 누가 표적 고객이고 잠재적 고객인지, 소비자가 원하는 편익은 무엇인지, 제품의 어떤 부분을 강조할지, 경쟁제품에 비해 차별화 요소는 무엇인지를 고려하여 기획해야 한다.

2) 광고관리 의사결정 과정

① 광고목표 설정

광고의 목표는 표적시장, 제품의 포지셔닝, 마케팅 믹스와 관련된 의사결정에 근거하여 수립한다. 광고목표는 매출액의 증가나 시장점유율 상승과 같은 시장성과 지표와 브랜드 인지도 및 브랜드 선호도 상승을 목표로 하는 커뮤니케이션 지표가 사용된다.

그러나 시장성과지표는 광고로 인한 성과인지 다른 마케팅 활동에 의한 성과인지 구별하기가 어렵고, 광고효과는 장시간에 걸쳐 나타나는 이월효과도 있는데 이것을 당장의 매출액 증가와 어느 정도를 연관 지어야 하는지 기준을 정할 수 없다는 단점이 있다.

② 광고예산 설정

광고예산 설정에 영향을 미치는 요인으로는 제품수명주기 상의 단계, 시장점유율, 경쟁의 강도, 광고 빈도와 횟수, 제품의 차별성 정도 등이 있다. 광고예산 설정방식에는 최고경영자가 광고예산 한도를 설정한 후 광고예산을 할당받는 하향식 접근방법과 먼저 광고목표를 설정한 후 광고 예산을 수립하여 최고경영자의 승인을 받는 상향식 접근방법이 있다.

③ 광고카피 작성

광고카피는 소비자들이 광고를 차별적으로 기억하는데 중요한 역할을 하므로 성공적인 광고 제작을 위하여 창의적 카피 전략의 중요성이 높아지고 있다. 효과적인 광고카피란 소비자의 주의를 끌 수 있어야 하며, 흥미를 유발하고, 욕구를 자극하며, 구매행동을 이끌어낼 수 있어야 한다. 의사전달자가 원하는 반응을 얻어낼 수 있는 메시지의 소구에는 이성적 소구와 감성적 소구, 도덕적 소구 등이 있다.

메시지의 내용전달 방식에는 결론을 제시할 것인가 아니면 그냥 청중에게 맡기는가에 대한 선택과 제품의 장점만 말하는 일면적(one-side) 주장방식과 장, 단점을 같이 말하는 양면적(two-side) 주장방식을 펼칠 것인지의 선택, 강한 주장이 담긴 광고내용을 처음에 제시하는가 아니면 마지막에 제시하는가에 대한 선택이 있다.

④ 광고매체 선정

인구통계적인 요소, 사회심리적인 요소 및 제품의 사용요소 등에 따라 매체의 광고목표 대상(target)을 선정하고, 이것을 바탕으로 상품의 성격, 시장의 성격, 매체의 성격, 표현(메시지)의 적합성, 가용성, 광고비용의 규모 및 효율성, 경쟁사의 매체활동 및 지역성, 매체에 대한 소비자 인지도 등을 고려하여 광고매체(신문, 잡지, TV, 라디오, 교통수단, 우편, CATV, 인터넷, SNS 등)를 선정한다.

⑤ 광고효과 측정

효과적인 광고실행을 위하여 광고효과 측정은 반드시 거쳐야 할 과정이며, 광고효과 측정의 기준은 최초 설정된 광고 목표를 달성하였는가에 대한 평가이다. 광고효과측정 방법으로는 측정 방식에 따라 광고가 소비자들에게 얼마나 의사전달을 제대로 하고 있는가를 측정하는 커뮤니케이션 효과 측정방법과 통계학적 모형이나 광고실험을 통해 측정하는 판매효과 측정방법이 있다 (과제: 약국 광고의 성공 사례를 찾아보고 본인이 거주하고 있는 주변 약국을 광고한다고 가정하고 광고관리 의사결정 과정에 입각하여 구체적 실행 방안을 세워 발표해보자)..

또한 광고효과 측정은 측정하는 시기에 따라 사전테스트(pretest), 사후테스트(posttest)가 있으며 사전테스트는 광고 내용을 사전에 개선하기 위함이고 사후테스트는 광고에 대한 실제광고효과의 측정을 목표로 한다. 사후 테스트 방법에는 소비자들이 상품을 얼마나 기억하는가를 측정하는 메모리 테스트법이 주로 사용된다. 메모리 테스트법의 종류로는 기억회생 테스트법인 상기법(recall test)과 얼마만큼 광고상품을 인지하는지를 테스트하는 인지법(recognition test)이 있다 (그림 4-17 참고).

광고목표 설정	⇒	광고예산 설정	⇒	광고카피 작성	⇒	광고매체 선정	⇒	광고효과 측정
▶광고목표 · 매출액 증가 · 시장점유율 상승 · 브랜드 인지도 상승 · 브랜드 선호도 상승		▶예산 설정 영향요인 · 제품수명주기 · 시장점유율 · 경쟁의 강도 · 광고빈도 및 횟수 · 제품차별성		▶효과적인 광고 카피 · 소비자 주의 유발 · 흥미유발 · 구대 욕구 자극 · 구대행동		▶광고매체 선정조건 · 상품성격과 부합 · 매체의 성격 · 메시지의 적합성 · 광고비용 및 효율성 · 소비자 인지도		▶광고 효과 측정 방법 · 사전테스트 · 사후테스트 - 상기법 - 인지법

[그림 4-17] 광고관리 의사 결정 과정

3) 촉진의 기능

최근 마케팅 환경은 시장에는 새로운 신제품들이 넘쳐나고 소비자들의 취향은 개성화되고 있다. 신기술의 발달로 제품 간에 품질 차이도 거의 유사한 수준이다 보니 시장에서의 경쟁은 치열해지고 수익은 감소할 수밖에 없는 것이 현실이다. 그러므로 마케터들은 여러 수단과 방법을 동원하여 소비자들에게 자사 제품에 대한 정보를 제공하여 구매를 유도하는 촉진활동을 하고 있다. 이 같은 촉진활동은 다음 세 가지 기능을 수행한다.

① 정보제공((Informing)

잠재고객이 제품을 구매하려고 할 때는 제품에 대한 지식을 필요로 한다. 따라서 정보제공(informing)은 촉진의 가장 기본적인 기능이라고 할 수 있다. 정보제공 기능은 기존제품의 구매를 유도하기 보다는 보다는 신제품을 출시할 경우 제품 특성이나 용도를 소비자들에게 제공할 때 더 유용한 기능이다. 촉진의 정보제공 기능은 제약기업이 소비자 및 약사들에게 제품 및 서비스의 대한 교육적인 기능을 수행할 수 있다.

② 설득(Persuading)

대부분의 제품들은 유사한 기능과 형태의 제품들과 시장에서 치열하게 경쟁하는 경우가 대부분이다. 마케터는 이러한 경쟁에서 자사 제품의 경쟁적 우위요소를 내세워 잠재고객들의 구매행동을 이끌어 내도록 설득해야 한다. 설득 기능 은 표적고객의 구매행동에 영향을 미칠 수 있도록 호의적인 태도 형성시키거나 유도하기 위한 촉진활동에 이용된다.

③ 회상(Reminding)

표적고객들이 이미 자사 브랜드에 대한 호의적인 태도가 형성된 상황 하에서는 적절한 회상(reminding)을 목표로 촉진활동을 전개해야 한다. 이는 경쟁상황 하에서 자사 고객의 이탈을 효과적으로 방어하기 위한 수단이 된다. 고객들에게 과거 구매의 만족감이나 좋은 경험을 회상시키는 것은 경쟁사로의 이탈을 막고 자사 고객으로 계속 관계를 유지하기 위한 촉진활동의 기능이다.

4) 촉진 믹스(Promotion Mix)

촉진 믹스(promotion mix)는 고객의 가치를 설득적으로 전달하고 고객과의 관계를 구축하기 위해 사용하는 수단들이며 광고, 판매촉진, 인적판매, PR은 전통적인 촉진 활동의 도구라고 할 수 있다. 최근 촉진믹스의 도구로 많이 사용되는 직접마케팅(direct marketing)과 PPL (product placement)에 대해서 살펴보기로 한다.

① 직접 마케팅(Direct Market)

직접 마케팅은 잠재고객 또는 기존 고객의 정보를 확보하여, 대중매체나 인적 판매원을 활용하지 않고 고객에게 직접 1:1로 다양한 방법으로 커뮤니케이션을 하는 촉진 수단을 말한다. 그 종류로는 직접우편(direct-mail, DM), 카타로그 마케팅(catalog marketing), 텔레마케팅(telemarketing)이 있다. 그리고, 직접반응 텔레비전 마케팅(direct-response television)이 있는데, 여기에는 인포머셜(informercial)과 TV홈쇼핑이 속한다. 이와 함께 키오스크 마케팅(kiosks marketing), 온라인 마케팅(on-line marketing) 마지막으로 이동전화, 팟캐스트, 보드캐스트, 양방향 TV 등 새로운 디지털 다이렉트 마케팅 기술이 쏟아져 나오고 있다. 이러한 다이렉트마케팅은 구매자나 판매자 입장에서 유용하고 편리하다는 장점도 있으나, 소비자에게 피해를 주는 부정적인 면도 있다. 따라서 마케터는 타겟고객을 정확하게 선별하는 것으로부터 정직하고 정교하게 계획 된 마케팅 활동을 펼쳐야 할 것이다.

② MPR과 PPL

PPL (product placement)은 간접적인 광고형태의 마케팅 커뮤니케이션 기법으로 광고주가 판매증진이나 이미지 개선을 목적으로 일정한 대가를 지불하고 자의 제품 및 서비스 브랜드 등을 특정 매체(Media)에 노출시켜 소비자를 설득하는 방법이다. PPL은 영화나 TV드라마 등 영상 매체에 기업의 제품을 자연스럽게 등장 시켜 관객이나 시청자들의 무의식 속에 이미지를 심는 간접광고 기법이다. PPL의 유형은 두 가지로 제품이 주연배우가 직접 사용하거나 언급되는 형태로 매우 두드러지게 노출시키는 온셋 PPL (on-set product placement)과 제품이 한 장면의 배경으로 보이거나 실제 옥외광고가 장면에 비춰지거나 배경으로 보여 지는 등 교묘한 방법으로 제품 및 브랜드를 삽입하는 크리에이티브 PPL (creative product placement)이 있다.

MPR(marketing PR)은 마케팅(marketing)과 PR(public relations)이 결합된 단어로 마케팅 목표를 이루기 위해 이해관계가 있는 공중(public)에게 PR을 활용하는 전통적인 방식이다. 소비자들에게 커뮤니케이션하는 능력이 감소하게 됨에 따라 효과를 높일 수 있는 MPR과 같은 방법이 필요하게 되었다. MPR은 PR의 전반적인 활동 중에서 소비자에 초점을 맞추어 기업과 소비자 간에 상호작용을 다루는 마케팅 지향적인 PR을 말한다. 대표적인 MPR의 하나인 스폰서십 마케팅은 기업 이미지 제고, 브랜드 인지도 상승, 고객충성도 유지 등과 같이 주로 기업의 장기적인 목표를 위한 수단으로 활용되며 성공할 경우 그 기대효과가 상당하다.

MPR의 종류에는 기업의 이미지나 신뢰성을 강화하는 명성 제고를 위한 MPR, 신상품 MPR, 기존 구상품의 특징을 부각시키는 구상품 MPR, 위기를 기회로 바꾸는 MPR, 광고나 프로모션을 부각시키는 MPR, 현장 관심을 유도하는 MPR, 각종 스포츠 대회 후원 MPR, 사회적 마케팅 MPR, 공공서비스 MPR 등 마케팅 전략에 따라 그 종류가 무궁무진하다.

<사례 4-17> 신제품과 통합적 마케팅 커뮤니케이션_동○약품 ○치…성공의 비결

2011년 출시 당시 37억원의 연매출로 시작했던 잇○는 2012년 50억원, 2013년 86억원으로 매년 20% 이상의 성장세를 기록하며 2014년에는 연매출 101억원에 도달, 누적 판매량 346만개를 돌파했다.
'잇○'의 성공 요인으로는 ▲효과에 대한 높은 만족도 ▲사용의 편리함(1일 2회 양치)에 의한 높은 복약순응도 ▲잇몸질환에 대한 소비자들의 관심 확대 등이 꼽힌다.
잇○는 잇몸치료와 양치를 동시에 할 수 있는 치약형 잇몸치료제로 카모밀레, 라타니아, 몰약 3가지 천연생약성분이 붓고 피나는 잇몸에 직접 작용한다. 또한 양치와 함께 이루어져 편리하고 효과적으로 잇몸을 관리하도록 돕는다.
아울러 치약성분을 함께 함유해 잇몸질환의 원인이 되는 플라그를 제거하고 풍부한 거품, 상쾌한 맛과 향, 산뜻한 투 톤 컬러로 사용 시 느낄 수 있는 거부감을 없애 젊은 층에게까지 매력을 어필하고 있다.
잇○는 항균, 항염 작용이 뛰어난 카모밀레, 라타니아, 몰약 3가지 천연생약성분이 포함돼 있다. 카모밀레(chamomile)는 항염, 진정 작용이 우수해 구강 점막의 염증을 치료하는 효과가 있다. 라타니아(rhatany)는 항균, 수렴, 지혈 효과가 뛰어나 예로부터 구강, 인후통 등 염증성 질환에 사용해왔다. 몰약(myrrh)은 진통, 부종, 억제효과와 보존 작용이 있다.
동○약품은 잇○의 마케팅에서도 새로운 패러다임을 선보이고 있다. 구강제품 전담 MR팀을 발족해 전국 1만 4000여개의 치과를 방문하며 제품 홍보 활동을 펼치고 있다. 약국 시장뿐만 아니라 병/의원 시장도 공략해 시너지 효과를 내겠다는 전략이다. 소비자 대상으로도 다양한 커뮤니케이션 활동을 펼쳐나가고 있다.
2013년 흡입력 있는 CM송으로 소비자를 사로잡았던 광고에 이어 올해에는 소비자의 목소리를 통해 잇○의 탁월한 잇몸치료효과를 신뢰감 있게 전달하며 '잇몸치료와 양치를 한번에'라는 스마트한 잇몸치료제 컨셉을 이어가고 있다.
또한 '잇몸건강 온몸건강' 캠페인을 통해 온몸 건강에 영향을 미치는 잇몸 건강 유지의 중요성을 알리기 위한 건강 강좌를 개최하고, 올바른 칫솔질 알리기 활동 등을 전개하며 소비자와의 지속적인 커뮤니케이션을 시도하고 있다.

출처: 약사공론(2016.01.04) 기사참고.

제 7 절 서비스 마케팅

1. 서비스의 개념 및 특성

국민의 소득 수준이 높아질수록 서비스 산업이 차지하는 비중도 증가한다. 대부분 선진국에서의 서비스 산업은 경제에서 가장 비중이 높고 지배적인 분야가 되었다. 제조 산업은 점차 줄어들고, 제품 또한 소비자들이 그 차이를 알 수 없는 일반상품화 되고 있기 때문에 제조 산업에서 조차 서비스가 하나의 핵심적인 차별화 요인(key differentiator)으로 작용하는 상황이다. 결국 제품 브랜드의 포지셔닝을 위해서도 서비스가 중요한 요인으로 작용하기 때문에 서비스는 제약기업에서도 중요한 핵심 경쟁요인이며, 핵심역량(core competence)이 될 수 있다.

특히 제약 산업에서는 고객 상담을 통해 제약 제품을 판매하는 소매점의 한 유형인 약국이 의약품과 건강관련 제품에서 소매유통뿐만 아니라 관련된 약료서비스를 제공하고 있다. 따라서 개국을 준비하거나 약국을 운영하는 약사들은 서비스 마케팅을 이해하여 실무적으로 활용할 필요가 있다. 서비스는 일반적인 유형의 제품들(tangible goods)과는 다른 4가지 특성을 이해해야만 서비스를 설계하거나 관리하는 등의 효과적인 마케팅 활동이 가능하다. 본 절에서는 서비스의 개념 및 특징에 대해서 살펴보기로 한다.

1-1. 서비스의 개념

서비스가 간혹 '봉사'와 혼돈된 개념으로 쓰이곤 하는데 봉사란, 히브리어의 '아바르' 헬라어의 '디아코니아'에서 유래 하였으며 '수고' 또는 '섬김'의 뜻으로 자신의 이해와 상관없이 타인을 위하여 몸과 마음을 다 바쳐 일 하는 것을 의미한다. 일반적으로 서비스란 물질적 재화를 제외한 생산과 소비에 관련하여 정신적, 육체적으로 노동을 제공하는 모든 행위를 의미한다.

서비스는 하나의 표현으로 정의하기 어려운 측면을 가지고 있고, 경제발전에 따른 산업구조의 지속적인 변화로 서비스 성격 자체가 가변적이어서 학자에 따라, 시기에 따라, 상황에 따라서 서비스의 개념은 조금씩 상이한 의미로 사용되기도 한다. 서비스는 내가 아닌 다른 사람, 조직내부와 외부의 고객들의 편리와 이익을 도모하기 위한 실천행위이다.

서비스는 말로만 이루어지는 논리가 아니고, 상대방을 유익하고 즐겁게 만드는 행동요소가 수반되어야만 하는 실제이다. 서비스의 어원은 라틴어의 노예를 의미하는 '세르브스(servus)'로 부터 유래하였다. 이탈리어와 독일, 오스트리아에는 아직도 "세르부스"라는 인사말이 있는데, "나는 당신을 위해 봉사 할 수 있는 사람입니다."라는 의미이다.

1-2. 경영학적 측면에서 서비스의 정의

아담 스미스(Adam Smith)는 경제학적 관점에서 서비스를 용역으로 간주하여 부를 창출할 수 없기 때문에 비생산적 노동이라고 정의하였다. 서비스(service)의 개념은 일반적으로 유형의 제품과 비교하여 설명한다. 즉, 서비스는 무형적인 요소에 기반하고 있는 반면 재화(제품)는유형성에 기초한다는 것인데 실질적으로 모든 상품은 유형과 무형의 특징의 상대적인 비중에 차이가 있을 뿐 두 가지 특성을 함께 가지고 있다. 재화(제품)에 기초한 상품은 유형적 특징이 많은 반면 핵심 요소가 서비스인 제품은 무형적인 요소가 더 많다.

경영학적 관점에서 서비스를 정의하기 위한 시도는 미국마케팅협회(AMA, 1960)에서 시작되었는데 "서비스란 제품판매를 위해 제공되거나 판매에 부수적으로 제공되는 행위, 편익, 만족"이라고 서비스를 활동론적 관점으로 정의하였다. 한편, "서비스는 무형재이다", "소유권의 이전이 없는 재산이다"와 같이 서비스에 있어 유형과 무형의 차이를 손으로 만질 수 있느냐에 여부에 중점을 두고 많은 경영학자들은 속성론적 관점에서 서비스를 무형재로 규정하고 있다.

대부분의 서비스는 소비자와 서비스 제공자의 상호작용을 포함한다. 이러한 인간 상호관계론적 관점에서는 "서비스 상품의 특징은 서비스는 무형적 성격을 띠는 일련의 활동으로 서비스 종업원과 상호관계에서부터 발생하여 고객의 문제를 해결해 주는 것"으로 정의할 수 있다.

예를 들어 약국에서 구입한 약에 이 물질이 들어 있는 것을 발견하고 교환 또는 환불을 요구하는 고객이 약국과 제약회사에 연락을 취하는 것으로부터 최종적으로 문제를 해결하는 과정에서 고객과 약사, 고객과 제약회사 담당자, 약사와 제약회사 담당자는 상호작용이 발생하게 된다. 이는 약국 서비스가 제약회사의 서비스 활동까지도 확대 될 수 있다는것을 의미한다.

서비스 지향성(service orientation)이란 서비스 직원과 고객 간에 상호작용에 영향을 미치는 일련의 태도와 행위를 말한다. 따라서 제약기업 및 약국에서는 서비스 지향성을 강화하기 위한 마케팅 활동을 통해 경쟁우위를 확보할 수가 있다. 특히, 제약기업 입장에서 서비스는 고객의 육체적인 차원뿐 아니라 정신적이고 심리적인 만족감까지 제공하여 충성도를 제고함으로써, 제약기업에 많은 이익을 창출케 하는 경영의 대상으로 인식해야 한다.

<사례 4-18> 고객접점(MOT)의 중요성

MOT (Moment of Truth)란 스페인의 투우 용어인 'Moment De La Verdad'를 영어로 표현한 것으로 투우사가 소의 급소를 찌르는 순간을 뜻한다. 즉, '피하려고 해도 피해지지 않는 순간', '실패가 허용되지 않는 중요한 순간'이라는 뜻이다. 그래서 MOT를 '결정적 순간'으로 사용한다.
MOT라는 개념을 서비스 품질관리에 최초로 적용한 것은 스웨덴의 마케팅 학자인 리차드 노만(R. Norman)으로 고객이 기업에 직접적이든 간접적이든 어떤 일면과 접촉을 하게 되는 그 순간을 말한다. 스칸디나비아 항공의 얀 칼슨 회장이 MOT관리를 통해 1년 만에 3,000만 달러 적자를 극복한 사례를 Moments of Truth라는 제목의 책을 출판하면서 MOT라는 용어가 널리 사용되었다.
약국에서는 환자가 약국에 들어서는 순간부터 약사 혹은 종업원과 인사하는 순간, 상담하는 순간, 대기하는 순간, 계산을 하는 순간, 약국을 나가는 순간 등 서비스를 제공하는 그 조직이나 품질에 대해 어떠한 인상을 받거나 사상을 지니게 되는 모든 순간을 의미한다.
MOT는 서비스 제공자가 고객에게 제공하는 서비스 품질 인식을 결정짓는 시간은 매우 짧고, 이는 서비스 제공자의 사업 성패를 가름한다. 따라서 고객 접점에 있는 서비스 제공자는 고객이 서비스를 받는 그 순간에 최상의 서비스를 제공 받는다는 인상을 주어야한다.

고객이 경험하는 가치(서비스의 품질, 만족도)는 곱셈의 법칙이 적용되므로 MOT가 중요한 이유이다. 인사(95점)×상담(95점)×가격(98점)으로 우수한 서비스를 제공하다가 계산 시 불쾌감(0점)을 주면 기존 점수에 0점을 곱하게 되기 때문에 최종적인 총점은 0점이 된다.
출처: 광고 마케팅 잡지 콤마(2017. 12. 22) http://blog.naver.com/withcomma?Redirect=Log&logNo=221169257381 참고

1-3. 서비스의 특성

서비스의 본질적 특성에 관해서는 학자들 간에도 다소 차이가 있지만, 서비스는 대체로 무형성, 생산과 소비의 비분리성, 이질성, 소멸성의 4가지 특성을 갖는다.

1) 무형성(Intangibility)

서비스의 기본적인 특성은 형태가 없기 때문에 객관적으로 누구에게나 보이는 형태로서 제시할 수 없으며 만지거나 볼 수 없다는 것이다. 이러한 무형성은 서비스 상품을 진열하거나 커뮤니케이션에 있어서 곤란하게 한다. 따라서 이와 같은 문제를 해결하기 위해서는 강력한 이미지를 창출하는 등 실체적인 것을 강조하고, 구전 커뮤니케이션과 가격설정에 있어서 많은 신경을 써야 한다.

특히 의료, 금융, 법률서비스 등과 같은 전문서비스 분야에서 이러한 특성이 잘 반영되고 있음을 볼 수 있는데 예를 들어 의료서비스의 경우 의사의 명성이나 의료시설 등과 같이 실체적이고 가시화 할 수 있는 정보를 강조하거나 은행을 비롯한 여러 금융기업에서 "고객만족"에 대한 슬로건을 내세워 고객서비스에 대한 시각적인 단서를 제공하는 것을 볼 수 있다.

2) 소비와 생산의 비분리성(Inseparability of Production and Consumption)

서비스는 생산과 소비가 동시에 일어난다. 즉, 서비스 제공자에 의해 제공되는 것과 동시에 고객에 의해 소비되는 특징이 있다. 이러한 생산과 소비의 동시성이란 특징 때문에 서비스 기업은 주로 시간 및 장소 효용을 창출하기 위한 방안에 초점을 두는 전략을 편다. 유형의 제품은 생산과 소비가 분리되어 일단 생산과정을 거친 후에 저장되어 나중에 팔리거나 이후에도 지속적인 소비유지가 가능하지만 서비스는 생산과 동시에 소비되기 때문에 서비스는 서비스 생산자와 소비자가 분리 될 수 없다. 따라서 소비자가 서비스 생산에 참여해야 하는 경우가 발생하며 그러기에 서비스는 소비자 즉, 고객이 존재해야 한다. 이러한 서비스 생산자와 소비자가 형성하는 분위기가 하나의 서비스 내용이 될 수 있다.

이와 같이 서비스는 고객이 참여하기 때문에 집중화된 대량생산체제를 구축하기 어렵다. 또한, 서비스는 제품과는 달리 구입 전에 미리 시험해 볼 수 없으며 사전에 품질을 통제하기 어렵다. 이러한 문제점을 보완하기 위해 고객접점에 있는 서비스 요원에 대한 철저한 교육과 지속적인 고객관리, 다양한 서비스 시설 제공 및 관리 등이 매우 중요하다.

3) 소멸성(Perishability)

판매되지 않은 유형의 제품은 보관해 둘 수 있으나 판매되지 않은 서비스는 소멸된다. 즉, 서비스는 재고와 저장이 불가능한 것이며, 구매된 서비스는 1회성으로 소멸하게 되며 그 와 동시에 서비스의 편익도 사라지게 된다. 반면에 유형의 제품은 구입된 후에 그 상품의 물리적 형태가 존재하는 한 몇 회라도 반복하여 재사용할 수 있다.

이러한 서비스의 1회성은 과잉생산에 의한 손실과 과소생산으로 인한 이익기회의 상실이라는 문제가 발생하게 되는데 이를 해결하기 위해 수요와 공급 간의 조화를 이루게 하는 전략이 필요하다.

구체적인 서비스의 수용와 공급 전략으로는 수요에 따라 생산계획을 변동하고, 임시 직원의 채용을 통해 유연성을 확보하고, 유휴시설이나 장비의 새로운 용도를 개척하며, 직원들을 대상으로 여러 직무교육을 시행해 유사시에 서로 도울 수 있는 기반을 만들어 두어야 한다. 또한, 수요를 형성시키기 위해 대기나 예약시스템의 형태로서 수요를 재고로 보관할 수 있어야 한다. 특히 서비스는 소비자에 맞추어 개별화(customization)하게 생산되어지기 때문에 대량생산은 이루어지지 않는다. 예를 들면 미용실이나 병원의 경우 소비자 혹은 환자에 맞춘 개별화 서비스이기에 서비스를 사전에 예측하고 대량 생산을 한다는 것은 불가능하다.

4) 이질성(Heterogeneity)

이질성은 변동성(variability)이라고도 한다. 서비스는 생산 및 인도 과정에 있어서 가변적인 요소가 많으므로 한 고객에 대한 서비스가 다음 고객에 대한 서비스와 다를 가능성이 있다. 이는 곧 표준화가 어려운 것으로 같은 서비스 업체 내에서도 직원에 따라 제공되는 서비스나 질이 달라질 수 있으며 같은 직원이라도 시간이나 그객, 여러 환경 등의 변화에 따라 다른 서비스가 제공될 수 있다. 또한, 은행의 ATM기와 같은 무인 기기나 자동화시스템의 경우에도 고객에 따라 경험하는 서비스의 질이 달라질 수 있다.

이와 같이 서비스는 제공자와 수혜자에 따라 달라질 수 있으며 동질적이지 않고 변동적인 것이어서 규격화하거나 표준화하기 어렵다고 할 수 있다. 이러한 서비스의 이질성은 문제와 기회를 동시에 제공한다. 서비스의 질을 균일화하기 어렵기 때문에 서비스 기업은 어떠한 방법으로 '서비스를 일정 수준이상으로 유지하는가?', 또는 '표준화할 수 있는가?' 등이 과제가 된다.

반면에 서비스의 이질성은 고객에 따른 개별화(customization)의 기회를 제공한다. 대개 서비스의 효용은 소비자의 주관적으로 평가되는 것이므로, 제공되는 서비스의 개성화를 통해 다양한 고객욕구에 대응할 수 있다.

<사례 4-19> 대표적인 서비스 기업

美 럭셔리 백화점 노드OOO
1901년 신발 가게로 오픈한 노드OOO(Nordstrom)은 대표적인 미국의 럭셔리 백화점으로 성장했다. 최근 기업들은 제품의 품질이나 기술면에서 뚜렷한 차별점을 찾기 힘들 정도로 기술적인 발달이 이루어졌고 빠르게 변화하고 있다. 이에 따라서 치열한 가격 경쁜만 아니라 고객의 마음을 사로잡기 위한 경쟁 또한 가속화 되고 있다. 노드OOO은 고객 서비스만이 유일하게 생존할 수 있는 경영전략이며, 경영원칙이라는 것을 확실하게 터득하고 실천해 성공한 기업으로 꼽힌다. 이에 모든 부문에서 근무하는 직원은 항상 고객 우선의 서비스 정신으로 일을 하도록 한다. MD전략, 점포운영 전략, 판매관리, 판매촉진 전략과 물류 시스템 등에 이르기까지 각 부문의 고객 서비스를 기본 핵심 과제로 실천하고 있다. 노드OOO은 고객에게 노(no)라고 대답하지 않는 기업으로도 잘 알려져 있다. 어떤 상황에서도 스스로 판단하되 고객에게 가장 좋다고 생각는 것을 실행하라는 것이다. 소비자 다음으로 가장 최고의 권한을 현장 직원에게 주기 때문에 우리나라에서 흔하게 들을 수 있는'윗 사람에게 물어봐야 한다'라는 말이 이곳에서는 통하지 않는다. 특히 고객 서비스와 관련된 유명한 일화가 하나 있다. 한 부인이 세일이 막 끝난 매장을 찾아와 A고급 브랜드의 바지를 세일 가격에 사고 싶어했다. 하지만 해당 매장에는 그에게 맞는 치수가 이미 다 팔렸다. 인근 지역의 노드OOO 매장에서 바지를 구하지 못하자 판매사원은 경쟁 백화점까지 알아봤고, 고객이 원하는 치수가 있다는 사실을 확인한 판매사원은 정가에 바지를 구입해 와서 고객이 원하는 할인 가격으로 되팔았다. 결과적으로 이 거래를 통해 노드OOO은 이익을 내지 못했지만, 고객에게 잊을 수 없는 감동을 줬고 평생 고객으로 만들 수 있게 됐다. 아울러 이 일화가 고객들 사이에서도 알려지면서 긍정적인 기업 이미지 형성에 일조했다.
출처 : 이코노믹리뷰, 2017.02.19. 기사참고

2. 서비스 마케팅 믹스

마케팅 믹스는 기업이 의도하고 있는 표적시장 내에서 소비자 만족을 통한 이윤추구라는 마케팅 목표를 달성하는데 통제 가능한 마케팅 도구들의 집합이다. 서비스 마케팅 믹스 또한 개념 및 정의는 다르지 않다. 다만 서비스가 갖는 특성에 따른 차이점으로 인해 과 기존의 전통적 마케팅 믹스(4Ps)는 서비스마케팅에서 필요로 하는 도구를 충분히 갖지 못하였기 때문에, 서비스 마케팅의 특징적 요소라고 할 수 있는 사람(people), 프로세스(process), 물리적 증거(physical evidence)를 포함한 확장된 마케팅믹스(7Ps)가 제시되었다. 이는 버나드 붐즈와 메리 비트너(Bernard Booms & Mary Bitner)에 의해 1981년 개발하였으며, 1984년 코웰(Cowell)은 구성 도구 중 참여자(participants)를 사람(people)으로 변경하였다(과제: 기존의 전통적 마케팅 믹스 4P 전략은 서비스마케팅에서 어떤 부분이 미흡한지를 학습하고 주변 약국을 조사하여 현실적으로 가장 필요한 약료서비스 마케팅믹스 전략은 무엇인지 제시해보자).

1) 제품서비스(Product service)

제품이란 인간의 욕구를 충족시켜 줄 수 있는 다른 가치를 구하기 위해 교환하는 것으로 조직이나 소비자의 니즈를 충족시키는 편익의 집약이라고 할 수 있으며, 이러한 제품의 의미에는 형태가 없는 서비스, 아이디어, 장소 등도 포함이 된다.

서비스 제품은 핵심서비스(core service)와 보조서비스(supplementary service)로 나누어진다. 먼저 핵심 서비스는 고객의 본질적인 욕구를 충족시키기 위한 것으로 약국은 의약품 구매와 치료, 병원은 시술과 치료, 호텔은 숙박이다. 보조서비스는 핵심서비스 이용을 지원하는 가치지원 서비스(enabling service)가 있고, 핵심서비스 제공을 위해 반드시 필요하지는 않지만 가치를 높이고 경쟁 상품과 차별화를 꾀할 수 있는 가치증대서비스(enhancing service)가 있다. 가치지원서비스는 핵심서비스를 이용할 수 있도록 제공되는 서비스로 약국의 최신 의약품 정보서비스나 병원의 최근 치료성공 정보서비스, 호텔의 리셉션 등이고, 가치증대서비스는 고급 레스토랑 픽업서비스, 호텔의 휘트니스 이용서비스, 국제공항 항공사 라운지 서비스 등이 그 예가 될 수 있다 (그림 4-18 참조).

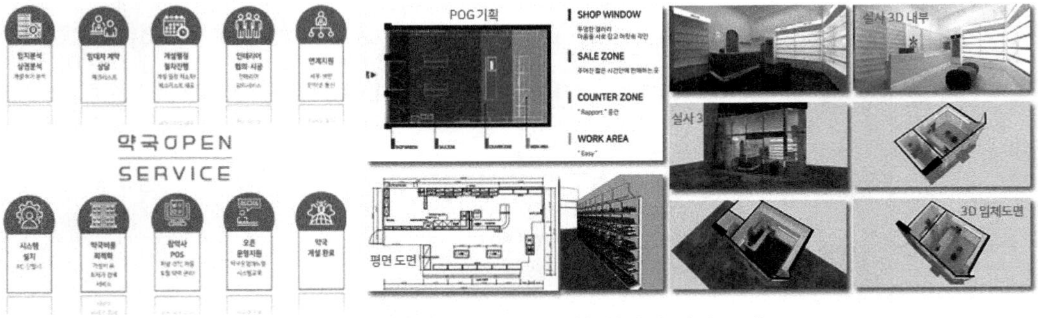

[그림 4-18] 약국 개국과 관련한 일련의 서비스 제공

2) 가격 서비스(Price Service)

가격은 제품이나 서비스를 구입하고 그 대가로 지불하는 화폐가치를 말한다. 소비자 입장에서는 서비스를 사용하는데 필요한 지불대가임에도 불구하고, 서비스의 무형성으로 인해 가격에 의해 품질, 만족, 가치에 대한 지각 및 대리 지표로써 영향을 미친다. 고가격인 경우는 고객에게 부정적인 인식을 줄 수도 있고, 그 반대로 저가격인 경우는 서비스 품질과 제공 능력을 의심받게 된다. 이처럼 가격 결정은 전략적 차원으로 매우 중요한 요인이라고 할 수 있다. 또한 서비스의 소멸성으로 인해 수요와 공급의 조화를 꾀하는 것이 매우 중요하다. 수요관리에서 가장 직접적인 결과를 얻을 수 있는 것이 가격이므로 가격 변동을 통해서 수요량을 증가 시키거나 감소시킬 수 있다. 영화관의 조조할인, 새벽이나 심야의 철도 및 항공요금의 할인 적용 등이 그 예가 된다.

3) 촉진 서비스(Promotion Service)

촉진은 소비자들에게 자사의 제품의 정보 및 시용의 기회를 제공하고, 호의적인 태도가 형성되도록 설득하여 소비자 행동에 영향을 줌으로써 구매를 하도록 유도하는 것이 목적이다. 병원이나 호텔처럼 서비스 제공 장소 즉, 물리적 증거도 촉진의 수단이 된다. 항공사의 마일리지, 신용카드나 유통사들의 포인트 적립 제도 등은 고객의 이탈을 막고 충성도를 제고할 수 있는 촉진 수단이 될 수 있다.

또한, 광고 에 있어서도 서비스의 특성을 극복하는 데 초점을 맞추는 것이 바람직하다. 병원광고에서 병원의 건물과 시설, 의료진의 명성 등을 노출하여 병원의 전문성과 유형성을 강조하는 것이 필요하다. 고객이 병원의 자가진단서비스를 이용하는 절차와 혜택을 노출함으로써, 자신이 이용하게 될 서비스를 광고를 통해 접촉한 잠재고객은 추후 서비스를 이용할 때 역할을 잘 수행할 수 있도록 함으로써 비분리성을 축소할 수 있게 한다.

표준화를 필요로 하는 서비스는 고객의 기대를 광고를 통해 알게 할 수 있고, 개별화된 서비스는 광고를 이용하여 서비스 과정을 알려서 이질성을 줄여 준다. 마지막으로 고객들에게 성수기와 비수기를 알려주거나, 비수기의 혜택을 광고함으로써 비수기 수요를 창출하여 소멸성을 극복할 수 있게 한다.

4) 유통 서비스(Place Service)

생산과 소비가 분리되어 있지 않는 비분리성으로 서비스 유통은 서비스 제공자와 소비자로 구성되어 중간상이 없는 경우가 많다. 중간상이 존재하는 경우는 서비스를 사용할 권리를 제공 받은 프랜차이즈, 전화나 웹(web)과 앱(app) 등의 온라인(on-line)에서 서비스를 제공하는 유통채널, 호텔이나 여행사 등의 서비스를 대행하는 브로커나 에이전트를 들 수 있다. 제조업에 비해 적은 수의 중간상이 있으며, 그 영향력과 단계가 짧아 서비스의 유통경로는 짧고 간결한 것이 특징이다.

프랜차이징(franchising)은 서비스에 대한 사업권(franchise)을 가지고 있는 본부(franchiser)가 시장을 확대하기 위한 체인을 구성한 후, 가맹점(franchisee)을 모집할 때 체결된 계약 조건에 따라 특정 지역의 판매권, 브랜드, 표준화된 상품 및 서비스, 판매기술, 마케팅 지원 등을 제공하고, 그 대가로 로열티(royalty), 보증금, 가입비 등을 받는 것이다. 우리나라에서 약국은 약사법 제20조(약국의 관리의무)에 따라 약사는 하나의 약국만을 개설할 수 있다는 규정에 따라 약국은 프랜차이즈 직영점을 운영할 수가 없다.

5) 인적 서비스(People Service)

사람(people)에는 기업 내부에서 서비스를 제공하는 종업원과 외부에서 서비스를 제공 받는 고객이 모두 포함된다. 서비스를 제공하는 종업원의 태도와 질은 서비스 과정에서 생산자 겸 참여자로 참여자로 영향을 미치며, 고객은 서비스 수요자 겸 참여자로서 서비스를 구매하고, 만족의 정도에 따라서 재 구매와 또 다른 고객들의 의사결정에 중요한 영향을 미치게 된다. 서비스는 종업원의 행위를 통해 고객들에게 전달되기 때문에 종업원들은 서비스의 생산자이자 전달자이다. 현대에는 대부분의 성공적인 서비스 기업들이 인적 자원에 대한 중요성을 인식하고 이들에 대한 내부마케팅을 강화하고 있다. 이는 내부고객의 만족 없이 외부고객의 만족을 실현하는 것은 불가능하기 때문이다. 따라서 내부고객들의 서비스 마인드나 고객 지향적 사고를 형성하는 것이 중요하며, 직원의 선발에서부터 교육/훈련, 동기부여 등 인적자원관리(human resource management)가 필요하다.

한편, 고객이 다른 고객들과 같은 시설을 공유하는 서비스의 경우 고객은 상품의 일부가 된다. 이는 극장, 식당, 호텔, 병원 등을 비롯해서 약국에도 해당되며, 경우에 따라서는 서비스를 이용하는 고객의 구성이 이미지와 경험을 결정하기에 우수한 기존 고객의 로열티를 강화하고 유지하기 위한 관계 마케팅(relationship marketing)이 중요하다.

기존의 매스 마케팅(mass marketing,대량생산-대량유통-대량판매)은 단기적인 관점으로 고객을 바라본다. 그리고 고객 유실에는 상관없이 고객 획득에 주력하며, 1회 거래를 목표로 한다. 그러나 관계 마케팅의 목표는 상생 관계를 구축하고 유지, 강화하는 것이다. 즉, 신규고객 획득에 주력하면서 시장점유율 만을 목표로 삼는 것이 아니라 기존 고객과의 관계 유지에 주력하면서, 고객의 의사결정에서 많은 부분을 차지하는 것을 목표로 삼는 것이다.

백화점들이 바겐세일을 실시하는 것, 신용카드 회사가 신규 발급 후 첫 거래를 유도하기 위해서 각종 혜택을 주는 것 등은 초보적인 수준의 관계 마케팅이라고 할 수 있다. 그 다음부터는 전화나 대면 상담 등을 통해서 고객과의 관계를 유지하는 것에 주력한다. 보험회사에서 고객에 적합한 상품을 알아서 제안하거나 은행에서 고객에 맞는 상품을 제안하는 것은 높은 수준의 관계 마케팅이라고 할 수 있다. 이 수준을 성공적으로 넘어가면 고객과 기업의 관계는 평생을 거래할 수 있는 고객이 되는 것이다.

고객과의 관계에서 가장 중요한 고객 충성도는 두 가지로 구분할 수 있다. 즉 기업에 대한 충성도(loyalty to the company)와 직원에 대한 충성도(loyalty to the employee)이다. 그러나 기업에 대한 충성도는 큰 위험 없이 높으면 높을수록 좋지만 직원에 대한 충성도는 직원이 이직할 경우, 이탈 가능성이 높아진다는 점에 유의해야 한다.

신규 고객을 유치하는 것이 기업의 성장 동력이 되고, 기업의 경쟁력을 평가하는 수단으로 이용되고 있는 것도 사실이지만, 제약기업이나 약국 모두 현재 관계를 맺고 있는 고객에 대한 관계 유지 및 개선을 통해 가장 효율적인 성장 동력을 가질 수 있다는 점을 인지해야 한다. 기존 고객에게서 새로운 수익을 창출하는 것은 신규 고객으로부터 수익을 창출하는 것보다 10~20%의 비용밖에 들지 않는다. 따라서 기존고객들의 만족도 수준을 제고하기 위한 인적 마케팅 활동이 필요하다.

6) 과정 서비스(Process Service)

과정(process)은 서비스를 제공하는데 필요한 절차, 작동 구조, 그리고 활동의 흐름을 말한다. 즉, 서비스 제공 및 생산 시스템이라고 할 수 있다. 서비스는 서비스의 특성인 무형성과 비분리성으로 인해 고객과 분리할 수가 없다. 서비스를 소비하는 고객은 서비스 프로세스 안에서 일정한 역할을 수행하게 되므로 최종 소비되는 서비스 상품도 중요하지만, 전달받고 경험하는 과정과 절차가 고객만족에 중요한 영향을 미치게 된다.

핸드폰을 구매한 고객은 제조과정이나 유통과정에 관심이 없지만 카페에 커피를 마시러 간 고객들은 입구에 들어서면서 자리를 잡고 주문을 한 후, 분위기를 즐기며 커피를 마시는 전 과정과 이때 경험(experience)이 매우 중요하다. 이러한 프로세스의 단계와 서비스 제공자의 처리능력은 고객이 가시적으로 볼 수 있게 되며, 이는 서비스 품질을 결정하는데 직접적인 역할을 하고, 구매 후 만족과 재 구매의사에도 결정적인 영향을 미칠 수 있다.

따라서 서비스 프로세스는 고객경험 요소에 유념하여, 반드시 고객 관점에서 설계되어야한다. 구체적인 규칙과 기준으로 서비스를 표준화(standardization)하여 이질성을 극복할 수 있다. 병원에서 수속 및 기본 검사는 간호사가, 혈액검사는 임상병리사가 진행하는 절차를 마련하고, 의사는 본연의 치료 업무에 집중하는 경우를 예로 들 수 있다. 또한, 대부분의 서비스에서 서비스의 결과적 품질(outcome quality)보다는 과정적 품질(process quality)이 더 중요시 되기에 서비스 프로세스의 중요성을 인지해야 한다.

일부 병원에서도 MOT를 실현하기 위해 고가의 프리미엄 건강검진과 외래진료에 대해서 개별화된 서비스프로세스를 제공한다. 진실의 순간(Moment Of Truth, MOT)은 고객이 기업의 종업원 또는 특정 자원과 만나는 순간으로 해당 서비스 품질에 대한 인식에 영향을 미치는 상황이다. 이 용어는 스페인의 투우에서 소와 투우사가 대결하는 최후의 순간 즉, 투우의 승패를 결정하는 순간을 의미한다. MOT는 서비스 제공자가 고객에게 서비스의 품질을 보여 줄 수 있는 지극히 짧은 순간의 기회로 고객이 서비스에 대한 인상을 결정짓는 상황이다.

7) 서비스의 물리적 증거(Physical Evidence of Service)

물리적 증거(physical evidence)란 서비스가 제공되고 서비스 기업과 고객이 상호작용을 벌이는 환경, 혹은 서비스 커뮤니케이션이나 성과를 촉진시키기 위한 모든 유형적 요소들을 포함한다. 서비스의 눈에 보이지 않는 특성으로 인해 물리적 증거는 기업에서 제공하는 서비스의 부가적이고 유형적인 증거를 확인함으로써 서비스의 품질을 평가하게 된다.

서비스기업의 유니폼·건물외관·실내인테리어··로고·부가적 시설 등과 같은 물리적 증거를 통하여 고객의 서비스에 대한 신뢰감과 구매 의사결정에 영향을 미치게 된다.

물리적 증거는 고객뿐만 아니라 종업원들의 태도와 생산성에 영향을 주는 유형요소로 작용한다.

물리적 증거는 물리적 환경(physical environment)과 기타 유형적 요소(other tangibles)로 구성된다. 물리적 환경은 서비스케이프(servicescape)라고도 부르는데 이는 경관을 의미하는 접미사인 스케이프(scape)를 서비스(service)와 합성한 것으로 자연적 환경이 아닌 인간에 의해 만들어진 의도적 환경을 의미한다. 물리적 환경은 서비스를 제공하는 시설의 외형, 간판과 안내 표지판, 주차장, 주변 환경 등 외부 환경과, 내부 장식과 표지판, 벽의 색상, 천정의 높이, 가구, 시설물, 공기의 질, 온도 등의 내부 환경으로 구성된다.

기타 유형적 요소는 직원의 유니폼, 광고 팜플렛, 메모지, 입장 티켓, 영수증, 명함, 문구, 홈페이지 등을 말한다. 웹(web)이나 앱(app)을 통해서 제공되는 홈페이지나 가상적인 서비스 투어는 직접 서비스를 제공 받기 이전에 서비스를 사전에 이해하고 체험할 수 있도록 도와주는 역할을 하는데 이를 가상 물리적 환경(virtual servicescape)이라고 한다. 이러한 물리적 증거가 중요한 이유는 무형적인 서비스 상품이 어떤가를 고객이 결정하고 평가하는데 도움이 될 수 있는 유형적 단서가 되기 때문이다. 즉, 고객은 눈에 보이는 유형적 서비스에 의해 무형적 서비스를 평가하고 만족하는 경향이 크다<표 4-5참고>.

<표 4-5> 서비스마케팅 믹스 7Ps

제품서비스	가격서비스	촉진서비스	유통서비스	인적서비스	과정서비스	서비스 물리적증거
핵심서비스	영화조조할인	항공사 마일리지	온라인서비스	내부고객 만족서비스	서비스 생산시스템	서비스직원 유니폼
가치지원 서비스	저가항공	의료진 명성광고	호텔서비스 대행에이전트	직원선발, 훈련, 동기부여, 팀워크	서비스제공자 의 처리능력	실내인테리어/ 부가적시설
가치증대 서비스	새벽/심야철 도요금할인	비성수기 혜택광고	프렌차이즈 유통채널	관계마케팅/공유 서비스	MOT	주변환경

제 8 절 최신 제약 마케팅 트렌드의 이해

1. 디지털 시대와 마케팅

출퇴근길 버스나 지하철에서는 남녀노소를 불문하고 자신의 핸드폰을 활용해서 원하는 정보를 검색하고 온라인 쇼핑을 하며 최신 음악을 듣는 모습을 쉽게 볼 수 있다. 정보통신기술(ICT)의 발달, 산업간 융·복합이 진행되면서 최근 우리는 새로운 산업의 시대, 즉 4차 산업 혁명을 맞게 되었다. 각종 언론을 통해 많이 인용되는 사물인터넷(IoT), 3D 프린터, 나노 테크놀로지, 로봇공학, 무인 운송 수단, 인공지능(Artificial Intelligence,AI) 등 6대 분야의 새로운 기술들은 4차 산업 혁명의 핵심이라고 말할 수 있다. 기술을 발달에 기초하여 다가오는 4차 산업혁명과 디지털 시대의 제약 마케팅은 어떠해야하는지 알아보기로 한다.

1-1. 4차 산업혁명의 도래

현대의 마케팅은 ICT 혁신을 기반으로 다양한 변화의 모습을 보이고 있으며, 여기에는 기술의 진보를 배경으로 다양성을 존중하는 문화, 누구나 쉽게 기술을 이용하고 공유하는 개방성이라는 문화가 고스란히 녹아있다. 마케팅의 주체였던 재화(제품)와 서비스의 제공자(기업)가 과거에 비해 소비자와 보다 적극적인 커뮤니케이션을 진행하거나, 진행해야 되는 상황이 발생하게 된 것이다. 결국, 시간과 공간을 넘나드는 직접적(direct) 소비자 교류를 통해 얻게 되는 다양한 아이디어와 제안을 실시간(real-time)으로 마케팅 전략에 반영하기 위하여, 마케터는 온라인과 오프라인의 경계를 넘나들면서 고객과의 소통을 하고 있으며 이는 과거보다 진보된 형태의 다양한 마케팅 기법을 만들어내고 있다. 실제 마케터들은 다양한 경로와 알고리즘을 통해 얻은 빅데이터를 기반으로 더욱 세밀한 전략 수립과 마케팅 활동을 펼치고 있다.

소비자는 제품과 서비스라는 매개체를 통해 '커뮤니티'를 형성하여 기업의 성패에 직간접적 영향을 미치는데, 이들의 영향력은 입소문 효과(word of mouth)를 형성하고 새로운 브랜드 아이덴티티(brand identity)를 만들어 내며 커뮤니티 밖의 소비자의 제품 선택에 큰 영향력을 주기도 한다. 이와 관련하여 최근 유행하는 마이크로 마케팅(micro-marketing)은 특정 그룹을 대상으로 맞춤형 마케팅을 실시하는 것을 의미하며 이를 통해 기업들은 보다 확률 높은 마케팅 활동을 수행할 수 있게 되었다.

1-2. 디지털 시대의 마케팅

디지털 혁명을 기반으로 하는 4차 산업혁명의 도래는 제약 마케팅의 전체적인 흐름을 바꿔 놓고 있다. 특히, 제품 및 서비스의 공급자였던 기업이 마케팅의 절대 주체였던 상황에서 소비자의 영향력과 개입 정도가 커진 마케팅 환경의 근본적인 변화에 주목할 필요가 있다. 이는 실시간 커뮤니케이션이 가능한 온라인 플랫폼을 기반으로 최종사용자(end user)와 구매의사결정권자(economic buyer)인 소비자 집단이 제품과 서비스의 공급자인 기업과 직접적인 교류가 가능함에 기인한다. 결국, 마케터는 한층 강력해진 소비자 커뮤니티의 목소리와 영향력이 마케팅의 틀을 바꾸고 있다는 사실을 기억해야 하겠다.

과거 Robert Lavidge 와 Gary Steiner가 주장했던 광고효과의 위계 모형(hierarchy of effects model)에서는, 단순히 소비자가 제품을 느끼고(cognitive), 호감을 가지는(affective) 과정을 지속적으로 노출시켜 마케터가 원하는 구매 행동(behavior)을 이끌어 내는 일에 마케팅의 목적이 있다고 설명했다. 그러나 모든 정보가 각종 기술(technology)에 의해 실시간 확인 가능한 현대의 디지털 시대에서는 소비자의 구매 행동이 마케팅의 최종 목표가 아니게 되었다. 실제로 소비자들은 구매 이후에도 그들이 제품과 서비스에 대해 가지게 되는 각종 의견과 제안 사항을 마케터와 커뮤니티 속 또 다른 소비자와 공유할 수 있으며, 마케터들은 이러한 내용을 제품과 서비스에 반영하거나 가공하여 잠재적인 소비자에게 전달하고 공유하는 역할을 해야 한다. 디지털이 가지는 개방성과 포용성은 결국 소통(communication)을 가능하게 하고 이는 외부의 자극(예: 소비자의 제품평)에 민감한 소비자들의 구매 활동에 직접적인 영향을 미치게 된 것이다.

Pew Research Center의 자료에 의하면 2016년 대한민국의 휴대폰 보급률은 세계 1위 수준으로 전체의 88%에 해당한다. 특히 조사대상 중 마켓 트렌드를 리딩 할 수 있는 연령대인 18~34세의 휴대폰 보급률은 거의 100%에 가깝다. 소비자는 그들이 원하는 즉시 온라인을 통해 제품과 서비스 정보에 접속할 수 있으며, 소비자 누군가는 다른 소비자가 쏟아내는 정보와 의견에 영향을 받게 된다. 2014년 Retailing Today의 발표에 의하면 81%의 소비자는 제품 구매 전 모바일을 포함한 온라인 도구를 통해 제품 정보와 소비자 리뷰를 먼저 확인한다. 약국에서도 이러한 현상을 쉽게 확인할 수 있는데, 복약 상담을 하면서 스마트폰을 통해 제품 검색을 하는 소비자의 모습을 쉽게 볼 수 있는 것은 오늘날 개국가의 현실이다(과제: 현재 바로 활용이 가능한 약국의 디지털 마케팅은 무엇이 있는지 조사해보고 그러한 판단의 배경과 근거는 무엇인지 구체적으로 예를 들어 설명해보자).

<사례 4-20> 약국 환경의 변화 - '리테일' 환경의 변화

최근 몇 년 간 약국이 다양한 양상으로 진화하고 있다. 2016년 오픈 해 뉴욕을 강타했다는 미래형 디지털 약국 Capsule. 약국에 직접 가지 않아도 앱을 이용해 약사와 상담하고, 약을 주문하고, 배달 받고, 약을 받은 이후에도 궁금한 것을 물어볼 수 있는 디지털 약국이 미국에서 인기를 끌고 있다. 의사의 처방전이 바로 약사에게 전달되고 환자는 원하는 시간과 장소에서 조제된 약을 배송 받을 수 있는 서비스이다.

환자가 약을 주문하면 원하는 시간과 장소에서 약을 받을 수 있고 궁금한 것이 있으면 24시간 약사에게 물어 볼 수 있으며, 약사는 환자의 약 조제 및 복용 정보를 의사에게 전송한다. 오프라인 약국을 운영하는 비용을 감안해 무료로 배송되는 서비스를 제공한다.

■ 이용순서 : 앱으로 약 주문→원하는 시간과 장소 선택 후 결제→약 조제→배송

■ 배송 가능 시간 : 주중 오전 8시 ~ 오후 10시 / 주말 오전 10시 ~ 오후 6시

"Capsule의 장점은 내 증상의 진전에 따라 약사와 상담을 계속 할 수 있다는 것이다. 약사들이 약을 줄이라고 하기도 하고, 다른 약을 권하기도 한다."(이용자 평가)

"약국을 운영 할 때는 신경 쓸 것이 너무 많았다. 약사가 아니라 판매업자라는 기분이 들었다. 하지만 캡슐에서 근무하면서 더 충실하게 약을 조제할 수 있게 됐다."('소니아 파텔' 캡슐 수석 약사)

10월 28일 워싱턴포스트, CNBC 등 미 언론은 아O존은 미국 내 12개 주에서 약국 면허를 취득 했다고 보도했다. 이르면 내달부터 병원에서 의사에게 처방전을 받으면 지역 약국 외에도 아O존에 주문, 해당 약을 배달 받을 수 있게 되었다고 한다.

미국 처방약 시장규모는 연간 5,600억 달러(약 642조 원)로 아O존의 직접 타깃이 되어 왔다.

미국에서는 환자가 의사에게 진료를 받은 후 약을 처방 받으면 간호사가 환자가 원하는 약국으로 처방전을 전송하는 시스템이 일반화 되어 있다. 환자는 해당 약국에서 약을 픽업 하면 되는데 의사가 처방한 약이 약국에 없어 하루이틀 기다려야 하는 경우도 종종 발생한다. 약국의 운영시간에 맞추어 픽업하는 것도 쉽지 않았다. 하지만 아O존이 '당일 배송'을 하게 되면 환자들은 편리하게 원하는 시간에 집에서 약을 받아볼 수 있다.

약사가 환자의 상태에 대해 정확히 알고 있는 비율이 얼마나 될까? 단지 의사의 처방전에 의해서만 기계식으로 약을 판매한다는 느낌은 환자와 약사 모두가 느끼고 있는 사실이었다. 또한 비싼 임대료 때문에 비싼 약을 추천하면서 '약을 조제한다'보다 '약국을 운영한다'는 생각에 본연의 직업의식 또한 낮아졌을 것이다.

국내에서는 약사법에 의해 유통과정에서 약의 변질 및 약사의 복약지도가 불가하다는 이유로 온라인 판매가 금지되어 있다고 한다. 하지만 이러한 규정은 소비자의 라이프 스타일을 간과한 집권층의 시대착오적인 규정이 아닐지 생각하게 한다. 조금 더 세심하게 살펴본다면 4차 혁명시대에 가장 위협받고 있는 직업 중 하나인 '약사'는 그 전문성과 직업의식을 강화할 수 있는 마지막 방안일 것이고, 환자(소비자)는 더 편리한 방식으로 약을 구입하고 복용 할 수 있는 방안 일 것이다.

출처: oh! place (2017.01.16.) http://ohplace.com/?p=66997 참고

2. 최신 트랜드 사례

디지털 시대의 보건산업 마케팅에 관한 트랜드를 이해하기 위해 해외 제약기업(대기업)에서의 사례와 우리나라 약국(소상공인)의 사례를 제시하여 서로 비교해보고자 한다.

2-1. 제약 산업에서의 사례[1]

덴마크에 본사를 두고 있는 레오파마(LEO Pharma)는 피부질환 치료제의 전 세계 리더로서의 명성을 가지고 있는 글로벌 제약회사이다. 레오파마의 수장인 Gitte Aabo는 2008년 CEO로 부임한 이래 지속적인 회사의 성장에 크게 기여하고 있으며, 최근 LEO Innovation Lab이라는 독립 유닛을 운영하면서 피부 질환 환자에게 보다 효과적인 치료와 삶의 질 향상을 위한 디지털 공간을 제공하고 있다.

특히, 이들 환자를 위하여 특별히 개발된 앱(app)은 피부 질환을 가진 환자의 식습관 개선방법, 건선환자의 뷰티케어 방법, 피부 질환 환자와 의사의 활발한 커뮤니케이션 방법 등을 제공하며, 이를 통해 환자가 각종 피부 질환을 정확하게 이해하고 임의적인 치료 중단 없이 완치에 이르는 과정을 이끌어낼 수 있도록 도움을 주고 있다. 또한, 인공지능 기술에 기반 한 환부 이미지 업데이트 앱을 통해 환자의 질환 정도를 정확하게 파악하고 전문의의 정확한 진단 및 치료를 용이하게 하는 등의 디지털 서비스를 지속적으로 제공하고 있다. 결국, 레오파마의 노력은 오프라인이 가지는 제한적인 상황을 온라인이라는 공간의 특수성을 활용하여 극복하고 있으며, 질병 치료라는 근본적인 목적을 달성하는 과정을 보다 용이하게 하여 환자에게 호평을 받고 있다.

2-2. 우리나라 약국에서의 사례

현재까지 국내 개국가에서 ICT기술을 활용한 독특한 디지털 마케팅 응용의 예는 많지 않은 상황이다. 대중화 되지는 않았으나, 국내 P사 등이 비콘(beacon,위치 정보를 전송하는 기기)을 활용한 O2O(online to offline)서비스를 약국에 제공하여 환자들의 약국 방문을 유도하고 휴대폰을 통해 건강 관련 정보를 제공하고 있다. 이러한 유형의 디지털 마케팅은 일반 소비자와 환자에게 '단골 약국' 개념을 심어줄 수 있을 것으로 보이며 온라인과 오프라인을 넘나드는 환자와 약사 사이의 교류가 향후 정착 단계에 이르게 될 경우, O2O 서비스의 활용은 약사라는 직업의 대국민 신뢰도를 높여줄 수 있는 기회 요인이 될 수 있을 것으로 평가된다.

최근 열풍인 주요 제약사의 온라인몰 개설도 개국가 디지털 마케팅의 좋은 예이다. 제약사는

1 Being Customer-Centric In a Digitizing World, McKinsey Quarterly, 2017 Number 1

약국의 구매 패턴을 빅데이터로 분석하여 보다 나은 서비스를 약사에게 제공하며 약사의 피드백을 반영하여 지속적인 서비스 개선을 도모하고 있으며, 이러한 과정 역시 장기적으로 제약사와 약사 사이의 생산적인 커뮤니케이션 기회를 만들고 양측의 이익 증진에도 도움일 될 수 있는 좋은 방법이 될 것이다.

<사례 4-21> 코로나 이후 약국 '시스템을 바꾸다'

온라인 소비자 오프라인으로 유입
코로나19 이후 청결, 위생에 관한 사안들이 중요해진 만큼 포스트 코로나 시대에는 힐링과 건강 두 마리 토끼를 잡는 참약 ○ 만의 'K-Clean Pharmacy Campaign'에 중점을 두고 있다. 약사는 물론, 직원이 청결관리에 힘쓰고 깨끗하고 안전한 약국 이미지를 심어줌으로써 신뢰도를 상승하고 이는 곧 매출 증대라는 효과를 이룰 수 있다는 게 참약 ○의 전략인 셈이다. 오프라인 약국과 온라인 소비자의 효율적인 O2O 연결(온라인에서 오프라인으로 연결)을 통한 오프라인 매장의 활성화도 꾀한다. 코로나19로 인한 비대면 문화의 확산과 함께 온라인 매장이 활성화됐지만, 약국은 오프라인 매장일 수밖에 없는 구조로 온라인 소비자를 오프라-인으로 유입하기 위한 O2O 연결이 필요해졌다는 판단이다.참약 ○ 는 비콘 기반, 소비자 앱 고객관리 플랫폼을 통해 약국 방문시간 및 상담 예약 등이 가능한 시스템을 통해 온라인과 오프라인을 연결하는 서비스 영역을 확다할 계획이다. 특히 '맞춤형 상담프로그램 개발'에 집중하고 있다. 참약 ○ 는 △Drug mugger 고려한 맞춤형 영양상담 프로그램 △NGS 분변검사 통한 맞춤형 유산균 추천 프로그램 △DTC 유전자검사 결과 해석과 상담 및 맞춤형 솔루션 추천 서비스 △유전자데이터 활용한 맞춤 상담 프로그램 고도화 △질병 조기진단 및 예방 위한 약국용 디지털치료제 플랫폼 개발을 목표로 하고 있다.
출처 : 약사공론, 2021. 8. 7. 기사 참고

<사례 4-22> 디지털 헬스케어, 약사가 만드는 미래형 약국

참약사-로완, 디지털 치매예방 프로젝트 MOU 체결
약국 플랫폼기업 참약 ○(대표 김병 ○)는 지난 14일 뇌 질환 디지털 치료 전문기업 로 ○(대표 한승 ○)과 MOU를 체결했다.양사는 고령화 시대 약국에서 활용할 수 있는 디지털 치매예방 프로그램 개발을 위한 프로젝트를 공동으로 수행할 계획이다.양사는 이번 협약을 통해 약국에서 활용할 수 있는 치매 예방 프로그램을 위한 앱 및 약사 상담매뉴얼 개발, 맞춤 영양처방전 설계, 영양제 및 밀키트 개발, 참약국 내 플래그샵 구축 작업 등을 공동 추진할 예정이다.참약 ○ 김병 ○ 대표는 "디지털치료제 개발 등 디지털헬스케어 분야에 대한 지속적인 도전은 급변하는 보건의료환경에 대비하고 약사직능의 미래를 개척하기 위한 참약사의 다양한 시도 중 하나"라며 "로 ○ 과의 이번 MOU를 통해 치매 예방 분야에서 약사 약국의 새로운 역할을 만들어갈 것" 이라고 말했다.로 ○ 엄홍 ○ 총괄사장도 "파이오니어처럼 약국에서 새로운 영역을 개척해가는 참약 ○ 와 함께하게 돼 기쁘게 생각한다"며 "앞으로 치매 뿐 아니라 이명 등 로 ○ 이 추진하고 있는 여러 영역에서 약국 부문 모델 개발을 함께 추진해 갔으면 한다"고 말했다.
출처 : 의학신문, 2021. 10. 18. 기사 참고

3. 4차 산업혁명 시대와 보건의료산업 마케팅

4차 산업혁명 시대의 고객과의 커뮤니케이션 방법과 약국 및 보건의료산업에서 고려해야 할 마케팅의 주요 쟁점인 소통(communication), 인공지능(Artificial Intelligence,AI), O2O(online to offline)와의 성공적인 조합을 위한 전략적 마케팅은 매우 중요하며 그 내용은 다음과 같다.

3-1. 고객 집단과의 소통

기업과 고객의 연결 고리에 의해 끊임없이 생겨나는 고객 집단과 친밀한 관계를 형성하고 소통하는 과정은 어떠한 의미를 가지는 것일까? 이러한 과정을 이해하는 일은 성공적인 마케팅 전략을 위한 중요한 과정 중 하나이며 이는 실시간으로 변화하고 새롭게 생겨나는 고객 집단의 의견과 그 집단속에서 새롭게 해석되는 제품과 서비스의 이미지들을 기존 STP 전략에 녹여 대중에게 마케팅하기 위해 필요하다.

유명한 전략 마케터이자 작가인 세스 고딘(Seth Godin)은 허락 마케팅(permission marketing)이라는 방법으로 고객 집단 관리에 관한 해법을 제시하고 있다. 기존의 통합적 마케팅 커뮤니케이션(Integrated Marketing Communication, IMC)에서는 ATL을[2] 활용하여 기업이 전달하고자 하는 메시지에 대한 니즈가 없거나 거부하는 소비자에게도 사전 허락 없이 일방적으로 전하고자 하는 정보를 주었으나 디지털시대에는 브랜드가 마케팅 메시지를 전달하기 전에 고객의 동의를 구한 후에 그 내용을 전달한다는 것이 허락 마케팅(permission marketing)의 핵심이다.

소통 마케팅(communication marketing)은 진정성을 그 바탕에 두어서 고객이 원하는 니즈에 진심으로 해결책을 주고 돕고 싶어 하는 '친구'처럼 행동해야 한다는 것이 포인트이다. 결국, 수직적인 관계에 기반 한 마케팅이 아닌 수평적 관계 마케팅이 고객 커뮤니티에 자연스럽게 접근하여 마케팅을 수행하는 것에 있어 관건이라고 말할 수 있다.[3]

코로나19팬데믹을 극복하는데 세계적 모범국가가 된 우리나라는 국민들이 약국과 약사의 중요성을 과거보다 잘 인식하게 되었고 약국과 약사 역시 국민들의 고통에 동참하고 보건의료전문가로서 전문성을 보여 주어 많은 보람과 연대의식을 갖게 되었다.

포스트 코로나 시대에 들어서면서 우리나라 약국은 고객과 보다 원활한 소통을 위해 디지털화와 고객지향적 전략을 펼치면서 과거의 약국처럼 재화(의약품, 의약외품 등)와 서비스의 판매 위주에서 벗어나 소비자의 건강에 대한 다양한 니즈를 채워줄 수 있는 융합형 토털헬스케어 약국으로 전환하고 있다. 특히 1~2인 가구 증가, 도시화, 급격한 고령화 등으로 소비자 니즈가 변화돼 가까운 곳에서 한번에 해결하는 빠르고 간편한 소비가 일반화되고 있어 융합형 토털헬스케어의 약국은 고객지향적 마케팅의 시작이라고 볼 수 있다.

---

2 ATL (Above The Line): 미디어 4대 매체, 즉 TV, 라디오, 신문, 잡지 등을 활용한 전통적 광고방식

3 본 내용과 관련하여 마케팅 전문가 세스 고딘(Seth Godin)의 "How to get your ideas to spread"를 찾아 볼 것을 권장한다.(www.ted.com참고)

<사례 4-23> 제약 마케팅의 새로운 타깃

환자중심시대(Patient Centricity)

■ 사OO의 환자중심 셀링 모델

사OO가 환자중심가치 실현을 표방한 새로운 모델을 발표하였는데 이런 시대적 흐름을 잘 보여주고 있는 예라고 생각한다. 제약회사의 고객은 실제 제약마케팅이나 제약영업 관점에서는 의사나 약사였는데 그 이유가 아무래도 최종 고객인 환자나 소비자가 비용을 지불하지만 약이나 치료의 선택권은 의사, 약사가 가지고 있기 때문이다. 하지만 이런 흐름이 2000년대 중반부터 지속적으로 환자 중심으로 그 무게 중심이 이동해 가고 있는 것이다. 이런 흐름에 있어서 환자들이 서로 정보를 공유하고 정보의 비대칭에서 정보의 평준화가 가장 큰 이유가 되는 것 같다. 즉 환자나 소비자들이 엄청 스마트 해지고 하나의 큰 영향력 있는 단체로 성장을 했다는 것이다. 아래 그림에서 보면 사OO는 전사적으로 모든 부서가 이렇게 최종 소비자인 환자 중심적인 가치를 실현하고자 공표를 했다.

■ 헬스케어 3.0 건강수명시대

헬스케어는 CURE 치료의 관점에서 CARE 관리의 관점으로 바뀌고 있다. 지난 한 세기는 제약사와 의료기기를 중심으로 한 치료중심 회사의 전성시대라고 할 수 있었다. 여전히 질병의 완벽한 치료는 할 수 없고 새로운 질병이 출현하지만, 진단과 의료의 발달로 100세 수명시대를 연 건도 사실이다. 이제 사람들은 단순히 오래 사는 것보다 건강하게 오래 살기를 바라고 있다. 특히 스마트폰의 폭발적인 발전으로 인해 원격의료 Telemedicine 의 현실화도 조심스럽게 예상해 본다.

이제 헬스케어 3.0 시대는 환자 중심 즉 고객 중심의 니즈 Needs 를 맞춘다고 생각하면 될 것 같다. 기술혁신으로 모든 경계가 사라지고 있는 상황에서 더욱 고객(환자)에 맞는 차별화된 상품, 서비스를 만들어 내는 회사, 병원, 약국 등이 경쟁력을 갖는다는 의미이다. 또한 치료제 보다는 예방에 관련한 진단시약, 백신, 치매예방약 등의 개발에 모든 힘을 쏟고 있는 양상이다.

■ 환자중심시대, 제약산업의 새로운 가치를 일깨우다

환자들의 힘은 예전보다 막강해졌다. 많은 병원들이 환자 중심 서비스를 표방하는 것도 이런 흐름을 보여주고 있는데 미국의 클리브랜드 병원은 세계적으로 유명한 케이스이다. 환자들의 수면의 질을 높이기 위해 밤 9시부터 다음날 아침 7시까지는 입원실의 모든 불을 끄고 최대한 소음을 없애는 정책을 펼친 결과 다른 병원에 비해 환자들의 치료율이 개선되는 결과를 이끌어 낸 사례이다. 간호사들은 환자를 최대한 잘 돌보기 위해 노력하고 한밤중에는 손에 손전등이나 랜턴을 들고 다니며 환자들에게 투약이나 체온 등을 재는 것을 했다고 한다. 제약회사의 사례를 보면 소아암환자를 위한 온라인 게임 '리미션'이 있다. 항암제 투여 후 어린이들에게 이 게임을 하게 하면서 게임에서 암세포를 죽이는 것을 해봄으로써 본인의 치료경과를 긍정적으로 이끌어내었다고 한다.

한국환자단체연합회의 환자샤우팅카페의 아주 큰 영향력도 최근 들어 환자들의 힘을 보여주는 사례이다. 여러 가지로 환자들이 치료과정에서 받은 불이익이나 억울한 점을 이야기하는 모임인데 국회의원, 고위공무원들도 많이 온다고 한다. 앞으로는 이렇게 환자와 소통하고 환자들을 통해 어떤 가치를 이끌어내느냐가 더욱 중요할 것 같다. 앞으로 환자 중심 마케팅과 영업이 어떻게 실현할 수 있을지 고민을 많이 해야 한다.

출처: 고기현(2016). 제약회사 핫 트랜드, 북랩.

3-2. STP 전략과 C.A.O. 마케팅의 조합

STP(segmentation, targeting, positioning) 전략과 더불어 4차 산업혁명의 시대에 제약산업과 약국시장에서 고려해야 할 마케팅의 주요 쟁점은 무엇일까? 이는 소통(communication), 인공지능(AI), O2O(online to offline) 즉, CAO 마케킹으로 설명 할 수가 있다.

소비자와의 적극적인 소통(communication)은 빠르게 변하는 소비자의 니즈를 파악하는 일에 있어 필수적인 요소이다. 물론, 소비자와의 소통이 성공적 마케팅 활동의 절대적인 지표가 될 수는 없다. 현실은 블랙컨슈머로 인한 소통 방해와 업무 피해 등이 발생하는 경우가 빈번하기 때문이다. 하지만, 소통을 통한 정제된 소비자의 목소리는 제품이나 서비스가 어떻게 고객에게 평가

받고 있는지를 확인할 수 있는 중요한 잣대 중 하나이며 현재 진행되고 있는 마케팅 전략의 부족한 부분 파악과 추가되어야 할 내용을 점검할 수 있는 좋은 기회이기도 하다. 최근 제약회사들이 일반의약품의 기획 단계에서 출시 이후까지 약의 전문가로서의 약사들의 의견을 듣고 제품과 마케팅에 반영하는 추세는 소통의 중요성을 잘 반영한 좋은 사례라고 할 수 있다.

인공지능(AI)을 통한 마케팅 활동은 이미 대중화된 상황이다. 제약회사는 인공지능을 활용하여 엄청난 양의 데이터를 수집하고 이를 응용하여 마케팅에 적용하고 있으며 이를 통하여 1차 및 최종소비자인 약사와 환자에게 마케팅적으로 다양한 편의를 제공하고 있다. 뿐만 아니라, 미국 등 선진국의 약국에서는 인공지능 기반의 무인 자동조제 시스템을 도입하는 사례가 급속도로 늘고 있다. 최근 많은 언론에서는 인공지능의 발달이 약사의 존재와 직능침투에 미치는 영향에 대해서 자주 언급하고 있다. 현실적으로 인공지능(AI)는 약사의 직능인 조제업무를 실수 없이 대체할 수 있으며 이는 약사 직능에 대한 상당한 위협이 될 수 있다. 그러나 앞으로 더욱 가속화 될 디지털 시대에 인공지능(AI)은 약사가 적극적으로 활용해야 할 기회의 요소가 될 수도 있다. 일례로 아마존 고(Amazon Go)와 같이 인공지능을 활용한 소비자 동선 파악, 효율적 제품배치, 제품홍보, 주문, 자동결제시스템 등은 멀지 않은 미래에 약국가에서도 적용이 될 수 있을 것으로 보여 지며 이는 원활한 재고관리 시스템 및 불필요한 비용과 인건비 절감 등의 각종 약국경영 이슈에 좋은 해결 방안이 될 수 있을 것이다. 또한, 다양한 각도에서 가공되어진 환자 분석 데이터가 축적되어 약사는 맞춤형 고객 서비스를 제공할 수 있을 것이다. 따라서 신뢰를 기초로 하는 단골 약국 개념의 정착을 위해서 향후 약사는 인공지능(AI)을 활용하는 방안을 고려해 볼 시점이다.

O2O는 온라인 시장과 오프라인 시장의 유기적 연결을 통해 새로운 가치를 창출하는 마케팅을 의미한다. O2O는 4가지 유형이 있는데 먼저 온라인에서 오프라인으로 고객 서비스를 확대하는 유형으로 아마존과 알리바바가 실례이다. 두번째는 오프라인에서 온라인으로 고객 서비스를 확대하는 유형으로 이마트의 쓱이 실례이다. 세번째는 플랫폼 기반 사업자가 O2O 서비스를 직접 제공하는 유형으로 네이버와 다음카카오가 실례이다. 네번째는 비슷한 혹은 동일 카테고리 사업 영역에 속한 여러 기업의 가격, 품질, 서비스 등의 정보를 모아 고객과 연결해 주는 유형으로 에어비앤비(Airbnb)와 우버(Uber)가 실례이다.

이와 같이 약사도 보건의료산업의 재화와 서비스에 대한 소비자의 구매패턴 변화를 파악하고 대처하는 마케팅을 학습하여 4차 산업혁명 시대 소비자의 구매 만족과 고객관계관리로 보건의료산업의 주요한 역할을 해야 한다. 특히 디지털치료제 개발로 디지털치료제가 당뇨병, 불면증, ADHD에 사용됨에 따른 약사의 포지셔닝 확대, 약국환자관리 플랫폼 성능 개발, 애플리케이션을 통한 약료서비스 접근성 강화 , AI-디지털 기반 의료-약료 건강데이터 활용 등 빠르게 변화하고 발전하는 보건의료산업에 약사도 고객 중심, 근거 중심의 경영마인드 전환이 필요하다.

실제 우리나라 일부 약사들도 사물인터넷(Internet of Things,IoT)을 활용하여 단골고객에게 온라인이나 애플리케이션(application)을 통해 고객이 복용하는 의약품 정보와 복약 정보를 제공함으로써 고객관계를 유지하고 오프라인 약국 방문으로 이어지게 하여 단골고객을 확보하고 있으며 이러한 추세는 점차 늘고 있다.

<사례 4-24> 약국의 디지털 전환을 위해 옴니채널을 실현

"그저 약만 판매하던 약국을 바꾸고자 합니다"

2010년대 초반부터 협동조합을 기반으로 약업계 내에서 다양한 학술활동과 공익활동을 시작한 전문가들이 모여 2018년 12월 설립한 스타트업 참OO그룹의 김병O 대표가 인터뷰 중 언급한 내용이다. 참OO는 보다 나은 약료 서비스를 제공하기 위해, 약사와 소비자에게 맞춤형 플랫폼을 개발하는 스타트업으로 코로나19 이후 변화하는 시대에 대응하기 위해 '맞춤형 상담 프로그램', 'K-Clean 약국 캠페인(K-Clean Pharmacy Campaign)', '오프라인 약국과 온라인 소비자의 효율적인 연결(O2O)' 등 3가지 전략을 세웠다. '맞춤형 상담프로그램'은 약국이 개인 맞춤형 솔루션을 제공할 수 있도록 솔루션과 서비스를 개발하는 것으로, DTC(Direct To Consumer) 및 웨어러블 기기를 통해 개인의 건강정보는 넘쳐나고 있지만, 늘어나는 건강정보의 홍수 속에서 개인의 건강관리 솔루션은 더욱 어려워지고 있다. 이에 약국이 정보를 해석하고 종합해, 개인 맞춤형 솔루션을 제공하는 방법으로 약국의 미래를 변화를 모색하고 있다. 'DIND(Drug Induced Nutrition Depletion)'를 고려한 맞춤형 영양 상담 프로그램, NGS 분변검사를 통한 맞춤형 유산균 추천 프로그램, DTC 유전자검사 결과 해석 상담 및 맞춤형 솔루션 서비스, 질병 조기진단 및 예방, 약국용 디지털 치료제 개발 등 다양한 신사업도 추진 중이다. 코로나19 이후 청결, 위생에 관한 사안이 중요해진 만큼, 이에 'K-Clean 약국 캠페인'을 실시하고 있다. 손이 건조하지 않는 손소독제 겸 핸드크림 제품을 유통하는 등 약국 위생, 청결 관리에 집중하면서, 아연, 베타글루칸, 프로폴리스 등 면역력 관련 원료를 바탕으로 연구소에서 설계하고 유통하는 참OO만의 면역제품도 개발하고 있다. 끝으로, 오프라인 약국과 온라인 소비자의 효율적인 연결이다. 코로나19로 인한 비대면 문화 확산과 함께 오프라인 매장의 중요성은 조금씩 낮아졌지만, 약국은 전통적으로 오프라인 매장일 수밖에 없는 구조이기 때문에 법에 저촉되지 않는 범위에서 약사가 할 수 있는 비대면 상담 모델을 기획했다. 핏타민 플랫폼 서비스, 아하커넥츠 플랫폼 서비스를 통해 소비자와 접점을 만들고 있다. 온라인 소비자를 오프라인으로 유입하기 위한 O2O연결 전략(약국 방문시간 및 상담 예약, 솔루션 구독 등) 등도 추진 중이다. 결국 참OO는 약국을 대상으로 하는 B2B 사업과 소비자를 대상으로 하는 B2C 사업, 그리고 두 모델을 결합한 B2B2C 사업을 추진하고 있는 것이다.

출처 : 동아일보, 2022. 4. 15. 기사 참고

Reference

1. '경영약학 연구회', '경영약학'신판, 신일북스(주), 2018
2. 광고 마케팅 잡지 콤마. 광고 & 마케팅 용어사전 : 오늘의 용어 'MOT 마케팅', http://blog.naver.com/withcomma?Redirect=Log&logNo=221169257381, 2017. 12. 22.
3. 꼬기약사의 제약마케팅. 제약마케팅 인후염 치료제 스트렙실 strepsils 소방관 후원 캠페인 시작, https://blog.naver.com/khko7/220303227531, 2015.03.19.
4. 권동연, 보건소 종사자의 감정노동과 직무소진이 조직 효율성에 미치는 영향, 가천대학교 대학원, 박사학위논문, 2016.
5. 김광수·박주식, 인터넷 구전에 관한 탐색적 연구. 고객만족경영연구, 2004, 6(1), 49-72.
6. 김동진, 21세기 소통의 대명사 SNS, Cheil Worldwide, 2009, 10, 14-17.
7. 김동훈, 김현정, 이승원. 소비자의 인구통계적 특성이 판매촉진 민감도에 미치는 영향에 관한 연구. 소비자학연구, 2002, 13(1), 99-117.
8. 김동훈·박홍수, 광고, 가격, 판매촉진의 단기 및 장기적 효과 분석에 관한 연구. 경영학연구, 2002, 31(1), 141-163.
9. 김성호, 마케팅 정론, 학현사, 2015.
10. 김성훈, 제품 관여도 및 제품 지식에 따른 온라인 구전정보 활용 연구, 광고학연구, 2003, 14(1), 257-280.
11. 김윤상, 핵심 경영학연습, 나무와 사람, 2013.
12. 김재휘·김수정, 마케팅 커뮤니케이션 메시지가 기업태도에 미치는 영향 : 소비자의 가치에 의한 상호작용효과를 중심으로, 광고연구, 2005, 69, 33-35.
13. 고기현, 동아비지니스리뷰(DBR 142호), 부종완화제를 멍치료제로 리포지셔닝 26억건의 데이터에서 보물을 찾다, http://dbr.donga.com/article/view/1901/article_no/6123,(2013.12 Issue1), 제약회사 핫 트랜드, 북랩, 2016.
14. 박명호, 마케팅, 경문사, 2002.
15. 박은태, 경제학사전, 경연사, 2011.
16. 박찬수, 마케팅 원리, 법문사, 2012.
17. 브렌트 롤린스&메튜페리, 제약마케팅(고기현 외 역), 조윤커뮤니케이션, 2015.
18. 안광호·박운용·김미진, 소비자-브랜드 관계의 질이 브랜드충성도와 브랜드커뮤니티 충성도에 미치는 영향에 관한 연구: 커뮤니티 규모와 브랜드지식수준의 조정효과. 소비자학연구, 2006, 17(4), 193-215.
19. 안광호·하영원·박흥수, 마케팅원론, 학현사, 2011.
20. 안혜신, 브랜드 리포지셔닝을 위한 크리에이티브전략 연구. 브랜드디자인학연구, 2012, 10(1), 131-142.
21. 약국과 약료경영학 연구회, 약국과 약료경영학, 2014.
22. 약사공론. 성공시대 활짝 열어 젖힌 일반약, 비결은 '소비자 만족도', http://www.kpanews.co.kr/article/show.asp?idx=170065, 2016.01.04.
23. 이데일리, 제약 유통도 온라인이 대세…제약사들 자체 쇼핑몰 잇따라 오픈, http://www.edaily.co.kr/news/news_detail.asp?newsId=01243126615826912&mediaCodeNo=257, 2017.02.03.
24. 이유재, 서비스마케팅, 학현사, 2013.
25. 이코노믹리뷰, 마케팅 인사이드:美 럭셔리 백화점 노드스트롬, 나홀로 훙행 왜, http://www.econovill.com/news/

articleView.html?idxno=309376, 2017.02.19.

26. 이학식·안광호·하영원, 소비자행동 : 마케팅 전략적 접근, 법문사, 2009.
27. 임종원·김재일·홍성태·이유재, 소비자 행동론, 경문사, 2010.
28. 장재현, SNS를 이용한 비즈니스 혁신의 가능성, LG경제연구원, 2007, 45.
29. 전달영·경종수, 인터넷 쇼핑몰에서 쇼핑가치와 쇼핑몰 애호도의 결정 요인: 엔터테인먼트 상품을 중심으로. 경영학연구, 2002, 31(6), 1681-1705.
30. 정순진, 경영학 연습, 법문사, 2008.
31. 정인근·박창준, 인터넷쇼핑몰에서 고객가치와 전환 장벽이 재 구매의도에 미치는 영향에 관한 연구. 한국경영정보학회, 2004, 14(1), 185-209.
32. 정지훈, 소셜 웹과 비즈니스 혁명, KT경제경영연구소, 2010.
33. 채서일, 마케팅, 학현사, 1998.
34. 최호규·윤정근, 중소 유통업체의 발전방향에 관한 연구, 유통정보학회지, 11(2), 134-142.
35. 편석원, '약료경영학 강의 자료집', 2016
36. 편석원, '약료경영학 개론' 강의자료, 2015.
37. 하지철·이동한, 마케팅조사 실무노트 Ⅲ, 이담북스, 2010.
38. 헬스코리아뉴스. '올디스 벗 굿디스' … 회춘하는 장수 의약품, http://www.hkn24.com/news/articlePrint.html?idxno=158054, 2016.10.14.
39. Goff, C., Affiliate marketing. New Media Age, 26, 2006.
40. Hoffman, D. L., & Novak, T. P., How to acquire customers on the web. Harvard business review, 2000, 78(3), 179-188.
41. Keller, K. L., Conceptualizing, Measuring and Managing Customer-Based Brand Equity. Journal of Marketing, 1993, 57(1), 1-22.
42. Keller, K. L., & Aaker, D. A., The effects of sequential introduction of brand extensions. Journal of marketing research, 1992, 35-50.
43. Kotler, P., & Armstrong, G., Principles of marketing, Pearson education, 2010.
44. Kotler, P., Saliba, S., & Wrenn, B., Marketing management: Analysis, planning, and control: Instructor's Manual. Prentice-hall, 1991.
45. oh! place. '약국' 리테일 환경의 변화, http://ohplace.com/?p=66997, 2017.01.16.

제 5 장 목차

제 5 장
구매 및 재고관리와 품질관리

편석원, 송영천, 오영석

[학습목표]

❶ 기업 경영에 있어서 구매 및 재고관리 분야는 구매-생산-재고-영업 부문에서 서로 유기적으로 연계되어 있음을 이해하고 중소기업 한 곳을 선정하여 구매/재고 관리 사례를 조사하고 발표해 본다.

❷ 기업의 구매 및 재고관리 기능을 통해 매출액 기준으로 의약품 도매상이나 중소 제약기업의 사례를 들어 적절한 재고수량을 결정하고 구매와 발주량을 조절하는 방법에 대해 논의해보자.

❸ 공급사슬관리(Supply Chain Management, SCM)의 필요성을 인지하고 우리나라 보건의료산업에서 SCM의 성공 사례를 조사하여 발표해 본다.

❹ 구매업무의 각 단계별 과정의 효율성과 실시간 재고 현황의 중요성을 파악하여 기업들이 각 업무 단계에서 전자결재 및 전자문서화 하는 사례를 찾아보고 구매프로세스의 시간과 비용을 절감하기 위하여 전략적인 조달 정책을 어떻게 수행 할 수 있는지 논의한다.

❺ 고객의 주문정보 또는 구매정보를 바탕으로 공급의 Lead-time(L/T)을 단축시키는 방법에는 무엇이 있으며, 실제 효율적인 창고 내 물품관리는 어떤 것이 있는지 논의한다.

❻ 종합병원 문전약국이나 처방위주 약국에서 고가 약품의 구매관리(purchasing management) 와 재고관리(inventory management)가 수익성에 미치는 영향이 얼마나 큰지 해당 약국을 방문하여 조사해보자.

❼ 올바른 구매관리가 이루어지기 위해서는 수량, 품질, 시기, 구매처, 가격 등을 정확히 파악하고 있어야 하며 정교한 재고관리가 필요하다. 주변 지역 약국이나 의약품 도매상을 방문하여 해당 약국이나 도매상이 가지는 차별화된 재고관리 방법은 무엇이 있는지 현장 체험을 해본다.

❽ 경영약학 조직에서 구매관리와 재고관리 항목은 현금흐름과 수익성 측면에서 중요하므로 구매관리와 재고관리의 개념과 구체적 방법에 대해 이해하고 성공사례를 조사해 발표해 본다.

❾ 기업경영에서 품질의 의미와 품질경영의 개념을 설명하고 본인이 보건의료산업에서 약국이나 제약회사 혹은 기타 다른 중소기업의 경영주라면 어떠한 품질경영을 할지 계획하고 이를 발표해 본다.

제 1 절 구매관리(Purchasing Management)

1. 구매 관리의 정의

구매 관리란 구매를 계획하고 조정하며 통제하고 평가하는 일련의 과정으로 경영에 필요한 자재 또는 용역을 매입하는 행위를 관리하는 것이다. 또한 물자를 구매할 때 가격을 절충하는 방법, 좋은 품질의 물자를 납품받기 위한 방법, 필요한 물자를 필요한 시기에 필요한 양만큼 경제적으로 구매하는 방법 등 종합적이고 과학적인 구매활동 방법에 대해 관리하는 것을 의미한다.

구매 관리는 관리되는 범주에 따라 협의의 구매관리와 광의의 구매관리로 나눈다. 협의의 구매 관리는 단순히 사용부문의 요구에 따라 필요량을 적절한 시기에 적정가격으로 구입하는 업무를 의미하며, 광의의 구매 관리는 그 기능의 효과적 수행을 위해 단순히 소요자재의 구매업무만을 취급하는 범주를 벗어나, 경영활동 전반과 연결되어 협의의 구매 관리와 외주관리, 그리고 협력회사관리까지를 포함한다.

기업의 목적이 이윤 추구라면 기업이 행하는 구매관리의 목적도 생산 활동과 밀접히 관련되어 구매관리와 생산 활동의 흐름 속에서 생산계획을 차질 없이 달성하고 보다 효율적인 생산을 위해 구매 관리를 통한 원가절감을 이루어 내어 기업 경쟁력 확보와 이윤을 늘리는데 목적이 있다.

기업 경영에서의 구매 관리란 경영에 필요한 제품을 되도록 저렴한 가격으로 필요한 시기에 적당한 공급자로부터 구입하기 위한 체계적 시스템을 말한다. 따라서 이 과정은 고객이 지불해야 할 가격 결정에 영향을 미침은 물론이고 기업 경영의 수익성에도 직접적으로 영향을 미치는 부분이다.

따라서 구매관리는 구매 원가를 비교 산출하여 구매 원가를 절감하는 원가절감 역할, 구매 제품의 품질을 비교 평가하여 보다 나은 품질의 제품을 구매하는 품질관리 역할, 재고 회전율을 고려한 재고관리를 통하여 경제적으로 효율적인 발주를 함으로써 결재비용과 보관비용까지 절감할 수 있도록 체계적으로 관리하는 경제적 역할까지 포함하는 기업경영활동이다.

2. 구매 관리의 원칙

구매 관리는 경영계획과 경영활동을 추진하기 위하여 구매조직 관리, 구매계획, 구매실행, 구매분석 등의 제반 구매기능에 대한 조정 및 통제활동이다. 이러한 측면에서 구매 관리의 다섯 가지 원칙은 다음과 같다.

① 좋은 품질의 물품구매(Right quality)
② 적당량의 구매(Right quantity)
③ 적당한 시기의 구매(Right time)
④ 적절한 가격의 구매(Right price)

⑤ 적절한 구매처의 선정(Right vendor or supplier)

좋은 품질이란 '좋다' '나쁘다'와 같은 단순한 표현으로 정해지는 것이 아니고 특정한 제품이나 자재, 서비스가 지니고 있는 품질과 특질의 총칭으로 표시하며 이것은 측정가능하고 규정할 수 있어야 하며 그것이 고객의 니즈에 맞아야 한다. 특히 현대 산업사회에서는 기업경쟁력이 치열하여 좋은 품질의 개념이 경쟁사 제품과 비교되는 상대적 의미까지 포함한다.

물품을 구매할 때 품질과 관련되는 규정으로 상표, 시장등급, 견본, 규격서 등이 있다. 국가표준이나 국제표준 또는 단체표준으로 지정된 물품의 제작에는 특별한 규격서가 필요치 않으나 주문품이나 특별한 물품을 제작하고자 할 때는 정확한 품질과 규격의 명시가 없어서는 안 된다.

필요한 사양을 명시한 것을 사양서(규격서)라고 하며, 규격서는 구매요원에 의해서 작성되는 경우도 있고 기술부서나 관리부서의 요원에 의해서 작성되기도 한다.

구매가격은 합리적으로 정해져야 하겠지만 사회적 통념으로 구매자는 조금이라도 싸게 그리고 판매자는 비싸게 팔아서 이익을 많이 올리겠다는 마음을 갖는 것은 부정할 수 없는 사실이다. 그렇기 때문에 구매 가격은 구매 시기와 구매량, 구매처와 밀접한 관계가 있다. 그러므로 구매 관리자는 구매 표준을 설정하여 구매 할 제품의 생산자에 대한 풍부한 정보를 갖추고, 시장수요를 예측하여 구매 시기를 선정하여, 구매량을 기업의 목표와 필요에 따라 조정하는 것이 구매 단가를 결정하는 요인이 된다.

3. 구매 관리 목적

구매(purchasing)라 함은 기업이 경영활동에 필요한 자재나 용역을 구입하는 행위이며, 구매관리는 단순히 물건을 값을 치르고 산다는 의미보다는 양질의 제품을 저가에 구입함으로써 원가 절감을 통한 기업이윤의 확대라는 측면을 고려해야 한다.

상품가치는 제품의 품질을 판매 가격으로 나누는 것이므로 구매 관리의 목적은 다음과 같다.

첫째, 필요로 하는 품질, 서비스를 확보하되 최저의 비용으로 확보한다.

둘째, 조직의 활동 계획에 차질이 없도록 지속적으로 공급한다.

셋째, 재고 비용을 최소로 줄이되 안정적이고 경제적인 이익을 최대한 고려한다.

넷째, 주문 중복, 낭비, 폐지를 방지한다.

다섯째, 다른 경쟁 구매자에 비하여 유리한 구매를 한다.

최근에 구매 관리는 경쟁심화와 소비자 욕구의 다양화로 구매과정에서부터 시장정보를 수집하고 분석하여 그 결과를 생산 및 판매계획에 반영한다. 그리고 제품설계 과정에도 참여하여 가격경쟁력을 가진 경쟁우위 제품을 설계하는 전략적 구매 활동을 전개함으로써, 기업이익을 적극적으로 창출하는 이익창구로서의 기능까지 강조되고 있다(그림 5-1 참고).

$$\text{상품 가치} = \frac{\text{제품의 품질}}{\text{제품 판매 가격}}$$

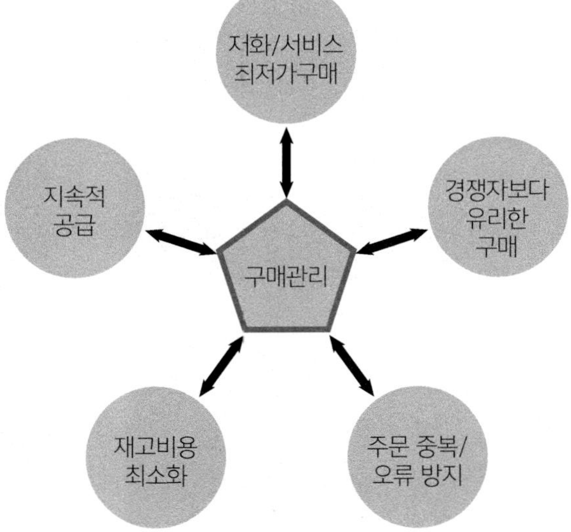

[그림 5-1] 구매관리의 목적 5가지

특히 병원약국이나 약국의 경우 의약품 구매는 환자의 건강이나 생명과 직결되고 구매 비용도 고가이므로 의약품이 품절되지 않도록 매일매일 재고관리를 해야하고, 의약품이 중복되거나 함량 차이가 바뀌지 않도록 주문 오류방지를 위한 거래명세표 체크와 진열 관리하는 것이 매우 중요하다. 특히 코로나19 팬데믹 이후부터 글로벌 공급사슬관리의 차질로 인해 의약품 품절이 과거에 비해 잦으므로 이를 대비한 지속적이고 다양한 공급라인 확보와 제약회사 판매촉진 전략을 활용한 주문 수량별 최저가 구매 전략과 같은 사전 구매관리 전략이 필요하다.

효율적인 의약품 구매 프로세스는 주문-검수-입고-품질점검-재고관리가 순환적이고 지속적으로 이루어져야 하며 필요한 경우 불량의약품이나 회수의약품의 반납과 폐기가 완전히 이루어질 때 그 기능이 완성될 수 있다(그림 5-2 참고).

가령, 우리나라 약국의 일반적인 재고관리 과정은 먼저 주문 대상 의약품 및 건강관련 용품의 재고를 파악한 후에 인터넷이나 전화, 애플리케이션 등을 이용해서 주문이 이루어진다. 대부분의 약국이 매일 또는 주당 수회에 걸쳐 제약회사 영업사원과 도매상에게 의약품 및 의약 외품의 구매 주문을 하고 있으며, 약국 주문을 받은 제약회사는 보통 일주일 이내, 도매상은 당일 또는 적어도 하루 이틀 이내 납품하여 의약품 및 건강관련 용품의 공급에 차질이 없도록 하고 있다.

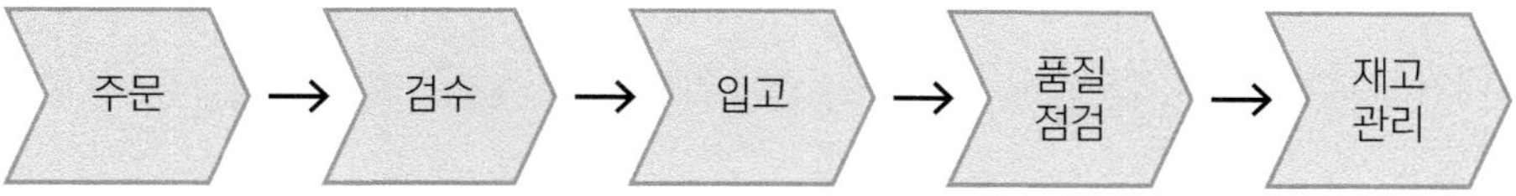

[그림 5-2] 의약품 구매 프로세스

4. 의약품 구매의 조건

일반적으로 사용할 수 있도록 승인된 의약품은 약국을 방문한 환자들의 수요에 적합하도록 약국의 재정과 재고비용을 고려하여 충분한 양을 구매하고 보관해야 한다. 그러나 일반적인 용도로 승인되지 아니하거나 특별한 환자에게만 승인된 부류의 의약품, 마약류(향정신성 의약품, 마약, 대마) 등은 관련 법규와 정책에 따라 처방에 응대할 수 있도록 구매하여 적절하게 보관 관리 해야 한다. 약국관리자는 올바른 의약품 구매 목적에 부합하도록 다음 7가지 조건에 따라 의약품을 구매해야 한다(그림 5-3 참고)

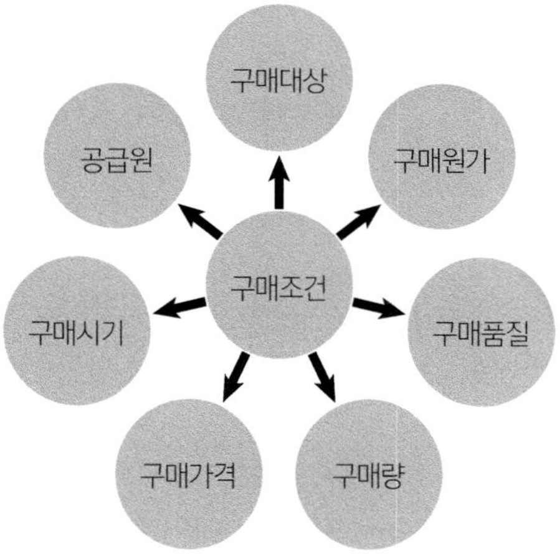

[그림 5-3] 올바른 의약품 구매를 위한 7가지 요소

1) 구매대상 : 고객의 유형에 따라 치료를 받는 환자에게 적합한 의약품과 각종 서비스를 적시에 제공할 수 있도록 다품종 소량의 의약품을 구매할 다양한 구매대상 선정(right variety).

2) 구매품질 : 목표 시장의 기대와 수요에 부합하고 고객이 지불할 수 있고 지불할 가격에 상응하는 의약품의 올바른 품질(right quality).

3) 적정재고 관리 : 재고 소진으로 인한 결품 위험성이 과잉재고로 인한 자금 동결로 인한 비용 상승과 균형을 이룰 수 있는 특정한 시점에서의 적정한 의약품의 양(right quantity)

4) 납기관리 : 주문한 의약품의 공급이 필요한 시기에 고객의 구매와 개략적으로 일치하는 적절한 시점(right time)

5) 공급원 : 가장 유리한 조건을 얻을 수 있고 신뢰할 수 있는 적절한 공급처(right supplier).

6) 구매가격 : 의약품의 가격이 너무 높지 않아 합리적인 이윤을 허용하는 적절한 가격(right price)

7) 구매원가 : 구매비용을 최소화 할 수 있는 적절한 원가(right cost).

구매의사 결정은 각각의 영역에 있어서 효율적이고 적절하게 운영되도록 해야 한다. 만일 상기 7개 영역에 있어서 적절하게 관리되지 않는 다면 이들 구매 시스템의 효율성은 경감될 것이고, 제품의 다양성과 질의 수준이 떨어진다면 고객의 요구에 충족할 수 없을 것이다. 그리고 궁극적으로 조직의 매출은 감소할 것이고 재고의 원활한 순환이 이루어지지 않게 될 것이다. 특히 처방조제를 위한 의약품의 구매 및 재고에 대해서는 적절한 수량과 적시성이 매우 중요하며, 환자들이 직접 사용하는 최종재화로서 일부 의약품들은 사용 빈도가 낮은 경향이 있을 지라도 재고에 대한 부담을 감수해야 할 정도로 적절한 수요 시점을 예측하기가 어렵다는 한계가 있다.

무엇보다도 코로나19 팬데믹과 같은 인류 보건의료 위기상황에 직면할 때 국가적 차원의 대처가 미흡하면 국민적 피해를 고스란히 감수해야 한다는 것을 세계 여러나라가 경험한 이후 의약품과 관련 의약외품의 구매 관리를 통한 적정수량 확보와 적시성의 중요성은 더욱 강조되고 있다.

특히 경영약학을 통해 구매 관리의 중요성을 인지한 약사는 신뢰할 수 있는 다양한 공급원 확보를 통한 구매 관리에 노력해야 한다. 왜냐하면 체계적인 구매 관리가 이루어지지 않는 약국이나 사업체는 적시적 공급, 적절한 공급원가, 적절한 품질, 적절한 가격으로 제품을 구매할 수 없을 뿐만 아니라 경쟁력 저하로 목표 수익 달성이 어려워져 운영적 난관에 직면하기 때문이다.

5. 구매 관리 프로세스(Purchasing Management Process)

일반적으로 구매관리 프로세스에는 구매 필요성의 인지, 공급원의 선정, 발주, 주문 점검, 납품서 점검 및 기록 보존, 구매 후 행위 등의 여섯 단계가 있다. (그림 5-4 참고).

1) 필요성의 인지

품목의 필요성을 구매부문에서 정식으로 인지하는 것으로 단기간 및 즉시 사용되는 부문이나 중장기간에 사용되는 부문 혹은 보유가 필요하여 창고에 보관할 필요가 있는 부문에서 구매요구서를 제출한다. 직무책임자는 구매요구서를 바탕으로 필수적인 구매인지 임시적인 구매인지를 명확히 구분한 후 해당 상품이나 서비스 구매를 어느 정도 기간까지 유지할지 결정하는 계획 구매가 필요하다.

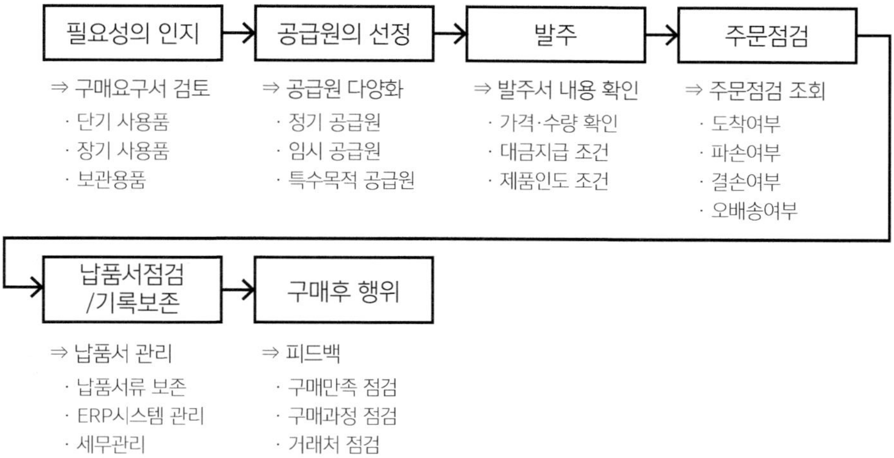

[그림 5-4] 구매 관리 프로세스

2) 공급원의 선정

다수의 공급자 중에서 누구에게 가격을 맞추고 발주해야 하는가를 기준에 따라 선택하는 것이다. 빈번히 구입하는 품목은 과거의 거래 실적으로 판단하여 결정하기도 하는 것이 일반적이나, 간헐적, 임시적, 특수목적, 최초 구매하는 품목은 공급원을 다양하게 조사하여 가격과 품질, 원활한 공급, 신뢰성 등의 요소를 평가하여 공급자를 결정한다.

3) 발주

검토 완료 된 구매요구서에 의해 공급자에게 발주서를 발행한다. 공급업자, 대금지급조건, 제품인도조건, 가격, 수량 그 외 필요사항을 기입하고 거래 책임자의 서명을 받는다. 구매 절차에서 발주단계는 주문에서 그치지 않고 발주서의 내용대로 제품이 도착했는지를 확인하는 작업까지 포함한다.

4) 주문 점검

주문품목이 납기일에 들어올 수 있도록 점검 후 조치하는 것은 구매관리의 책임이다. 주문점검은 제품이 제때 도착했는지, 파손 여부, 결손 여부, 혹은 오배송 여부를 파악하여 문제가 발생 시 추가발주를 하거나 상대방 거래 담당자에게 연락하여 문제를 해결하는 과정까지 포함한다.

5) 납품서 점검 및 기록 보존

납품서의 점검은 공급업자가 물품의 발송을 통지한 것으로 구매관리부문이 담당할 일이다. 그리고 납품 관련 모든 서류나 기록들은 순서대로 정리하여 세무신고나 매출관리를 위해 체계적으로 보존되어야 한다. 최근에 기록 보존은 문서상의 보존보다는 전자상거래가 많아 기업 내 생산, 물류, 재무, 회계, 영업과 구매, 재고 등 경영 활동 프로세스들을 연계해 관리해 주는 ERP시스템에 의해 통합적으로 관리되기도 한다.

6) 구매 후 행위

구매가 제조사, 중간상, 소비자의 구매절차의 최종단계이긴 하지만, 구매행위가 이루어졌다고 해서 모든 것이 끝난 것은 아니다. 기업의 목표에 부합한 구매였는지, 소비자의 구매에 대한 만족, 불만족 여부를 분석하고 향후 구매과정에서 그에 대한 대책을 강구하는 최종의 단계가 바로 구매 후 행위의 과정이다

6. 구매의사 결정

의약품의 포괄적 구매, 조달 행위에는 해당 의료기관이나 약국의 의약품 목록 결정(formulary decision)을 전제로 하고 있다. 의료기관에서는 보통 약물치료 위원회(Pharmacy & Therapeutic Committee)를 통해 해당 기관에서 사용할 약품의 목록을 구성하며 그 결정과정을 근거로 의약품을 구매하게 된다. 지역약국의 경우도 자체적으로 해당 약국에서 사용할 약품을 선택하여 목록을 만들어 적절한 공급자를 선정하고 있다.

일반적으로 약국의 경우 의약품 구매 관리에서 최대한의 편익을 얻기 위해서는 주기적으로 약국의 구매정책과 절차를 평가하는 것이 바람직하다. 구매정책은 약국의 목표와 계획을 반영하여 유동적으로 수립해야 한다. 또한 그 정책에는 비정상적인 수요 변동이나 가격 정책 변동 등과 같은 예상치 못한 상황에 약국이 능동적으로 응대할 여지를 두어야 한다.

효과적인 의약품의 매입은 우수한 품질의 의약품을 적절한 수량으로 우수한 공급업체를 통해 적절한 구매시점에 적절한 구매주기로 이루어지도록 하는 여러 단계 의사결정의 집약이라고 볼 수 있다.

6-1. 구매 의약품의 구성 결정

지역 약국의 경우 처방의약품과 일반의약품 등과 같은 구매 의약품의 구성에 관한 의사결정은 지역약국에 있어서 매우 중요한 부분이다. 결국 매입된 의약품이 다양성에 문제가 있다 거나 질적 수준이 떨어지는 경우, 구매업무를 얼마나 잘 수행 하였는지 여부는 큰 결과의 차이가 나기 때문이다.

어떤 측면에서는 처방약 재고 운영과 관련된 의사결정이 오히려 쉬운 것으로 고려된다. 만성 질환의 환자들인 경우 처방조제의 상당 부분은 재투약인 경우가 많기 때문에 환자와 약국이 단골 관계가 형성되어 있는 경우 약국관리자는 필요로 하는 의약품은 무엇인지, 어느 정도의 양이 필요한지, 언제 필요한지 예측이 가능하다. 이러한 정보는 처방전 관리나 환자 프로파일 관리를 통해 어느 정도까지는 확보할 수 있다.

반면에 일반 의약품의 경우 제약회사의 판매전략이나 신제품 출시, 대체상품, 가격경쟁력, 고객니즈, 시장트랜드 등에 따라 구매 의사결정이 다양성, 효율성, 판단성을 가진다.

일반적으로 고객이 직접 구매하는 일반의약품이나 의약외품의 매입 절차는 처방의약품의 구매 절차에 비해 합리성이 떨어지며 구매빈도가 더 산발적이다. 이러한 제품군에 대해 약국관리자는 고객이 무엇을, 얼마나, 언제 원하는지를 파악하는 데 상당한 시간을 소모해야 한다.

6-2. 구매약품의 적절한 품질

전문의약품의 경우 구매 적정성이 평가되어야 한다. 구매하고자 하는 제품의 사용방법과 목적 그리고 판매 포인트 등을 참고하여 구매제품을 정한다. 구매 할 전문의약품을 결정하는 것은 일반의약품 보다 용이하다. 일반적으로 약국에서 판매되는 전문의약품 물량의 50% 정도는 반복처방 사례에 해당한다. 나머지 50%의 경우에는 '다빈도 전문의약품 통계' 등 여러 가지 유용한 통계 자료 들로부터 도움을 받을 수 있다.

반면 일반의약품은 고객의 구매양상이 다양하게 나타난다는 특징이 있어 약사가 일반의약품 구매 결정을 예측할 수 있기까지 적잖은 시간을 투자해야 한다. 고객이 약국에 대한 이미지를 형성하는 곳은 바로 일반의약품이 진열되는 공간이기 때문에 목표시장의 수요를 근거로 결정되어야 한다. 고객들에게 전달하고자 하는 이미지, 경쟁약국의 일반의약품 진열실태, 약국의 규모, 약국이 속한 상권의 특성, 약사의 성향, 소비자 니즈, 재고확보에 투자할 수 있는 금전적 여력 등을 고려하여 일반의약품의 구매품목을 결정하는 것도 한 방법이다.

최근에는 의약외품(건강기능식품, 화장품, 구급용품, 구강용품, 생활건강용품)과 한방제제, 의료기기, 동물 용품 및 동물의약품, 기타 건강 관련 용품들을 진열하는 드럭스토어 형 약국들이 늘어나면서 약국의 구매관리도 더욱 복잡해지고 중요해짐에 따라 보다 체계적인 구매관리를 통한 품질 관리가 시스템적으로 필요하다(과제: 본인이 거주하는 근처 약국의 일반의약품과 의약외품의 구매관리와 재고관리가 어떻게 이루어 지고 있는지 조사하여 발표해보자).

6-3. 구매량의 결정

각 구매제품에 대해서는 구매의 사유와 판매의 유동성에 따라 구매물량을 책정한다. 즉 구매하는 이유에 따라서 판매가 얼마나 이루어질 수 있을지에 대한 데이터를 근간으로 해서 구매하고자 하는 물량을 정한다. 어떤 형태의 약국이라도 관리자들의 공통적 어려움은 그들이 관리하는 약품의 품질에 대한 두려움이다. 약국의 특성상 건강과 직결되고 바로 필요한 약품이 많아 품질이 보장되지 않거나 품절이 자주 일어나는 것은 고객이 다른 약국으로 발길을 돌리게 만드는 위험요인이라고 하겠다. 하지만 품절로 인해 매출의 기회를 상실하는 상황에 대한 지나친 우려는 과다 재고를 유지하게 하는 주요한 원인이 된다.

따라서 상대적으로 수요가 불확실한 품목의 경우 과거의 판매실적과 구매기록을 근거로 미래의 매출추이를 추정해 보는 노력이 필요하다. 특정 품목에 대한 수요의 정도를 알 수 있도록 구매기록을 관리함으로서 약국 관리자들은 총체적인 주문비용을 최소화할 수 있는 적정한 주문량을 계산할 수 있게 되며 이것을 경제적 주문량(Economic Order Quantity, EOQ)라 한다(본장 뒷부분 참고).

6-4. 공급처의 결정

우리나라 약국의 경우 약국 관리자가 사용할 의약품을 생산하는 제약회사 또는 공급자를 선택하는 기준을 사전에 마련함으로서 약국의 환자들이 최고 품질의 의약품과 의약외품을 가장 낮은 가격으로 공급 받는 것이 가능해진다. 일반적으로 약국관리자는 약국에서 약을 구매하는 공급처를 결정하는데 있어서 제약회사를 통해 직접 구매하거나(직접구매, direct purchasing), 도매업체를 통해 간접적으로 구매(간접구매, indirect purchasing)하며 그외에도 약국몰을 통한 구매, 공동구매와 같은 몇 가지 특수구매 선택사항을 가지게 된다.

제약회사를 통한 직접구매를 통해서는 더 저렴하게 구입할 수 있거나 디스플레이 소재나 판매촉진과 관련된 마케팅 및 전문적인 조언과 같은 판매지원을 받을 수 있는 장점이 있기 때문에 약국관리자들은 이 방법을 선호하기도 한다. 그러나 대부분의 지역약국은 도매상을 통한 간접구매를 통한 공급과 직접구매를 병행하여 이루어 지는 것이 보통이다. 이유는 온·오프라인 도매업체를 통할 경우 제품에 부과되는 부가적인 요금이 발생하는 단점이 있지만 소량 구매가 이루어지거나 산발적인 구매 약품의 경우 전문적인 물류체계를 갖춘 도매상을 통해 납품을 받는 것이 도움이 될 수 있으며 약국관리자로 하여금 하나의 공급처로부터 다양한 품목을 주문할 수 있기 때문에 구매와 관련된 시간소비를 감소시킴으로써 효율성을 높여준다는 장점이 있다.

온·오프라인 도매업체를 통하는 경우 지역약국에 대해 경영적으로 많은 기능을 대신할 수 있으므로 보다 우수한 납품능력과 역량을 가진 업체를 선별해야 한다. 또한 약국의 특성상 다품종 소량을 구매하므로 도매상이 가지는 여러 능력을 파악할 필요가 있다. 도매상이 가질 수 있는 지역약국에 대한 시장기능은 도매상의 특징에 따라 다양하며 여러가지가 복합된다. 대표적인 도매상 특징별 능력은 다음과 같다.

- 폭넓은 제품 구색 유지
- 외상 구매
- 시장과 제품 정보 제공
- 광고, 판매 촉진, 물류관리 지원
- 전자 주문시스템의 지원
- 구매패턴 분석 보고서

최근에는 때때로 지역약국들이 공동구매를 위한 조직을 결성하여 구매과정을 집중화하는 경향을 보이기도 한다. 공동구매조직(Group Purchasing Organizations, GPOs)을 통할 경우 소량 주문으로도 가능한 최저가격에 제품을 구매할 수 있다는 장점이 있기 때문이다.

공동구매조직은 다수 구성원들의 구매를 합쳐서 협상하기 때문에 한 소규모 약국이 가질 수 없는 규모의 구매력으로 공급자들과 구매협상을 하여 보다 저렴한 공급가격을 요구할 수 있다. 또한 공동구매조직과 계약을 맺는 제약회사의 경우도 거대한 양의 구매를 보장받는다는 이점이 있어 서로 윈윈하는 방법이다. 하지만 공동구매조직을 이용하는 약국들은 구매 시기 및 구매절차에 대한 간섭 권한이 줄어들거나 제품 선택의 폭이 좁아진다는 단점을 감안해야 한다.

약국관리자는 다양한 공급처 중에서 구매시기와 구매물량에 따라 안정성과 신뢰성이 보증되고 시장의 제품 가격과 수급을 적절하게 반영할 수 있는 업체를 공급자로 선정하는 것이 좋으며 이런 공급자를 1개 보다는 2~3개 선정하여 선택의 폭을 넓게 하는 것이 좋다.

물류관리에 있어서 많은 구매자들은 가장 유리한 가격과 최선의 배송조건을 포함하는 우수한 납품조건을 확보하기 위해 복수의 납품업자에게 거래를 분산시킨다. 의약품의 경우 이와 같이 도매업체를 분산하는 경우 의약품 공급에 더 큰 신뢰성을 보장할 수 있으며 납품업체간 건전한 경쟁을 유지할 수 있게 된다. 공급자를 엄격하게 선정하는 목적은 가장 만족스러운 공급처를 물색하거나 동등한 수준의 품질을 확보하고 있는 대체공급처를 다수 확보해 두기 위함에 있다. 다수의 업체를 확보해둘 경우 구매자는 여러 공급처들을 비교 평가할 수 있는 기회를 갖고 안정적인 공급망을 확보할 수 있다. 반대로 특정 공급업체로 구매를 집중할 경우 품목이 부족할 때 신속하게 구입할 수 있고 신용거래 문제를 단순화할 수 있으며 공급처의 세심한 배려를 기대할 수 있다는 장점이 있다.

다만 약국의 규모에 비해 공급업체가 많아질 경우 구매비용이 증가하게 되며 구매 협상력이 낮아져 구매단가가 상승할 수 있는 단점이 있다. 다른 한편으로는 주 공급자로 공급업체를 집중화 할 때 대량구매로 가격조건과 거래조건에서 유리해질 수 있으며 일괄 구매를 통해 구매비용의 절감효과를 얻을 수 있다. 그러나 업체 의존도가 높아지고 업체에 문제가 생길 경우 의약품의 긴급조달이 어려워질 수 있는 단점도 존재한다<표 5-1 참고>.

<표 5-1> 단수공급자와 복수공급자의 장단점

	장점	단점
단수공급자	· 품질 균일성 확보 · 협력업체와 유대관계 확립 · 활발한 의사 소통 · 규모의 경제 가능	· 공급 차질시 대처 어려움 · 급격한 수요 변동시 응대가 어려움 · 다양한 의약품 구색이 어려울 수 있다.
복수공급자	· 공급자간 가격 경쟁가능 · 납품문제 발생 시 대체 공급자 확보 가능 · 시장의 다양한 정보 확보 가능 · 우수 공급자 개발 가능	· 납품업체와 유대가 어려움 · 품질 균일성 확보가 어려울 수 있음 · 결재조건이 나쁠 때 공급자가 이탈할 수 있다. · 납품업자 규모의 경제 실현 어려움

6-5. 적절한 계약조건

약국관리자는 이익률을 증대 시키기 위해 공급업체 측과 최선의 구매조건을 협의해야 한다. 실무적으로 이 과정에서는 수량할인, 현금할인, 업자간 할인, 판촉할인, 반품보장 등 5가지 요인이 매우 중요하다. 하지만 이 모든 거래조건들이 충족될 수는 없으며 약국에 가장 필요한 조건이 무엇인지 파악하여 우선 조건을 중심으로 구매협상을 하는 것이 보통이다.

1) 수량 할인

수량할인은 일정한 수량의 제품을 구매할 때 가격을 할인 받는 혜택이다. 하지만 대량으로 제품을 구입할 경우 과다재고로 손실을 입을 수 있는 가능성이 증가하고 약국의 현금보유 상황을 악화시킬 수 있으므로 이러한 점을 유념해야 한다.

2) 현금할인

현금할인은 신속하게 현금 결제가 이루어질 경우 가격을 할인 받는 혜택으로 공급업체 상황에 따라 조건이 달라질 수 있다. 현금할인은 신용거래에 수반 되는 위험 및 악성채무를 줄일 수 있다는 이점을 보장받기 때문에 공급자측에서 제공하는 혜택이다. 그러나 약국 입장에서는 현금으로 즉시 결제해 주다 보면 현금 보유액이 부족되기 쉬우므로 장단점을 잘 판단해야 한다.

3) 업자간 할인

업자간 할인은 공급서비스를 담당하는 중간상인에게 제공되는 혜택이다. 중간상인이 없었다면 제조업체 측이 직접 제품을 공급해야 했을 것이기 때문에 제공되는 항목이라고 볼 수 있다.

4) 판촉 할인

판촉 할인은 광고, 판매, 머천다이징 활동에 대해 제공되는 혜택으로 신제품 출시 기념이나 광고 기념, 목표량 판매기념, 고객감사 기념 등 다양한 판촉 이벤트로 시행되며 한시적이라는 특성이 있다.

5) 반품보증

반품보증은 제품의 종류나 조건에 따라 약국에서 반품할 수 있도록 해주는 혜택을 말한다.

이와같이 약국관리자는 수량이나 결제방법에 따라 달라질 수 있는 계약정보를 충분히 검토하여 구매를 진행해야 하며 협의한 구매조건은 문서화하는 것이 좋다.

우리나라의 경우 1차적으로 고려해야 할 납품업자의 주요 선정기준은 다음과 같다.

① 약국과의 입지조건

② 제조업자와의 계열관계

③ 설비 및 서비스

④ 보관능력과 관리내용(KGSP)

⑤ 주요 납품처 및 납품기관 수

⑥ 배송 시간 및 정확도

제약회사와 도매상을 선택하는 기준은 최고의 품질과 가장 낮은 가격으로 의약품과 건강관련 제품의 공급을 적시에 보장받을 수 있는 지의 여부이다.

7. 구매방법

약국의 기본적인 운영방침과 경영방침에 부합하는 우수한 품질의 의약품을 적정량으로 적기에, 최소의 가격에 구입하여 약물치료를 통해 환자 건강 회복에 기여함을 목적으로 구매하여야 하므로 효율적이고 적절한 구매 방법을 선택해야 한다. 일반적으로 기업에서 구매하는 방법은 경쟁방법, 계약기간, 계약방법, 대금 지불 방법에 따라 <표 5-2>와 같이 분류할 수 있다.

<표 5-2> 구매방법의 다양한 종류

경쟁방법	경쟁	공개경쟁입찰/ 지명경쟁입찰
	비경쟁	수의계약 1)복수견적, 2)단수견적
계약기간	연간계약/ 반기계약/ 수시계약	
계약방법	단가계약/ 총액계약/ 단가총액계약	
대금지불방법	검수 및 입고 기준지불/ 선사용 후지불	

7-1. 경쟁 방법별 구매

1) 공개경쟁입찰(일반경쟁계약)

일반적으로 기업이나 관공서에서 일정 제품을 일정량 구매 할 때 입찰에 의한 방법을 주로 사용하는데 입찰 방법은 입찰, 계약과 관련된 사항을 일반에 일정기간 공개하고(신문, 인터넷 홈페이지 게시)응찰자를 모아, 입찰 시 경쟁하여 미리 정한 가격(예가 또는 예정가격이라 한다.) 내에서 타당한 입찰 가격을 제시한 응찰자에게 낙찰 시키는 방법으로 면세제품이 아닌 경우 부가세 포함 여부를 거래명세표에 사전 명시하는 것이 중요하다.

- 일정 기간 : 예 7일 이상(긴급의 경우5일)
- 타당한 가격 : 구매 시는 최저 입찰가, 자산 처리시는 최고 입찰

조달청 규정을 참고로 한 입찰 공고 시 게재해야 할 일반적인 내용은 다음과 같다.

- 입찰공고에 명시할 사항(시행령 제36조)
  - 입찰에 부치는 사항
  - 입찰 또는 개찰의 장소와 일시
  - 입찰참가자의 자격에 관한 사항
  - 입찰보증금과 국고귀속에 관한 사항
  - 낙찰자 결정방법
  - 계약의 착수일 및 완료일
  - 계약하고자 하는 조건을 공시하는 장소
  - 입찰무효에 관한 사항
  - 입찰에 관한 서류의 열람/교부장소 및 교부비용
  - 추가정보를 입수할 수 있는 기관의 주소 등
  - 우편입찰 등을 허용하는 경우에는 그 취지와 입찰서를 송부할 장소
  - 공동계약을 허용하는 경우에는 동 계약의 이행방식
  - 기타 입찰에 관하여 필요한 사항

입찰공고 내용과 당해 물품규격서 내용이 서로 상이한 경우에는 입찰공고 내용을 기준으로 한다.

- 공고시기(시행령 제35조)
  - 원칙 : 입찰서 제출 마감일 전일부터 기산하여 7일 이전 공고한다.
  - 협상계약의 공고기간은 일반 경우40일 이상, 긴급인 경우10일 이상이다.
- 입찰보증금 납부
  - 입찰참가 신청마감일(입찰일 전일)까지 입찰참가 신청서와 함께 입찰금액의 100분의 5(경우에 따라 입찰금액의 10분의 1) 이상 납부하여야 한다. 다만, 입찰보증금 면제는 해당 기업이나 개인이 면제 사유에 해당되어야 하고 전자보증서를 제출하는 경우도 있다.
  - 입찰참가 신청서 : 입찰 보증금 납부서, 입찰 보증금 면제 확약서, 대리인 위임장, 사용인

감계 등이 포함된다.

• 입찰참가자격 기준일
  - 입찰참가등록 마감일을 기준으로 하되, 현장설명 참가가 의무화된 공사는 현장 설명일을 기준으로 한다.

• 대리인의 입찰참가
  - 입찰참가신청서 제출 시 및 입찰개시시각 전까지 대리인을 지정(변경 포함)한 경우에는 대리인이 입찰 참가 가능하다.
  - 법인의 경우에는 당해 법인의 임/직원이 대리인

2) 제한경쟁 입찰(지명경쟁계약)

특정 자격을 구비한자만 지명하여 경쟁 입찰하는 방법이다. 계약의 특징상 특수한 자재, 기술, 신용, 실적이 있는 자가 계약을 이행할 수 있다고 판단되는 경우 실시한다. 지나치게 경쟁을 제한할 경우 응찰자 수가 줄어들어 충분한 경쟁이 이루어 질 수 없으므로 응찰자수를 조정해야 한다.

3)수의계약

수의 계약이란 구매계약을 할 때 경쟁입찰과 같은 경쟁계약을 하지 않고 적당한 상대방을 임의로 선점하는 방식으로 일반적으로 경쟁에 의하지 않고 계약이행능력이 있다고 판단되는 특정인이나 특정업체와 납품계약을 체결하는 것을 의미한다. 대부분의 사립 의료기관과 약국에서 시행하는 방법이다. 통상 품목 특성상 경쟁이 가능하지 않는 경우와 긴급을 요하기 때문에 경쟁구매 절차를 수행할 수 있는 경우나 업무편의를 우선하는 경우에 수의계약을 한다. 다만 수의계약의 경우도 발주자의 주체적 의사결정을 위해 복수견적을 받는 경우도 있다<표 5-3 참고>.

<표 5-3> 경쟁방법에 따른 구매 입찰의 종류

경쟁방법	장점	단점
공개경쟁입찰 (일반경쟁계약)	업자간의 경쟁으로 저가 구매가능 기회를 균등하게 부여한다. 다수의 응찰로 신규 업자 발견 부정을 방지할 수 있다.	업자간 담합의 소지 있음 가격 저하로 인한 질의 저하 절차가 복잡, 시간이 많이 걸림(긴급한 의약품의 적시 구입이 어려움) 불량업자의 참여가 가능함
제한경쟁입찰 (지명경쟁계약)	불량업자배제가 가능 계약이행의 확실성 담보 저가 구매가 가능 절차 간소화로 경비 절감 가능	공개경쟁입찰보다는 가격 상승 가능 업자간의 담합소지 있음. 계약 독점으로 인한 부정 발생 소지가 있다.
수의계약	절차가 간편, 시간, 인력, 비용 절감 신용 거래처 선정 가능 상대방의 실정을 알고 있기 때문에 안정된 거래가 가능	공평성을 잃고 부정의 소지가 있음 고가 구매의 가능성이 있음(불공정, 불리한 계약 가능) 신규 납품업체 발견이 어려움

7-2. 계약방법별 구매

1) 품목별 단가계약

주로 소상공인들이나 중소형 마트에서 구매 할 때 사용하는 방법으로 의약품 품목별로 단가 계약을 체결하며 대부분의 약국에서 흔히 시행하는 방법으로 면세제품이 아닌 경우 부가세 포함 여부를 거래명세표에 사전 명시하는 것이 중요하다.

2) 단가총액계약

일정기간 사용할 약품의 단가 총액을 계산하여 가장 낮은 납품업체와 계약을 체결하는 방법으로 주문량의 규모에 따라 단가가 조정되므로 단가를 낮추기 위해 주문량을 늘리는 경우가 많으나 결재능력에 맞게 주문량을 조정 하는 것이 재고부담 위험이나 현금 유동의 부담을 줄일 수 있다.

3) 총액계약

일정기간 사용할 약품의 총액을 합산한 금액이 가장 낮은 납품업체와 계약을 체결하는 방법으로서 단가총액계약과의 차이는 각 약품의 단가에 일정 기간의 사용량을 곱한 것으로 실제적인 발주업체의 재무적 부담을 예상할 수 있는 장점이 있다. 통상 총액계약의 경우 사용량은 1년으로 계산하는 것이 원칙이나 구매 규모나 업체 상황에 따라 반년, 분기(3개월)로 기간을 조정하여 계산할 수도 있다.

7-3. 대금 지불 방식별 구매

1) 검수 입고 기준 지불

구입 시마다 검수입고 시점을 기준으로 대금을 지급하는 방법으로 통상적인 대금 지불 방법으로 입고 확인 후 바로 결재하는 방식이다.

2) 선사용 후지불

납품업자가 의약품을 약국 및 의료기관으로 배송, 사용 후 일정기간마다 사용량을 조사하여 그에 따라 대금을 지불하는 방법이다. 의료기관의 경우 대개 고가약품이나 기초 수액제, 진료재료에 적용되며 최근에는 전 품목을 사용량만큼 매달 지불하는 방법을 취하는 경우도 있다. 약국의 경우 처방의 약품이나 일반 의약품, 건강관련용품, 의약외품 등 에서 전반적으로 이러한 방식을 취하고 있다. 결재 날짜는 월 중 15일 결재하는 방식, 월말 결재하는 방식, 익월 말 결재하는 방식 등 제품의 특성에 따라 혹은 거래처와의 협상에 따라 지불 날짜는 조정이 가능하다. 최근에는 약국에도 고가의 조제기기 제품이 많아 리스제도를 활용하는 경우도 발생한다.

3) 선지불 후사용

의약품의 경우 사람의 건강과 생명에 직접적인 영향을 미치므로 원료의 수급이 원활하지 않거나 품절이 예고된 상품의 경우, 혹은 갑자기 전염병이 돌거나 수요가 폭증하는 경우 미리 품절을 대비하여 선지급 후사용하는 경우가 최근에 늘고 있다. 특히 최근에는 온라인이나 앱을 통한 구매가 활발하며 선결제, 후 배송되는 사례가 많으며 이 경우 소량구매임에도 불구하고 상대적으로 가격이 싸다는 장점이 있다.

7-4. 구매 기간에 따른 구매와 상황에 따른 구매형태

계약기간 또는 구매시기에 따른 구매방법은 다음과 같다. 일반적으로 대형병원의 경우 반기(1/2년) 또는 연간계약을 기준으로 수시 발주를 통해 의약품을 구매하고 약국의 경우 수시구매 방식을 통해 구매하는 경우가 대부분이다. 구매기간과 구매상황에 따라 수시구매, 장기계약구매, 예측구매, 일괄구매, 투기구매, 공동구매, 특별구매 등으로 나뉜다.

1) 수시구매

구매 필요가 발생 할 때마다 구매하여 공급하는 방식이며, 과잉구매를 방지하고 수요 변경 등에 대응하기가 용이한 장점이 있으나 순간적 수요의 증가가 발생하거나 품절이 발생하면 기업에 피해가 발생 할 수 있다. 수시로 사용되는 제품의 원활한 공급 및 판매관리를 위하여 항상 재고를 저장하고 공급받을 수 있는 거래처를 확보하고 관리해야 한다. 수시구매는 계절품목 등 일시적인 수요품목 등에 적합하다.

2) 장기계약구매

특정 품목에 대해 수립된 장기 사용계획에 따라 필요한 의약품의 장기 소요량을 장기적으로 계약하여 구매하는 방법이다. 자재의 안정적인 확보가 중요할 때 적용가능 하며, 계약방법에 따라 낮은 가격이나 충분한 수량의 확보가 가능하지만 시장 상황이나 기업 상황의 변동으로 인하여 장기계약이 취소되는 경우 위약금을 물지 않도록 사전에 약정을 하는 방법이 있다.

3) 예측구매

미래 수요를 예측하여 시장상황이 유리할 때 일정한 양을 미리 구매하여 재고로 보유하였다가 생산계획이나 구매 청구에 따라 재고에서 공급하는 방식이며, 계획구매로 조달비용을 절감하고 수량할인, 수송비의 감소 등 경제적인 구매가 가능하다. 예측구매는 생산시기가 일정한 품목 또는 항상 비축이 필요한 상비저장품목 등에 적합하다.

4) 일괄구매

병원이나 약국과 같이 다품종 소량 품목을 구매해야 하는 경우 품목별로 구매처를 선정하는데 많은 시간과 노력이 소모된다. 이 경우 필요한 다품종의 품목을 공급 가능한 공급처를 품종별로 다양한 방법으로 그룹핑하여 선정하여 구매 품목을 일괄 계약 함으로써 구매시간과 비용을 절감하고 구매절차를 간소화하는 방법이다. 이 경우 업무가 편리하고 가격협상이 가능하다는 장점은 있으나 제품 구매에 대한 통제권이 약해지고 구매 관리가 소홀해진다는 단점이 있다.

5) 투기구매

주로 가격인상을 대비하여 이익을 도모할 목적으로 가격이 낮을 때 장기간의 수요량을 미리 구매하여 재고로 보유하는 구매방식이다. 계속적인 가격상승이 명백한 경우에 유리하지만 가격 동향의 예측이 부정확하면 손실의 위험이 크며, 반드시 자금력을 고려하여야 한다.

6) 공동구매

다수의 구매자가 둘 이상 모여 필요한 물건을 함께 구매하는 것을 의미하며, 공동 구매를 통해 구매량을 조정하여 제조업자나 거래처에 보다 유리한 가격협상을 함으로써 규모의 경제를 이루어내어 경쟁기업과의 가격경쟁에 우위를 점할 수 있다.

7) 특별구매

긴급한 업무 수행이나 특별한 마케팅 행사, 캠페인, 이벤트 같은 특별한 기획을 위하여 소요되는 제품이나 서비스를 구매하는 구매행위로 특수목적 구매라고도 한다. 특히 특별구매는 장기간에 걸쳐 이루지는 구매가 아닌 단기간에 사용될 목적으로 구매하는 것이어서 한시적이므로 사용 목적에 따라 명확한 구매계획이 필요하다(과제: 본인 주변 지역약국의 일반의약품과 의약외품의 구매방법을 조사해보고 왜 그런 구매방법을 택했는지 약국관리자와 논의해보자).

8. 의약품 구매과정

의약품 구매과정은 서로 연관되어 있다. 약품을 주문하고, 입고 및 재고를 관리하고, 약품을 반납하거나 폐기되면 구매주기는 완료된다.

약품을 주문할 때 주로 쓰는 방법은 컴퓨터 시스템으로 구매 할 품목의 주문서를 작성하고 이 주문서를 통해 약국에서 주문한 물품을 추적할 수 있게 되어 있다. 일반약국의 경우에는 전화를 통해 주문을 하기도 하지만 일반적으로 도매업체들이 갖추고 있는 인터넷 상에서의 주문시스템을 활용해 주문을 진행한다.

대부분의 약국들은 매일 또는 일주일에 몇 번씩 도매업체에 주문을 하고 보통 당일이나 다음 날 주문한 물품을 받는다. 이런 구매방법은 다음 번 주문을 할 때까지 필요한 제품의 최소한의 양만 구입함으로써 재고비용을 줄이는 것이다. 이 경우 약품 배송을 받는 과정을 명확히 정하고 재고를 유지하여야 한다.

주문한 약품을 인수하자마자 구매목록이 맞는지 확인해야 하고 배송 중 손상을 입거나 이상이 생기지 않았는지 검사해야 한다. 또한 제품의 유효기간을 확인해야 하고 짧은 유효기간을 가진 제품은 반품하도록 한다. 확실한 체크를 위해서는 주문하는 사람과 물품을 받고 검사하는 사람을 달리하여 이중 체크를 하는 것이 바람직하다.

약품 구매과정은 약품을 주문하고 받는 것에서 끝나는 것이 아니다. 약품재고를 관리하는 것도 구매과정의 구성 단계라고 볼 수 있다. 약품재고는 자산인 동시에 약국의 잠재적인 비용을 나타내기 때문에 약품재고 관리의 목표는 약품비용을 조절하기 위해 필요한 약품의 최소한의 양만 유지하는 것이다. 약품재고가 많아지면 비용적 부담과 결재, 보관문제가 발생하여 약국 재정에 잠재적으로 해가 될 수 있다. 따라서 약국관리자는 제품의 효용성과 가격의 균형을 맞추는 구매시스템을 갖춰 재고를 최소한으로 유지해야 하는 한편, 환자의 치료에 필요한 약을 즉각적으로 얻을 수 있도록 충분한 양의 약품을 보유하여야 한다.

약국재고에서 약품의 유효기간을 확인하고 유효기간이 지난 약품을 처리하는 활동 또한 규칙적으로 시행되어야 한다. 만약, 제품의 특성상 유효기간이 짧게오거나, 동일한 제품에서 유효기간이 지난 것을 자주 발견한다면 그 제품의 재고량을 줄여야 하는 것이다. 유효기간이 지난 약품들은 어느 정도의 가치를 지니고 있기 때문에 제조업자에게 반품이 가능하기도 하며 반품이 불가능하다면 규정에 따라 폐기하여야 한다(그림 5-5 참고).

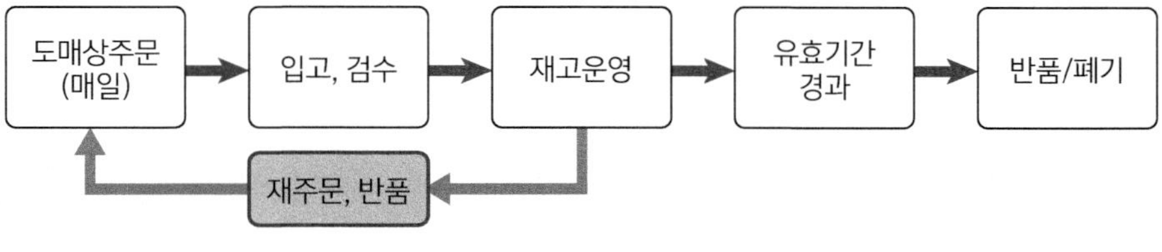

[그림 5-5] 의약품 구매과정

9. 의약품 구매의 방법과 종류

의약품 구매 부문 역할의 중요한 사항은 그 비용에 상응하는 상품가치를 확보하는 것이고 약국 관리자는 약국의 규모에 맞는 적절한 구매 방법을 알고 있어야 한다. 병원이든 약국이든 발주 책임자는 구매요청서에 의해 공급자에게 발주서를 발행하는 것이 원칙이며 구매요청서에 공급업자, 대금지급조건, 제품인도조건, 가격, 수량 그 외 필요사항을 기입하고 거래 책임자의 서명을 받는다. 구매 절차에서 발주단계는 주문에서 그치지 않고 발주서의 내용대로 제품이 도착했는지를 확인하는 작업까지 포함한다.

9-1. 전화 주문

주문이 간편하고 용이한 장점이 있으며 주문 시점에서 쌍방향 통화가 가능하므로 가격, 입고 가능 수량, 입고시기를 파악할 수 있다는 장점이 있으나 주문량이 많을 경우 업무시간 증가가 급격하게 늘어 날 수 있으며, 주문접수가 부정확할 수 있고 주문착오 발생시 책임 소재를 명확히 할 수 없다.

9-2. Fax 전송 주문

전화 주문에 비해 업무가 효율적이며 정확하게 주문할 수 있고 주문량이 많을 경우도 주문에 걸리는 시간이 길어지지 않을 수 있는 장점이 있다. 그러나 가격, 입고 가능 수량, 입고시기에 대한 직접 의사전달이 불가능하다는 단점도 있다

9-3. 우편 주문

업무가 간편하고 전화 주문으로 인한 문제점을 해결할 수 있는 장점이 있으나 주문의사 전달이 우편에 의존하게 되므로 총 업무에 걸리는 시간이 최소한 2~3일 이상 걸리게 되면 납기일을 지정하는 것이 약국의 측면에서는 무의미할 수 있는 단점이 있다.

9-4. 인터넷 주문

컴퓨터를 통한 주문 입력시스템으로 사용자나 관리자가 컴퓨터를 통해 직접입력 하게 되므로 업무 처리가 효율적이고 업체 컴퓨터에 직접 접속도 가능하여 구두 또는 우편 주문 시 발생할 수 있는 문제점이 해소될 수 있다. 그리고 전체 업무에 소요되는 시간이 짧아지고 실시간으로 입고 시점과 가격 등을 확인할 수 있는 장점이 있다. 다만 시스템 구축이 필요하며 대량 주문 시 신중한 사전 계획이 필요하다.

9-5. 방문 주문

주로 약국이나 병원처럼 매일 소모되는 의약품이나 의약외품이 많은 경우 영업사원이 직접 방문하여 주문을 받는 방식으로 매일 필요한 의약품과 의약외품을 현장에서 바로 체크하므로 재고 부담을 줄이고 긴급한 경우 바로 수령받을 수 있다는 장점은 있으나 약국이나 병원의 경영정

보가 노출된다는 단점이 있다.

9-6 애플리케이션 주문

애플리케이션 주문은 편리하고 빠른 주문 방식으로 제약회사나 도매상이 가장 선호하는 방식이다. 이것은 빠른 의사전달과 장소에 구애 받지 않은 편리한 주문으로 공급자와 소비자 모두가 선호하는 방식이나 사용자 이해도에 따라 선호도가 다르다.

10. 공동구매(Group Purchasing, GP)

의약품을 포함한 의료분야의 경우 공동구매기구(Group Purchasing Organization, GPO)의 활성화는 20세기 초반 미국에서부터 유래하였으며 공동구매기구를 통해 구매대행 기능과 함께 구성원의 구매협상력을 강화 시킬 수 있는 계기가 되었다.

공동구매의 개념은 주로 필요한 의약품이나 의약외품을 다른 구매자들과 함께 규모의 경제를 이루기 위해 공동으로 구매하는 것을 의미한다. 공동구매의 장점은 제품의 구입 가격 절감, 위험성 감소, 각종 거래 비용 절감, 구매 연대감 등이 있으며, 단점은 긴 소요시간, 다양성 부족, 동일제품 경쟁 심화, 빠른 결제 등이 있다. 또한 납품업체 측면에서도 대량 공급을 통해 제품회전, 장기간 공급보장, 생산력 증가, 시장 침투력 증가, 원료 구입 협상력 증가 등의 장점이 있다.

초기의 공동구매는 해당 의료기관이나 약국들의 통합 구매량을 통해 저가 구매를 협상하는 형태였으며, 실제 미국의 경우 초기 공동 구매는 회원제 형태로 매년 회비를 지불해서 공동구매기구의 운영비를 조달 했다. 그러나 1980년대 이후 의료비용에 대한 사전 통제제도인 요양급여비사전검토제도(the Medicare Prospective Payment System,PPS)와 같은 관련 제도가 등장하면서 미국 의료기관들이 공동구매기구(GPO)에 관심을 갖으면서 GPO의 폭발적인 양적 팽창이 이루어지게 되었고 이 시기부터 GPO에서는 판매업체들에게 수수료를 받기 시작하였다. 1990년대에는 GPO의 지속성장으로 미국 내 병원의 GPO 회원비율이 88%에 육박했다. GPO의 운영방식은 주로 회원들을 위해 판매자(vender)로부터 저가구매로 인한 비용절감, 품질관리, 다양한 서비스를 제공해주는 대가로 관리비(administrative fee)를 받는 것으로 재원조달을 한다.

국가보건서비스 방식으로 보건의료서비스를 제공하는 영국의 경우는 정부 주도하에 물류기업인 DHL과 함께 NHS Supply Chain이라는 법인을 설립하여 약 8억 파운드를 절감했다고 발표했으며, 프랑스의 경우도 정부주도로 GPO를 도입하여 수억 유로의 의료비용 절감을 기대한다는 발표를 하였다. 우리나라의 경우는 민간주도로 주로 종합병원과 요양병원에서 GPO를 통한 구매 대행이 활성화 되고 있으며 약국의 경우 약사회나 공동구매 공고를 통해 구매가 이루어지고 있다.

<사례 5-1> 의약품 공동구매사례

창원시의 경우 2011년도 3개 보건소가 의약품(인플루엔자 백신) 공동 구매를 함으로써 당시 정부 조달 단가 보다 12%나 저렴한 3억8940원에 구매하여 5340만원의 의약품 구대 원가를 절감 사례가 있다.
강원도내 공공의료기관인 강릉, 삼척, 속초, 영월, 원주 등 강원지역 전체 5개 의료원 및 강원도 재활병원 등 6곳은 2017년 3월부터 8개월간 전문기관을 통한 공동구매에 참여하여 예산을 절감하였는데 평균 약 5.3%를 절감하였다고 발표하였다. 이들 병원의 공동구매 규모는 약 76억원으로 의약품 계정 2166종에서 약 50억원, 진료재료 1262종에서 13억원, 검사재료 937종에서 13억원 등을 절감하였다. 이 중 가장 큰 성과를 보인 기관은 영월의료원으로 이곳은 의약품 계정에서 예산 대비 약 13%인 2억4000만원을 줄였다.
충청남도 공주의료원은 지난해 신축 의료원에 필요한 의료장비 및 MRO품목 등의 구매를 구매전문기관에 위탁하기로 결정, 병원예산 대비 절감율이 무려 30%에 달하면서 성공적인 구매예산 절감 사례를 만들었다.
충청남도 천안의료원은 2016년 새롭게 구매전문기관 구매프로세스를 도입, 기존 병원 구매예산의 약 26%를 절감하며 의료원 예산을 효율적으로 운영했다.

출처 : 이데일리, 2011.5.4. 기사참고

11. 발주관리

구매시기의 결정은 추가로 주문을 해야 할 시점의 재고수준을 결정해야 하는 문제이며 고객의 수요와 연계하여 재고관리 비용의 최소화라는 문제와 밀접한 관계를 맺고 있다. 여기서 추가 주문시점은 리드타임(Lead-time), 사용률(Usage Rate), 안전재고량(Safety Stock) 등을 기준으로 결정하게 된다.

리드타임이란 제품을 주문한 뒤 실제로 공급 받을 때까지 소요되는 시간을 의미하고, 사용률은 품목당 1일 평균 재고 사용량을 뜻한다. 안전재고량은 예기치 못했던 수요나 공급지연으로 인해 품절이 빚어지는 상황을 예방하기 위해 필요로 하는 추가 재고수준을 말한다.

추가주문시점=(사용률×리드타임) + 안전재고량

이상적인 형태는 리드타임 동안 재고분이 모두 판매되어 안전재고량이 아예 필요 없게 되는 것이다. 하지만 실제로 이처럼 이상적인 상황은 불가능하다. 효율적으로 안전재고량을 유지할 수 있기 위해서는 안전재고량 확보비용과 품절비용 등 전혀 상반되는 두 가지 비용 사이의 절충점을 찾는 지혜가 필요하다. 특히 구매관리자는 품목별 발주현황과 입고현황, 대금결재현황 등을 함께 기록하여 거래처 현황을 한눈에 파악 할 수 있게 해야한다.

대다수의 의료기관의 경우 이미 성립된 단가 계약 가격에 따라 과거 사용량을 바탕으로 현재 재고량이 미리 정해 둔 기준량을 밑돌 때 자동적으로 발주 구매한다. 여기에는 발주점 발주방식과 정시 발주방식(정기발주)방식이 있다(표 5-4 참고).

<표 5-4> 정량 발주와 정시 발주의 비교

	정량 발주방식	정시 발주방식
정의	안전재고 이하가 되면 정해진 일정량을 발주	정해진 기간마다 부족량을 발주
발주량	정량(EOQ)	부정량(최대주문량은 정해져 있음)
발주주기	일정치 않음	일정함
안전재고	조달기간(Lead-time) 중 수요변화 반영	조달기간 및 해당 발주주기 중 수요변화 반영

11-1. 발주점 발주방식(Ordering Point System)

개개의 약품의 안전재고량(최저재고량)을 정하여 이 시점에 발주하는 방식이다. 안전재고량은 약품의 사용현황, 약품의 가격, 약품의 특수성에 따라 다르며 여기에는 정량(定量)발주방식과 부정량(不定量)발주방식이 있다.

예) 비타민 등 비교적 일정하게 사용되고 항혈우병인자, 백신, 해독약 등은 사용량이 일정치 않으므로 재고량이 발주점에 달한 시간이 다양 하다.

1) 정량 발주방식(Fixed Order Quantity System)

통상적인 발주점 발주방식으로 일정한 발주량을 동일하게 발주하나 발주시기는 부정기적이다. 발주업무가 많이 감소하고 약국관리자나 발주 담당자의 경험연수에 큰 관계없이 발주가 가능하다(그림 5-6 참고).

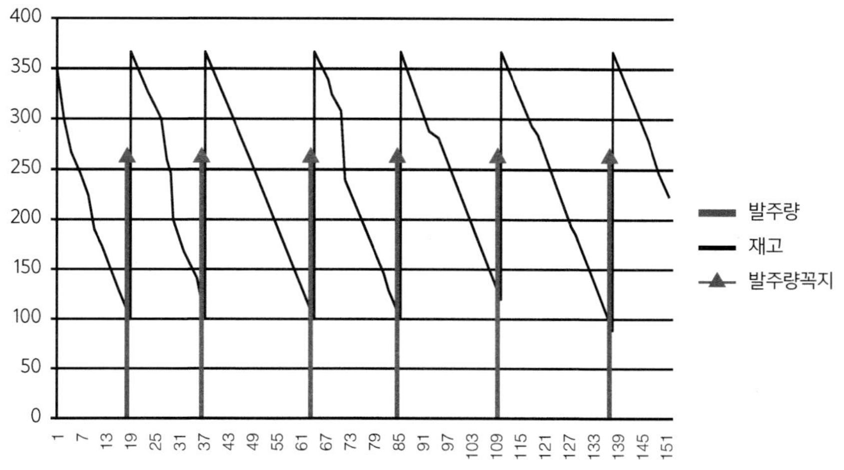

[그림 5-6] 정량 발주형태의 발주점 발주

2) 부정량 발주방식(Non Fixed Order Quantity System)

의약품의 사용현황 등에 대해 발주량을 변환시키는 방식으로 물품의 사용량 변화에 즉시 대응이 가능하여 매일 소모량이 다른 처방의약품의 발주에 주로 사용 된다. 처방의약품 발주처럼 부정량 발주방식은 처방환자의 기간별 질병흐름을 예상하고 때로는 최근 유행하는 질환까지 예상해야하기 때문에 약국관리자나 발주담당자의 많은 경험이 요구된다(그림 5-7 참고).

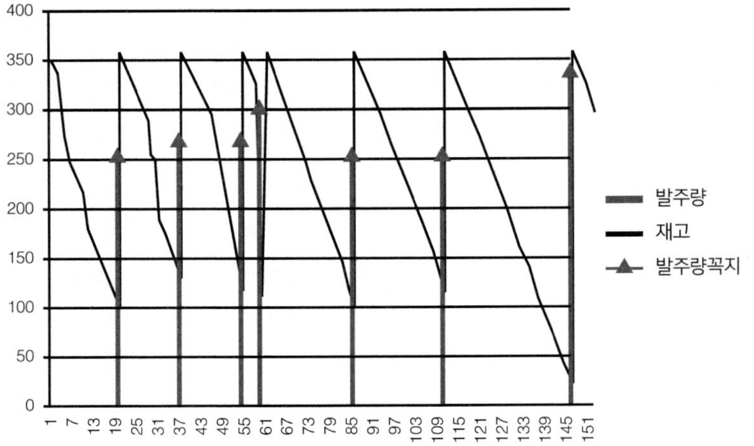

[그림 5-7] 부정량 발주형태의 발주점 발주

11-2. 정시 발주방식(Periodic Ordering System)

일정한 발주 간격을 갖고 발주할 때마다 발주량 결정하여 발주하는 방식으로 정기적인 발주방식이다. 최대 재고량과 사용에 따른 가변적인 적정 발주량을 유지하려는 것이 목적이다. 즉, 대개 최고 주문양은 정해져 있으므로 일정한 시점마다 최대 재고량과 현 재고의 차이만큼 발주한다. 정량 발주방식(통상적인 정기발주 방식)과 비슷한 형태로서 정해진 발주일에 재고량과 사용량을 검토하여 발주량을 결정하는 방식이다(그림 5-8 참고).

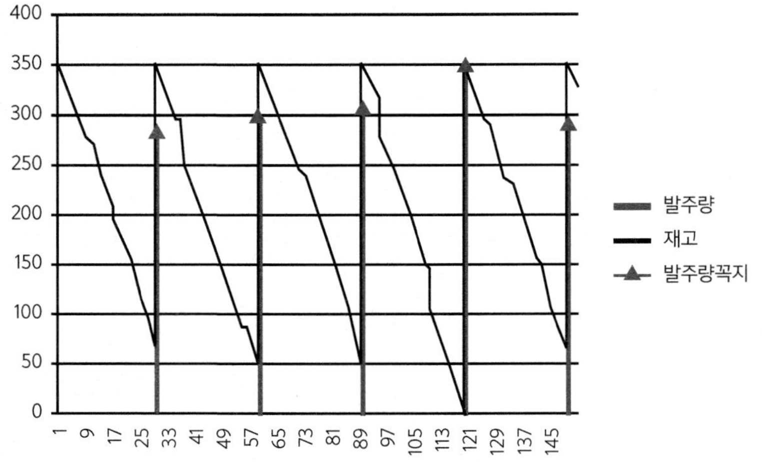

[그림 5-8] 정시 발주방식

정시발주 주문량=(사용 예정량 - 현 재고량) + 안전 재고량

1) 일괄 발주방식

발주, 납품의 작업량을 감소 시키기 위해 매월, 매주, 혹은 일정기간 일괄되게 사용하는 품목에 대해서는 익월, 익주, 혹은 일정기간 추정량의 일정 양을 일괄 발주하는 방식이다.

2) 전산 발주방식

최근에 재고 관리, 발주 추세는 재고량을 감소시키고 발주의 정확성을 높이기 위해 발주를 빈번히 하여 발주점을 낮게 할 목적으로 위해 컴퓨터를 이용해서 매입관리를 한다. 발주할 종류가 많아 주문관리가 힘들때 고빈도 사용제품의 경우 전산을 통한 자동 발주방식이 사용되기도 한다.

12. 구매계획 수립

12-1. 구매수량 계획

구매수량은 협상 가격과 함께 재무구조에 영향을 줄 수 있는 중요한 요소이다. 통상 경제적 주문량(Economic Order Quantity, EOQ)에 따라 주문을 한다.

주문량 결정 요인은 다음과 같다.

- 일정기간 사용량(금액으로도 환산 가능)
- 조달기간(일수로 계산)
- 재고비(재고금액에 대한 연간 유지비)
- 주문비(1회 주문비)
- 주문수량에 따른 할인 단가 적용
- 경제적 주문수량 결정(총비용=주문비+재고비)

12-2. 구매가격의 계획

구매가격을 인하시키는 효과적인 기법으로는 가치분석이 있다. 이것은 단가인하에 주목적이 있으나 구매단가 인하와 함께 구매비용 자체를 절감시키지 못하면 구매원가는 떨어지지 않는다. 구매비용을 절감하기 위한 방법 중의 하나는 구매절차를 간소화하는 방법이다. 구매 가격을 결정하는 방법에는 실적법(전례비교법), 타겟법, 횡적비교법, 견적비교법, 원가가치법, PCS법 등이 있다(표 5-5 참고).

<표 5-5> 구매가격 결정 방법

	개념	장점	단점
실적법 (전례비교법)	과거 구입가격 기준 단가 산출	산출 방법이 간단, 설득력 있음	신규품목 적용 불가 실적이 되거나LOT차가 큰 경우 적용이 어려움
Target 법	최종 판매가격에서 역산하여 산출	부문단위의 가격산출이 간단	신뢰성 결여 역산범위에 따라 고가결정 가능
횡적비교법	유사품 cost를 좌우하는 요인을 조사, 그 가격과 횡적 비교 산정	유사품에 대해서 신속하게 산출 가능	진가를 알 수 없고, 원가 변동요인 찾기 어려움
견적비교법	복수견적을 비교검토	저가 결정가능 절차가 간단함	담합될 위험이 호황시 고가결정가능
원가가치법	가격을 나중에 정하고 주문서를 발행하여 작업완료 후 결정	특수품이나 단기 납기품에 대해 쌍방 리스크를 최소화 할 때 적당	가격결정시 우위에 서기 어려움, 변수가 많음
PCS법 (Purchasing Cost Standard)	구입자 입장에서 이론적, 과학적으로 표준적인 수준에 근거하여 결정	이상적인 구입가격을 합리적으로 사전에 산출 가능	시간과 비용이 소모, 교육이 필요

12-3. 가치분석(Value Analysis)

가치분석이라는 말은1940년대 GE의 Lawrence D. Miles가 개발하여 사용되었던 개념으로서 재화와 서비스에 필요한 기능을 최저의 총비용으로 달성하기 위해 재화와 서비스에 공헌하지 않은 원가요소를 분석하여 이를 제지하기 위해 제시 된 시스템을 의미한다. 1975년 의료기관에서의 가치분석 개념 적용에 대해 Dean S. Ammer의 Purchasing and materials management for health care institutions에 의해 언급 되었으며 이러한 가치분석을 통해 자재의 가치에 대해 기능적, 구매 정책적인 측면을 조직적으로 분석하여 원가절감에 반영하고자 하는 것이다.

가치 분석을 공식으로 표현 한다면 다음과 같이 표현할 수 있다.

$$\text{Value} = \frac{\text{Function}}{\text{Cost}}$$

가치평가의 대상이 의약품인 경우 의약품의 기능은 주요기능과 보조기능을 포함하며 소비자의 수요를 만족시킬 수 있는 여러 가지 특징이고 비용은 의약품 자체의 취득 비용 뿐만 아니라 의약품의 보관과 유지 운영에 소요되는 비용까지를 포괄적으로 분석하는 것이다. 의약품의 가치평가는 의약품의 가치를 비용과 기능사이의 균형관계로 파악하여 의약품이 갖는 가치를 분석하는 것이다.

13. 입고 및 검수

납품업체로부터 입고된 의약품은 영수증이나 인수증과 함께 약사에게 인도 되며 약품의 수령은 규칙적이고 잘 관리되는 업무 과정이어야 한다.

약품의 송장(invoice)을 받는 사람과 제품을 주문하는 사람이 꼭 같을 필요는 없다. 이는 전체적인 주문과정과 수령과정을 특정한 한 사람이 하는 것을 방지하는 견제와 균형(Check & Balance system)이 필요하다는 의미이다. 통상 대규모 병원인 경우 의약품의 주문자와 수령자를 분리하는 것을 원칙으로 운영하나 소규모 약국의 경우 이중 검수가 현실적으로 불가능하므로 약국관리자는 주문한 의약품 구매주문서와 철저히 비교하여 수령 된 약품의 명칭, 수량, 함량, 규격을 비교하고 파손된 제품이나 적절한 보관조건에서 운반되지 아니한 제품이 있는지 확인 해야 한다. 수령 된 약품은 유효기간을 확인해야 하며, 유효기간이 지난 제품이나 유효기간이 짧은(일반적으로 유효기간이 30일~120일 남은 경우) 약품은 공급자에게 반송 한다. 재고회전(stock rotation)을 위한 유기적인 방법이 약품의 저장과 비축과정에 적용되어야 한다. 또한 냉장,냉동보관 의약품이나 특별관리 의약품은 도착 즉시 적절한 보관 장소로 이동할 수 있게 빠른조치를 취해야 하며 저장재고의 유효기간은 새로운 제품인수 시 확인되어야 한다. 다음은 의약품을 검수할 때 절차 및 주의사항이다.

1) 검수는 납품업자가 발주서와 동일하게 정상적으로 납품, 입고 했는지를 확인하는 절차이다.

2) 의약품 검수 시 확인 사항

- 품명, 수량, 규격, 포장단위
- 유효기간, 사용기간, 제조연월일, 제조번호(lot number)
- 보존방법(온도 등 보관조건)
- 제조업자에서 공급업자와의 수송체계
- 공급업자와 병원까지의 배송체계
- 반송 및 수송체계(냉장, 냉동 보관)
- 외관(색, 냄새)

3) 기타 주의사항

- 납품기일 엄수 여부
- lot 번호가 동일한 것인지 여부
- 가능한 사용기한이 긴 제품 납품 요구

14. 구매 혁신

대부분의 기업 경영자들은 기업의 성과 지표로서 성장이나 매출과 같은 외적 요소에 매몰되어 원가의식에 소홀해지기 쉽게 된다. 이러한 원가의 가장 큰 부분을 차지하는 것이 구매 부문이며 선진 기업에서는 구매 업무를 전략적으로 관리하기 시작했으며 공급망 관리의 주축으로서 혁신의 대상으로 보고 있는 것이 사실이다.

우선 구매의 개념이 단순히 물건을 산다는 개념에서 기업의 가치창출의 대상으로서 전사적으로 경제성을 추구하며, 장기적이고 지속 가능한 핵심 역량으로서 다루어지고 있다. 이러한 사례는 국내 S-전자에서도 볼 수 있다. S-전자에서는 2000년대 초반부터 구매혁신을 추진하여 IT 인프라의 전사적 구축과 동시에 "e-Procurement"를 구축하면서 전략적으로 구매 혁신을 이루어 원가절감 및 부품 최적화를 달성하였다.

이 회사의 대표는 "구매는 예술의 경지에 이르지 않으면 안 된다."고 말한 바 있다. 또한 L-전자에서는 구매원가 2%의 절감이 매출의 1/5 상승과 같은 효과가 있다는 판단 하에 구매전문가를 영입하여 구매 혁신을 이루고 있다.

그러나 S-전자 대표가 언급 한 것처럼 구매는 예술이라고 말할 수 있는 것은 현대구매의 관점에서 무조건 싸게 구매하는 것이 능사는 아니라는 것이다. 구매혁신은 합리적인 가격에 우수한 품질의 제품을 지속적으로 공급받아야 하는 것이고 어떤 측면에서 이것은 상충되는 논리일 수 있다. 이와 같이 구매혁신은 상생관계에서 구매업체와 공급업체가 함께 원가를 낮출 수 있는 방안을 찾아나가는 것이 구매 혁신의 출발이라고 할 수 있다(과제: 처방전문 약국의 구매혁신에는 어떠한 방법이 있을지 팀별로 논의하고 발표해보자).

제 2 절 의약품의 재고관리

1. 재고관리의 정의

재고(inventory)란 개인이나 조직에서 사용하는 물품이나 자원의 보관물량을 의미하며, 기업의 생산기능과 판매기능을 연결하는 물품의 흐름이 시스템 내의 어떤 시점에서 정체되어 보관되어 있는 상태이다. 또한 재무적 관점에서 재고는 비용이자 자산이며, 특히 의약품은 곧바로 현금화할 수 있는 자산으로 취급된다.

광의의 재고의 개념을 보면 기업에서 생산이나 판매를 위해 보유하는 유휴자원을 통칭하며, 생산에 투입된 원자재나 부품, 생산 공정 내의 가공품이나 반제품, 아직 팔리지 않은 완성품, 그 밖의 소모품까지 포함한다.

특히 광의의 의미에서 재고는 제조업에서만 국한 된 것이 아닌 서비스업이나 유통 운수업과 같은 여러 산업에도 적용된다. 서비스업에서의 재고의 개념은 수요가 없을 때 업무 대기 중인 인력이나 진열상품, 기계 등이 유휴재고가 되며, 유통 운수업에서는 업무 대기 중인 인력과 차량까지도 유휴재고(idle inventory)에 속한다.

재고관리(inventory management)란 효율적으로 제품의 최적 보유량을 유지하는 활동을 의미한다. 협의적으로는 각 제품에 관하여 최적의 발주시기와 발주량을 결정하는 것이 재고관리의 중요한 요소이다. 약국경영에 있어서 재고관리가 잘 되지 않아 판매해야 하거나 또는 구비해야 할 제품이 품절된다면 약국업무에 지장을 초래하게 된다. 그렇다고 과도한 재고를 떠안고 있다는 것은 그만큼 필요 없는 비용을 부담하고 있는 것이다.

따라서 이런 문제를 해결하려면 제품별 적정 재고수준을 파악하는 것이 중요하다. 약국에서 취급제품의 재고관리는 구매 및 판매관리와 밀접한 관련이 있으며 경영에 중요한 요소로서 약국 수익에 막대한 영향을 미치는 분야이다.

재고관리자는 과잉재고, 사장재고를 없애야 하는 동시에 재고 부족 즉 결격 제품을 피해야 하는 상반된 가치를 좇아야 하는 어려운 위치에 있다. 약국에서도 의약품의 품절이나 재고부족은 판매의 기회를 상실할 수 있는 것은 물론이거니와 무엇보다도 적절한 시기에 적절한 약품으로 치료를 받아야 하는 환자 권리가 손상 받을 수 있다.

약국은 환자에게 사용될 가능성이 있는 모든 의약품의 조달, 공급, 통제의 책임을 가지고 있다. 이러한 기능들을 관리하는 정책과 절차는 약사에 의해 수립되어야 한다. 또한 약사는 언제, 어디에, 얼마나 많은 재고를 두어야 하는지를 결정할 책임이 있으며 약국 내 일정 공간이 결정되면 선반의 구조와 디자인, 냉장고 수용능력, 냉동고 수용능력 및 약품의 재고가 적정하게 유지될 수 있도록 결정하기 위하여 약국 내 모든 공간의 위치를 분석해야 한다. 일정기간 동안 유지되어야 하는 약품의 양이 얼마나 되는지를 계산하는 주 결정요인은 과거에 사용 내역이 기록된 데이터와 최근 유행하는 질병정보이다.

재고자산원가(inventory cost)나 재고유지비용(inventory carrying cost)은 사용 자료의 검토를 통해 고려되어야 한다. 약국이나 병원 창고에 의약품이 입고 될 때부터 약국과 병원은 자산의 이자, 퇴축, 폐기, 보험, 감가상각, 도난과 관련된 비용이 발생하게 된다. 만일 약국에 비축되는 재고 금액이 크다면 소규모 약국의 경우 현금흐름(cash-flow)이 크게 방해 받을 수 있다.

2. 재고관리의 목적

의료기관과 약국의 경영은 보건의료 정책의 변화와 환경에 많은 영향을 받는다. 건강보험제도 및 의약분업 제도 실시 이후의 의료보험 수가는 제공된 서비스 당 미리 정해진 수가를 보상 받는 것이기 때문에 수입의 감소와 동시에 비용 통제 이탈의 요구를 증가 시켰다. 또한 약국의 존재의 이유 중 하나가 환자의 건강과 질병의 약물치료를 전제로 하기 때문에 관리해야 할 대상으로 의약품 재고관리가 존재하고 의약품 재고 관리비용은 그에 따른 비용과 전문 인력이 요구된다. 따라서 의약품 관리에 대한 규모가 커질수록 재무구조에 미치는 영향이 커지게 되며 비용적 측면에서 의약품 재고를 적절하게 관리하지 않을 수 없게 되었다.

이렇게 원활한 약물치료 활동과 효율적 재고관리를 통하여 필요한 의약품을 적시에, 적량을, 적정한 위치에 공급하고자 하는 것과 과다 재고로 인한 재고자산의 이자지출 증가, 경비지출, 폐기, 보험, 감가상각, 도난과 관련된 비용의 발생으로 인한 수익감소 사이에 균형을 이루어야 한다.

그러므로 적정한 재고관리에는 다음과 같은 목적이 있다.

- 재고 투자비용의 최소화
- 적정한 고객서비스 수준의 결정
- 수요와 공급의 균형 도모
- 조달비용 및 운반비용의 최소화

이러한 목적은 최소의 비용으로 고객에게 좋은 서비스를 제공할 수 있도록 다양한 제품을 공급하는 상태를 유지하자는 것이다. 그러나 위와 같은 제반 목적을 동시에 성취하는 일은 현실적으로 경제적 부담이 매우 크다. 한 예로 약국이 고객의 수요를 최고의 수준으로 충족시키고자 한다면 전문의약품이나 일반의약품 모두 매우 다양하게 확보하고 있어야 할 것이다.

지역 약국이 전문의약품, 일반의약품, 의약외품 등으로 다양한 제품 상태를 갖추는 것은 재고 투자비용을 최소화해서는 결코 실현될 수 없기에 약국경영에서 전문화를 요구하는 부분이다. 이와 같이 수요와 공급의 균형을 도모하는 일은 매우 중요한 것이지만 그만큼 어려운 책임과 능력을 요구한다. 특히 고가 의약품이 많고 취급해야 하는 의약품의 종류가 다양하여 재고관리가 힘든 병원약국의 경우 효율적 재고관리는 경영의 성패를 좌우하는 중요한 변수가 되기도 한다.

3. 재고의 종류

재고는 보유하는 목적이나 기능에 따라 다음과 같이 나눌 수 있다.

1) 안전재고(Safety Inventory)

불확실한 수요나 조달기간의 변동에 대응하기 위해 보유하는 재고로서 흔히 완충재고(buffer stock)라고도 한다. 안전재고는 수요의 불규칙 변동에 대응할 수 있으며, 시장변동이나 기업의 사정에 따른 생산이나 판매의 계획변경에 대응이 가능하고, 품절이나 미납주문을 예방하고, 납기 수준을 향상 할 수 있으며, 고객 서비스 수준도 증대할 수 있다.

2) 운송 중 재고(Transportation Inventory)

운송 중 재고란 발주서를 보내고 물품대금은 지급하였으나 아직 입고되지 않은 상태로 공장, 유통업자, 소매상, 고객에 이르는 과정에서 운송중이거나 중간 물류창고에 저장되어 있는 수송중인 재고를 의미한다. 가령 외국에서 수입하는 제품들의 경우에 통관절차 상의 문제로 운송 중 재고가 발생하는 경우가 많다.

3) 로트사이즈 재고(Lot Size Inventory)

로트사이즈(Lot Size)란 한 번에 생산하거나 주문하는 양의 단위를 의미하며, 보통 포장 또는 수송단위로 결정되며, 관련 제품에 따라 그 기준 단위는 다르나 주로 운송비용을 최소화하는 양으로 결정된다. 일반적으로 제조회사와 거래를 할 경우 한번 기계를 가동해 생산되는 생산량 또는 구매량 단위를 기준으로 하는데 이로 인해 발생하는 재고를 로트사이즈 재고(lot size inventory)라 하며, 흔히 주기재고(cycle stock)라고도 부른다. 로트사이즈 재고의 장점은 취급비용 절감과 규모의 경제 효과로 가격경쟁을 할 수 있으나, 단점은 불필요한 재고가 발생하고 결재의 부담을 야기하여 자금흐름을 어렵게 만들 수 있다.

4) 계절재고(Seasonal Inventory)

제조회사 입장에서는 계절적 요인에 의한 성수기 수요를 충족시키기 위해 비성수기에 미리 생산되어 축적된 재고를 일컬으며, 구매자 입장에서는 계절적 수요가 절정을 이룰 때를 대비하여, 혹은 계획적으로 제조공장의 가동이 중단 될 때를 대비하여 제품이나 자재를 비축하는 재고를 의미한다.

5) 주기재고(Cycle Inventory)

주기재고란 특정 제품을 주기적으로 일정량 발주하여 발생되는 재고로 특정 제품의 연간 총 수요량을 연간 주문 횟수로 나누면 1회 주문량이 산출되는데 이 주문량을 2로 나눈 것이 주기재고이다. 주문횟수가 많아지면 주기재고가 줄고 반대로 주문횟수가 적어지면 주기재고가 늘어난다.

6) 비축재고(Anticipation Inventory)

수요 상승 혹은 가격상승, 원재료 품귀, 파업, 사회적 문제, 재해 등과 같은 특수 상황을 감안하여 의도적으로 제품을 사전에 비축하고 있는 재고를 의미한다. 가령 농산물의 경우가 많은데 광우병 파동으로 소고기 값이 상승하거나 이상 기후로 야채 생산량이 줄어 야채 값이 폭등할 때 비축 재고량은 늘어난다. 약국의 경우 갑자기 전염병이 창궐하여 전국에 퍼질 경우 전염병과 관련된 의약품이나 관련 의약외품들의 공급이 원활하지 않게되므로 관련 제품의 비축량이 늘어나게 된다. 특히 코로나19 팬데믹을 겪으면서 약국과 도매상, 제약기업뿐만 아니라 국가와 정부기관도 전문의약품과 일반의약품, 의약외품 등의 비축재고에 대해 인식을 달리하게 되었다.

4. 재고관리 비용

재고관리의 주된 목적은 총재고비용을 최소화하는데 있다. 총재고비용이란 재고유지비와 주문비, 재고 부족비를 합한 것이다. 재고관리의 기본적인 과제는 제품의 특성에 맞게 1회 주문 수량(제조회사 입장에서는 생산량)과 주문시점(생산시점), 재고수준 등을 결정하는 것이다.

총재고비용=재고유지비+주문비+재고부족비

1) 재고유지비(Inventory Carrying Cost)

재고를 물품 창고에 보관, 유지하는데 소요되는 비용으로 재고량의 증가와 보관 기간에 따라 비례하여 변동하며, 단위 시간당 1단위의 재고를 보유하는데 소요되는 비용으로 표시한다. 재고유지비로는 재고 투자에 따른 자본비, 저장비, 보관유지비, 보험료, 재고에 부담되는 세금 등이 포함된다.

2) 주문비(Ordering Cost)

재고보충을 하거나 신규로 주문할 때 소요되는 경비로서 1회 주문에 발생하는 비용은 주문 수량에 관계없이 고정비적인 성격을 가진다. 주문비로는 재고입고비용, 제품검사비용, 거래처 및 시장가격 조사비용, 통신료, 서류작성비 등이 포함된다.

3) 생산준비비(Set up Cost)

재고를 자체 제작할 경우 제조공장에서 해당 제품을 생산하기 위해 생산라인을 준비하는데 소요되는 비용으로서 1회 생산준비에 들어가는 비용은 이후 생산량과 상관없이 고정적으로 발생하므로 고정비적 성격의 비용이다. 생산준비비로는 설비 및 장치 설치비용, 준비하는 동안의 유휴비용 등이 있다.

4) 재고부족비(Shortage Cost)

재고가 없으므로 인해서 발생하는 비용으로 재고 부족비는 추후납품이 허용될 경우에는 납품 지연벌과금, 생산기회의 차질 등의 추후 납품비용이 발생하거나 품절비용이 발생한다. 재고부족비로는 판매기회의 상실비용과 고객신뢰도 하락비용, 판매촉진비용, 특별운반비용, 특별준비비 등이 포함된다.

5. 재고관리 중점 항목

의약품관리를 창고관리라고 하지 않고 재고관리라 하는 것은 재고 물품의 품질관리와 함께 양적 관리를 해야 하기 때문이며 의약품 재고는 약국을 포함한 의료기관의 자산 중 규모가 큰 재료비에 해당하기 때문이다. 의약품 결재비용은 연간 소모금액으로서 환자와 고객들에게 지속적으로 공급되는 소모성 제품이며, 물류흐름상 보유재고의 감소는 현금 흐름에 결과적으로 영향을 주게 된다. 적정한 의약품 재고관리를 위한 중점 항목은 다음과 같다.

1) 약품사용실적의 분석, 검토
2) 치료 방법의 변경 및 사용 경향 예측
3) 안전재고량 확보 및 유지, 유동적인 재고관리
4) 약국의 진열장 속의 재고 실태의 정기적인 파악
5) 효율적인 창고 입출고를 위한 동선확보, layout, 약품배치, index 고려
6) 의약품의 선입, 선출

6. 효율적인 재고관리 기법

6-1. 재고평가(Valuing Inventory)

전통적으로 재고를 평가할 때는 주로 다음의 3가지 방법이 사용 된다

1) First-In-First-Out (FIFO)

FIFO 방법은 먼저 약국에 들어온 제품을 먼저 판매한다고 가정하고 재고에 지속적으로 새로운 제품이 유지되도록 하는 방식이다. 재고의 가치는 재고로 남아있는 제품의 수와 각 제품의 가격을 곱해서 계산된다. 만약 제품의 가격이 올랐다면 현재 재고로 남아 있는 제품은 이미 팔린 것보다 비싸지고 따라서 FIFO 방법을 사용한다면 재고의 가치는 그만큼 더 증가한다. 반대로 제품의 가격이 떨어졌다면 재고의 가치는 그만큼 떨어진 것을 의미한다.

2) Last-In-First-Out (LIFO)

LIFO 방법은 FIFO 방법과는 반대로 나중에 들어온 제품을 먼저 판매한다고 가정하며 재고의 가치를 계산한다. LIFO 방법을 사용하게 되면 물품 가격이 인상되는 시기의 재고 가치는 저평가 된다. 반대로 물품의 가격이 떨어진다면 재고의 가치는 상대적으로 더 올라간다.

3) Weighted Average Cost (WAC)

WAC 방법은 재고의 평균치를 이용하여 평가하는 방법이다. 이때 오래된 제품과 새로운 제품들의 가격을 고려하기 때문에 가격 증감에 의한 영향을 줄일 수 있다.

예를 들어 아래 표와 같이 월별 물품 구매내역이 있고 4월에 30개의 물품이 남아 있다면 남은 재고자산도 아래의 표와 같이 평가할 수 있다. FIFO 방법으로 계산해보면 남은 30개의 물품 중 10개는 4월에, 20개는 3월에 구매된 것으로 볼 수 있고, LIFO 방법으로 계산할 때는 20개는 1월에, 10개는 2월에 구매된 것으로 볼 수 있다.

예를 들어 <표 5-6>과 같이 월별 물품 구매내역이 있고 4월에 30개의 물품이 남아있다면 남은 재고자산은 <표 5-7>와 같이 평가할 수 있다.

<표 5-6> 월별물품 구매내역

월	구매 물품수	개당 단가(원)	총가격(원)
1	20	600	12,000
2	10	700	7,000
3	30	750	22,500
4	10	650	6,500
계	70		48,000
평균단가		685.8	

<표 5-7> 각 재고자산 평가방법별 기말재고자산

재고자산 평가방법	기말재고자산(원)
FIFO	21,500(= 10×650 + 20×750)
LIFO	19,000(= 10×700 + 20×600)
WAC	20,570(= 30×685.8)

FIFO 방법으로 계산해보면 남은 기말 재고자산이 21,500원(10×650 + 20×750, 10개는 4월에 20개는 3월에 구매)으로 볼 수 있고, LIFO 방법으로 계산할 때는 기말재고자산이 19,000원(10×700 + 20×600, 10개는 2월에 20개는 1월에 구매)으로 볼 수 있다. WAC 방법으로는 30개의 물품을 모두 평균가치인 685.8원으로 간주하여 기말재고자산을 구한다. 평가방법에 따라 장단점이 있지만 주의할 점은 어떤 방법을 선택하든 소매점 관리자는 매년 같은 방법으로 일관되게 평가해야 한다.

6-2. 재고관리방법

재고관리방법은 일반적으로 시각적 재고관리시스템, 정기적 재고관리시스템, 지속적 재고관리시스템 등으로 분류된다.

1) 시각적 재고관리시스템

시각적 재고관리시스템은 관리자가 단순히 재고량을 눈으로 확인하고 이를 진열해야 할 적정제품 수를 정리한 자료와 대조하는 방식이다. 시각적 재고관리시스템은 가장 비용이 적게 드는 방법이지만 중대한 문제점을 지니고 있다. 무엇보다 이 방식은 필요로 하는 만큼 빈번히, 정확하게 재고를 관리하고 활용하기는 어렵다는 점과 재고량이 넘칠 때보다는 품절이 임박한 제품에 주안점이 두어진다는 점이다.

2) 정기적 재고관리시스템

시각적 재고관리시스템보다 좀 더 정교한 방식으로서 이 시스템은 미리 예정된 시간적 간격을 두고 재고를 파악하여 필요한 최소수준의 재고량과 비교하는 방식이다. 정기적으로 재고를 파악하면 주문하는 수량은 매번 달라지지만 주문하는 날짜간격은 일정하다.

만약 재고량이 필요로 하는 최소수준에 미치지 못할 경우에는 주문이 이루어지게 된다. 재고량은 시각적 재고관리시스템에 비해 좀 더 공식적인 근거를 두고 파악되기 때문에 좀 더 정확성을 기할 수 있는 방식이다. 다만, 시각적 재고관리시스템에 비해 많은 비용이 필요하다는 단점이 있다.

3) 지속적 재고관리시스템

가장 정교하고 정확한 방식의 재고관리 시스템으로 이 방식의 경우 재고량은 항시 모니터링 된다. 이 시스템을 활용하면 시간 별로 정확한 재고량을 파악하는 일이 가능해진다. 그러나 지속적 재고관리시스템의 가장 큰 단점은 이 방식이 가장 많은 시간소요와 관리비용의 지출을 필요로 한다는 점이다.

6-3. 재고조사

1) 재고조사의 목적

일정 시점에 현재 약국의 재고가 어느 정도 되는지 파악하는 것이다. 의료기관 약국이나 지역약국에서 재고조사는 상당한 부담을 안겨 주는 업무로서 재고보유기록의 정확성을 확인하고 재고기록 원장과 실제재고가 차이가 나는 경우 원인을 파악하고 차이를 일치시키고 사장 품목을 파악하여 품목 적체를 차단한다. 그리고 적정 자산 보유현황을 확인하고 불용재고의 처분과 함께 파손품 및 불량품에 대한 거래처 시정 요청을 하기 위함이다. 현재 재고를 파악하는 기본 공식은 다음과 같다.

기말재고(현재고)=기초재고(이월재고)+입고량 - 출고량

2) 재고조사의 형태와 주기

의약품 재고조사는 정기 재고조사와 부정기 재고조사로 나눌 수 있으며 재고조사 주기는 1일, 주간, 월간, 분기, 반기, 년간으로 한다. 원칙적으로 매일 마감하고 당일 결산재고조사가 권장되나 일반적인 약국의 의약품은 적어도 1개월에 1회~2회 실시가 바람직하며 약품과 보유 창고의 규모에 따라 주기는 다르게 할 수 있다. 예를 들어 마약류나 초고가 의약품은 매일 재고 조사를 실시하며 특히 마약류 의약품은 해당 약국의 약사를 포함한 전담 직원이 1인 이상으로서 업무 인수 인계가 이루어지는 경우 마약류 재고수량 확인과 함께 인수 인계를 한다. 특히 정부에서는 마약류의 체계적 관리를 위해 2018년 5월 18일부터 "마약류 의약품 취급 보고 제도"를 시행하여 약국의 마약류 보유재고를 "마약류 통합관리 시스템"에 등록(기재고 등록)하여 사용하도록 하고 있다.

재고조사는 재고 약품의 출하를 중지하고 조사하는 폐창식 방법과 출하를 하면서 동시에 조사하는 개창식 방법이 있다. 약국은 환자 조제 업무 및 일반의약품 매출이 계속적으로 일어나는 곳으로 아무리 작은 규모의 약국이라 하더라도 보유 약품의 종류와 숫자가 상당히 많기 때문에 전수 재고조사는 쉽지 않고 많은 시간이 소요 되며 자칫 조제 업무에 방해가 될 수 있으므로 현실적으로는 약국 근무종료 후 하루 일과를 마감하고 재고조사를 하는 폐창식 방법을 선호한다.

3) 재고조사 방법

재고 원장을 기준으로 실시하는 일반적인 재고조사와 실물기준으로 실시하는 실물기준 재고조사가 있다. 장부상 재고를 바탕으로 일반적인 재고조사는 이월재고에 당기 총 매입량을 더한 뒤 당기 총 매출량을 차감한 수량을 점검하며, 약국 보유 품목의 이전 장부 재고량과 현재 보유재고를 파악하여 조사한다. 실물기준 재고조사는 약품의 인수인계 등을 목적으로 할 때 주로 실시한다.

일반적인 재고 조사의 경우 기준이 되는 입고 자료(이월 입고, 당월 입고)가 관리가 되지 않아 원장이 존재하지 않을 경우 대상 품목의 기준 재고를 파악할 수 없으므로 실물재고의 과부족 정도를 측정할 수 없게 되어 재고도 관리할 수 없다. 따라서 입고자료 원장은 분실하지 않도록 하며 날짜별, 회사별, 처방 및 비처방 의약품별, 의약외품 별로 구분하여 체계적인 관리가 필요하다.

다음은 일반적인 재고조사 방법이다.

- 1단계 : 사전작업
- 2단계 : 재고현황 리스트 추출
- 3단계 : 재고조사 목록 검토, 수정
- 4단계 : 업무 마감 또는 재고조사 대상 출고 중지
- 5단계 : 재고 조사
- 6단계 : 실제 재고 입력
- 7단계 : 재고 차이 원인 분석 및 조정

실제 재고조사의 절반은 상시 업무를 통해 이루어진다고 보아도 과언이 아니다. 매일 장부 정리를 하거나 Exel 형태의 spread sheet를 통해 입고 자료를 정리한다(그림 5-9 참고).

또한 매출에 의한 출고 자료도 같은 장부에 정리하여 현 재고를 파악할 수 있도록 해야 한다. 최근에는 다양한 소상공인용 재고관리 프로그램이 출시되어 있어 이를 이용하면 보다 정확한 재고조사 기초 자료를 만들 수 있으며 약국의 경우 그 업종 특성상 약국전문 지원 시스템이 다양하게 출시되어 있어 처방의약품의 경우 이들 프로그램을 이용하면 편리하다.

No	분류	상품명	대표성분명	함량	단가	제조사	공급처	15年 7月 1日	15年 7月 1日		15年 7月 2日		15年 7月 3日		15年 7月 4日			15年 7月 30日		15年 8月 1日
								이월입고	입고	출고	입고	출고	입고	출고	입고	출고	중략	입고	출고	현재고
1	일반의약품	A 상품	a 성분	50mg	1000원	Aa제약	ㄱ 도매													

[그림 5-9] Excel을 사용한 입출고 대장 사례

6-4. POS 시스템(Pint Of Sales System)

POS 시스템은 슈퍼마켓, 소매점, 편의점 등과 같은 소상공인들이 주로 사용하고 있으며, 최근에는 상당수의 약국에서도 도입하여 사용하고 있다. POS시스템은 매장에 설치된 POS 단말기와 호스트 컴퓨터를 연결하여 상품의 바코드를 인식하고 판매 및 재고관련 데이터를 관리하는 판매정보 관리 시스템이다.

POS 시스템이 갖는 기능은 다음과 같다.

1) 매입·매출 업무 관리 기능

매입·매출 업무를 회계시스템에 연결시켜주고 매입과 매출 분석을 원활하게 함으로써 판매업무의 통합적 관리를 통한 판매업무환경 개선을 가져온다.

2) 전산화에 의한 신속·정확한 정보수집 기능

전산화를 통한 정보의 표준화로 판매정보에 대한 정확한 자료수집과 통계작성의 신속성으로 경영자가 회사경영에 필요한 판매정보를 신속하게 조회가 가능하며 구매 및 재고관리를 본부에서 총괄관리 할 수 있어 인적절약, 시간절약, 상품재고 적정화가 가능하다.

3) 통합업무 시스템으로 재고 및 물류관리 기능

전자 주문시스템과 연계하여 적절한 시기에 적절한 양을 구매할 수 있고 재고의 적정화와 물류관리 합리화를 이루어 낼 수 있다.

4) 고객관리 기능

고객관리(회원카드 등) 시스템을 통하여 고객 구매 정보를 수집하여 고객 별 구매성향과 구매량, 고객 충성 정도를 파악하여 고객서비스 차별화가 가능하다.

5) 무인 결재시스템 기능

최근에는 임금상승으로 인한 인건비 절감, 구인난 해소, 직원과 고객의 충돌 예방, 고객편의 제공, 재고관리의 자동화, 고객선호도 파악용이, 원가절감과 소비자 판매가 인하 등의 장점으로 무인 결재시스템이 공급자와 소비자 모두를 만족시키고 있다. 무엇보다 경영자들이 인건비 절감과 구인난 해소의 대안으로 포스시스템을 활용한 무인 포스시스템, 키오스크등의 상용화를 추구하면서 점포의 무인화가 점차 증가하는 추세이다.

6-5. 진열 관리(Display Management)

내용적으로는 전문의약품(처방의약품)과 일반의약품, 의약외품, 의료기기, 건강관련용품, 한방제품, 동물용품 등이 함께 관리 될 수 있으며 공간적으로는 창고기능을 겸하는 조제실과 역시 창고기능을 겸하는 매장이 공존할 수 있는 지역약국의 특성상 진열 관리는 재고관리와 판매를 위한 중요한 문제이다. 일반적으로 조제실에는 처방의약품이, 매장의 진열대에는 일반의약품과 의약외품, 의료기기, 건강관련용품, 한방제품, 동물용품 등이 진열, 보관된다. 기능적으로 진열 관리의 목적은 판매 증진 목적과 고객편의 목적, 업무효율화 목적, 재고관리 목적, 주문관리 목적 측면에서 관리되어야 한다.

1) 처방약의 진열 관리

처방약의 진열은 다양한 기준에 따라 수행할 수 있다. 처방약의 경우 대부분 조제에 사용되는 약품으로 지역약국 조제실 업무 공간이 협소한 국내 실정을 볼 때 업무 효율성과 동선 등을 고려하여 진열해야 하며 특히 조제오류를 최소화하도록 배치하는 것이 중요하다.

처방약의 진열 방법의 종류 및 장단점은 다음과 같다.

① 약효군별 진열

신규 진입 약품에 대한 분석과 평가 및 약품지식을 명확히 할 수 있는 반면 숙련된 약사만 진열 순서를 결정하고 정리할 수 있으며 미숙련 직원은 관리에 어려움이 있다.

② 제약사별 진열

납품업체와의 잔고 및 재고 정리에 유리한 장점이 있다.

③ 처방 병의원별 진열

여러 곳의 병의원의 처방을 수용하는 경우 신속하게 조제할 수 있는 장점이 있으나 처방병원의 종류가 많을 경우 공간부하와 중복재고로 인한 재고비용 증가의 문제가 발생할 수 있다.

④ 일반명별(성분명별), 상품명별 진열

조제 업무의 효율성이 우수하며 상대적으로 업무 난이도가 낮아 직원들 누구나 접근이 가능하다. 그러나 사용 빈도가 위치에 반영되지 않을 경우 업무 동선이 비효율적으로 될 수 있다.

이에 따라 가장 효율적인 처방약 진열방법은 처방 병의원, 처방빈도를 반영한 상품명 또는 성분명별 진열이 가장 합리적이라고 할 수 있겠다. 이러한 업무 효율성과 동선을 고려한 처방약 진열과 아울러 고려해야 할 중요한 사항은 조제오류를 최소화할 수 있는 진열이다. 성분명, 상품명의 발음이나 철자가 비슷한 의약품(look-sound), 외관이 비슷한 의약품(look-alike)은 분리하여 진열 해야 한다.

2) 일반의약품 등의 진열 관리

일반의약품의 경우 진열은 약품의 보관이라는 기능 이외 전시, 매출촉진을 위한 정보제공의 개념을 함께 가지고 있다.

일반의약품의 진열을 결정하는 결정 기준은 다음과 같다.

- 소비량이 많은 상품
- 경쟁 대체제가 적은 상품
- 약국을 대표하는 주력상품
- 소비빈도가 많은 상품

- 인지도가 높은 상품
- 품질이 균질한 상품
- 소비량이 증가되고 있는 상품
- 취급 비용이 과다하게 들지 않는 상품
- 마진율이 높은 상품
- 대량 취급 매장이 근처에 없는 상품
- 품질이 약국의 이미지를 손상시키지 않을 상품
- 대중지향의 상품(중산층 및 젊은 층)
- 약국의 개성을 나타낼 수 있는 상품
- 언제라도 판매하기 쉬운 상품

중요한 것은 처방의약품이든 일반의약품이든 정기적인 재고조사와 매출성향, 사용빈도, 소비트랜드, 계절, 유행 질환 등을 고려하여 수시로 조정, 재배치해야 한다.

3) 의약외품, 의료기기, 건강관련용품, 한방제품, 동물용품의 진열 관리

의약외품이란 약사법에 따르면 의약품의 용도로 사용되는 물품을 제외한 것으로 사람, 동물의 질병 치료나 예방에 쓰이는 섬유, 고무제품, 기구 또는 기계가 아닌 것, 감염을 막는 살균·살충제 등을 포함 할 정도로 그 범위가 광범위하며 질병치료나 예방에 쓰이므로 약국에서 진열관리를 통해 판매하는 것이 더욱 효율적이다. 특히 관련 유사 기능을 갖는 의료기기와 건강관련 용품, 한방제품을 연관진열하면 판매촉진을 가져 올 수 있다. 최근에는 우리나라 약국도 취급 상품이 다양화되면서 비교진열, 복수진열, 카테고리 킬러식 진열, 선반 높이에 따른 차등 진열, 좌우진열 등 선진국의 드럭스토어 진열관리를 벤치마킹 하여 변화를 추구하고 있다.

7. 재고관리의 효율화(안전재고)

7-1. 의약품의 품절(Shortage)

약국의 구매과정에서 대표적인 책임 중 하나는 약품부족이다. 약품부족은 다양한 이유로 발생 하는데 원재료를 구하지 못할 경우, 제조사의 생산문제, 예측하지 못한 수요증가, 심지어는 자연재해, 코로나19 팬데믹과 같은 급속하고 갑작스런 바이러스 창궐 등도 원인이 된다. 약품부족은 원인에 따라서 몇 주나 몇 년까지도 계속될 수 있다. 약품부족이 발생하면 약국관리자는 대체할 수 있는 적절한 제품을 선택하여 질병치료 기회를 상실하지 않도록 해야 한다. 약국은 의약품이 품절되었을 경우를 대비하여 다양한 공급망과 구입처를 확보해야 한다. 약국관리자는 의약품 품절에 관한 신뢰할 수 있는 정보를 지속적이고 정기적으로 모니터링 해야 한다.

안전재고는 수요와 공급의 변동에 따른 시장 불확실성을 개선하기 위해 보유하는 최소한도의 계획된 재고로써 품절을 방지하는 것이 주요 목적이다. 수요자 측면에서 수요의 불확실성에 대비하는 재고를 안전재고라 한다면 공급자 측면에서 납기의 불확실성에 대비하는 것을 안전 조달기간(lead-time)이라 하며 이 두 가지를 합쳐서 포괄적 안전재고라 한다.

7-2. 안전재고량(Safety Stocks, SS)

안전재고량의 설정은 결품에 의한 매출 감소와 의약품 과다 보유로 인한 재고비용의 증가로 발생할 수 있는 비용 사이에서 균형을 이룬 지점에서 결정되어야 한다. 실무적으로 안전재고를 보유해야 해야 하는 이유는 사용량(또는 주문량, 요구량)의 불확실한 증가와 조달기간의 재고 부족 발생 가능성 등이다. 일반적으로 안전재고량은 다음 두 가지 식을 기준으로 추산한다.

- 안전계수와 수요 표준편차를 이용하는 전통적방법

$SS = SF \times \sqrt{LT} \times \sigma$

SS : safety stock(안전재고량),

SF : safety factor(안전계수, 시장수요를 만족시킬 재고소진 요소),

σ : demand(수요표준편차, 그동안 고객 수요량에 대한 표준편차),

LT : Lead- time (제품 평균 조달기간)

안전재고(Xm-X) = 안전계수× $\sqrt{\text{Lead-time}}$ × 수요 표준편차

- 납기일이 짧은 경우 사용하는 방법

SS = (일일 최대 판매량 × 일 최대 리드타임) - (일 평균 판매량 × 일 평균 리드타임)

전통적 안전재고량을 구하는 식에서 X는 평균 출하량이자 평균 재고량에 해당하며 Xm은 결품 허용률이 α인 경우 예상 최대 수용량이고 최대 출하 수용량 Xm과 평균 출하량 X의 차이가 "안전재고 : SS 영역"에 해당 한다. 그림에서 보다시피 서비스 수준은 공급자의 결정사항이며 이에 따라 안전재고의 수준이 달라지게 된다. 또한 재주문점은 재고수량이 Xm 미만이 되는 시점이 된다. 이렇게 되면 평균치 X 이하로 출하되는 경우 정규분포표의 평균치 좌측영역에 해당되는 기간의 평균재고량으로 수용이 가능하며 서비스 허용을 하기로 한 Xm까지의 수요도 수용이 가능하게 된다(그림 5-10 참고).

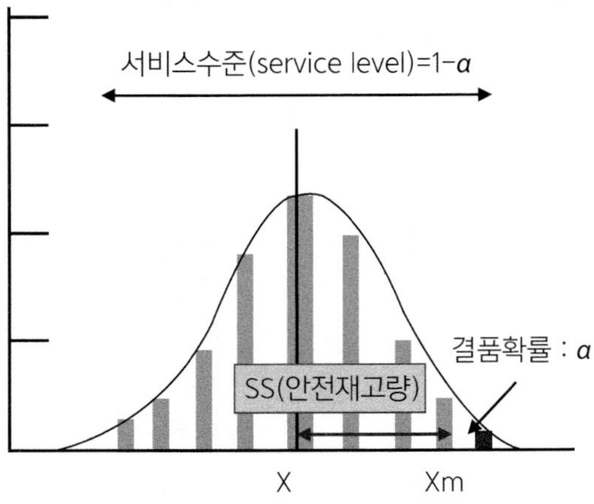

[그림 5-10] 서비스 수준과 안전재고량의 개념

문제는 안전재고를 객관적으로 결정하는 것이 중요하며 이는 (그림 5-10)에서도 보다시피 평균치를 벗어나는 출하요구에 어느 정도 대응할 것인가를 합리적으로 결정하는 것이 중요하다. 이 문제의 해결을 위해서 통계적인 방법으로 출하량의 표준편차를 계산하여 반영한다.

<표 5-8>에 의하면 결품을 허용하는 확률을 1% 미만으로 감소시키기 위해서 거의 100%에 육박하는 서비스 재고를 보유해야 한다. 이는 사용량 표준편차에 따라서는 보유 재고량에 큰 영향을 주어 재고 및 재고관리 비용이 증가하게 된다. 그러므로 제품의 특성 및 품절 허용 횟수와 재고비용 부담을 비교 해서 약국관리자의 약국 운영 방침에 따라 결품 허용율을 두는 것이 현실적인 방법이다.

<표 5-8> 결품 확률과 서비스율 및 안전계수와의 관계

결품 확률(α)	서비스율(1-α)	안전계수
1%	99%(98+1)	2.33
2%	98%(96+2)	2.06
3%	97%(94+3)	1.89
5%	95%(90+5)	1.65
10%	90%(80+10)	1.29
20%	80%(60+20)	0.85
30%	70%(40+30)	0.53

<사례 5-2> 지역약국 의약품 안전재고량 구하는 방법

"의약품D"의 10일간 사용 현황이 다음과 같고 해당 약국관리자가 허용하는 결품 수준이 5%일 경우 이 약국에서 보유해야 할 안전재고량은 얼마인가?(조달기간은 1일로 한다.)

<표 5-9> 임의의 "의약품 D"의 일자별 사용량

	일자	사용량	일자	사용량
	7월1일	120	7월6일	180
	7월2일	119	7월7일	145
	7월3일	130	7월8일	120
	7월4일	150	7월9일	127
	7월5일	200	7월10일	116
합계	1407			
평균	141			

결품을 5%까지는 허용한다는 의미는 95%까지 고객의 서비스 요구에 응하겠다는 것이고 이 경우 안전계수는 1.65이다. 또한 7월 1일부터 10일간 D약품 매출량을 기준으로 산출할 수 있는 표준편차는 28.7이다. 그러므로 안전재고량은 다음과 같다.

안전재고량= 1.65×1×28.7 = 47.3이고 올림 처리해서 48개를 안전 재고로 가지고 있어야 한다. 안전재고량을 48개 보유하고 있어야 한다는 말은 보유해야 할 적정 재고량을 의미하지 않으며 보유재고량은 다음과 같다.

보유재고량 = 평균사용량 + 안전재고량

조달기간(Lead-time)을 반영하는 이유는 약품 발주 후 납기까지 서비스 요구에 대응하기 안정적으로 재고를 유지 하기 위함이다. 통상의 지역약국에서 의약품 주문에 따는 납기는 1일을 초과하는 경우는 흔하지 않으므로 1로 계산하게 되어 실제 안전재고는 안전계수에 표준편차만을 곱해서 계산한다. 그러나 조달기간이 1일을 초과하는 경우 1일분의 평균출하량의 배수로 계산 할 수 있으나 이는 항상 출하량의 평균치 이상 출하된다는 것을 가정한 것으로 조달기간의 안전재고를 과대 평가할 수 있다. 이론적으로는 확률 상 평균치 이상과 이하가 각각 50%라고 할 수 있으므로 조달기간의 일수를 반영하기 위해 조달기간의 제곱근을 곱해서 반영한다.

7-3. 재고비용(Inventory Cost)

재고관리의 목적은 필요할 때 충분한 양의 제품을 가지고 있는 것과 재고비용을 최소화하는 것 사이의 균형을 맞추는 것이다. 따라서 약국관리자는 재고의 총 비용을 반드시 알고 있어야 하며 적절한 주문시기와 주문량을 파악하고 있어야 한다.

재고의 총 비용은 재고와 관련된 비용들의 합계로 구해지는데 여기에는 구매가격 혹은 취득가격, 조달 및 운반비용, 재고유지비용 등이 포함된다. 특히 재고비용은 제품의 취득가액과 가장 큰 관련성을 갖는다.

약국의 경우 취득가액은 제약 회사 혹은 도매상이나 그 외 다른 제공자들에게 지불하는 비용이다. 취득가액에는 공급자에 의해 만들어지는 가격인상이나 할인, 제품 본래의 가격 등이 반영되어 있다. 조달비용은 제품을 이동, 수령, 저장, 유지하는데 필요한 비용이다.

제품을 운반하는 비용은 제품과 제품의 양에 의해 좌우되며, 당연히 더 크고 무거운 제품일수록 물품을 이동하는데 더 큰 비용이 들지만 대량일수록 물품 당 운반비용은 감소한다. 물품을 수령하는데 필요한 비용은 물품을 수령하는데 필요한 시간과 재고를 확인하는데 걸리는 시간까지 포함한다.

재고유지 비용은 물품 그 자체 고유의 비용으로 각 물품에 따라 정량화하기가 어렵다. 유지비용의 첫 번째는 저장에 필요한 비용인데 의약품의 경우 각기 적절한 온도조건에서 보관되어야 하기 때문에 이러한 조건들을 유지시켜 주는데 필요한 비용이다.

예를 들어, 냉장보관이 필요한 물품일 경우 냉장장비의 구매비용, 이를 가동시키는 비용, 이를 유지하는 비용 등이 포함된다. 물품의 유통기한 또한 재고유지비용에서 고려해야 할 부분이다. 유통기한이 지난 물품은 판매할 수 없어 구매하는데 들어간 비용을 복구 시킬 수 없기 때문이다. 또 다른 유지비용으로는 화재나 도난, 재난 등에 대한 보험비가 있다. 통상적으로 재고가치가 높을수록 보험비가 증가한다.

7-4. 재고관리의 효율화 : 경제적 주문량(Economic Order Quantity, EOQ)

경제적 주문량이라는 개념은 총 재고 보유비용과 주문비용을 최소화 시켜주는 주문량이다. 경제적 주문량은 근본적으로 재고는 비용이라는 측면에서 출발한 것이다. 이 모델은 Ford W. Harris에 의해 1913년 개발된 모델이다.

이 모델은 지금까지 사용된 재고관리 모델 중 가장 많이 인용되는 것으로 이후 여러 분야에서 경제적 주문량 공식이 적절한 재고 관리를 위해 사용되었다. 경제적 주문량이란 연간 총 재고 유지비용과 주문비용의 합을 최소화하는 단위 구매량을 말한다.

1) 경제적 주문량의 가정

① 연간 수요는 일정하다.
② 조달기간은 일정하며 주문양은 즉시 받을 수 있다.
③ 재고유지비용은 발주량의 크기에 비례한다.
④ 구입단가는 주문량의 크기에 관계없이 일정하다.
⑤ 주문비용은 주문량의 크기에 관계없이 일정하다.
⑥ 재고관리비용은 재고유지비용과 주문비용만 발생한다.
⑦ 각각의 품목에 대한 주문량결정은 각기 독립적으로 이뤄질 수 있다.

2) 경제적 주문량의 개념

의약품도 자재의 개념으로 본다면 의약품을 보관 함으로써 비용이 발생하고(재고 유지비) 의약품을 주문하는 과정 중에도 비용(주문비용, 조달비용)이 발생한다. 이 비용들은 1회 주문량에 따라 변동 된다. 단위 발주량이 많아지면 주문비용은 감소하지만 재고량 증가로 인한 재고유지비는 증가하고 단위 발주량을 감소시킬 경우 재고유지비는 감소하지만 주문회수 증가로 인한 비용은 증가하게 된다. 이와 같이 상충되는 두 재고 관련 비용의 총비용이 최소가 되는 점의 1회 주문량을 경제적 주문량(EOQ)이라 한다.

EOQ모형을 보면 재고유지비용과 주문비용을 합친 비용을 총비용이라 하는데 총비용이 가장 낮게 결정되는 시점이 주문비율과 재고유지 비용이 교차되는 지점 Q_0이며, Q_0 지점이 최적 재고 주문량을 의미한다(그림 5-11 참고).

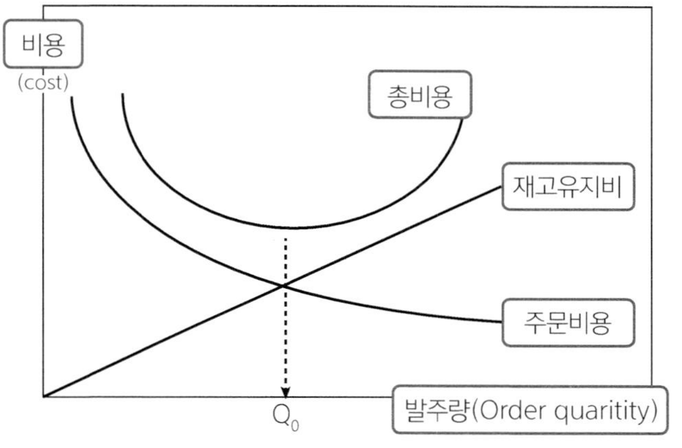

Q_0 : EOQ : Economic Order Quantity, Optimal quantity

[그림 5-11] 경제적 주문량의 개념

3) 경제적 주문량의 계산 방법

① 연간 소요량 예측

② 주문비용의 결정 : 주문 비용 = 발주빈도×1회 발주비용(Cp)

③ 연간유지비용 계산 : 평균재고량×단위당 재고유지비용
평균재고량 =(기초재고+기말재고)/2

④ 경제적 주문량 계산

⑤ 발주 빈도 계산 : 연간 수요량(D)/1회 발주량(Q)

가) 주문 비용

발주 빈도=연간 수요량/발주량(D/Q)
주문 비용=1회 발주비용(Cp)×발주회수(S)
=1회 발주비용(Cp) ×(연간수요량(D)/1회 발주량(Q))

나) 연간 유지 비용(보관 비용)

평균재고량 =(기초재고+기말재고)/2=(Q/2) : 발주량을 모두 입고 관리한다고 본다
평균재고금액=평균재고량(Q/2)×단위단가(P)×보관율(H)

다) 경제적 주문량 산출식

$$\text{경제력 주문량(EOQ)} = \frac{QPH}{2} = \frac{DS}{Q}$$

위 식은 다음과 같이 배열할 수 있으며

$$Q^2 = \frac{2DS}{PH}$$

경제적 주문량EOQ는 다음과 같다.

$$\text{EOQ} = \sqrt{\frac{2DS}{PH}}$$

D : Demand (연간수요량, 단위 기간당 수요량) S : 발주 회수
H : 유지비율(보관비율) P : 품목단가

경제적 주문량 산출식에 의하면 일반적으로 가격이 증가하고 창고 유지비용이 증가할수록 경제적 주문량은 감소한다. 즉 주문수량을 줄여야 한다는 것이다. 또한 연간 사용량과 주문비용이 늘어날수록 경제적 주문량은 증가하며 이것은 연간 사용량이 많은 약품이나 주문비용이 높은 경우 주문 수량을 늘려야 한다는 것이다.

4) 주문 시기

EOQ 모델을 이용하면 단순히 특정 제품을 특정 기간에 한번씩 주문하기만 하면 되는 것으로 생각 할 수 있다. 하지만 이는 주문기간 동안 구매패턴이 일정하다는 것을 전제로 한 것임을 잊

어서는 안 된다. 구매패턴은 지속적으로 변하고 제품을 주문, 수령, 보관하는데도 시간이 소요된다. 따라서 재주문시기(Re-order Point, ROP)를 신중히 고려해야 하며 수식으로 나타내면 아래와같다.

재주문시기 = 수요속도(Demand Rate, DR)×소요시간(Lead-time, LT) + 안전재고(Safety Stock, SS)

여기서 수요속도(DR)는 단위시간 동안 사용되거나 판매되는 제품의 양을 의미한다. 소요시간(LT)은 제품을 공급자로부터 주문하고 이를 수령하는데 소요되는 시간을 말한다. 대체로 약국에서는 소요시간(LT)을 1일로 잡지만, 제품과 공급자의 상황에 따라서 1~2주 정도의 시간이 소요될 수도 있다. 안전재고(SS)는 갑작스럽게 수요가 증가하거나 주문이나 배송에 예상보다 긴 소요시간이 필요할 때를 대비해서 보유하는 제품의 양이다.

앞선 약국의 사례에서 가령 D약품의 수요속도가 하루에 약 5개(연간 1,800개÷365일) 정도이고, 소요시간은 2일, 안전재고는 2개라고 할 때,

$$ROP = 5 \times 2 + 2 = 12$$

이므로, 이 약국은 약품이 12개 남았을 때 EOQ인 600개를 재주문 하면 된다.

5) 경제적 주문량의 단점

① 비용요소의 정확한 결정이 어렵다. 예를 들어 주문비용은 공급업체마다 다르고 주관적이어서 측정 방법이나 관점에 따라 상이할 수 있다.

② 사용량 및 연간 사용량은 매년 변하지만 경제적 주문량은 일정한 사용량을 가정한다는 한계가 있다.

③ 소비량이 크게 변하지 않아 물동량의 변화가 작거나 천천히 움직이는 의약품은 복잡한 경제적 주문량을 계산할 필요가 없을 수 있다.

④ 가격 변동과 구매량에 따른 할인 등의 요소를 고려 하지 않았다.

⑤ 저장공간의 한계는 고려하지 않았다.

⑥ 투입 자본금의 한계점을 고려하지 않았고 운송중인 제품도 반영하지 않았다. 아울러 조달기간도 일정한 것으로 가정 했다.

7-5. 중점관리주의에 의한 재고관리

1) ABC 분석(혹은 파레토의 법칙)

ABC분석은 1951년 미국 GE사의 H.F Dicky에 의해 개발된 재고관리 분석 방법으로 경제학자 파레토의 분석 방법을 기본으로 한다.

약국은 수백~수천 종의 의약품과 의약외품, 건강관련 제품들을 다루고 있기 때문에 모든 제품을 한가지 시스템으로 관리하기는 어렵다. 따라서 여러 제품들을 분류하여 관리하는 것이 필요하다. 이 같은 이유 때문에 관리대상 재고품들을 A, B 또는C 등으로 등급을 매기는 방법을 사용하여 재고품목을 중요도에 따라 관리할 수 있는데 이를 "ABC 재고관리시스템"이라 한다. ABC 재고관리시스템은 전체 제품 중 적은 비율을 차지하는 것이 매출에 큰 기여를 한다는 이론에 근거해서 물품을 분류하고 관리하는 방법이다.

이 방식에서 A 품목은 주로 고가품으로 수량은 적지만 매출이 큰 제품, B 품목은 매출이나수량이 적절한 일반 제품, C 품목은 주로 저가품으로 매출액은 적지만 수량이 많은 제품으로 한다. 이를 통해 A 품목은 관리에 가장 높은 우선순위를 적용하여 집중적으로 관리하고, B 품목은 보통 수준의 주의를 기울이며, C 물품은 단순하고 간단한 수준의 재고관리를 실시하는 것이다.

재고를 적정하게 유지하기 위한 비결은 전 품목 획일주의를 버리고 중점주의에 철저를 기하는 것이다. 수백 종에서 수천 종 이상의 약품이 관리되어야 하는 병원 문전약국과 지역약국에서 전 품목 모두를 완벽하게 관리하려고 하면 적정재고를 유지하기 힘들다. 다품종의 재고관리에서는 비용효율성을 고려하여 중점주의 재고관리가 탄생하게 된다. 그 적용 방법 중의 하나가 "파레토의 법칙"이며 이는 ABC 분석을 통한 재고관리이다.

ABC분류법을 약국 재고관리에 적용할 경우, 의약품의 재고관리 노력의 투입량과 의약품에 대해 투자된 자본 및 재고비용의 영향력 크기에 따라 대(A), 중(B), 소(C)로 구분 한다. 최소비용으로 최고 효과를 올리기 위해서는 전체적으로 영향력이 큰 것(A)에서부터 노력과 비용을 투입 해서 중점 관리해야 좋은 결과를 얻을 수 있다. 이러한 방법은 우선 관리 순위를 부여하는데 도움이 된다.

ABC 분석을 하기 위해서는 관리하고자 하는 품목의 누적 매출액을 통한 누적 분포비율표를 그려야 한다. 우선 정해진 기간 동안의 해당 약국에서 관리되는 품목의 매출액을 집계하여 매출액이 많은 약품 순으로 역으로 열거한다. 그리고 다음 칼럼에 해당 품목까지의 매출액을 누적 집계하면 <표 5-10>과 같은 표를 얻을 수 있으며 이를 도식화 하면 특별한 곡선의 형태를 갖게 되는데 이것을 파레토의 곡선이라 한다(그림 5-12 참고).

그림의 세로축(누적 비율)의 70 내지 75%, 90 내지는 95%, 위치에서 파레토의 곡선까지 우로 직선을 긋고 교차지점에서 그 점에 해당되는 세로축의 요소까지 세로 직선을 그어 전자의 교차점 들어가는 약품군을 A, 전자와 후자 사이에 들어가는 약품군을 B, 나머지 부문을 C군으로 한다.

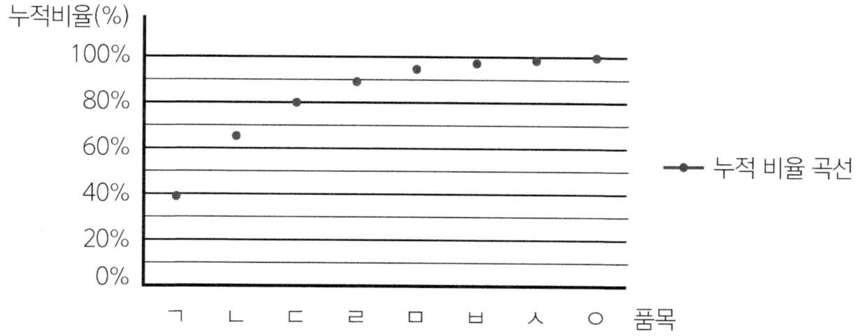

[그림 5-12] 파레토의 곡선

<표 5-10> ABC 분석 과정

가	나	다	라
품목	매출액	매출누적액	누적 비율
ㄱ	1200	1200	39%
ㄴ	800	2000	65%
ㄷ	450	2450	80%
ㄹ	260	2710	89%
ㅁ	200	2910	95%
ㅂ	70	2980	97%
ㅅ	50	3030	99%
ㅇ	30	3060	100%

아래 사례의 그래프에 의하면 A, B, C에 해당하는 약품은 다음과 같다.

A 군 : 누적금액 비율이 약 75% 미만에 해당하는 약품군(ㄱ, ㄴ품목)

B 군 : 누적금액 비율이 75%~95%에 해당하는 약품군(ㄷ, ㄹ, ㅁ품목)

C 군 : 누적금액 비율이 약 95% 이상에 해당하는 약품군(ㅂ, ㅅ, ㅇ품목)

2) A, B, C 약품군별 약품 관리 방안

적은 수의 품목이 매출 금액적의 대다수를 차지 한다는 원칙에 의해 관리 집중도를 달리하여 운영할 수 있다는 것이다. A군 약품의 경우 단위가치가 고가이며 누적 금액의 비율이 전체 매출의 70%~80% 정도를 차지하는 상위 20%에 해당하는 제품들로서 A군 약품은 품절 발생시 고객과 자사의 매출에 큰 영향을 주는 약품이다.

위 사례에서 "ㄱ"약품과 "ㄴ"약품이 해당 되며 이 품목은 약국의 수익과 손실에 큰 영향을 주는 약품들이다. "ㄱ"과 "ㄴ"의 품목 성격을 보면 단가가 고가일 수도 있으며 사용량이 매우 많은 약품일 수도 있다. 그러므로 이 부문의 약품은 재고를 증량할 경우 소비자 수요는 안전하게 맞출 수 있으나 구매 비용 및 재고관리 비용, 보관부하가 급격히 증가하는 문제를 안게 된다.

B군의 경우 전 품목 수 대비 비율이 대략 20%~40%이며 이것이 업소 매출의 10%~20%를 차지하며 C군 약품은 저가의 제품으로 나머지 40%~60%에 해당하는 약품이지만 전체 매출에 미치는 중요도는 5%~10%정도이다.

재고관리의 'ABC 관리기법'은 결국 그 영향력이나 중요도에 따라 차별적으로 집중 관리를 하겠다는 것이며 품목 수에 비해 중요도가 높은 A군 품목은 매일 필요 재고와 사용량 및 재고수준을 집중적으로 정밀 관리하며 구매 단위를 소규모로 발주간격을 짧게 하는 정기발주 방식을 택하는 것이 원칙이다.

또한 구매 의사결정도 신중히 한다. 안전재고량은 소량으로 하며 조달기간이 짧은 도매업체를 선택하거나 도매업체의 협조를 요청한다. B군, C군 약품은 품목 수에 비해 매출에 미치는 영향력은 낮은 품목이지만 관리비용이 증가할 수 있게 된다. C군에 해당하는 약품은 저가 제품이 대부분이고 관리 정도를 낮추어도 약국의 전체 매출에 미치는 영향이 적으므로 발주빈도를 줄여도 안전재고량이나 발주량을 대폭 증량 시켜 관리할 수 있다.

이렇게 할 경우 주문비용과 같은 관리 비용을 절감할 수 있는 장점은 있으나 보관부하가 증가할 수 있으며 다양한 품목을 보관해야 하므로 약품 보관 및 진열에 있어서 체계적인 관리가 필요하다. B군에 해당하는 약품은 일반적인 재고 관리 방법으로 재고관리를 수행하며 중간가격에 해당하는 약품이 대부분이므로 관리비용과 재고비용이 최소화하도록 관리한다(그림 5-13 참고).

- · 품목별 매출액 집계
- · 매출액이 큰 약품부터 역순서로 열거
- · 매출액 누적 집계
- · 매출액 누적 백분율 계산
- · 파레토의 그래프 그림
· 가로축:매출액이 많은 제품에 낮은 순으로 좌에서 우로 열거/세로축: 해당제품의 누적 매출율
- · ABC 분석

[그림 5-13] ABC 분석과정

이와 같은 'ABC 재고관리' 방법은 대부분 자재의 재고 관리에 적용할 수 있는 방법으로 약품 관리에도 적용할 수 있는 과학적 재고관리 방법이다. 다만, 경영적 측면에서 볼 때 가능한 품목 수를 적게 하거나 진부한 상품은 과감히 삭제해야 하지만 다품종 소량의 품목을 취급하는 약국의 특성상 약품 품목 구성에서 제외할 수 없는 요소들이 많은 점을 고려해야 한다.

7-6. 거시적 재고관리 접근법

개개의 약품에 대해 초점을 맞춘 미시적 재고관리 기법에 해당하는 요소는 위에서 다룬 조달기간, 사용량, 안전재고, 재 주문량, 재 주문점 시점에 관한 이슈가 있다. 이런 요소를 통해 발주점 방식 주문이나 정기 발주를 결정한다면 적정재고를 관리함에 있어서 일정 기간당 주문이 내려지는 횟수와 함께 고려해야 하는 것이 거시적 재고관리 접근법이며 그 요소는 다음과 같다<표 5-11 참고>.

<표 5-11> 거시적 재고관리 요소

평균재고가치
재고 유지비용
재고 회전율
평균재고
재고일수
총비용

실제 대부분의 규모가 큰 기업의 경우 거시적 방법에서 주문, 재고관리가 이루어지며 재고관리의 적정성 지표로 활용되는 대표적인 것은 재고회전율, 평균재고, 재고일수가 있다(과제: 자신이 거주하는 주변 약국 중 두 곳을 선정하여 해당약국의 판매인기상품 3개와 판매부진상품 3개를 선정하여 상품의 재고회전율, 평균재고, 재고일수를 조사하여 발표해보자).

1) 재고회전율(Inventory Turnover Rate)

$$\text{Inventory Turnover Rate} = \frac{\text{매출액}}{\text{평균재고액}} = \frac{\text{총사용 금액}}{\text{평균재고액}}$$

재고회전율은 일정기간 보유재고가 "몇 회" 있었는가를 나타내는 수치로서 "당기의 재고 회전율은 몇 회였다."라고 표현한다. 재고회전율을 산출하는 목적은 제품의 이용효율, 다시 말해 판매효율을 파악하기 위함 이며 "상품회전율"이라는 용어로 표현 될 수 있다.

$$\text{상품회전율} = \frac{\text{매출액(기간 총 사용량)}}{\text{판매가 기준 평균재고}} = \frac{\text{매출원가(기간 총 사용량)}}{\text{원가기준 평균재고}}$$

또한 투하자본의 이용 효율이라는 측면에서 재고자산회전율 이라고 표현하기도 한다. 재고회전율이 높으면 수익률이 높고 상품의 재고화를 통한 손실을 막을 수 있다. 즉 창고에 약품이 쌓여 있지 않다는 의미이고 보관비용은 감소하고 자본 수익율은 높아진다는 것을 의미한다.

2) 평균재고(Average Inventory)

재고회전율을 구함에 있어서 평균재고를 구하는 것이 선행되어야 한다. 평균재고는 일정기간 보유하고 있는 재고수량 또는 재고금액으로서 통상 당기 기초와 기말, 2point의 재고의 산술평균값을 근거로 한다. 정확한 평균재고 금액 산출을 위해 3point 재고이상의 재고 값을 근거로 계산하기도 하나 사용하는 재고 값의 수가 증가할수록 재고조사 부담이 증가한다.

$$\text{평균재고} = \frac{\text{기초재고(이월재고+당일주문량)+기말재고}}{2}$$

3) 재고일수(재고보유일수)

재고일수는 재고자산이 판매되는 시간을 말하며 이것을 일수로 표현한 것이다. 구하는 산식은 다음과 같으며 산식에서 볼 수 있듯이 영업일수(약국 업무일수)를 재고회전율로 나누어 계산한다.

$$\text{재고일수} = \frac{\text{영업일수}}{\text{재고회전율}} = \frac{\text{영업일수}}{\frac{\text{매출(액)총수량}}{\text{평균재고(액)수량}}} = \frac{\text{영업일수×평균재고(액)수량}}{\text{매출(액)총수량}}$$

통상 재고일수가 짧은 경우 창고에 보관되어 있는 일수가 짧다는 것이고 이는 재고 활용도가 높다고 하는 긍정적 신호이다.

<표 5-12> "00약국"의 "의약품E" 재고 효율성 분석

구분	사용액(매출액)	영업일수	이월재고	기초당일 주문량	월말재고
6월	800만원	25일	80만원	20만원	120만원
7월	1500원	25일	270만원	30만원	320만원

구분	평균재고	재고회전율	재고일수
6월	(100+120)/2=110만원	800/110= 7.3회전	25/7.3= 3.42일
7월	(300+320)/2= 310만원	1500/310= 4.8회전	25/4.8= 5.21일

"00"약국의 경우 6월에 비해 7월이 E약품 사용액 중 매출이 700만원 이상 성장했으나 재고량이 급증하여 재고회전율이 4.8회전으로 34%가량 떨어졌으며 재고보유 일수는 1.79일 정도 증가했다<표 5-12 참고>.

8. 판매부진 품목의 정리

효과적인 재고관리시스템이 제공하는 장점은 구매결정과 관련하여 제공하는 정보에만 있지 않다. 판매가 부진한 관계로 불필요하게 현금만 묶어 두는 결과를 초래하는 품목을 확인할 수 있도록 한다는 것도 재고관리의 중요한 요소이다. 판매부진 품목을 정리한다는 것은 약국의 이익을 증대시킬 수 있는 확실한 방법이다. 매장 내부의 재고현황은 정기적으로 통상 3개월 단위로 점검 하는 것이 바람직하다. 만약 어떤 품목이 가격경쟁력을 확보하고 있으면서도 판매가 부진할 경우에는 정리대상으로 고려할 필요가 있다고 하겠다. 판매가 부진한 품목에 대한 처리 여부를 결정하는 것은 약국이 항상 직면하는 문제에 속한다. 판매부진 품목은 다음과 같은 방법으로 처리한다.

- 파격적인 할인율을 제시한다.
- 별도의 판매 공간에 진열하는 방식을 활용한다.
- 잘 팔려나가는 품목과 함께 진열한다.
- 특별판매기간을 설정한다.
- 재고정리 품목으로 판매한다.
- 해당품목을 기부하는 방식으로 세금감면 효과를 도모한다.
- 해당품목을 공급자측에 반품한다

9. 창고관리(Warehouse Management)

의약품의 보관은 적정한 환경 조건하에서(예를 들어 적절한 온도, 밝기, 습도, 위생, 통풍, 구분) 이루어져야 하며 안전하게 보관되어야 한다. 또한 약국은 약품관리를 허락된 사람에 의해서만 접촉할 수 있도록 설계되어야 한다. 현실적으로 창고를 따로 마련하기 어려운 소규모약국은 일반의약품은 진열대에 진열과 보관을 겸하고 처방의약품의 경우는 조제실에 진열과 보관을 겸하고 있다.

9-1. 의약품 등의 안전에 관한 규칙

의약품 등의 안전에 관한 규칙에 따르면 제62조 의약품 등의 안전 및 품질 관련 유통관리 준수사항을 통해 다음과 같이 명시되어 있다.

"약국개설자, 의약품의 품목허가를 받은 자, 수입자, 의약품 판매업자 및 그 밖에 이 법에 따라 의약품을 판매할 수 있는 자는 의약품의 안전 및 품질 관련 유통관리를 위하여 다음 각 호의 사항을 준수하여야 한다. [개정 2014.8.21., 2016.6.30]

① 의약품은 의약품이 아닌 다른 것과 구별하여 저장하거나 진열할 것(2015년 9월 25일부터 의약품-의약외품 구분진열 조항 폐기)

② 변질 · 변패(變敗) · 오염 · 손상되었거나 유효기한 또는 사용기한이 지난 의약품을 판매하거나 판매의 목적으로 저장 · 진열하지 아니하여야 하며, 의약품의 용기나 포장을 훼손하거나 변조하지 아니할 것

③ 식품의약품 안전처장 또는 지방청장이 수거하거나 폐기할 것을 명한 의약품을 판매하거나 판매의 목적으로 저장 · 진열하지 아니할 것

④ 약국개설자, 안전상비의약품 판매자, 한약업사, 법률 제8365호 약사법 전부개정법률 부칙 제5조에 따른 약업사 · 매약상, 의약품 도매상 또는 법 제21조에 따라 약국을 관리하는 자는 불량의약품의 처리에 관한 기록을 작성하여 갖추어 두고 이를 1년간 보존할 것

⑤ 약국개설자, 한약업사 또는 의약품 도매상은 대한민국약전 또는 대한민국약전외한약(생약)규격집에 기준이 설정된 한약 중 제8호에 따른 품질관리 기준에 맞는 제품(이하 "규격품"이라 한다)으로 판매할 것을 식품의약품안전처장이 지정 · 고시한 한약의 경우 규격품이 아닌 것을 판매하거나 판매의 목적으로 저장 · 진열하지 아니할 것

⑥ 약국개설자, 한약업사 또는 의약품 도매상은 한약재를 판매하는 경우 원산지를 표시할 것

⑦ 식품의약품안전처장이 보건복지부장관과 협의하여 정하는 별표6의 의약품 유통품질 관리 기준에서 정하는 사항을 준수할 것

⑧ 식품의약품안전처장이 정하여 고시하는 한약재의 품질관리에 관한 사항을 준수할 것"

9-2. 의약품의 적절한 보관 기준

1) 보관장소

의약품 보관장소는 의약품 관리과정에서 의약품을 보관하는 장소를 말하며 다음 기준에 부합하여야 한다.

① 약국의 의약품 보관장소는 더러운 장소로부터 분리되고, 충분한 면적과 공간을 확보해야 한다.

② 의약품 조제, 투약 목적 이외 다른 목적으로 사용하지 않는다.

③ 의약품은 직접 바닥에 닿게 보관하지 않는다.

④ 의약품의 관리에 적합한 채광, 조명이 있어야 하고 환기가 잘 되어야 한다.

⑤ 의약품의 변질을 방지하기 위하여 적당한 온도와 습도를 유지할 수 있는 시설을 갖추고 있어야 하며, 약품에 따라 저온 보관시설 등을 따로 구비하여 보관해야 한다.

⑥ 해충과 쥐를 막을 설비, 도난방지설비 및 소화설비를 갖추어야 한다.

2) 지정의약품의 보관

① 관계법령에서 정하는 바에 따라 보관하여야 하는 지정의약품은 잠금장치, 냉동, 냉장설비 등을 따로 갖추어 다음과 같이 안전하게 보관한다.

② 마약 및 향정신성의약품마약류(마약, 향정신성의약품) 의약품은 일반인이 쉽게 발견할 수 없는 장소에 이동할 수 없도록 설치하여야 한다. 특히 마약은 이중으로 잠금 장치가 되어있는 철제 금고에 보관하여야 하고 향정신성의약품은 잠금 장치가 설치된 캐비닛 등에 보관하여야 한다.

③ 인화성 또는 폭발성 의약품인화성 또는 폭발성이 있는 의약품은 관계 법령에 따라 별도 구분된 시설에 보관하고, 주변에서 화기 등을 제거하여야 한다.

④ 생물학적제제는 전용 냉장고 또는 냉동고를 이용하여 지정된 조건하에서 보관하여야 하며 온도 유지 여부를 정기적으로 확인 점검하고 온도 측정기록을 정기적으로 기록한다.

3) 의약품의 보관업무

① 선입 선출이 가능하도록 보관하여야 하여 유효기간이 경과하지 않도록 한다.

② 제조업소 및 제형, 규격, 함량 등을 고려하여 구분하여 보관하여야 하며, 고온 다습한 여름이나 동결 가능한 겨울에도 적절하게 온도가 유지되도록 냉온시설을 작동한다.

③ 지정의약품은 관계 법령에 따라 보관하여야 한다.

④ 보관온도에 따라 구분이 필요한 의약품은 실온, 냉장 또는 냉동고에 구분하여 보관하여야 한다.

⑤ 반품 및 불량의약품 등은 다른 의약품과 혼입되지 않도록 별도로 구분하여 보관하여야 한다.

⑥ 정기적으로 보관상태를 확인·점검 하여야 한다.

10. 결품 발생 시의 조치

약국은 의약품이 품절되거나 더 이상 공급가능 하지 않을 경우에 관한 정책과 절차를 가지고 있어야 한다. 또한 지역약국 관리자는 의약품 품절에 관한 적절한 정보를 지속적으로 모니터링 해야 한다. 약국은 다음과 같은 결품 시 대책에 대한 전략을 수립한다.

① 대체의약품을 파악

② 의약품 납품업자와 협조

③ 의사를 비롯한 다른 보건의료 제공자와 협력
④ 의약품 결품 정보 공유

제 3 절 품질관리와 품질경영

1. 품질관리(Quality Control, QC)의 개념

품질(quality)의 사전적 의미는 공장에서 생산된 제품이나 서비스 산업이 제공하는 서비스가 가지는 성질을 말하며 재화가 사용목적에 부합하게 사용자를 만족시키고 있는가를 평가하기 위한 고유의 성질 전체를 의미한다. 산업에서 QC라고도 부르는 품질관리(quality control)라 함은 고객의 요구를 만족시키는 품질의 재화를 경제적으로 만들어 내기 위한 관리기법 이라고 할 수 있다.

품질관리에 대한 정의를 보면 '데밍(W.E. Deming)'은 품질관리를 가장 유용하게 또한 구매자가 요구하는 제품을 가장 경제적으로 생산하는 방법으로 유용하고 시장성 있는 제품을 경제적으로 생산하기 위해 생산의 모든 단계에 통계적 원리와 수법을 응용하는 것이라 하였다.

'쥬란(J.M. Juran)'은 품질관리를 실제의 품질정도를 측정하여 그것과 품질의 표준을 비교해서 그 차이에 따라 조치를 취하는 일련의 과정이라고 하였고, '파이겐 바이움(Feigenbaum)'은 품질관리를 모든 소비자의 만족을 고려한 가장 경제적인 수준으로 매매, 기술, 생산 및 서비스를 할 수 있도록 조직 내의 여러 부문의 품질개발, 품질유지 및 품질개선 노력을 종합하는 효과적인 체계라 하였다.

2. 품질관리의 종류

품질관리란 고객이 필요로 하는 품질의 물건이 적당한 가격으로 안전하게 고객의 수중에 들어가도록 계획되고 제조되고 판매되고 있는지를 철저히 살펴 그 목적이 달성되도록 노력해 나가는 과정이라고 할 수 있기에 상황에 따라 다음과 같은 여러 가지 품질관리가가 존재한다.

1) 목표품질(Quality of Target)

목표품질은 요구품질이라고도 하며 소비자의 기대품질로서 당연히 있어야 할 품질을 의미한다. 따라서 이것은 바로 그 제품에 대한 소비자의 기본적 요구라고 할 수 있다. 기업은 소비자의 기본적 요구를 정확하고 광범위하게 조사하여, 소비자의 기본적 요구를 그 제품이 당연히 가지고 있어야 할 품질 특성으로 규정한 후 목표품질이 실현되도록 노력해야 한다.

2) 설계품질(Quality of Design)

설계품질이란 제품의 설계 단계에서 결정되는 품질특성으로 제품의 특성이 소비자의 욕구와 기호를 얼마나 충족시켰는가를 평가하는 것으로 제품의 품질경쟁력을 결정짓는 중요한 요소이다. 제품을 생산하기 위한 제품의 규격(specification)과 성능, 외관 등을 규정지어 주는 품질규격(quality standard)을 의미한다.

3) 제조품질(Quality of Conformance)

생산과정에서 제조된 제품이 설계품질에 어느 정도 적합하게 생산되었는가를 나타내는 품질지표로서 일치품질 혹은 적합품질이라고도 한다.

4) 시장품질(Quality of Market)

제조품질과 설계품질이 합치된 합격품이 출하되어 소비자의 사용상태에 있는 동안 만족을 주는 품질을 의미하며, 흔히 사용품질이라고도 한다. 특히 시장품질은 물리적, 화학적 특성만이 아니라 가격, 소비자의 취향, 소득수준, 심리적 요인 등이 복합적으로 반영되기 때문에 최적품질의 수준결정이 어렵다. 시장품질을 높이기 위해서는 사용방법의 교육과 같은 교육서비스 비용의 증액이 필요하다.

5) 서비스품질(Quality of Service)

서비스품질은 소비자가 제품을 손쉽게 구입하여 편리하고 올바르게 사용할 수 있도록 기업이 얼마나 노력했는지의 여부와 제품의 실제 사용과정에서 고객만족도, 제품 구매 이후에 사용상 문제가 생겼을 때 기업이 제공하는 애프터서비스 등을 포함한다.

3. 품질관리의 발전과정

품질관리(quality control)가 수요자가 요구하는 모든 품질을 확보, 유지하기 위하여 기업이 품질 목표를 세우고, 이것을 합리적이고도 경제적으로 달성할 수 있도록 수행하는 모든 활동의 체계를 의미하는 것이라면, 초기(1924년) 품질관리는 통계적 방법에 역점을 둔 통계적 품질관리(Statistical Quality Control, SQC)를 사용하였고, SQC의 바탕이 된 이론은 추측통계학(소량의 표본에서 모집단에 관한 추정과 검정방법을 제시)이 근간 이론이었다.

SQC의 시작은 품질 특성치의 산포관리를 위하여 관리도법(control chart method)을 창안하여 생산 공정에서 일어나는 문제 해결방법에 통계적 방법의 적용을 시도하면서 부터이다.

이후 전사적 품질관리(Total Quality Control, TQC)의 개념이 등장함에 따라 제품의 품질은 기업 전반에 걸쳐서 일어나는 모든 활동에 영향 받음을 인식하고 품질관리에 설계 관리(design control), 수입자재 관리(incoming materials control), 구매 이후 애프터서비스 관리(after-service control)등과 같은 전사적 개념이 포함되기 시작하였다.

2차 세계대전 이후에는 품질관리의 신뢰성(reliability)이 부각되어 복잡한 전자제품의 설계단계에서 일어나는 품질문제의 해결이 전자제품의 수명을 결정한다는 것에 대해 공감대를 형성하여 품질관리 신뢰성이 가장 중요시되는 시기였다.

1960년대에는 품질관리에 제품보증(product assurance)이 중요하게 인식되어 제품책임의 개념과 더불어 제품의 보수 용이성, 신뢰성, 각종의 품질보증활동 등이 강조되었다.

1962년부터는 품질관리의 무결점(zero defect)이 강조되어 제품을 만들 때 결점을 전혀 없게 하자는 정신적 동기부여 운동이 미국의 Martin-Marietta사에서부터 시작되었다.

1970년대부터는 사회적 품질관리(Social Quality Control, SQC)가 대두되어 품질관리를 사회적으로 인식하게 됨으로써 1970년대에 공해문제나 사회 안전성의 문제가 야기되고, 제품의 사회적 영향을 충분히 고려하고 제품책임의 대책을 세운 품질관리의 추진 방법을 강구하였다.

1987년에는 품질관리의 혁신이 일어나 전사적 품질경영(Total Quality Management, TQM)이 부각되어 세계표준화기구(ISO)가 품질보증을 위하여 기업에서 전사적으로 실시하는 품질경영을 강조하면서 TQM이 기업들에게 널리 사용되었다.

특히 1987년에 모토롤라에서 시작된 6시그마(Six Sigma)운동은 통계적 수단을 광범위하게 활용한 품질관리 수단이었다. 6시그마란 1백만 건 중 3~4회의 불량만을 허용하는 불량률 3~4PPM(parts per million) 즉, 정상품이 99.99966%라는 품질경영 혁신운동으로 거의 완벽함을 의미한다. 품질경영의 수단으로서의 6시그마 경영은 제품과 서비스의 품질은 물론 주문, 생산, 유통 등 기업 활동 프로세스까지 무결점으로 달성하겠다는 것을 의미한다.

우리나라의 품질관리 발전과정을 살펴보면 우리나라에 품질관리가 처음으로 소개된 것은 1950년대에 소수의 외국 학자들로부터 시작되었다. 이후 1962년 상공부에 공업표준심의회가 발족되었고, 한국생산성본부와 한국규격협회가 품질관리강좌를 개최하면서부터 품질관리 보급이 확산되었다.

1965년 한국품질관리학회 창립, 1967년에 정부차원의 KS표시제도 제정, 1975년 공업진흥청 품질관리 촉진본부 설치, 이후 품질관리운동이 범산업적으로 전개됨으로써 국내산업의 품질관리 질정향상이 이루어졌다.

우리나라는 1981년을 "품질관리 확산의 해"로 정하고 품질관리를 국가차원에서 확산하는 운동을 전개하여 오늘날에 이른다.

4. 품질경영(Quality Management)

품질관리라는 개념은 인간이 물건을 만들기 시작함과 동시에 존재해 왔으며 품질관리가 경영의 중요한 부분으로 인식되기 시작한 것은 산업혁명 이후부터이다. 과거 제품 중심 시대의 개념에 있어서 품질은 단순히 견고하다든지, 우수하다든지 하는 용어로 만으로 대변되었지만 현대적 관점의 품질은 절대적 우수 가치로 평가하는 것 이외에 생산된 제품이나 서비스가 그 재화의 고유의 특성을 지니고 있는지, 재화를 사용하는 사용자의 요구에 일치하는지, 혹은 원가대비 필요 충분한 가치를 가지고 있는 지와 같은 다양한 관점으로 정의되고 있다. 현대에는 전반적으로 생산자 중심의 시장에서 소비자 중심, 사용자 중심으로 품질의 개념이 이동하고 있다.

특히 최근 들어서 기존 통계적 품질관리의 한계점이 드러나면서 조직, 책임, 절차, 공정, 자원 등으로 이루어진 종합적 품질관리(TQC) 시스템을 통한 품질보증(Quality Assurance, QA)을 수행하기 시작 했다. 무엇보다도 1980년대 이후 품질에 대한 고객의 신뢰를 보증하고 고객만족을 위해 조직의 모든 구성원과 자원들을 결집시킨 품질관리 시스템을 통해 품질방침, 품질계획, 품질관리, 품질보증, 품질개선 등 모든 분야에서 전사적이고 종합적인 경영활동이 필요하게 되어 종합적 품질경영(Total Quality Management, TQM)이 등장하게 되었다. TQM의 궁긍적 목표는 고객만족이며 이를 위해 조직의 모든 구성원과 자원을 동원하는 품질경영 전략이다.

5. 서비스 품질경영

산업이 발달하고 현대화 될수록 산업의 축은 점차 제조업 중심에서 고객중심의 서비스 산업으로 이동하고 있으며, 점차 서비스부문의 품질경영이 중요하게 인식되고 있다. 서비스 품질경영은 품질 지향적이고 조직원 전원의 참여를 기초로 지속적인 교육훈련과 참여의식에 의한 능력개발을 추구한다. 그리고 조직구성원이 합리적 관리방식과 품질관리 기법을 활용하여 조직 내의 모든 절차를 표준화하고 지속적으로 개선함으로써 고객만족을 실현하며, 궁극적으로는 조직의 장기적 성공을 목표로 하는 서비스 경영 혁신시스템을 지향한다.

서비스 품질경영의 실행은 서비스의 맞춤화를 통해 진행하고 있으며, 서비스 맞춤화는 고객별로 서로 다른 요구(needs)를 충족시켜 주는 정도를 말하며, 재량권은 조직구성원이 기업 내부에서 정해진 방침과 절차에 따라 고객의 니즈를 수행하는 정도를 의미한다.

조직구성원의 능력을 개발하기 위한 끊임없는 교육훈련과 조직의 목표를 달성하기 위한 방침관리, 일상관리, 품질관리, 분임 조 활동을 실행함으로써 서비스 품질과 관련된 문제를 신속하고 정확하게 파악할 수 있게 하고 문제에 대한 해결책을 제시해 주는 것이 서비스 품질경영의 핵심이다.

서비스 품질전략이란 서비스 품질의 우위를 통해서 경쟁력을 확보하려는 여러 활동으로 기업은 고객을 중시하고 항상 고객의 욕구에 관심을 기울임으로써 경쟁사에 앞서서 고객 지향적 제품을 개발하고, 기업경영의 모든 과정을 통해서 서비스 품질을 종합적으로 향상시키기 위해 노력하는 것을 의미한다. 무엇보다도 기업의 이러한 노력은 일시성이 아닌 지속적 품질개선 활동으로 이어져야 한다.

6. 서비스 품질관리(Service Quality Management, SQM)

6-1. 서비스 품질관리의 개념과 목표

서비스품질은 제공되는 서비스의 상대적 우수성과 열등성에 대한 전반적인 인상으로써 서비스품질을 평가하는 사람의 주관적 성향에 의해 판단되는 부분이 크기 때문에 평가하는데 있어서 유형적인 상품보다 더 많은 어려움이 있다.

또한 서비스 품질 평가에서 기업에서 제공하는 서비스에 대해 고객이 지각하는 정도와 고객이 기대한 서비스 정도의 차이를 서비스 기대의 차이라 하는데, 이러한 서비스 기대의 차이가 클수록 서비스 품질이 나쁘게 평가되고, 서비스 기대의 차이가 작을수록 서비스 품질에 대한 평가는 우수하다고 표현된다.

따라서 서비스품질은 단순히 결과에 의해서만 결정되는 것이 아니며, 소비자의 관점뿐만 아니라 서비스 제공자의 관점에서 눈에 보이지 않는 부분까지 고려되어야 한다. 즉 서비스 품질은 소비자와 직면했을 때뿐만 아니라 서비스 전달 과정에 의해서도 평가됨을 인식하고 서비스가 고객에게 제공되는 시점부터 끝나는 시점까지 모든 과정에 걸쳐 주의를 기울여야 한다.

서비스 품질관리란 서비스 제공자와 서비스 이용자 사이에 협의한 목표를 달성하기 위하여 다양한 솔루션을 하나로 통합하여, 이용자에게 제공되는 고품질 서비스를 지속적으로 측정, 보고, 개선하는 방법이다.

서비스 품질관리의 목표는 서비스 제공자와 서비스를 체감하는 고객이 느끼는 서비스 편차를 최소화 하고, 전체적인 서비스 평균수준을 향상시킴으로써 고객이 체감하는 고객만족 서비스 품질인식 효과가 높아지게 하는 것을 목표로 한다.

이와 같이 고객이 느끼는 감동서비스 정도와 서비스 품질 인식은 비례하기 때문에 서비스품질관리 단계가 어느 정도 적정 수준에 이르렀다면 지속적으로 품질인식을 높일 수 있도록 고객의 관점에서 끊임없이 감동서비스를 개발하여야 한다.

6-2. 서비스 품질관리 방법

서비스 평가는 개개인의 개념에 대한 식별이기 때문에 객관적 정의 및 평가를 어렵게 할 뿐 아니라 이에 대한 관리도 어렵게 만드는 특성이 있다. 또한, 고객에 따라 변동성을 보이는 이질성은 서비스 품질에 대한 객관적 측정 및 관리를 더욱 어렵게 만든다. 이와 같이 동일한 서비스를 제공하는 경우라도 고객과 서비스 시스템간의 관계 특성에 따라 서비스 내용에 대한 평가는 달라지는 성향이 있다.

이렇듯 서비스 품질에 대한 객관적인 평가가 어려움에도 불구하고 고객 서비스향상과 서비스 품질의 측정 및 관리를 위하여 고객의 입장에서 서비스 품질을 평가하는 세부적인 차원에 대한 개념 정립과 서비스 품질에 영향을 주게 되는 고객과 시스템 구성요소들 간의 경로에 대한 이해는 중요한 부분이라 할 수 있다.

서비스 품질관리의 핵심적인 요소는 고객 기대의 세부적인 내용과 입장 차이에 대한 이해이다. 서비스 품질의 측정과 관련된 세부적인 내용은 어떠한 고객의 기대를 어떻게 측정할 것인가를 결정하는 측정 도구에 대한 서비스 설계부분이다. 서비스 설계부분은 서비스의 특성에 따라 매우 다양하게 이루어 질 수 있으며, 일반적으로 현장에서 나타나는 서비스 품질 측정방법으로 SERVQUAL이라는 서비스 품질 측정모형을 사용하는 경우가 많기에 본 장에서는 SERVQUAL 모형을 소개하고자 한다.

6-3. SERVQUAL 모형

SERVQUAL 모형은 Parasuraman, Zeithaml and Berry (1994)가 개발한 모형으로 그 이름에서도 알 수 있듯이 service와 quality가 결합된 합성어로서 정성적 방법과 정량적 방법이 결합된 방법이며, 서비스 품질의 세부차원목록에서 고객기대치와 서비스에 대한 고객만족도 사이의 갭(gap)을 평가 점수로 나타내 이를 측정할 수 있도록 설계 고안된 측정도구이다.

서비스 품질을 마치 물리적 제품의 품질을 측정하는 것처럼, 측정가능하게 하는 도구가 SERVQUAL이며, 각 항목을 보면서 기업 서비스가 고객이 인지하고 있는 기대치에 얼마나 부응하는가를 비교해보고 기업 스스로 개선점을 찾는 방법이다.

SERVQUAL모델은 초기에는 서비스 품질의 구성요인을 10개 차원(97개 항목)으로 도출하였으나 이후 5개 차원(22개 항목)으로 축약하였다. SERVQUAL의 5개 차원에 대한 구체적인 내용은 다음과 같다.

1) 유형성(Tangibles)

유형성이란 시설, 장비, 사람, 커뮤니케이션 도구의 외형을 의미하며, 물리적 시설, 장비, 요원 및 커뮤니케이션의 외관 또는 모양, 장치 등의 물리적 요소를 의미하는 것이다.

2) 신뢰성(Reliability)

신뢰성이란 기업이 약속한 서비스를 고객으로 하여금 믿게 하고, 약속한 서비스를 제공하는 기업임을 믿을 수 있도록 정확한 서비스 임무를 실행하는 능력으로써, 고객이 서비스에 대해 신뢰감을 가질 수 있게 하여 고객들로 하여금 서비스 품질이 높음을 인지하게 한다.

3) 반응성(Responsiveness)

반응성이란 기꺼이 고객을 돕고 신속한 서비스를 제공하는 능력으로 고객의 필요나 요구가 있을 경우, 즉각적으로 도움을 주는 측면을 보고 고객들은 서비스 품질을 높게 평가한다.

4) 확신성(Assurance)

확신성이란 서비스 제공자들의 지식, 정중함, 믿음, 신뢰를 전달하는 능력을 의미하며, 확신성에는 능력, 공손함, 안정성이 있다, 즉 고객은 직원들이 예의 바르고 친절하게 고객을 대하는 것을 확신성이 높다고 인식해 전반적인 서비스 품질을 높게 인식한다.

5) 공감성(Empathy)

공감성이란 기업이 고객에게 개인적인 배려를 제공하는 능력, 관심, 친절을 의미하며, 공감성에는 접근 용이성, 의사소통, 고객에 대한 이해 등이 포함된다.

이러한 5가지 차원을 22개 항목으로 구체적으로 나눈 서비스 품질결정요소 결과를 통해 기대서비스와 지각된 서비스를 비교하여 만족, 불만족, 기쁨으로 서비스 품질을 평가하게 된다. 평가결과 기대서비스가 지각된 서비스보다 크게 나오면 고객이 기업이 제공한 서비스에 불만족했다고 평가하고, 반면에 지각된 서비스가 기대서비스보다 크게 나올 경우에는 기업이 제공한 서비스가 고객만족을 이루었다고 평가 할 수 있다.

기대 서비스 > 지각된 서비스=고객 불만족 기대 서비스 < 지각된 서비스=고객만족

SERVQUAL모형은 서비스 품질결정요소 평가 결과를 도출하고 기대 서비스와 지각된 서비스에 대한 성과비교 지표만으로 서비스 품질을 측정 하는 것이 보다 타당하다고 실증적이란 것을 입증하였으며, 단지 정확한 평가를 위해 기대 측정은 하지 않는다는 전제 조건이 있다. SERVQUAL 모형의 22개 항목에 대한 내용은 다음과 같다(표 5-11 참고).

<표 5-11> SERVQUAL 모형의 5가지 서비스 품질 구성차원

차원	No	문항
유형성(Tangibles)	1 2 3 4	현대적시설 설비의 외관 직원들의 깔끔함 서비스와 관련된 제반자료(설명서, 팜플렛의 외형)
신뢰성(Reliability)	5 6 7 8 9	서비스의 약속시간 준수 고객이 문제에 봉착했을 때 성심성의를 보임 첫 번째 제대로 서비스를 수행함 약속한 시간에 서비스를 제공함 작은 실수조차 없는 완벽함
반응성(Responsiceness)	10 11 12 13	서비스 제공시간의 정확한 약속 직원들의 신속한 서비스 제공 자세 직원들의 언제나 가까운 고객지원 자세 아무리 바빠도 고객의 요청에 응하는 직원
확신성(Assurance)	14 15 16 17	고객에게 확신을 주는 직원들의 행동 고객에게 주는 거래의 안정성 항상 고객에게 친절한 직원 고객의 어떤 문의에도 대답 가능한 직원
공감성(Empathy)	18 19 20 21 22	고객 개인에 대한 관심 고객에게 편리하게 시간대를 조절 고객에게 개인적인 관심을 보이려는 직원 고객에게 최대한 이익을 주려는 직원 고객 욕구에 대한 직원들의 이해

A. Parasuraman, V.A, Zeithaml and L.L Berry. Delibering Quality Service, Free Press, New York, 1990. pp 181-183

Reference

1. '경영약학 연구회', '경영약학'신판, 신일북스(주), 2018
2. 김길선외 7명, 디지털 시대의 생산관리(개정판), 법문사, 2001.
3. 김만배, 최신재고관리, 갑진출판사, 2004, 52.
4. 김연성·박영택·서영호·유왕진·유한주·이동규, 서비스경영, 법문사, 2002.
5. 나준경·박상범, 생산운영 관리론, 삼영사, 2001.
6. 마약류 관리에 관한 법률 제15조 및 동법 시행규칙 제26조
7. 박창규, 구매 종속성을 고려한 부분 부재고 재고모형, JKORMS, 2014, 39(1), 83-100.
8. 송광석, 서비스품질일관성지수의 개발 및 측정에 관한 연구, 2007.
9. 약국과 약료경영학 연구회, '약국과 약료경영학', 신일서적(주), 2014
10. 유아사 가즈오, 재고관리테크닉, 비즈니스맵, 2007.
11. 의약품 등의 안전에 관한 규칙 총리령 제1149호 일부개정, 제62조(의약품 등의 안전 및 품질 관련 유통관리 준수사항) 62조, 2015.
12. 이유재·이준엽, 서비스 품질에 관한 종합적 고찰 : 개념 및 측정을 중심으로, 1997.
13. 이순룡, 현대품질경영2nded, 법문사, 2012.
14. 이진희,처방약의 재고관리, http://www.pharm21.com/news/articleView.html?idxno=66497
15. 이진희, 일반약의 재고관리, http://www.pharm21.com/news/articleView.html?idxno=81943
16. 이철근. 최신구매관리.갑진출판사, 2011.
17. 조달청 물품구매 안내http://www.pps.go.kr/kor/jsp/business/purchase_goods/business_process.pps
18. 창원3개보건소, 의약품 공동구매로 예산절감 토도자료http://article.joins.com/news/article/article.asp?total_id=6633914&ctg=1200
19. 편석원, 약료경영학 개론 강의자료, 2015.
20. American Society of Health-System Pharmacists, ASHP guidelines on managing drug product shortages in hospitals and health systems. Am J Health-Syst Pharm, 2009, 66(1)399–406.
21. American Society of Hospital Pharmacists, ASHP technical assistance bulletin on hospital drug distribution and control. Am J Hosp Pharm, 1980, 37,1097–103
22. American Society of Hospital Pharmacists, ASHP guidelines for selecting pharmaceutical manufacturers and suppliers. Am J Hosp Pharm. 1991, 48,523-4.
23. A. Parasuraman, V.A, Zeithaml and L.L Berry. Delivering Quality Service, Free Press, New York, 1990. pp 181-183.
24. Cronin, J. Joseph, Jr. and Steven A. Taylor, 'Measuring Service Quality : A Reexamination and Extension', Journal of Marketing, 1992, July, pp.55-68.
25. Dean S. Ammer, Purchasing and materials management for health care institutions Lexington, Mass. Lexington Books xvi, 1975.
26. Grönroos, G., 'A Service-oriented Approach to Marketing of Service', European Journal of Marketing, 1984, Vol.12, pp.588-601.

27. Harris, Ford W, [Reprint from 1913]. How Many Parts to Make at Once"(PDF). Operations Research (INFORMS), 1990, 38(6),947–950.

28. (doi:10.1287/opre.38.6.947. JSTOR 170962. Retrieved Nov 21, 2012.

29. Lewis, R.C. and Booms, H., 'The Marketing of Service Quality', Emerging Perspectives on Service Marketing, eds, Berry, L., Shostack, G., and Upah, G., AMA, Chicago, 1983, pp.99-107.

30. Nick Rich, BSc MBA Matthias Holweg, Dipl.Wirtschaftsing.(FH) MSc.,Value Analysis Value Engineering Lean Enterprise Research Centre Cardiff, United Kingdom, 2000.

31. Parasuraman, V.A., A. Zeithaml, and L.L. Berry, 'A Conceptual Model of Service Quality and Its Implications for Future Research', Journal of Marketing, Vol.49, Fall, 1985, pp.41-50.

32. Parasuraman, V.A., A. Zeithaml, and L.L. Berry, 'SERVQUAL : A Multiple-Item Scale for Measuring Consumer Perception a of service quality', Journal of Retailing, Vol. 64, Spring, 1988, pp.12-40.

33. Parasuraman, A., Zeithaml, V.A. and Berry L.L, 'Reassessment of Expectation as a Comparison Standard in Measuring service Quality : Implications for Further Research', Journal of Marketing, Vol.58, January, 1994, pp.112-124.

34. Teas, R. Kenneth, 'Expectations Performance Evaluation, and Consumers' Perceptions of Quality', Journal of Marketing, October, 1993, pp.18-34.

35. http://www.referenceforbusiness.com/management/Tr-Z/Value-Analysis.html

제 6 장 목차

제 6 장
경영전략

편석원, 방준석

[학습목표]

❶ 전략과 전술의 차이를 이해하고 지역약국의 경우를 예로 들어 일반의약품과 의약외품의 경영전략과 전술을 수립하고 발표한다.

❷ 기업경영 현장에서 적용되어 온 전략들의 발전사와 시대적 변천과정을 이해하고 21C 약국경영은 어떠한 전략이 적합한지 논의하고 발표한다.

❸ 경영전략 수립을 위한 방법론을 이해하고 소규모 사업체인 약국과 대규모 사업체인 제약기업의 전략수립의 차이를 비교하고 논의한다.

❹ 전략적 환경분석의 개념을 이해하고 거시적 환경분석인 PEST분석과 미시적 환경분석인 5-force model을 이용하여 기업 경영전략 사례를 발표하고 토론한다.

❺ 약국산업과 보건의료산업에서 5-force model을 적용하여 경영전략을 수립하고 실행 방법을 논의해본다.

❻ 경영전략의 세부적 실행기법들의 구성과 프로세스를 이해하고 실제로 기존 약국의 운영상의 특징별 분류에 따른 세부경영전략을 세우고 신규 오픈약국에 대한 경영전략을 세워본다.

❼ 기업의 생존전략과 본원적 경쟁전략을 구분하고 세부적인 실행기법들이 소규모 사업체인 약국과 대규모 사업체인 제약기업에 어떻게 적용되는지 그 차이를 논의한다.

❽ 마이클포터의 가치사슬모형을 통해 기업활동에서 부가가치가 생성되는 과정을 이해하고 우리나라 약국의 경우 지원활동과 본원적활동은 무엇이 있는지 구체적으로 조사해본다.

❾ 만약 본인이 신규 사업을 한다면 어떤 사업을 할 것인지 선정하고 그에 따른 5-force factors를 조사해보고 발표해 본다.

❿ 대부분의 약사가 졸업 후 선택하는 진로가 약국인 점을 감안하면 약국의 경영전략에 대한 학습은 매우 중요하다. 우리나라 약국의 경영 다각화 전략은 무엇이 있을지 해외 약국의 사례를 비교분석하여 발표해본다.

⓫ 성공 전략만큼이나 중요한 것이 철수 전략이다. 사업에 실패했을 때시장 철수 전략에 대해 조사하고 보건의료산업에서 철수 전략의 성공 사례를 발표해 본다.

제 1 절 경영전략의 이해

1. 경영전략의 개념과 필요성

1-1. 전략과 전술의 의미와 구분

'전략(戰略)'이란 원래 군사적 용어로써 전쟁에서 이기기 위해 사용하는 다양하고 정교한 수단을 뜻한다. 전략에 관한 기록으로는 동양에서는 오월 춘추시대에 생존했던 손자가 저술한 '손자병법'이 유명하며, 서양에서는 알렉산더와 시저가 자신의 병법이론을 서술한 것들이 손꼽힌다.

영어의 전략(strategy)이란 낱말의 뜻은 그리스어의 'Strategos'에서 나온 것으로서 '군대'를 의미하는 Stratos와 '이끈다'는 의미를 가진 단어가 합쳐진 것으로 알려진다. 전략(strategy)이 기업이나 국가가 경쟁우위를 확보하기 위하여 경영자원들(예 : man, machine, material, money 등)을 적시, 적소에 배분하는 전반적인 계획이라고 한다면, 전술(tactics)은 특정한 행동을 위한 세부적인 실천계획을 뜻한다. 즉, 전술이 소규모 전투에서 승리하기 위한 작전을 의미한다면 전략은 전투가 아닌 전쟁에서 승리하기 위한 책략이라고 볼 수 있다.

따라서 전략은 장기적, 대국적이고 전술은 단기적, 국지적 성격을 띤다. 보다 큰 개념인 전략을 이해하기 쉽도록 하기 위해 전략의 5대 요소를 제시하고 이를 현대의 기업활동과 삼국지에 기술된 '적벽대전'과 상호 비교 설명하면 그 내용은 다음과 같다(그림 6-1 참고).

전략의 5대 요소

병법 전략요소	군사전략 5대 요소	고대 적벽대전 때의 실제적용 사례	기업전략 5대 요소
도[道]	전쟁 명분	조조 군대의 남벌 저지	기업의 단계별 비전, 목표수립
천[天]	전투지역의 기후	동남풍을 이용한 화공	외부적 거시환경 분석
지[地]	지형	장강의 적벽을 활용한 수전	사업환경에 대한 분석
장[將]	전쟁지휘부 (지도자)역량	손권과 유비의 협력	경영자의 수준과 역량
법[法]	지휘, 훈련, 보급체계	조직, 운영	기업의 조직체계 및 운영프로세스

[그림 6-1] 전략과 경영전략의 상호비교

1-2. 경영전략(Management Strategy)의 개념

경영전략(management strategy)이란 기업이 나아가야 할 목표를 설정하고 이를 위해 기업 내부, 외부 환경을 분석하여 기업이 보유한 자원을 가장 효율적으로 활용할 수 있도록 경영활동의 방향을 정하는 것이다. 경영학적 측면에서 전략(strategy)이 기업이나 국가가 경쟁우위를 갖기 위하여 경영자원을 배분하는 전반적인 계획이라면, 전술(tactic)은 특정한 포괄적 전략의 실행을 위한 세부적 계획을 의미한다.

알프래드 첸들러(Alfred D. Chandler Jr.)는 기업경영에 있어서 경영전략이란 프로세스에 선행하며 프로세스는 구조를 선행한다고 주장하면서 경영전략의 수립은 장기적인 목표를 설정하여 그 목표를 달성하기 위한 행동방식을 결정하고 경영자원을 배분하는 것이라고 정의하였다.

경영전략의 목표는 기업 간 경쟁에서 경쟁우위에 서고 기업이 설정한 경영목표를 달성하기 위해 기업경영에 영향을 미치는 제반 환경요인을 분석함으로써 적절한 대응책을 마련하는 것이다.

또한 경영전략 수립의 과정은 기업에게 경쟁우위를 제공하고 유지시켜 주는 주요한 의사결정 과정이라고 할 수 있으며, 과도한 경쟁상황에서 어떻게 자신에게 경쟁우위를 가져다 줄 수 있는가를 체계적으로 제시하는 구체적 과정이다.

현대 기업경쟁에서 승리하기 위해서는 경영전략을 통한 구체적 목표설정, 내부·외부 경쟁상황에 대한 이해, 경쟁상대자가 보유한 경영자원에 대한 객관적인 평가, 그리고 효과적인 전략실행과 실행결과에 대하여 평가하고 통제하는 경영프로세스를 확보하는 것이 필수적이다.

2. 경영전략의 시대적 변화

경영전략은 기업의 환경변화와 시대적 변화, 과학기술의 발달에 따른 시장변화에 적응하기 위하여 다음과 같이 시대별로 발전을 거듭해왔다.

1) 1950년대 ~ 1970년대 초반

이 시기는 거대기업이 탄생하면서 사업의 확장전략이 수립되던 시기로서 중장기 경영전략이 필요해진 시기이다. 이 시기에 미국의 거대 기업들은 규모가 거대해진 기업체를 어떻게 효율적으로 운영할 것인가라는 현실적 문제에 직면하게 되었다.

일예로써 거대기업들이 직면한 근본적인 문제는 대기업 산하의 다양한 사업단위를 최고경영자가 어떻게 효과적으로 통제할 수 있는가라는 실질적인 것이었다. 그래서 기업들은 5년 정도의 중장기 전략계획을 세우고, 앞으로 5년 동안 성취해야 할 세부적 목표를 설정하였는데 이것이 중장기적인 경영전략의 발전을 가져왔다.

2) 1970년대 후반 ~ 1980년대 중반

이 시기는 본격적인 기업경쟁 시대로 접어들면서 경쟁우위 확보방안이 기업의 대표적인 경영전략이 되었던 시기이다. 경쟁우위 전략은 현재까지도 많은 기업들의 경영전략으로 활용되고 있다.

당시의 시대적 상황을 보면, 1970년대 초에는 정부주도의 거시경제 정책으로 경제계획, 계량경제 모형을 통한 경기예측이 주류를 이루다가 1970년대 후반부터 예측하지 못한 국제정세의 변화가 발생하였다.

즉, 오일쇼크, 일본과 독일의 세계경제 주도국으로 부상, 글로벌 경쟁시대의 등장으로 기업의 장기전략 계획이 여러 가지 변수로 인해 쇠퇴하면서 하버드경영대학원의 마이클 포터(Michael Porter) 교수를 필두로 산업구조와 경쟁전략에 대한 분석방법이 대두되었다.

포터 교수는 산업경제학을 경영전략분야로 도입하는데 크게 공헌한 인물로서 장기전략 계획에 대한 대안으로 포터가 제시했던 산업구조 분석기법은 어떻게 하면 경영자가 기업이 처한 외부환경을 이해할 수 있도록 전략적 사고를 배양할 것인가에 초점을 두고 있다.

포터 교수는 경쟁기업에 대해 경쟁우위를 갖기 위하여 각 산업특성에 따라 기업은 원가우위이나 차별화우위를 가져야 한다고 그 해법을 제시하였다. 이러한 포터의 산업구조 분석기법은 당시 기업들에게 관심을 불러일으키기에 충분하였다.

3) 1980년대 후반 ~ 1990년대 중반

이 시기는 기업이 환경변화에 대처하기 보다는 환경변화를 주도하기 위해 기업의 핵심역량을 강화하는 경영전략이 기업경영을 주도했던 때이다. 즉 1980년대 이전까지는 기업의 성장을 이해하는 관점이 환경에 대한 적응력에 초점이 맞추어져 환경적응형(environment adaptation) 조직운영에 관심이 모아졌다면, 1990년대는 어떻게 하면 고유의 독창력을 기를 것인지, 어떻게 하면 남들이 쉽게 복제할 수 없는 자원을 개발하여 경쟁자들을 선도할 것인지, 어떻게 하면 기존의 치열한 경쟁시장에서 벗어나 새로운 시장을 개척하여 지속적인 경쟁력을 확보할 것인지에 초점이 맞추어져 환경창조형(environment creation) 기업운영에 관심이 모아졌다.

또한 이 시기에는 경쟁과 기술의 신속한 변화로 인해 시장에 대한 정확한 예측이 날로 어려워지면서 미시간대 프라할라드(C.K. Prahalad) 교수와 런던 비즈니스스쿨의 게리 하멜(Gary Hamel)교수가 종래의 기업 외부환경 분석에 치중하던 경영전략을 지양하고 기업의 내부로 관심을 돌려 환경창조형 조직운영으로써 기업성공의 원천을 찾으려는 노력을 기울였다.

하멜과 프라할라드는 전통적인 경쟁자 분석은 마치 움직이는 자동차의 스냅사진을 찍는 것과 같기에 그 자체로는 자동차의 속도나 방향에 대한 정보를 거의 주지 못한다고 주장하며, 기업성공의 원천은 경쟁자 분석이 아닌 핵심역량(core competence) 강화라고 강조하였다.

핵심역량이란 단순히 그 기업이 잘하는 활동을 의미하는 것이 아니라 경쟁기업에 비하여 훨씬 우월한 능력을 보유한다는 의미로, 가령 핵심적인 노하우나 기술, 모방이 쉬운 단순한 한 가지 기술이 아닌 복합적 지식이나 기술의 총체적 집합으로 경쟁자들이 쉽게 모방하지 못하도록 하는 능력을 뜻한다.

핵심역량의 기본조건은 고객가치 창출(value creation), 차별적 우위(differential advantage), 사업 확장력(leveragable to other business), 모방 불가(difficult to imitate) 등이다.

가령 과거 80년대 일본의 전자업체 SONY의 카세트나 라디오에서의 소형화 기술, 미국 월마트의 강력한 물류시스템, 코카콜라의 브랜드 파워, 우리나라 삼성전자의 메모리 반도체 기술 등이 핵심역량의 대표적인 예이다(과제: 나의 핵심역량은 무엇인지 파악하고 부족한 부분을 보충할 전략을 세워보자).

4) 1990년대 후반 ~ 2000년대

이 시기는 시장의 변화에 빠르게 대응하기 위해 기업가 정신으로써 전략적 제휴(strategic alliance)가 강조되던 시기이다. 1990년대 후반부터 정보통신기술의 발전에 기초한 인터넷의 성장과 함께 벤처기업이 약진하기 시작하여 전통적인 굴뚝산업은 퇴조하고, 소비자와 공급자간의 전통적인 관계도 인터넷과 e-비즈니스 등장으로 변화되기 시작하였다.

1990년대 후반에는 인터넷의 대중화로 아마존이나 이베이 같은 새로운 거대기업이 출현하였고, 기존기업들의 경쟁우위를 순식간에 잠식할 수 있는 인터넷 벤처기업의 시장가치가 폭발적으로 커지면서 이런 기업의 사업모형을 모방하는 기업들이 우후죽순 설립되어 정보통신기술을 바탕으로하는 신경제(new economy)가 대두하였다.

그러나 2000년대에 인터넷 벤처기업들이 몰락하면서, 기업경영에 인터넷이 중요한 영향요인이었음을 공감하지만 기존의 경영전략 이론을 뒤집지 못했음을 인지하고 네트워크 경제성, 경영혁신, 산업표준의 중요성 등에 대한 전략적 제휴가 강조되고, 시장 및 기술의 변화에 대한 빠른 대응력과 창의력 증대가 이 시대의 적절한 경영전략으로 요구되었다.

5) 2000년대 이후

지식정보화 사회로 진입하면서 '초(超) 경쟁시대'가 시작되어 기존 경쟁시장을 뛰어 넘는 파괴적 혁신 블루오션 전략과 같은 혁신경영전략(innovation management strategy) 시대가 등장한다.

이 시기는 하버드 경영대학원의 클레이튼 크리스텐슨 교수와 인시어드 경영대학원의 김위찬 교수의 혁신경영전략이 기업경영의 모델로 주목받은 시기이다.

혁신경영전략이 등장하게 된 시대적 배경으로는 갈수록 치열해지는 경쟁상황과 똑똑해지는 소비자들로부터 지속적인 수익성장을 이루기 위해 기업이 기존의 경영전략을 계승한 존속적 전략으로는 더 이상 생존할 수 없다는 위기의식이 확산되었기 때문이다.

즉, 기존의 시장질서가 한순간에 무너지는 파괴적 변화가 빈발하는 시대에 느리게 변화하는 점진적 개선전략만으로는 기업 생존의 가능성이 희박해졌기에 기업의 경영전략 역시 과거를 개선하는데 그치는 존속적 경영전략으로부터 벗어나 창조적 혁신을 바탕으로 한 '시장 파괴적 혁신(market disruptive iinovation)' 경영전략이 등장하게 되었다. '시장 파괴적 혁신' 경영전략은 결과적으로 초(超) 경쟁사회에서 치열한 생존경쟁을 벌이는 현대기업의 생존경쟁전략과 연계되어 다음과 같이 크게 두 종류가 존재한다고 할 수 있다.

① 치열한 기업경쟁 속에서 경쟁우위를 확보해야 한다는 '기존의 경쟁우위 확보 전략'

경쟁사회에 적응하여 경쟁에서 살아남기 위해 우위를 확보하려는 경쟁우위 전략은 동일한 일을 경쟁자와 동일한 방식으로 행하지만 경쟁자 보다는 뛰어나게 처리하는 경영상의 효율성을 강조하거나, 동일한 일을 경쟁자와 일부 혹은 완전히 다른 방식으로 처리하여 원가우위 차별화를 이뤄내 전략적 포지셔닝 실행을 목표로 하는 것으로써 기존의 경영전략을 계승하되 전략적 창의성을 가미하여 독창적으로 변형한 것으로 낮은 수준의 파괴(low-end disruption)라 할 수 있다.

② 경쟁 그 자체가 필요 없는 혁신적 시장을 창출해야 한다는 '혁신경영 전략'

본질적으로 파괴적 혁신(disruptive innovation) 경영전략은 기존 경쟁시장에서 경쟁우위 확보가 더 이상 목표가 아닌, 경쟁 그 자체가 필요 없는 시장상황을 창출하는 것을 목표로 한다. 파괴적 혁신 경영전략은 기존의 치열한 경쟁시장에서 존속하며 경쟁우위를 확보하기 위한 존속적 경영전략을 탈피하고 새로운 시장을 창조하여 새로운 수요를 창출하는 것이 목표이며, 더불어 파괴적 혁신경영을 통해 지속적으로 새로운 시장공간을 만들어 내는 것을 의미한다.

<사례 6-1> 사우스웨스트 탑승기 '혁신과 즐거움'

1967년 창업한 사우스웨스트는 기존 항공업계의 성벽을 무너뜨리리고 세계 최대 항공사로 우뚝 섰다. 그 중심에는 창업자 허브 켈러허(Herb Kelleher)가 있었다. 켈러허는 다른 항공사들을 모방하지 않는 전략을 고수했다. 그의 경영철학은 한마디로 '혁신은 즐거워야 한다'는 것이다.
새파란 원색 유니폼을 입은 중년여성이 마이크를 들고 탑승객의 긴장을 풀기 시작한다. 미국 항공업계의 혁신을 이뤄낸 기업답게 엄숙함은 일찌감치 내려놓았다. 유쾌한 말솜씨로 승객들의 참여를 유도하는 모습이 마치 한편의 짧은 모노드라마 같다.
"오늘 생일인 분 있어요? 우리 박수 한번 쳐드립시다. 결혼기념일인 분은요? 오, 없네요. 혹시 이혼기념할 사람은 없나요? 다행히 없군요. 끝으로 현역 혹은 퇴역군인 있어요? 오, 저기 있네요. 감사합니다. 이따가 음료 공짜로 드릴게요. 스낵도 하나 더 드세요." 미국 중저가항공인 사우스웨스트(Southwest)의 기내 풍경이다.
사우스웨스트는 미국 최대, 아니 세계 최대 저비용항공사(LCC)다. 비행기 보유대수로도 매출액으로도 세계에서 가장 크다. 통계에 따르면 사우스웨스트는 현재 726대의 비행기를 운영하고 있다. 2위인 아일랜드 기반 유럽 항공사 라이언에어(Ryan Air)보다도 200대 이상 많은 숫자다. 매출액을 적용하면 차이는 더욱 벌어진다. 사우스웨스트항공의 2022년말 현재 연간 매출액이 238억1400만달러, 영업이익이 10억1700만달러다. 임직원 수는 7만8787명이며 미국 경제경영잡지 포춘(Fortune)이 2023년 선정한 '500대 기업 리스트'에서 165위를 차지했다.

출처 : KOTRA & KOTRA 해외시장뉴스, 2023.06.13(http://www.naeil.com/news_view/?id_art=463634)

3. 경영전략의 구분

경영전략을 기획할 때 주의할 점은 전략의 내용에만 집중하면 경영전략의 수립(formulation)과 실행(implementation) 이라는 이분법적 함정에 빠지기 쉽다는 점이다.

실제로 기업경영은 전략의 수립과 실행 단계가 확연히 구분된 것이 아니라, 종종 전략의 수립과 실행이 동시에 이루어지거나 깊은 상호연관성을 가진다. 실제로 소규모 기업일수록 장시간 회의를 통해 경영전략이 완성되면 그 자리에서 실행계획이 짜여지고 전략 실행 팀을 조성하는 경우가 대부분이다. 이후 실행팀 회의가 진행되고 그들의 의견은 전략의 실현가능한 방안에 초점이 맞춰진다. 이처럼 경영전략의 수립과정에는 전략을 실행할 사람들의 의견이 반영되어야 실현가능하고 올바른 방향의 전략이 세워질 수 있다.

세계적인 경영 구루(guru) 중 한명인 헨리 민쯔버그(Henry Mintzberg) 교수는 경영전략의 의미를 다섯 가지(5P)로 제시하였다.

첫째, 경영전략 수립을 위해 환경변화에 대응하기 위한 조직의 의도적 방향과 지침을 강조했는데 이는 우리가 흔히 알고 있는 계획(plan)을 의미한다.

둘째, 경영전략은 경쟁자를 이길 수 있는 구체적 정책(policy)이다.

셋째, 경영전략은 특정 환경에서 조직의 위치(position)로서 이것은 특정시장에서 제품이나 서비스가 점유한 시장지위를 의미한다. 흔히들 여기까지는 일반적으로 잘 이해하고 계획, 정책, 위치에 초점을 맞춰 전략을 수립하고 있다. 하지만 민쯔버그 교수는 여기에 다음 두 가지 의미가 추가되었을 때 경영전략이 완성된다고 주장하였다.

넷째, 경영전략은 조직에서 일관되게 나타나는 행동방식인 패턴(pattern)을 의미한다.

다섯째, 경영전략은 환경을 인식하는 관점(perspective)을 의미하는 것으로 이것은 인식의 변화가 추가되어야 경영전략이 완성될 수 있다는 것을 뜻한다.

경영전략이 완성되고 실제 경영성과를 내려면 과거로부터 반복되어 왔던 행동방식인 패턴과 관점 중심의 조직문화나 가치가 변화해야하며, 이를 개인차원에서 적용해 보면 한마디로 자신의 습관과 생각이 바뀌어야 함을 강조하는 것이다.

결국 아무리 좋은 경영전략이라도 개인이나 기업이 기존에 해왔던 패턴과 관점위주의 관성(inertia)을 바꾸거나 버리지 못하면 현실경영에 실효성이 없다는 것이다. 민쯔버그는 실제로 체계적인 분석으로 인해 얻어지는 전략은 본래의 의도대로 잘 실행되지 않는다고 주장한다.

즉, 우리가 관찰하는 전략은 100% 확신 하에 수립된 전략이 아니라 그때그때 상황에 맞게 적응하면서 수정된 유연한 전략(flexible strategy)이 훨씬 실효성이 많다고 주장한다. 그래서 민쯔버그는 경영전략을 크게 '의도한 전략'과 '실현 가능한 전략'으로 구분하였고 따라서 경영전략이란 실무적 내용과 업무 프로세스를 모두 고려해야 성공적인 경영전략이 완성된다고 주장하였다.

<사례 6-2> 2030세대에 접근하는 BBQ의 전략

BBQ는 가성비가 중점인 초소형 매장 'BSK(BBQ Smart Kitchen)'를 내세웠다. 주요 타깃은 2030세대 창업자다. BSK는 약 8~12평 넓이의 소규모 매장이다. 좌석이 없어 홀 고객을 받지 않고 오로지 배달과 포장만 전문적으로 한다.
따라서 1급 상권 등 장소의 구애를 받지 않고, 기존 창업비용(약 1억원)의 절반(5000만원)으로도 창업할 수 있어 특히 젊은 층이 많이 도전하고 있다. BBQ 측은 "지난해 6월 BSK 공식 론칭 이후 약 한 달여 만에 계약 50건 이상을 돌파하는 등 예비 창업자들의 관심을 받았다"며 "론칭 6개월만인 지난해 12월엔 신규 계약 건수가 250건을 넘었고, 계약자 중 절반 이상이 2030세대로 나타났다"고 밝혔다.
BSK는 비대면이 일상화되고 포장, 배달 주문이 많아진 코로나19 시대에 매출 효과를 톡톡히 봤다. BBQ에 따르면 현재 BSK 매장 점포별 월평균 매출액은 5000만원 이상을 기록하며 안정적으로 운영 중이다.
BBQ 측은 "코로나19로 인한 배달 서비스 플랫폼 활성화 및 비대면 소비 트렌드를 바탕으로, 배달앱을 활용한 온라인 마케팅에 익숙한 MZ세대들이 검증된 BBQ의 브랜드 신뢰와 BSK의 수익성 및 안전성을 높게 평가해 창업을 선택하는 것 같다"고 설명했다.

출처 : 미래경제 2012.02.02(https://www.mirae-biz.com/news/articleView.html)

3-1. 경영전략의 단계와 종류

경영전략은 어떠한 수준에서 어떤 과정으로 실행하고 진행할 것인가에 따라 기업전략과 사업전략, 기능별전략 등으로 구분 할 수 있다. 또한, 경영전략은 그 파급효과와 조직안의 순위 또는 위계, 역할에 따라 다음과 같이 다양한 종류가 존재한다. 일반적으로 하위전략은 상위전략의 지배를 받게 된다(그림 6-2 참고). 경영전략을 전략유형 별로 구분하면 <표 6-1>로 분류할 수 있다.

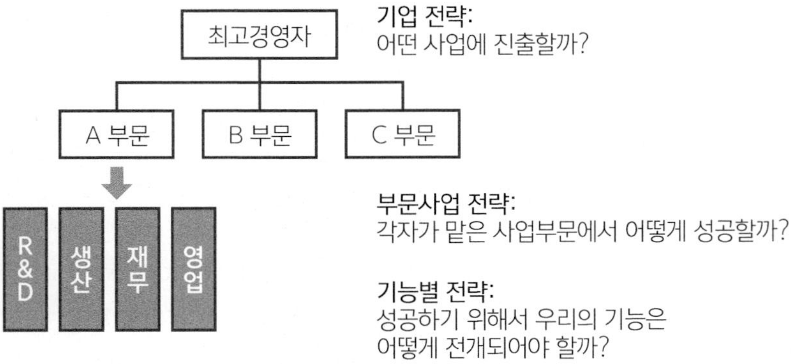

[그림 6-2] 경영전략의 단계별 수준

1) 기업전략(Corporate Strategy)

기업전략이란 '사업구조전략' 또는 '전사전략'이라고도 부르며, 기업 전체의 장래목표 및 방향과 사업영역에 관한 가장 상위의 전략으로서 기업이 어떤 사업영역에서 경쟁하며, 어떤 사업 포트폴리오를 가지고, 기업이 보유한 자원을 어떻게 배분할 것인가를 선정해 놓은 큰 그림이다.

즉, 기업전략은 기업이 경쟁하는 시장과 산업의 범위를 결정하는 것으로서 사업다각화, 수직적 통합, 기업 인수합병, 해외 사업진출, 사업 분야별 경영자원의 배분, 기존 사업부문으로부터

<표 6-1> 경영전략의 유형

구분기준, 대상	전략유형
조직차원	기업전략, 사업부전략, 기능별전략
경영전략	생산전략, 마케팅전략, R&D전략, 투자전략, 인사전략, 재무전략
발전방향, 자원활용	성장전략, 안정전략, 쇠퇴전략
시장활동	공격적전략, 방어적전략
제품, 시장	시장침투전략, 시장개발전략, 제품개발전략, 다각화전략
경쟁력	원가우위전략, 차별화전략, 집중화전략

철수 등을 결정한다.

다시 말하면, 기업이 전체적으로 참여할 사업영역을 결정하며 그 기업이 경쟁하는 시장과 산업의 범위를 결정하는 것이다. 기업전략은 주로 다음 네 가지 계획 활동으로 이뤄진다:

① 기업의 사명을 정의한다.

② 기업의 전략적 사업단위(Strategic Business Unit, SBU)를 결정한다.

③ 각 SBU에 기업이 보유한 인적·물적 자원을 할당·부과한다.

④ 진출해야 할 새로운 사업 분야를 확정한다.

2) 사업전략(Business Strategy)

사업전략이란 기업전략보다 하위의 전략으로서, 개별사업부 수준의 경쟁전략을 뜻한다. 즉, 해당 사업분야에서 어떻게 경쟁을 해서 수익률을 높일 것인지 구체적으로 결정하는 것이다.

사업부 수준의 경쟁전략은 기업이 각개의 시장에서 경쟁하는 구체적 방법을 다루며, 기업이 경쟁에서 이기기 위해 상대 기업보다 경쟁우위를 확보하고 유지하는 사업부 수준의 경영전략이다.

이러한 경쟁우위를 확보하기 위해서 원가우위전략, 차별화전략, 집중화 전략 등이 있다. 일반적으로 기업의 전략을 '사업전략'과 '기업전략'으로 나누게 되면 이미 해당 기업이 여러 종류의 사업에 참여 중인 '다각화 기업'이라는 것을 뜻한다. 왜냐하면 단일 업종 기업의 사업전략은 곧 기업전략이기 때문이다.

또한, 사업부 전략은 다음 사항을 기본적으로 고려해야 한다.

① 경쟁상대가 누구인가 명확히 인식하고,

② 경쟁에서 이긴다는 것이 무엇을 뜻하는지 이해(경쟁상대에 대한 대응전략 마련)해야 하며,

③ 대응전략을 어떻게 구체적으로 실천해야 하는지(사업의 경쟁적 우위를 확보하기 위한 방법)를 생각해야 한다(과제: 약사로서 약국이 아닌 다른 분야의 사업에 진출한다고 가정했을 때 어느 분야를 공략할지 경영전략과 사업전략을 수립해보자).

3) 기능별 전략(Functional Strategy)

기능별 전략이란 '운영전략'이라고도 부르며, 연구개발(R&D), 생산, 마케팅, 인사, 재무 등 기업 경영활동의 각 기능별 세부과제를 결정하는 전략이다.

기능별 전략은 기업목표 달성을 위해 업무 기능별 또는 부서별로 구체적인 수행방법을 결정하고 실행을 지휘, 통제하는 것인데 기업전략과 사업부 수준의 경쟁전략이 수립된 이후에 각각의 영업활동, 제품기획, 자금조달 등 각 기능분야에서 세부적 실행방법을 결정한다. 특히 관련 자원의 생산성과 효율성의 극대화를 이끌어 내어 기업목표 달성에 도달하는 전략 수립이 중요하다.

4) 전략경영(Strategy Management)

전략경영이란, 기업이 조직의 목표에 적합한 전략을 수립, 실행함으로써 '기업전략-사업전략-기능별전략-실행-통제'란 전 과정을 통해 수익을 창출해나가는 과정이다. 특정시기에 해당조직의 필요에 가장 부합하는 적절한 전략을 수립하고 그 전략을 기반으로 기업 경영활동을 전개해 나가는 것이 전략경영이다(그림 6-3 참고).

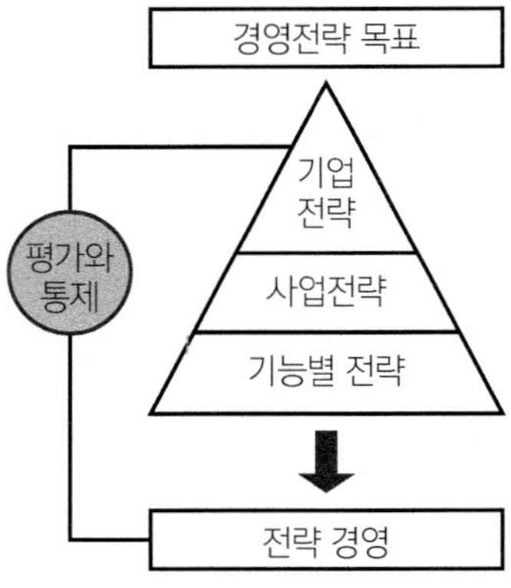

[그림 6-3] 전략경영 실행 프로세스

즉, 기업의 가치를 극대화하기 위해 경영전략을 수립하고 그 전략대로 경영활동이 효과적으로 이루어질 수 있도록 조직을 구축하고 실행하는 경영적 프로세스와 시스템으로 운영되는 기업경영행위를 의미한다.

3-2. 경영전략의 추진단계

경영전략을 수립하고 추진하는 일련의 과정은 주로 선형적(linear)이며 진행의 방향성과 프로세스가 존재한다(그림 6-4 참고).

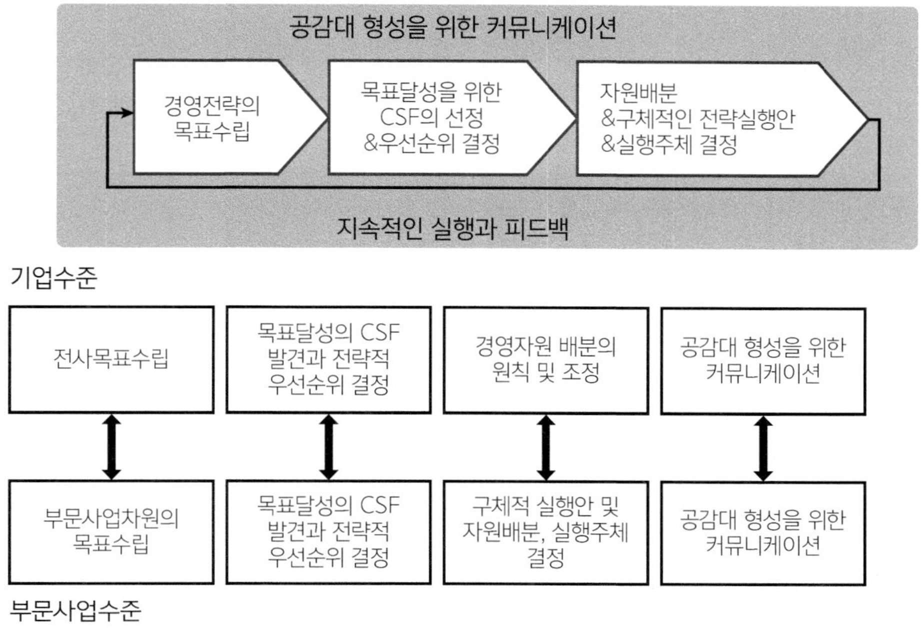

[그림 6-4] 경영전략 추진 프로세스

1) 전사 목표의 수립

전략수립 과정의 출발점은 구체적인 경영목표의 수립이다. 기업들은 일반적으로 매출액, 성장률, 수익률, 시장점유율 등과 같은 정량적(quantitative) 지표와 성공척도 같은 정성적(qualitative) 지표를 포괄하여 복합적으로 목표를 설정한다.

그리고 경영전략 목표는 대체로 다음과 같은 조건하에 수립 된다:

① 과거의 연장선 상태

② 백지 상태

③ 경쟁자 수준을 고려한 상태

④ 전략적 의지를 중시한 상태

2) 목표달성을 위한 핵심성공요인 및 우선순위의 결정

일단 경영목표가 설정되면, 그것을 달성하는데 해결해야 할 가장 핵심적인 분야가 무엇인지를 정의해야 한다. 이 단계에서 가장 중요한 점은 중·단기적으로 자신의 기업가치를 극대화할 수 있는 핵심성공요인(Critical Success Factor, CSF)가 무엇인가 도출한 뒤 CSF들 사이의 우선순위를 결정하는 것이다.

3) 경영자원의 배분 및 실행방안과 주체의 결정

전체적 차원에서 정의된 우선순위에 따라 기업이 보유한 경영자원(자금, 인력, 기술 등)을 배분한다. 이때 가장 핵심적인 사항은 앞서 정한 우선순위에 일관성을 가지고 자원이 배분되어야 한다.

4) 공감대 형성을 위한 커뮤니케이션의 실행

전 조직구성원에게 전반적인 전략의 취지, 내용 등을 설명하기 위해 여러 가지 수단으로 노력을 기울여야 한다. 성공적인 경영전략은 조직내부의 구석구석까지 수립한 전략의 방향성과 구체적인 내용이 전달되어 각 개인의 일상적 업무수행이 어떻게 달라져야 하는 지까지 명확히 정의되어야만 한다. 이를 가능하게 하는 것이 바로 수직적, 수평적으로 이루어지는 원활한 커뮤니케이션인데, 이것이 원활히 이뤄지기 위해서는 최고경영자부터 모든 구성원이 원칙과 인내심을 가지고 고도의 커뮤니케이션 기술을 익히고 적용해야 하며, 종국에는 기업의 문화로까지 정착되도록 노력해야 한다.

3-3. 경영전략의 수립효과

만일 훌륭한 경영전략이 이미 세워져 있다면 매일 매일의 경영활동에서 한두 가지 오류를 범할지라도 궁극적으로 그 기업은 성공에 이를 수 있다.

잘 수립된 경영전략의 효과로는

①기회의 포착과 위험요인의 회피,

②전략적 과제를 손쉽게 파악,

③경영정보의 조직적인 수집,

④장기간을 요하는 사업에 적절히 대비,

⑤사업의 통합과 자원배분의 합리화,

⑥구조조정을 통한 미래의 업무균형 달성,

⑦경영혁신의 달성

등을 예로 들 수 있다.

더불어 이렇게 잘 수립된 경영전략을 꾸준히 실천함으로써 얻게 되는 효용성은 다음과 같다.

1. 자신의 강점인 핵심역량을 정확하게 인식(핵심역량 정립)
2. 상대방의 약점을 정확하게 인식(경쟁자 분석)
3. 환경을 정확하게 분석하여 전략과제를 명확히 함(SWOT 분석)
4. 자신의 핵심역량으로 상대 강점을 무력화하고 약점을 파고드는 전략 수립(블루오션 전략)
5. 자신의 전략에 대한 실패시의 대응책 강구(위험 관리, risk management)
6. 승리 후 지속적인 전략의 혁신(변화 관리)

4. 경영전략 수립을 위한 방법론

4-1. 경영전략의 개념(3S)과 형체(Frame)

경영전략의 개념인 '3S'란 첫째, 전략(Strategy, S1)으로써 창조적인 환경대응의 내용물이며 작금의 경영행위와 현상을 부정함으로써 얻게 되는 창조경영의 근간이 된다. 둘째는 시스템(System, S2)으로써 환경에 대응하는 방식인데, 이는 계획(plan), 실행(do), 점검(check), 조치(act)의 PDCA 시스템을 일컫는다. 셋째는 조직(Structure, S3)인데, 환경에 대응하는 주체로서 주인의식을 가진 참여경영의 핵심요소이다(그림 6-5 참고).

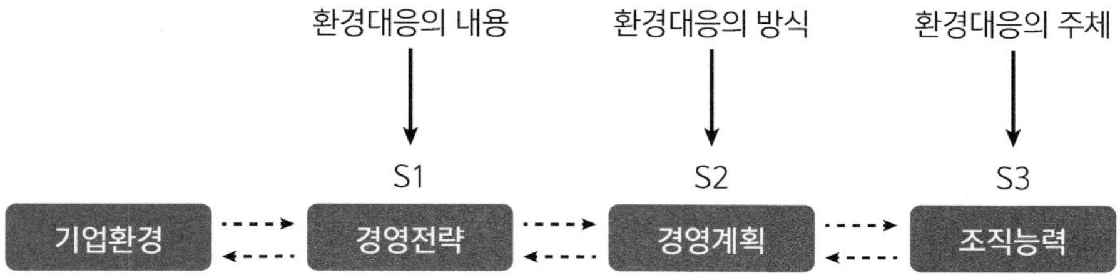

[그림 6-5] 경영전략의 프레임

한편, 경영 현장에서 '3C'란 Customer, Competitor, Change를 뜻하는데 일반적으로 경영전략을 수립할 때 고객이나 경쟁자, 환경의 변화는 눈에 잘 안 보이는 단점이 있으므로 고객만족경영(customer satisfaction management), 전략경영(strategy management), 혁신경영(innovation management)에 주안점으로 두고 경영전략을 수립하면 기업의 생존성이 보장될 수 있다.

4-2. 경영전략의 수립 단계

경영전략을 수립할 때는 크게 6단계로 추진하는데, 각 단계별 개요는 다음과 같다(그림 6-6 참고).

1) 사전준비

사전준비는 경영목표 및 경영전략을 수립하기 위한 추진조직의 구성 및 상세추진계획을 수립하는 단계이다. 회사의 미션과 비전을 재정립하여 해당 타겟을 설정하고 설정한 타겟에 적합한 핵심역량 실행 과정을 정립한다.

2) 외부환경 분석

외부환경 분석은 경영전략 및 평가체계 수립을 위해 외부환경 변화를 파악·분석하여 회사가 직면한 외부환경에 대한 영향요인, 기회요인, 위협요인은 무엇인지 도출하는 단계이다.

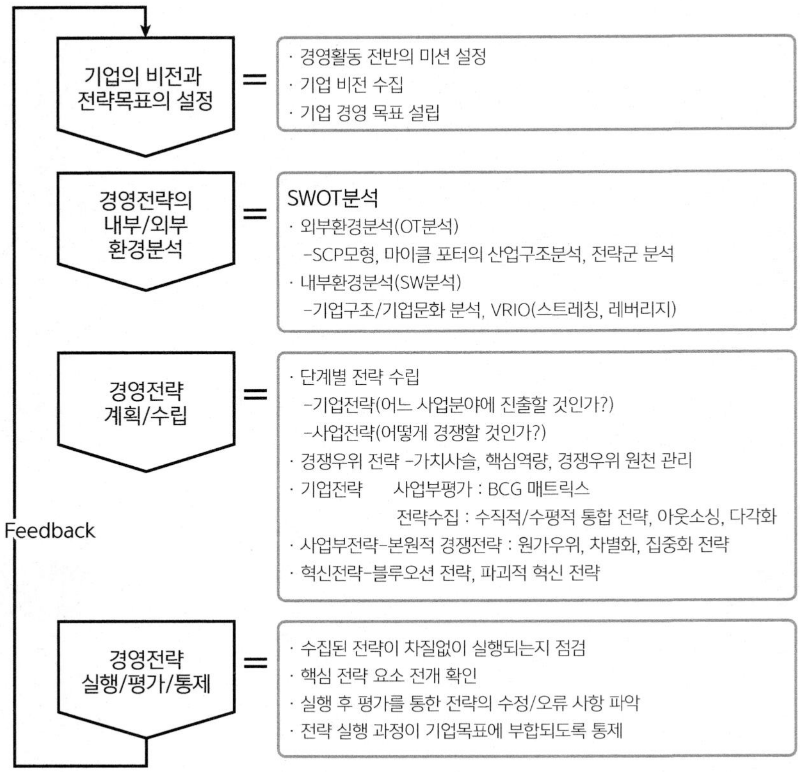

<참고> · SCP 모형 : 구조(Structure), 행동(Conduct), 성과(Performance)를 의미하는 SCP모형은 기업을 둘러싼 환경이 기업의 행동에 영향을 미쳐서 기업의 성과를 결정한다는 이론.
· VRIO 분석 : 가치(Value), 희소성(Rarity), 모방가능성(Imitability), 조직(Organization)을 의미하는 VRIO분석은 경쟁우위의 원천인 자원과 능력의 조직을 분석파악함으로써 기업의 핵심역량을 알기 쉽게 분석하는 경영전략 분석툴이다.

[그림 6-6] 경영전략의 단계별 전체적 개요

3) 내부역량 분석

내부역량 분석은 기존의 경영이념 및 사업영역을 바탕으로 핵심역량, 프로세스, 재무능력, 그리고 이해관계자에 대한 평가 및 분석을 통해 강점 및 약점요인을 도출하고 사업의 핵심 성공요인과 회사의 핵심역량이 잘 부합하는지 분석하는 단계이다.

4) 비전·전략적 과제도출

비전·전략적 과제도출은 전략수립 주체의 실천 및 구체화 작업으로 SWOT분석을 통해 전략적 과제를 도출하고 사업별·시기별 전략적 방향을 설정하는 단계이다.

5) 사업별·기능별 전략수립

사업별·기능별 전략수립은 경영목표를 설정하고 사업별로 경영자원과 경영전략 의지에 맞게 마케팅전략, 개발전략, 유통전략, 재무전략 등과 같이 하부구조를 재분배하거나 세부계획을 수립하는 단계이다.

6) 실행 및 피드백

실행 및 피드백은 수립된 비전과 전략적 의지를 구체적으로 실천함으로써 전략의 타당성을 증명하고 핵심전략 요소와 기능별 전략의 일체화를 전개하는 단계이다.

① 경영전략 수립 시 사전에 검토할 사항

- 경쟁 환경 : 당신이 속한 기업 내 각 사업부문의 국내 · 해외 경쟁 환경은 어떠한가?
- 경쟁자의 변화 : 과거 3년간 당신이 속한 기업의 경쟁자는 어떻게 활동했는가?
- 조직의 혁신 : 같은 기간 동안 당신의 사업부문은 어떻게 활동했는가?
- 경쟁자의 전략 : 향후 경쟁자가 어떻게 당신을 공격할 것인가?
- 경쟁우위 전략 : 당신은 경쟁자를 압도할 수 있는 전략을 보유했는가?

② 전략적인 질문

- 우리는 누구인가? 그리고 우리 기업의 경영의 본질과 산업의 영역은 무엇인가?
- 지금 변하지 않고 이대로 간다면 미래에도 과연 괜찮을까?
- 만약 변해야 한다면 무엇이 어떻게 변해야 할까?

③ 기업의 성패를 좌우하는 주요한 의사결정

- 어디서 경쟁하는가?

기업의 사업영역(business domain)을 결정하는 것으로, 경영자원의 전략적 배분과 관련되는 중요한 의사결정이다. 사업영역을 결정하기 위해서는 산업의 매력도, 제품 · 고객 믹스, 유통채널 및 지역시장에 대한 전략적 선택이 요구된다.

- 어떻게 경쟁할 것인가?

선정된 사업영역에서 어떻게 경쟁할 것인가를 결정하는 것으로, 고객을 위한 본질적 가치의 설정, 가치전달을 위한 business process system의 구축, 핵심역량에 입각한 성장방식의 선택과 같은 내용을 포함한다.

- 언제 경쟁할 것인가?

동태적 관점에서 전략적 의사결정의 타이밍, 업무추진의 일정 및 속도를 결정하는 것으로서, 사업영역 및 경쟁방식의 선정과 더불어 기업의 성패를 좌우하는 중요한 의사결정이다(과제: 본인이 가장 하고 싶은 직업 분야의 성공 기업과 실패 기업을 선정하여 해당기업의 경영전략을 분석해보고 실패한 기업의 경영전략을 새롭게 수립해보자).

제 2 절 전략적 환경분석

1. 전략적 환경분석의 개념

전략적 환경분석이란 기업이 내부, 외부 환경을 지속적으로 분석함으로써 외부로부터 주어지는 기회나 위협요소를 이해하고 그 결과물로 기업이 가진 기회를 이용하여 종국에는 그 위협을 대비할 수 있는 전략을 세우는 것을 의미한다. 기업은 전략적인 환경분석을 실시하여 경영자의 주요 의사결정이 용이하도록 도와주고 기업 구성원들의 활동에 명확한 방향성을 제시하게 된다.

즉, 기업조직은 기업경영에 영향을 미치는 환경요인들을 분석하여 그에 대한 대응책을 마련함으로써 최고 경영자의 판단을 구체화하도록 도우며, 기업이 가진 인적, 물적, 자본, 정보 자원을 활용할 계획을 세워 생산, 유통, 마케팅, 영업, 판매 등과 같은 세부 경영활동에 직무별 방향성을 제시하는 것이 전략적 환경분석이다.

따라서 전략적 환경분석을 위해서는 기업의 외부, 내부의 환경에 대한 면밀한 분석이 선행되어야 한다.

1-1. 경영분석의 기본 관점

기업의 존재의의는 제한된 자원을 가지고 이윤(=수입-비용)의 극대화를 추구하는 것이다. 이윤을 극대화시킬 방안으로는, 매출을 증대시키거나 비용을 감소시키는 방안으로 크게 구분하는데, 통상적으로 전자는 전략(strategy)의 영역이고 후자는 혁신(innovation)의 영역이라 할 수 있다(그림 6-7 참고).

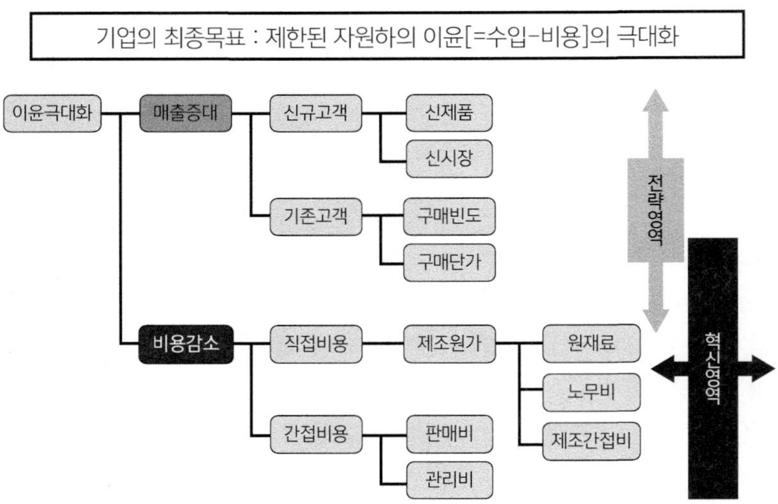

[그림 6-7] 경영분석의 기본 관점- wisdom21 management consulting 참고

1-2. 경영전략과 경영혁신

경영전략은 조직의 사명, 비전과 목적, 전사적 전략 및 일부 전술에 담겨있고, 경영혁신은 주로 세부전술이나 실행체계에 영향을 미친다.(그림 6-8 참고)

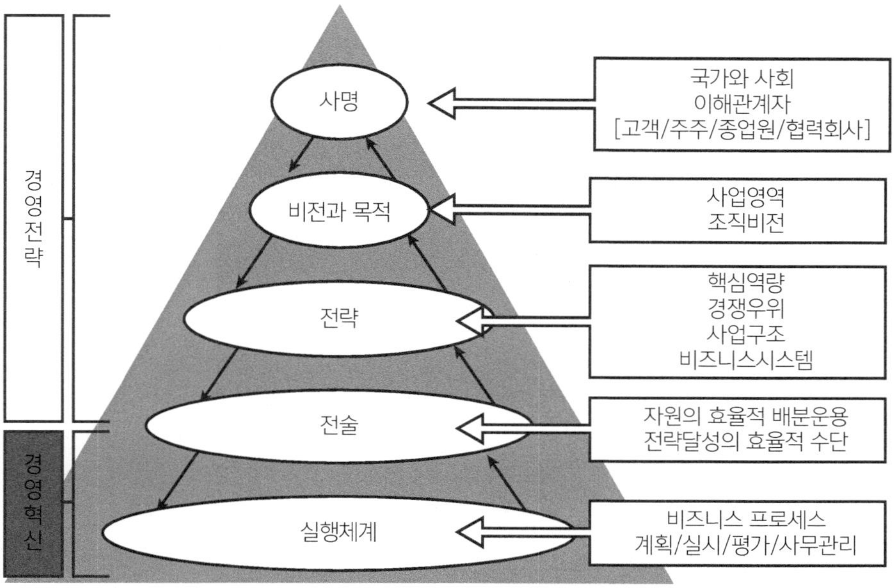

[그림 6-8] 경영전략과 경영혁신의 대상

대부분의 약사들과 지역사회에 소재한 약국이나 의료기관 약제부서 등에서 업무를 실행할 때 경영전략을 세우거나 미션이나 비전, 목적이 명문화되지 않고 일상적으로 경영행위를 이어가는 경우가 대부분이다. 그러나 기업이 추구하는 전략이 명확하지 않으면 전략의 수정이나 보완, 심지어 경영혁신을 할 대상이 불명확해지므로 미래의 성과를 예측하거나 실질적인 전술을 구사하기가 곤란해진다. 이는 현재의 위치와 진행방향이 불명확하면 목표하는 종착점까지 제대로 갈수 없는 것과 같은 이치다. 약국의 경우 경영전략의 명문화 방법은 거창하게 시작하지 않아도 자신의 약국 상황에 맞게 구체적으로 작성하면서 실행과정에서 차츰 수정 보완해나가면 결국 경영전략의 명문화가 이루어 질 것이다.(과제: 약사로서 지역약국을 경영하는 약국장이 된다고 가정하고 본인이 추구하는 지역약국은 무엇인지 고민해보고 경영전략과 실행방법을 구상하고 세부적으로 구체화하여 발표해본다).

1-3. 경영분석과 전략적 의사결정의 워크프레임

이러한 경영분석과 전략적 의사결정은 장차의 전략수립을 위한 사전단계로 볼 수 있는데, 이

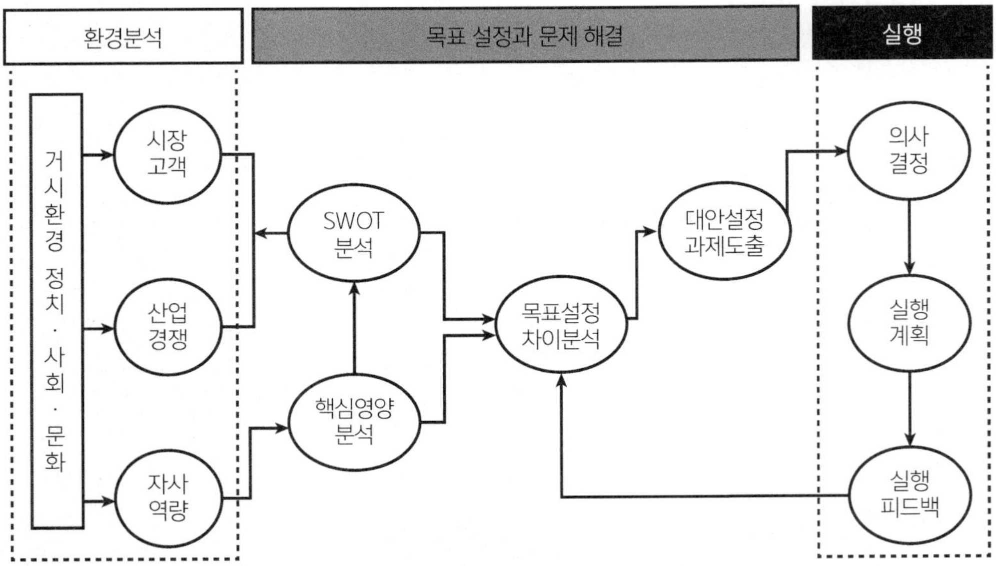

[그림 6-9] 경영분석과 전략적 의사결정의 워크프레임

를 실행할 때는 크게 '환경분석, 목표설정과 문제해결, 실행'이란 3단계로 구분하여 진행한다(그림 6-9 참고).

2. 외부환경 분석

기업이 지속적으로 전략을 수립해야 하는 이유는 기업 외부의 환경이 끊임없이 변화하기 때문이다. 기업의 외부환경을 분석할 때는 기업을 둘러싼 외부환경인 거시적 환경과 산업환경을 분석하여 이들이 기업 활동에 유리한 영향을 미치면 기회요인(opportunity)으로 분류하고, 반면에 기업 활동에 불이익을 가져다주면 위협요인(threat)으로 분류한다.

1) 거시적 환경

외부환경의 거시적 요인으로는 정치적·법적 환경, 경제적 환경, 사회·문화적 환경, 기술적 환경, 국제적 환경, 인구통계학적 환경 등이 있다. 즉, 세금, 노동법, 무역제재, 관세, 환경법 등과 같이 정부가 경제에 간섭하는 정도를 나타내는 정치적(political) 요인, 경제성장율과 금리, 환율, 인플레이션, 디플레이션 정도를 포함하는 경제적(economical) 요인, 문화적 요소와 인구통계학적 요소를 포함하는 사회적(social) 요인, 기술혁신과 자동화, 인공지능(AI), R&D활동을 포함하는 기술적(technologyical) 요인 등으로 외부환경을 거시적으로 분석한 것을 PEST분석이라 한다. 일반적으로 거시적 외부환경 분석의 대표적인 방법으로 PEST분석을 주로 사용한다(그림 6-10 참고).

(팀별 과제1 : 최근에는 예상하지 못한 사태들이 지구촌을 뒤흔들면서 기업경영에 있어 외부

거시적 환경 구성 요인	
경제적 환경(Economy)	기술적 환경(Technology)
· GNP성장률 · 이자율 · 통화공급 · 인플레이션율 · 실업률 · 임금/가격 통제 · 공장 가동률과 에너지비용 · 가처분 소득수준	· 정부나 민간산업의 연구개발비 투자액 · 기술개발 노력 · 특허보호제도 · 신상품 개발 현황 · 연구성과가 시장에 반영되는 정도 · 자동화 정도 · 생산성 향상 정도 · 기술력 정도
정치적/법적 환경(Policy)	사회문화적 환경(Society)
· 공정거래규제 및 각종 거래규제 · 환경관련 법규 · 고용관련 법규 · 세무 관련법 · 국가의 기업 지원지원 정책 · 국제무역 규제 · 외국기업에 대한 인식과 태도 · 정부와 경제의 안정성	· 라이프 스타일의 변화 · 소비문화의 변화 · 소비자 파워의 변화 · 인구성장률 · 인구의 연령분포 · 인구의 지역적 분포 · 출생률 저하 · 평균수명 증가로 고령화 증가

[그림 6-10] 거시적 환경 구성요소(PEST분석)

환경 요인이 미치는 영향이 얼마나 큰 비중을 차지 할 수 있는지 알 수 있다.

특히 2008년 국제금융위기, 미국 주도의 보호무역주의 부활, 미국과 중국의 패권갈등, 러/우 전쟁, 이스라엘과 팔레스타인간 전쟁 등과 같은 급격한 국제적환경 변화와 인류의 생존에 위협을 주는 코로나19 팬데믹 사태와 같은 바이러스 위협이 전세계 경제에 치명적인 타격을 가하면서 인류가 경험해보지 못한 기업경영 위기를 겪고 있다.

그러나 이러한 위기 속에서도 변화의 흐름을 경쟁사보다 빠르게 감지한 기업들은 위기를 분석하고 그에따른 위기관리 경영전략을 펼쳐 위기를 기회로 만들어 성장하였다. 이렇게 위기를 기회로 만들어 성장한 기업의 경영전략 성공사례를 조사하여 각 팀별로 발표해보자.)

(팀별 과제2 : 코로나19 팬데믹 사태는 인류의 재앙이자 생존의 위협이어서 전 세계적인 소비패턴의 변화를 가져왔고 그중 비대면소비와 가성비 위주 소비가 급부상 하게 되었다.

포스트 코로나 시대에 변화의 본질을 파악한 기업은 새로운 소비환경 변화에 대비한 경영전략을 펼쳐 인류위기속에 오히려 회사가 성장하는 계기가 되었다. 포스트 코로나 시대에 성장한 기업과 몰락한 기업의 사례를 조사하여 각 팀별로 발표해 보자).

(팀별 과제3 : 대한민국은 코로나19 팬데믹 시기에 검사부터 치료까지 정부와 국민이 빠르게 대처해 위기를 극복하는 국가경영전략을 펼쳐 피해를 최소화 함으로써 전세계 미디어에 코로나19에 잘 대처한 성공 모델로 등장하면서 국가브랜드 가치가 올라가고 이를 활용하는 기업경영전략도 많았다. 이와 같이 특별한 사건으로 인하여 대한민국의 국가브랜드가 높아진 것을 활용한 기업 경영전략에는 무엇이 있는지 조사하여 발표해본다.)

2) 미시적 환경(산업환경)

미시적 외부환경요인에는 기존 산업 내 경쟁자, 수요자, 공급자, 대체제, 잠재적 진입자 등이 있으며 이러한 미시적 외부환경요인을 산업환경이라고도 부른다. 산업환경 분석에는 구조-행동-성과(Structure- Conduct-Performance, SCP) 모형 분석법과 마이클 포터 교수의 5-forces Model 등이 있다(그림 6-11 참고).

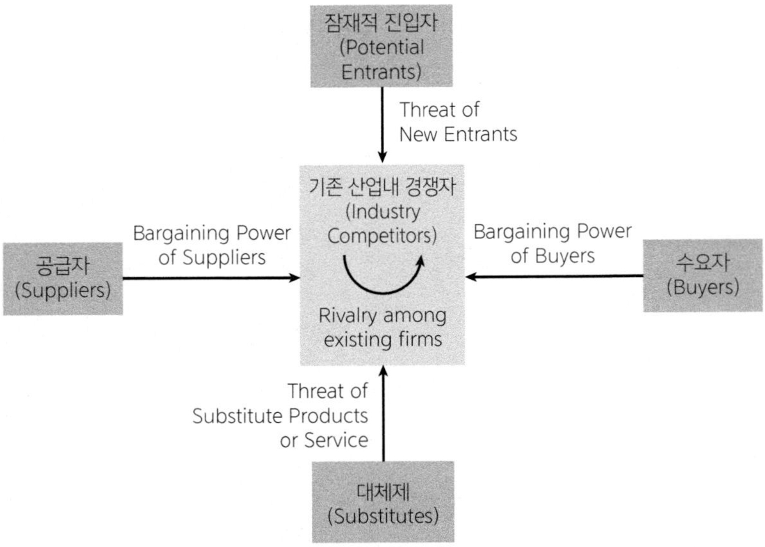

[그림 6-11] 마이클 포터의 5-forces model

2-1. 환경분석

환경분석을 위해서는 환경에 대한 이해와 더불어 환경변화의 유형을 이해하는 것이 필요하다. 우선적으로 메가트렌드(mega-trend)와 내가 속한 조직이 속한 산업생태계 및 시장상황을 이해하고 보유한 역량을 분석하여 경영과제를 도출하는 것이 환경분석 방법의 핵심이다. 환경변화의 유형은 다양한데, ①'불연속적-창조적'이거나, ②'단속적-모험적'이거나, ③'지수적-예측적'이거나, ④'선형적-경험적'이거나, ⑤'반복적-안정적'인 패턴 등으로 구분할 수 있다(그림 6-12 참고).

그래서 경영전략에서 환경분석이란, 거시적으로는 PEST분석, 미시적으로는 3C분석을 한 뒤 거기서 얻어지는 결과들을 활용하여 SWOT분석을 시행하는 것이 일반적인 방향이다(과제 : 기업의 외부환경 분석은 기업 내부환경 분석과 매우 밀접한 관계가 있다. 특히 기업 경쟁력을 정확히 파악하기 위해서는 PEST분석과 3C 분석, SWOT분석, 5-forces model 등이 매우 중요하다. 두 명이상이 한조가 되어 기업의 규모에 상관없이 제약기업, 약국, 일반기업 중 동일 산업분야에서 두 개 이상의 기업을 택하여 PEST분석과 3C분석, SWOT 분석, 5-forces model 중 하나 이상을 활용하여 비교 분석해보고 토론해보자.)

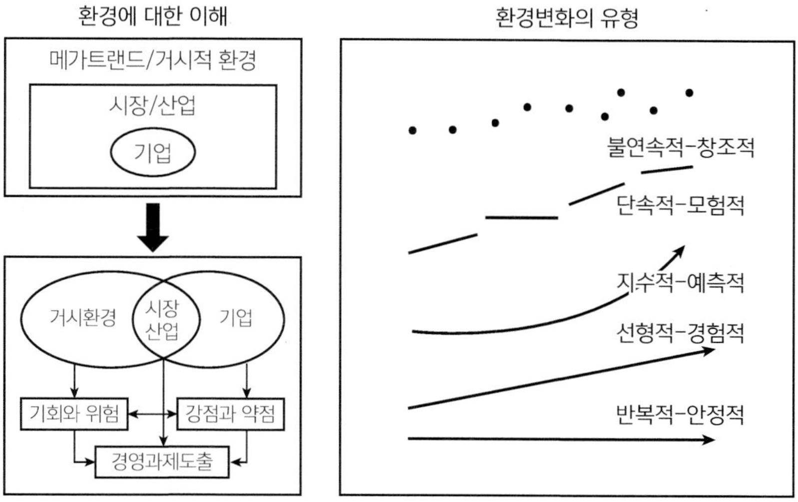

[그림 6-12] 경영전략의 환경분석 개요

2-2. 산업구조 분석

1979년 마이클 포터 교수는 경영전략을 결정하는 5가지 경쟁요인(5-forces)에 대한 논문을 '하버드 비지니스 리뷰(HBR)'에 발표하면서 겉으로 드러난 경쟁기업 뿐만 아니라 신규진입 업자, 대체품, 구매자, 판매자도 경쟁요인에 포함된다고 강조했다.

그리고 이 5가지 경쟁요인이 바로 그 산업 전체의 장기적 수익성을 결정지으므로 산업 자체의 장기적 수익성이 낮다면 시장 내에서 어느 정도 경쟁우위를 차지한다 해도 수익을 내기 어렵다고 주장한다. 이유는 현실적으로 경영 현장에서는 경쟁기업에 대처하는 것만으로 수익성이 개선되지 않을 때도 있기 때문이다.

실제로 약국의 경우를 보면 주변에 새롭게 경쟁약국이 들어서거나 어떤 계기로 기존 약국과 경쟁구도에 처해지게 될 경우 경쟁우위를 차지하기 위한 재화와 서비스 개선의 노력이 출혈경쟁을 야기하여 중장기적으로는 수익성이 악화되는 경우가 종종 발생한다.

따라서 규모가 크던 작던 기업이 성공적인 경영전략을 책정하기 위해서는 먼저 5가지 경쟁요인들을 분석해 산업구조를 파악하는 것이 중요하다. 특히 신제품 개발이나 신규시장 진출, 신규사업 착수와 관련된 문제라면, 이 프레임워크는 상당히 효과적이다(과제 : A식품업체가 전혀 경험이 없는 분야인 구취제거용 치약산업에 뛰어들까 고민 중이다. A식품업체는 이 사업에 과연 뛰어들어야 하는가? 이러한 판단을 하기 위해 치약산업의 5-forces model을 분석해봄으로써 'A식품업체'의 강점과 약점을 파악하여 각 팀 별로 발표해 본다).

산업구조 분석을 통해 경영전략을 세울 때 주의 할 점은 자사의 강점과 약점이 절대적인 것이 아니라 경쟁사와 주변 환경변화에 따라 달라지는 상대적인 속성을 가진다는 점이다. 또한 전략을 변경했을 때 가장 많은 성과를 올릴 분야를 예상할 수 있다는 점도 유의해야 한다.

이와 같이 산업구조분석을 통해 우리는 진행하고자 하는 산업이 자사에 매력적인 산업인지 아닌지 알 수 있다. 가령, 경쟁사 외에도 수많은 다른 적이 있다면 생각보다 매력적인 산업이 아니라는 사실을 깨닫게 될 것이다. 5가지 경쟁요인은 자사를 지키거나 각각의 요인을 자사에 유리하게 적용할 수 있는 방법을 찾도록 도와준다. 뿐만 아니라 산업분야의 다각화를 검토할 때에도 매우 유용하며 무엇보다도 중소기업이 신규 산업에 진출할 때 가장 현실적으로 활용되는 분석 방법이다. 실례로 5-forces model을 이용한 숙녀복 산업구조분석을 참고해보자(그림 6-13 참고).

항상 경쟁이 벌어지는 산업구조 속에는 5개의 힘이 서로 균형을 이루고 있다. 즉, 기존경쟁, 진입위험, 구매자의 교섭력, 대체위협, 공급자 교섭력이 그것인데, 각 요소들은 협력하는 정도와 경쟁하는 정도를 나타내는 교차 축을 중심으로 배열되고, 현재와 미래의 모습을 분석, 예측하고 협력 또는 경쟁의 강도를 표시함으로써 전체적인 산업구조를 파악할 수 있다.

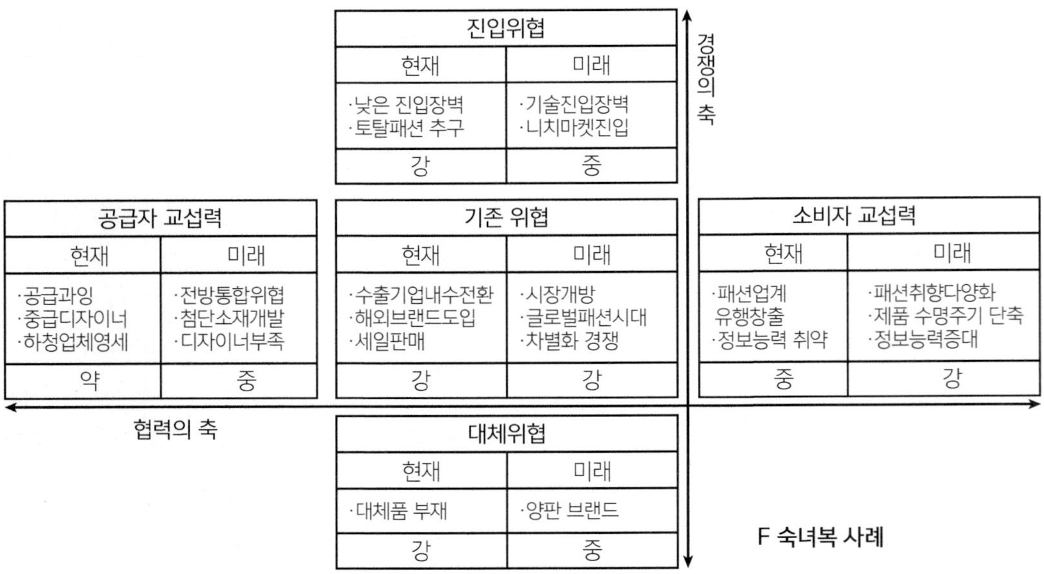

[그림 6-13] 5-forces model을 이용한 숙녀복 산업구조분석 사례

2-3. 시장 분석

제품별 시장구성은 '사업영역'을 의미하며, 제품별 시장구성에 대한 분석이 필요하다. 그리고 시장의 가치체계는 원재료 공급자로부터 최종소비자에 이르는 활동요소의 흐름을 체계화하고 각 활동단계에서의 가치를 분석하여 시장특성을 이해하는 것이다.

일반적으로 가치체계를 도식화하면 전체 흐름을 파악하기 쉽다. 시장분석은 다음의 세 가지를 분석하는데, 첫째, 시장의 성장성이다. 분석대상 요소로는 매출액 및 성장률, 시장의 라이프 사이클, 인당 소비율, 보급률 등이 있다. 둘째, 시장의 수익성은 경상이익률, 가격상승률을 파악한다. 셋째, 시장의 안정성은 부채비율, 부도업체 수 등을 통해서 알 수 있다. 한편, 경쟁도에 따른 시장특성은 독점, 과점, 경쟁 점유율의 변화와 신규업체 수 등을 조사한다.

2-4. 경쟁자 분석

산업환경은 다양한 경쟁기업들이 상호작용하는 하나의 생태계와 같다. 약국산업환경을 예로 들면 전문의약품 산업, 의료기기 산업, 일반 의약품 산업, 건강식품 산업, 기능성 화장품 산업, 구강용품 산업, 미용 및 헤어산업 등과 같이 하나의 이름으로 불리는 산업 내에서도 각 기업들은 서로 다른 역사와 역량, 그리고 포지셔닝(positioning)을 토대로 경쟁하고 있다.

서로 다른 특징을 가진 기업은 각자 자신이 처한 상황에 따라 경쟁관계를 바라보며 서로 다른 동기를 가지고 서로 다른 전략적 행동을 취한다. 따라서 경쟁기업 간 상대적 관계를 기반으로 하는 경쟁역학을 분석하는 것은 산업을 하나의 분석단위로 보던 전통적인 경쟁분석보다 더 정밀하게 기업들의 경쟁행동을 예측할 수 있게 해준다.

이에 따라 어제까지만 해도 상관없었던 기업들이 하루아침에 경쟁관계로 변모하는 현상을 설명하고 더 나아가 이를 예측하는 것도 가능해진다. 경쟁자 분석 시에는 전략집단 분석에 경쟁기업 및 자사의 특성을 pay-off matrix를 활용한 맵핑(mapping) 방식을 자주 사용하였다.

맵핑은 여러 경쟁업체들 사이에서 내 위치를 시각화 한 것으로 성질이 다른 두개의 축을 X축과 Y축처럼 네 개의 분면으로 나누어 분석한다. 약국을 예로 들면 한축은 가격과 품질 일 수 있고 다른 한축은 성분과 효과 일수도 있다.

그러면 경쟁기업들이 보유한 특성을 정성적, 정량적으로 도출할 수 있으며 각 전략집단 별로 선도기업의 모습을 정의할 수 있다. 이로써 전략적 이동방향을 선택하게 되고 이동장벽을 극복할 방안을 찾아낼 수 있다.

이 뿐만 아니라 기업의 경쟁상황을 분석하는 대표적 방법에는 앞서 설명한 3C 분석(company, competitor, customer)과 마이클 포터의 5요인 모델(5-forces model) 분석법 등이 사용된다. 전통적으로 많은 기업들은 주로 산업경제학에 기반을 둔 이 분석방법을 이용하여 산업 전반의 경쟁구도를 파악하는데 초점을 맞추어 왔다.

이에 반하여, 1990년대 중반부터 전략분야에서 많은 관심을 받고 있는 경쟁역학(competitive dynamics) 분석방법은 전통적 경쟁자 분석에서 간과하기 쉬운 각 경쟁사들의 상대적 특징을 고려함으로써 특정 라이벌 기업 간의 관계를 면밀하게 분석하고, 더 나아가 이 기업들의 잠재적인 전략행동을 예측할 수 있다.

이는 기존의 분석방법들은 기업과 기업 간에 시시각각 변하는 경쟁 관계를 마치 움직이는 물체의 한 시점을 포착한 '즉석사진(snap shot)'과 같이 인식하였다면, 경쟁역학 분석은 동적인 경쟁 관계를 가능한 있는 그대로 인지하고 설명하였다. 실례로 G은행의 경쟁역학 분석을 통한 은행의 경쟁 관계 분석을 살펴보면 그림과 같다(그림 6-14 참고).

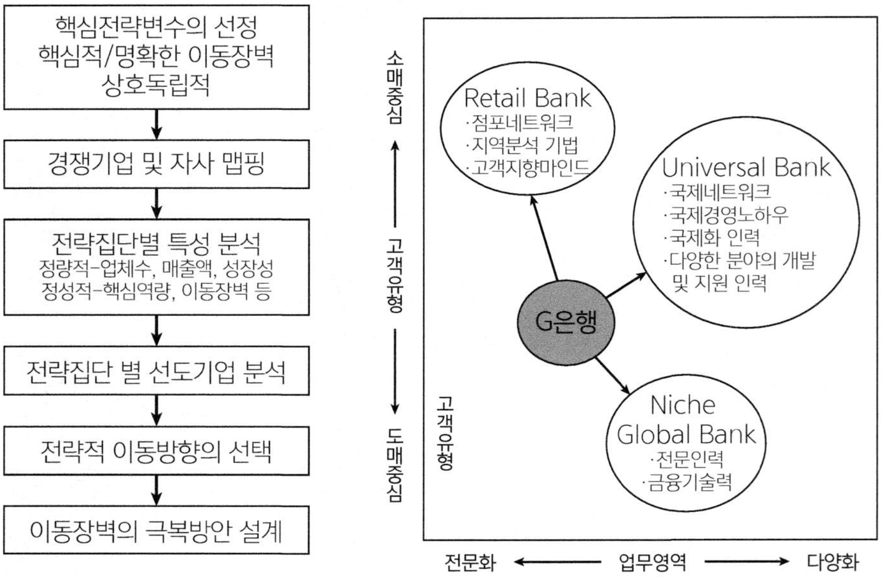

[그림 6-14] G은행의 경쟁역학 분석(전략집단 분석)

보다 완전한 경쟁자 분석을 위해서 경쟁기업 간 상대적 관계에 대해 이해할 수 있어야 한다. 한편, 어느 한 산업내의 경쟁관계 분석은 다수 경쟁관계들의 집합으로 이루어진다. 예를 들어, 네 개의 기업이 서로 경쟁중인 산업이 있다면, 모두 6쌍의 경쟁관계를 도출해 낼 수 있다(각 기업을 A, B, C, D라 하면, 경쟁관계 6쌍은 A-B, A-C, A-D, B-C, B-D, C-D). 이러한 경쟁관계 분석에서 가장 기본이 되는 시장의 공통성과 자원의 유사성, 경쟁 비대칭의 개념을 살펴보면 다음과 같다.

1) 시장의 공통성(Market Commonality)

시장의 공통성은 어떤 기업이 경쟁기업과의 공통 시장에서 얼마나 많이 중첩되는지를 나타낸다. 시장의 공통성은 각 시장의 전략적 중요도와 상대 기업의 경쟁력, 그리고 서로 경쟁하는 시장이 얼마나 핵심시장인지를 모두 포함하는 개념으로 경쟁관계에 있는 기업들 중 경쟁시장에서 중첩된 부분이 많은 기업일수록 시장 공통성이 높다고 볼 수 있다.

시장의 공통성은 다음 두 가지 요소를 측정하여 도출할 수 있는데, 첫 번째는 세분시장(market segment)의 재무적, 전략적 중요성이며, 이는 해당 기업의 수익이나 매출에서 각 세분시장이 차지하는 비중으로 간단히 측정할 수 있다. 두 번째로 각 세분시장에서 해당 기업에 비해 상대기업이 차지하는 시장점유율이다.

물론 더 복잡한 측정법이 활용될 수도 있지만 경쟁역학 분야의 선행연구에 따르면, 이 두 가지 요소를 이용함으로써 가장 단순하면서도 효과적으로 두 경쟁기업 간의 시장의 공통성을 도출할 수 있다.

2) 자원의 유사성(Resource Similarity)

자원의 유사성은 한 기업이 보유한 전략적 자원의 수준과 조합이 상대기업이 가진 그것과 얼마나 비슷한지 나타낸다. 두 경쟁기업이 비슷한 자원구성을 보유한 경우, 두 기업은 유사한 전략적 역량을 가지며 결과적으로 어떤 기업도 경쟁우위를 지키기 어렵게 된다.

이때 '자원'은 물리적 자원만을 의미하는 것이 아니고 넓은 의미에서 경영능력, 효율적 생산능력, 브랜드, 그리고 기술적 전문성과 같이 기업의 핵심경쟁력이나 기업이 탁월한 역량을 갖춘 분야를 모두 포괄한다.

그렇기 때문에 두 기업 간의 '자원의 유사성'을 측정함에 있어서, 그들의 재무적 자원이나 물리적 자원만 보는 것은 위험하며, 자원의 유사성은 기업들 간에 차별화가 가져오는 경쟁력들의 조합을 고려해야 한다.

이때 주의할 점은 자원의 유사성을 도출할 때 특정 경쟁력의 조합이 다른 조합에 비해 우월하거나 열등하다는 식의 가치판단이 개입되지 않는다는 점이다. 다만, 자원의 유사성은 두 기업의 경쟁력 조합이 얼마나 비슷하게 구성되어 있는지를 표현할 뿐이다.

특히 약국산업의 경쟁자 분석을 할 때 시장의 공통성과 자원의 유사성이 더욱 두드러지게 나타난다. 의약분업 이후에 아주 특화된 경영을 표방하는 일부 약국을 제외하고는 대부분의 약국이 처방의존도가 높기 때문에 시장의 공통성이 매우 높아지고 약국이 가지고 있는 자원도 다른 약국과 확실한 차별화가 되어 있지 않아서 경쟁우위를 지키기 어렵게 된다. 이 경우 얼마나 매출 다각화 전략을 펼 수 있는지, 얼마나 차별화 전략을 펼 수 있는지, 얼마나 체계적이고 전문적으로 약사가 경영전략을 펼 수 있는지가 현실적 대안이 될 것이다.

<사례 6-3> 의약품 산업의 사례

외국계 P제약과 N제약은 의약품 시장의 거의 모든 구획(segment)에서 서로 경쟁하며, 두 기업 모두 미국 시장에서 대부분의 매출을 올리고 있다는 점에서 높은 시장의 공통성을 가지고 있다. 이에 비해, 외국계 P제약과 국내 H제약은 낮은 시장의 공통성을 가지고 있다. 왜냐하면, 비록 다수의 의약품시장 구획에서 두 기업이 경쟁하고 있음에도 불구하고 H제약 매출의 상당 부분이 한국과 아시아 시장에서 발생하는데 비해, P제약이 올리는 매출의 대부분은 미국과 유럽시장에 국한되어 있기 때문이다. 한편, 국내 H제약과 Y제약은 모두 제품개발 능력, 그리고 브랜드와 명성 측면에서 높은 수준의 자원의 유사성을 가진다. 반면, 독일의 B제약과 인도의 제약기업 R제약의 경우 낮은 자원의 유사성을 갖는다.
출처 : 서울대학교 경영대학원 SBL 컬럼(https://cba.snu.ac.kr/ko/sblcolumn?mode=view&bbsidx=77915)

3) 경쟁 비대칭(Asymmetricity of Competition)

경쟁 비대칭은 경쟁관계에 있는 두 기업이 상대방에 대해 다른 수준의 '시장의 공통성' 또는 '자원의 유사성'을 가질 때 나타난다. 이런 차이는 경쟁관계의 두 기업이 자신의 입장에서 상대를 평가하기 때문에 발생한다.

예를 들어, 중소기업 A와 대기업 B 사이의 경쟁관계를 살펴보면, 중소기업 A는 핵심시장을 포함하여 진출한 시장 거의 대부분에서 대기업 B와 직접적으로 경쟁하고 있다. 하지만, 대기업 B는 중소기업 A가 진출하지 않은 다양한 시장에 진출해 있으며, 대기업 B의 매출액 중 상당부분은 중소기업 A와 경쟁하지 않는 시장에서 발생한다. (그림 6-15)를 참고하면 작은 원은 중소기업 A가 진출한 시장을 나타내고 큰 원은 대기업 B가 진출한 시장을 의미한다. 이 때 중소기업 A는 대기업 B에 대해 높은 시장의 공통성을 갖지만, 대기업 B는 중소기업 A에 대해 낮은 시장의 공통성을 갖게 된다. 이에 따라, 중소기업 A는 대기업 B를 직접적 경쟁자로 여기지만, 대기업 B는 중소기업 A를 주요한 경쟁자로 여기지 않는다는 것을 의미한다. 만약 대기업 B의 핵심사업이 중소기업 A가 진출하지 않은 시장에 존재한다면, 대기업 B는 그 핵심시장에서 경쟁하는 제 3의 기업을 직접 경쟁자로 여길 뿐, 중소기업 A에 대해서는 전혀 경쟁의식을 갖지 않을 수도 있다. 자원의 유사성의 경우에도 이와 같은 비대칭이 발생한다. 한 기업이 가진 자원의 대부분을 상대기업이 가지고 있지만 그 상대기업이 가진 자원 중 이 기업이 가진 자원과 겹치는 부분이 극히 일부라면, 이 기업의 상대기업에 대한 경쟁력은 이 기업의 사활을 좌우하지만 상대기업은 단순한 시장경쟁의 하나일 뿐이다.

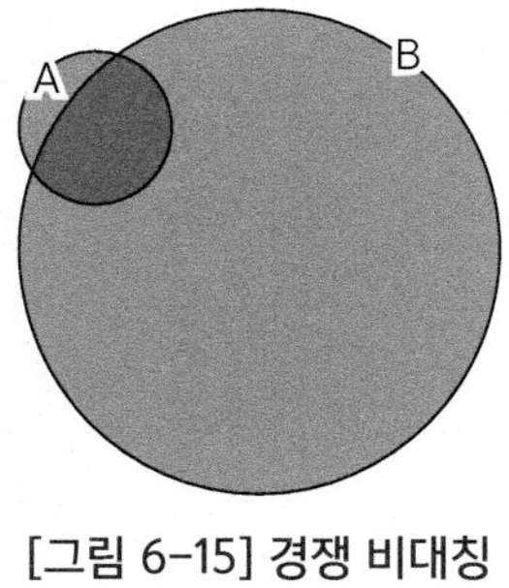

[그림 6-15] 경쟁 비대칭

출처: Chen, M. J. 1996. "Competitor Analysis and Inter-firm Rivalry: Toward a Theoretical Integration," Academy of Management Review, 21: 100-134

4) 경쟁관계 분석을 통해 예측되는 경쟁행동

두 기업이 시장과 자원 측면에서 모두 유사하여 어떠한 전략적 차별화 방책에도 상대가 곧 대응할 것이라는 것을 서로 알고 있다면, 이 두 기업은 상대에게 선불리 공격적 행동을 취하기보다는, 각자 새로운 경쟁력을 키우는데 집중할 것이다.

만약 반대로, 시장과 자원 측면에서 차별화되어 있는 두 기업이 서로를 잠재적인 위협으로 여긴다면, 각자 시장의 진입장벽을 높여서 상대의 시장진입을 막으려 할 것이다. 한 기업이 다른 기업에 대해 위협을 느끼지만 그 상대는 해당기업을 중요하게 생각하지 않을 수 있기 때문이다.

경쟁역학의 경쟁관계 분석방법은 시장 진입과 철수, 신제품 출시, 새로운 역량 개발뿐만 아니라 기업 간 인수합병을 예측하는 부분까지 다양하게 적용될 수 있다. 우리가 주어진 경쟁관계에 대해 어떤 방법을 이용하여 분석하느냐에 따라 경쟁관계에 있는 기업 간 다양한 경쟁행동과 그에 따른 상대의 대응을 보다 더 잘 예측할 수 있게 된다.

<사례 6-4> 경쟁관계 분석 사례

2011년에 S편의점에서 추석 선물용 상품으로 구찌 숄더백을 판매한 것이 화제가 되었다. 언론에 의하면 최고가가 119만원에 달하는 명품가방을 편의점에서 판매한 것은 세븐일레븐이 처음이었다고 한다. 이에 대한 소비자들의 반응은 매우 뜨거워서 판매를 시작한 지 약 보름 만에 준비된 물량이 모두 소진되었다니, 기존에 구찌 제품을 판매하던 백화점이나 면세점들은 긴장할 수밖에 없었다. 하지만, 과연 이 이벤트가 있기 전에 명품을 취급하는 백화점이, 생필품을 판매하는 편의점 체인이 자기의 경쟁상대가 되리라고 상상을 했을까? 또한, 복사기 시장을 선점하던 Xerox는 이제 효율적인 기업문서 활용에 관한 컨설팅 쪽으로 사업영역을 옮겨가고 있으며, 이는 당연하게도 IT산업의 여러 경쟁사들로 하여금 촉각을 곤두세우게 만들었다. 끝없이 변모하는 현재의 경쟁환경에서는 바로 얼마 전까지 전혀 관계가 없는 것처럼 보이던 기업들이 하루아침에 주요 경쟁사로 둔갑하는 일이 비일비재하게 일어난다.
출처 : 서울대학교 경영대학원 SBL 컬럼(https://cba.snu.ac.kr/ko/sblcolumn?mode=view&bbsidx=77915)

2-5. 고객 분석

고객을 분석하는 일은 시장분석 못지않게 매우 중요하다. 고객분석은 고객의 행동을 이해하여 유형별로 분류하고, 유사한 패턴을 보이는 속성별로 고객을 집단화하는 시장세분화를 실시하고, 연이어 목표시장 분석과 포지셔닝 분석을 실시한다(과제: 우리나라 약국 중 도심 주거지역 약국, 도심 중심상권 약국, 도심 유동인구가 많은 약국, 도심 병의원 밀집된 약국, 도심 종합병원 주변 약국 중 각각 2곳의 약국을 선정하여 유형별 고객을 분석하고 해당 약국의 목표시장에 맞는 포지셔닝을 분석하여 팀별로 논의하고 발표해보자).

고객 분석의 목적은 고객을 파악하고 고객의 니즈에 대해 더 자세하고 명확하게 알아내어 고객만족을 이끌어 내는 것이다. 이때 사용하는 대표적인 방법이 고객 데이터를 수집하고 분석하는 방법이다. 디지털 시대를 맞이하여 기존 오프라인 매장 고객보다 온라인 매장의 고객이 부쩍 늘고 해외 직구 고객도 크게 증가하였다.

이와 같이 더욱 다양해지는 고객의 소비 성향을 파악하기 위해 고객 데이터를 활용한 고객의 구매 결정요인, 구매 유형, 제품 특성과 고객 특성의 일치도 등을 빠르고 정확히 파악하는 것이 중요하다. 실례로 한 운송회사가 고객 데이터를 활용한 고객 분석 자료를 살펴보면 다음과 같다(그림 6-16 참고).

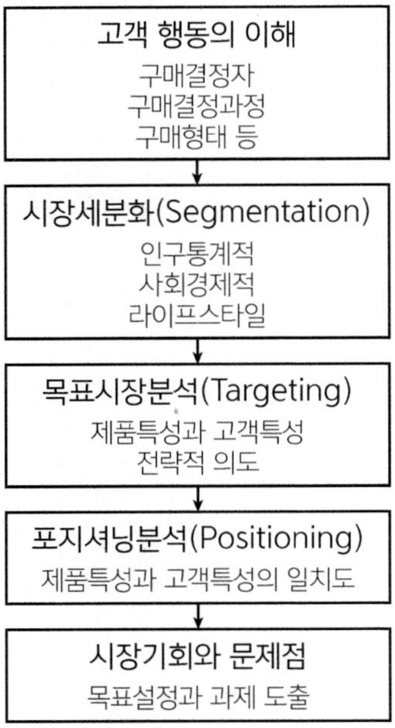
고객 행동의 이해
구매결정자
구매결정과정
구매형태 등
시장세분화(Segmentation)
인구통계적
사회경제적
라이프스타일
목표시장분석(Targeting)
제품특성과 고객특성
전략적 의도
포지셔닝분석(Positioning)
제품특성과 고객특성의 일치도
시장기회와 문제점
목표설정과 과제 도출

H운송회사

고객유형		고객유형	구성비	
			2007년	2017년
가격지향		탁송지에서 배송지까지의 단순화물 운송을 원하면서 운임조건에만 치중하는 고객	40%	감소
서비스 지향	제한 서비스	부대서비스를 포함하는 패키지 운송서비스를 원하는 고객	20%	증가
	일괄 서비스	자사의 제품에 관한 제반 물류서비스를 일괄적으로 처리하는 글로벌 운송 서비스를 원하는 고객	40%	급증

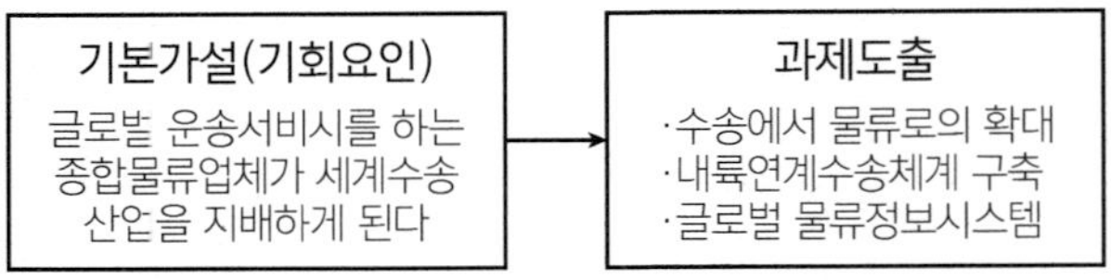

[그림 6-16] H운송회사 고객 분석의 추진체계 실례

3. 내부환경 분석

내부환경분석이란 현재 시점에서 기업의 경영현황을 파악하고 기업이 사업을 추진하는데 필요한 기업이 보유한 내부역량 분석을 의미한다. 여기서 내부역량이란 사업 추진 시점에서의 기업이 보유한 능력으로서 기업 경쟁력을 나타내는 조직역량을 의미하며, 이러한 조직역량은 기업이 가진 유형자산과 무형자산을 포함한 모든 경쟁역량을 의미한다.

1990년대 이후부터 기업의 내부환경분석에는 기업이 가진 자원(resources)을 기반으로 하는 경영자원론이 부각되고 있으며 경영자원론의 바탕은 핵심역량과 경영자원이다. 이러한 자원기반 이론은 내부환경요인으로 기업이 가진 자원인 유형자산과 무형자산, 인적자원, 핵심역량에서 경쟁우위를 찾는다.

핵심역량(core competency)이란 기업이 보유한 능력 중 경쟁자들보다 훨씬 우월한 능력을 말한다. 즉 핵심역량은 경쟁자들이 모방하기 어려운 차별적 경쟁우위(competitive advantage)이자 지속적 경쟁우위로의 창출이 가능한 능력이다. 인적자원(human resources)이란 기업에 소속된 사람을 의미하는데 기업자원 중 인적자원이 가장 중요한 이유는 기업조직이나 경쟁우위를 가져오는 R&D기술, 노하우, 산업재산권과 같은 기업의 무형자산이 기업의 인적자원에 의해 운영되고 조절되기 때문이다. 그런 의미에서 인적자원은 기업이 가진 경쟁우위의 원천이라 할 수 있다. 유형자산(tangible assets)으로는 무수히 많으나 일반적으로 금융자산과 물적자산으로 구분하며 물적자산은 상각자산(시간의 경과나 사용으로 인해 가치가 점차 감소하는 자산)과 비상각자산으로 나뉘어 진다. 또 상각자산은 건물, 비품이나 시설물, 기계장치, 차량 등이 주로 해당되며, 비상각자산으로는 토지가 주로 해당된다. 무형자산(intangible assets)은 브랜드파워, 고객충성도, 노하우, R&D기술, 영업권, 저작권, 라이선스, 산업재산권(특허권, 디자인권, 상표권 등), 컴퓨터 소프트웨어, 임차권리금 등이 주로 해당된다.

이와 같이 내부환경 분석은 기업이 보유한 다양한 역량들을 객관적으로 평가하여 전략적 강점 및 약점을 찾아내는 것이다. 내부환경 분석의 목적은 기업이 추진하는 사업을 성공시키기 위해 기업의 강점요인(strength)을 활용하고 약점요인(weakness)을 보완하는 경영전략을 수립하는 것이다.

내부환경분석 방법으로는 기업의 전형적인 기능인 생산, 판매, 유통 부분을 파악하여 강점과 약점을 파악하는 방법과 기업이 가진 자원을 분석하여 강점과 약점으로 구분하는 방법, 기업문화나 조직구조를 분석하여 강점과 약점을 분석하는 방법이 있으며 대표적으로 가치사슬분석, 핵심역량분석이 있다.

3-1. 가치사슬 분석(Value Chain Analysis)

기업이 보유한 재화와 서비스의 부가가치가 기업활동의 어느 부분에서 창출되고 있는가를 분석하기 위해 마이클 포터(Michael Porter)는 1985년에 가치사슬모델(value chain model)을 만들었으며 가치사슬(value chain)은 재화와 서비스의 부가가치 창출에 직접 또는 간접적으로 관련된 일련의 기업활동 과정들의 연계를 의미한다. 가치사슬 분석(value chain analysis)은 재화와 서비스에 부가되는 가치(value)의 관점에서 각각의 활동을 분석하는 것으로서 기업은 가치사슬을 통해 기업 내 개개의 활동들이 사슬처럼 연결되어 있다고 보고 그 활동들을 체계적으로 조사함으로써 기업의 경쟁우위를 도출하고 강점(strength)과 약점(weakness)을 더욱 잘 이해하는 방법이다.

가치사슬분석(value chain analysis)에서는 기업이 부가가치 창출을 위한 활동을 크게 본원적 활동(primary activities)과 지원활동(support activities)두 가지로 분류하였다. 본원적 활동(primary activities)에는 구매 및 조달, 제조생산, 물류, 마케팅 및 영업, 서비스 등이 해당되며, 지원활동(support activities)으로는 회사의 시설, 장비, 인적자원, 기술개발, 정보시스템, 기업의 인프라(기획, 재무, 회계, 법률, 품질관리), 기업구조 및 문화 등이 해당된다.

이러한 가치가슬 개념은 기업이 경쟁우위를 구축하여 부가가치를 창출할 때 일련의 활동들이 독립된 개별 활동이 아닌 상호의존적인 활동 시스템이란 의미이며 이러한 가치사슬 시스템은 기업과 산업 뿐만 아니라 국가에도 적용될 수 있다. 가치사슬분석을 그림으로 나타내면 다음과 같다(그림 6-17 참고).

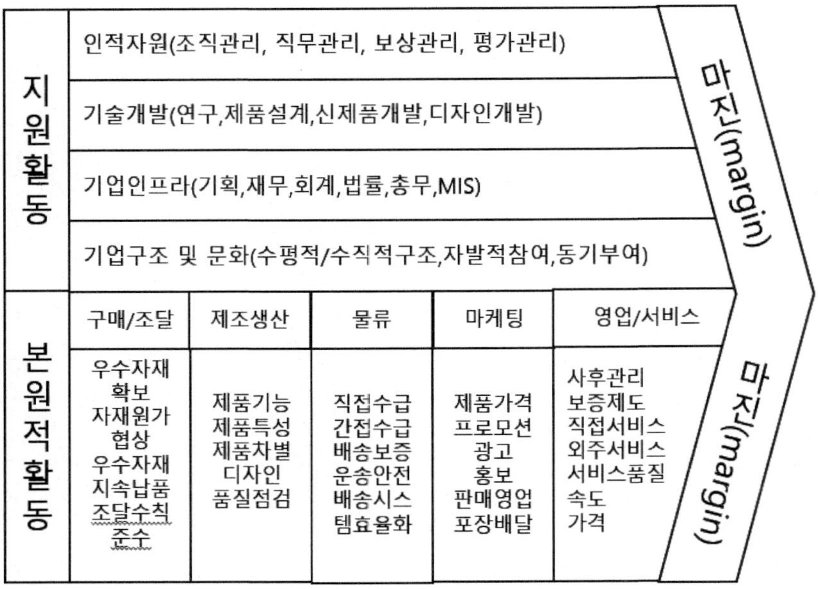

[그림 6-17] Micahael E. Porter, Competitive advantage, 1985 응용

3-2. 핵심역량 분석(Core Competence Analysis)

프라할라드(C.K.Prahalad)와 하멜(GaryHamel)은 핵심역량(core competence)이란 경쟁 기업과 비교하여 절대적인 경쟁우위(competitve advantage) 창출을 가능하게 하는 것으로 정의하였다. 그리고 핵심역량은 기업이 가진 경쟁자원과 경쟁능력의 조합을 의미하며, 시장에서 복제나 대체가 불가능한 유무형의 자산이라고 했다.

핵심역량에는 다음과 같은 4가지 조건이 있다.

첫째, 핵심역량은 다른 사업으로의 확장이 가능해야 한다.

둘째, 핵심역량은 고객을 위한 가치창조에 기여해야 한다.

셋째, 핵심역량은 경쟁사 대비 차별적 우위를 가져야 한다.

넷째, 핵심역량은 경쟁사들이 모방하기 어렵고 희소성이 있어야 한다.

3-3. 자사역량 분석

경영학적으로 자사의 역량을 잘 표현해 주는 것은 재무제표(financial statements, financial reports) 이다. 이것은 기업의 재무상태나 경영성과 등을 보여주는 문서인데, 기업의 성과 등을 파악하기 위해 내부적인 목적으로 사용되기도 하나, 상장기업의 경우 이러한 재무제표들을 매년 결산기에 일반 대중에게 공개하게 되어있다.

그래서 우리나라에서는 외부감사대상 회사의 재무제표를 금융감독원에서 제공하는 전자공

시시스템(Data Amalysis, Retrieral and Transfer system, DART)을 통해 조회할 수 있다. 기본적인 재무제표로는 재무상태표(구 대차대조표), 포괄손익계산서(구 손익계산서), 자본변동표, 현금흐름표가 있다.

재무상태표는 일정한 시점을 기준으로 작성되며, 포괄손익계산서, 자본변동표, 현금흐름표는 일정기간을 기준으로 작성된다. 포괄손익계산서는 발생주의에 따라, 현금흐름표는 현금주의에 따라 작성된다. 예전에는 재무제표의 한 종류로서 '이익잉여금 처분계산서'가 있었으나 K-IFRS(한국이 채택한 국제회계기준)에서 삭제되었다.

1) 재무비율 분석

재무비율은 기업의 재무적 건전성과 효율성을 나타내기 위한 방법이다. 기업의 건전성은 단기 지급능력과 장기 지급능력을 나타내고 효율성은 자산의 효율성과 비용의 효율성을 나타낸다. 단기 지급능력을 '유동성'이라고 하고, 장기 지급능력을 '안정성', 자산의 효율성을 '활동성', 비용의 효율성을 '수익성'이라고 한다.

각 비율은 여러 가지가 있으나 유동성은 유동비율과 당좌비율이 있고, 안정성은 부채비율과 이자보상비율이 있으며, 활동성은 매출채권회전율, 재고자산회전율, 자산회전율이 있다. 그리고 수익성은 매출액 영업이익률, 매출액 순이익률, 자산 순이익률, 자기자본 순이익률 등이 있다.

이와 같은 재무적 지표 이외에 경영성과와 주식시장의 반응을 나타내는 주가수익률(Price Earnings Ratio, PER)과 같은 가치평가비율이 있다. 위의 건전성 대신 유동성과 안정성을 함께 안정성이라 통칭하면서 사용되기도 하고, 이자보상비율을 수익성의 범주에 넣기도 하고, 총자산순이익률(ROA)과 자기자본 순이익률(ROE)을 종합평가비율 이라고도 한다.

하지만 이런 재무비율을 계산하거나 공식을 암기하는 것보다 재무비율에 대한 해석과 응용이 중요하며, 이는 절대적 수치가 아니라 상대적 수치이므로 항상 비교대상 기업 또는 비교대상 실적이 있음을 주의해야 한다.

이상적인 값으로는 유동비율(150%), 당좌비율(100%), 부채비율(200%이하), 이자보상비율(3배), 매출채권 회전율(6회), 재고자산 회전율(18회), 자산 회전율(1회), 매출액 영업이익률(10%), 매출액 순이익률(5%), 자산 순이익률(5%), 자기자본 순이익률(10%) 정도이다(그림 6-18 참고).

성장성	매출액 성장률	당기매출액/전기매출액
	자기자본성장률	당기자기자본/전기자기자본
수익성	매출 이익률	매출총이익/매출액
	경상 이익률	경상이익매출액
안정성	자기자본비율	자기자본/총자본
	유동비율	유동자산/유동부채
활동성 효율성	총자산회전율	매출액 / (기초총자산+기말총자산)/2
	1인당매출증가율	당기1인당매출 / 전기1인당매출 ×100−100

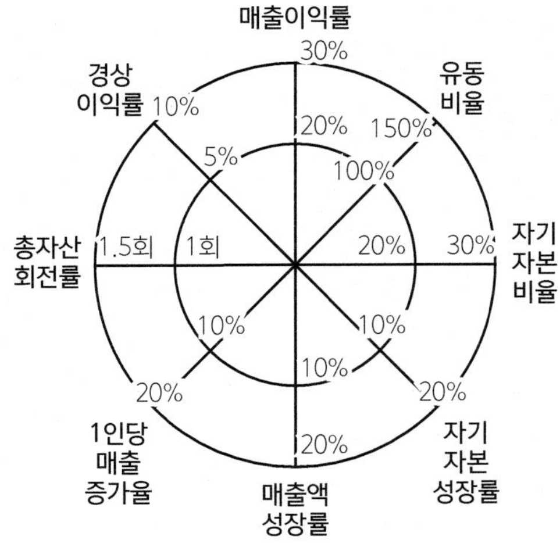

[그림 6-18] 내부환경 분석의 일종인 재무비율 분석

2) 투자수익률(ROI) 분석

투자수익률(Return On Investment, ROI)은 가장 널리 사용되는 경영성과의 측정기준 중 하나로서 투자대비 얻는 순이익을 나타내며, 기업의 순이익을 투자액으로 나누어 계산한다. 투자수익률은 원래 미국의 화학회사인 듀퐁(DuPont)사에 의해 사업부의 업적을 평가하고 관리하기 위해 투자수익률 분석이라는 내부통제기법으로 개발된 것이다.

이 분석은 투자수익률이 경영성과의 종합척도가 된다는 관점에서 투자수익률을 결정하는 요인을 수익성과 회전율로 분해한 다음 각 결정요인의 세부항목에 대한 관리를 통하여 궁극적으로는 회사의 경영성과를 계획·통제하는 것을 목적으로 한다.

그러나 최근에는 이 분석을 기업전체 경영성과의 계획, 내부통제, 자원배분 결정, 이익예측, 채권자 및 투자자에 의한 기업의 경영성과 평가 등 여러 가지 목적에 사용하고 있다. 한편, 시간이나 인력도 경영활동을 위한 중요한 자원이기 때문에 투자라 볼 수 있으나 투자대비 수익을 측정하는 ROI에서는 시간이나 인력을 계산하지는 않는다(그림 6-19 참고).

대신, 시간과 인력에 들어간 '돈'은 계산한다. 회사가 사용한 시간에는 대가가 있다. 그리고 그 시간은 인력과 비례한다. 그래서 그 대가를 측정하는 것이 바로 ROI 분석인 것이다. 결론적으로 ROI는 철저하게 계측할 수 있는 유형자산에 대한 투자대비 수익분석에 적용된다.

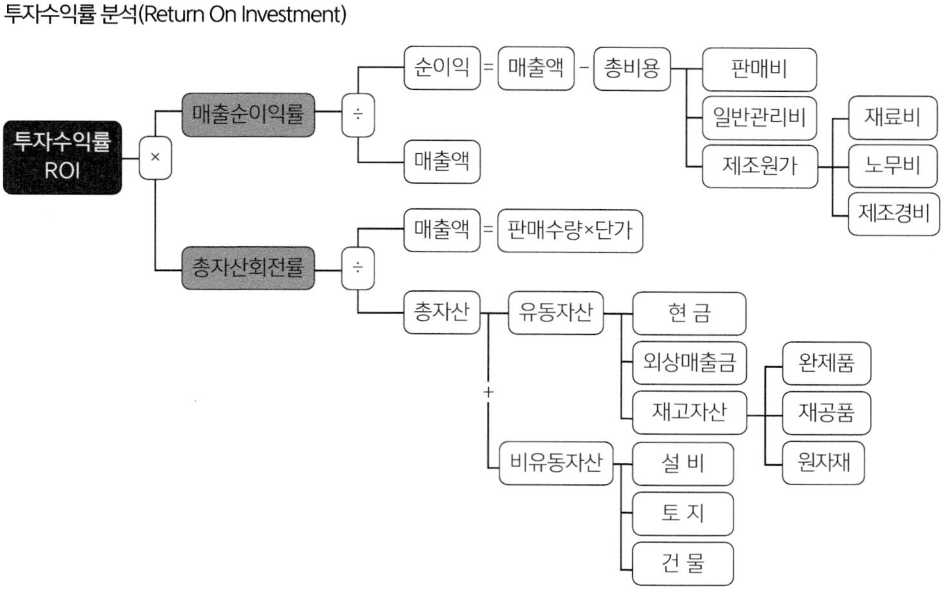

[그림 6-19] 내부환경 분석의 일종인 투자수익률 분석

3) 전략사업단위 분석

기업내부의 몇몇 사업부들을 전략의 수립, 수행이란 측면에서 하나로 묶은 조직단위로서 전략사업단위(Strategic Business Unit, SBU)라는 것이 있으며, SUB는 다른 사업과 구별하여 독립적으로 전략 계획수립, 집행, 평가 할 수 있다. 그러므로 SUB를 구성하는 데는 사업의 전략적 효과란 관점에서 고도의 판단이 요구된다.

SBU는 과거의 사업부제 조직의 한계성을 극복하려는 목적으로 1970년대 초반에 미국의 GE(General Electric)사에 의해 최초로 채택된 조직체제이며, 각 사업부로부터 제기된 요구사항이나 사업부 차원을 넘어선 곳에서 발생한 요구까지 대응하는 전략들을 채택하고 실시해가는 조직이다. 즉, SBU는 몇몇 사업부를 전략 실행이란 관점에서 하나로 묶은 조직단위를 일컫는다.

가령 제약기업에서 전략사업단위(SBU)란 일반 의약품 사업부의 단일 브랜드 일수도 있고 공장의 특정 의약품 생산라인일 수도 있다. 분명한 것은 전략사업단위란 비즈니스 포트폴리오 상에서 핵심적인 부분에 해당하기에 그 크기에 구애받지 않고 독자적으로 이루어진다는 점이다(그림 6-20 참고).

전략사업단위	1. 독자적인 전략으로 운영되는 사업 2. 분명한 경쟁자가 존재하고 경쟁자로 인정받고 있는 사업 3. 다른 사업과 구별되는 목표 설정 4. 사업운영의 책임과 권한 및 자원을 보유
전략사업단위 구분	1. 기본기준 – 경쟁자 및 구매자의 동질성 2. 보조기준 – 공급자/대체품/제품특성/생산방법/유통경로
전략사업단위 구분절차	1. 해당기업의 사업을 1차적으로 대분류 2. 각구분 기준의 내용을 파악 3. 구분기준별로 동질성을 대중소 또는 5점 척도로 평가 4, 중요도를 감안하여 SBU로서의 구분여부를 결정 5. 필요시에는 2-3차 분류에 따라 반복 진행

전략 사업단위 구분을 위한 평가표							
	경쟁자	구매자	공급자	대체품	제품특성	생산방식	유통경로
사업A							
사업B							
동질성평가							

[그림 6-20] 전략사업단위의 구분

① 전략사업단위(SBU)의 의미

사업부 조직은 경영적 관점에서 업무를 효율적으로 운영할 수 있는 조직의 관리 단위였으나 업무 관리상 적절하게 조직단위를 묶었다고 전략을 수립하는데 있어 반드시 합리적인 단위라고 말할 수는 없다. 왜냐하면 업무상 관리는 너무 작거나 너무 크면 효율적으로 판단할 수가 없으며 관리하기에 적당한 조직의 크기가 존재하기 때문이다.

그러기에 사업전략은 반드시 사업단위마다 별도로 수립한다고 해서 효과적이라고 말할 수는 없다. 따라서 몇 가지 사업부문을 전략적 관점에서 묶어서 하나의 전략사업단위(SBU)로 운영하는 것이 효과적인 경우가 많다.

사업부문을 해체하여 전략사업단위(SBU)로 재구성하는 것은 기업조직도 상에서 몇 가지의 계층으로 나타나게 된다. 통상적으로 관리조직이 경영기능 확립을 목적으로 하는 데 비하여, 전략사업단위(SBU)는 조직의 리더십 기능 발휘를 목적으로 한다.

② 전략사업단위(SBU)의 구성 기준

그렇다면 전략사업단위(SBU)를 어떻게 결정해야 하는가? 이에 대한 대전제는 공통의 사업전략을 선택하는 것이 효과적이란 것이다. 즉, 비즈니스의 성공요인(key success factor, KSF)이 공통이고 그에 대한 대응을 공통으로 하는 경우가 전략사업단위(SBU)의 구성 기준이다.

<사례 6-5> 헬스케어 관련 기업의 전략사업단위

어느 헬스케어 관련 기업이 기저귀 사업부, 물티슈 사업부, 가열소독기 사업부, 저공해 세제 사업부, 진단기기 사업부, 건강기능식품 사업부를 갖고 있고, 그것들의 성공요인은 사용자의 필요(needs) 변화에 따라 신속하게 제품을 제공하는데 있다면, 그 경우 사용자 및 구매의사 결정자가 여성일 것으로 상정되는 기저귀 사업부와 물티슈 사업부 및 소독기 사업부를 육아용품 SUB로서 묶는 것이 효과적일 수 있다. 또 SUB가 사업전략을 수행하여 사업목적을 달성하고자 한다면 SUB가 독자적으로 개발, 제조, 판매, 기획 부문을 소유하는 것이 바람직하다. 그러나 현실적으로 독자부문을 갖는 것이 효과보다는 효율이 낮은 경우도 있으므로 전략적으로 별로 중요하지 않은 기능부문을 복수의 SUB 사이에서 공유하는 경우도 흔하다.

출처 : 매일경제신문 : 핵심사업과 여유자원 확보를 위한 사업 포트폴리오 전략, 2011년 10월
http://news.mk.co.kr/newsReadPrint.php?year=2011&no=338847s

4) 조직체계 분석

산업생태계 속에서 경영전략을 수립하고 사업을 지속적으로 경영하기 위해서는 조직체계 분석이 뒤따라야 한다. 이는 신규사업을 적절히 추진하기 위한 목적과 더불어서 경쟁에 적합한 조직인지 경영 진단을 실시하는 차원에서도 중요하다. 이미 다양한 분석모델이 제시되어 있는바, 여기서는 개략적으로 설명하고 기업 컨설팅 회사의 하나인 맥킨지사가 개발한 7S-모형 개념을 사례로 제시하고자 한다.

① 리빗(Leavitt)의 다이아몬드 모형(Diamond Model)

이 모형에서는 조직의 네 가지 요소를 과업(task), 사람(people), 기술(technology), 구조(structure)로 구분하였는데, 이 요소들은 상호의존적이며 한 요소의 변화는 다른 요소의 변화를 초래한다. 이것은 조직체계 분석의 초기 모형으로서 훗날 다양한 조직진단 모형의 토대가 되었다.

② 웨이스보드의 여섯상자 모형(Weisbord's Six-Box Model)

웨이스보드(Weisbord)는 조직을 진단하는 조직체계 분석모형을 레이더 스크린 차트로 묘사하였는데, 레이더가 좋고 나쁜 현상을 신호음으로써 표현하듯이, 조직진단의 각 요인들이 조직의 문제점을 표현해 준다는 개념이다. 그는 이 여섯 상자 모형에 포함된 각 요인들에 대한 중요한 평가초점을 다음과 같이 정리하였다. 또한, 6-요인을 활용하여 공식조직뿐만 아니라 비공식조직도 진단하여 차원이 다른 두 개의 조직들이 서로 잘 융합하고 있는지 또는 두 조직간 괴리의 정도를 평가해야 함을 강조하였다. 6-요인을 정리하면 다음과 같다.

1. 목적(목표) : 목표의 명확성 및 목표에 대한 의견 일치
2. 구조 : 조직구조가 목표에 맞게 잘 조화를 이루고 있는가?
3. 관계 : 개인 간 관계, 부서 간 관계, 개인과 개인이 담당하는 업무의 성격 및 요구되는 기술
4. 보상 : 조직의 공식적 보상과 조직구성원의 보상에 대한 기대가 조화를 이루고 있는가?
5. 리더십 : ①목표설정을 명확히 해주는가? ②목표와 각 프로그램이 조화를 이루도록 하는가? ③조직내 통합이 잘 되도록 노력하는가? ④갈등을 잘 해결하여 조직의 질서를 유지하는가?
6. 지원 메카니즘 : 계획, 통제, 예산과정, 정보체제들 중에서 어떤 제도가 조직의 목표달성에 도움을 주고 어떤 제도가 장애가 되는가?

③ 내들러와 투시먼의 적합모형(Nadler and Tushman's Congruence Model)

효과적인 조직진단을 위해서 적절한 분석의 틀을 사용하여야 하는데 Nadler는 '적합모델(congruence model)'을 제시하였다. 적합모형은 투입, 변혁(transformation process), 산출이란 3단계로 구성되는데 중간단계인 변환과정에 초점을 두었다.

변환과정은 ①업무, ②인력, ③공식조직, ④비공식조직 등의 4개 하부조직으로 구성되어있고, 주요 하부구조들의 관계를 깊이 있게 재고하는 것이 이 분석모형의 핵심개념이다.

④티히의 TPC 모형(Tichy's TPC Model)

티히(Tichy)는 다른 분석모형과는 달리 변화관리에 초점을 둔 모형을 제시하였는데, 이 모형에서 다음과 같은 9가지 조직변화 요소들을 제시하였다. 9가지 조직변화 요소 : ①외부와의 인터페이스(조직의 외부환경), ②미션, ③전략, ④조직의 미션과 전략과정 관리, ⑤과업, ⑥규정된 네트워크, ⑦조직의 과정, ⑧사람, ⑨생성되는 네트워크

⑤버크-리트윈 모형(Burke-Litwin Model)

이 모형은 일차적 변화(거래적 또는 전환적 변화)와 이차적 변화(변혁적 변화)를 구분하고 각 변화와 관련된 변인들을 고려하여 조직을 분석한 것이다. 만일 조직진단에 있어서 '변혁'에 관심이 있다고 하면, 중점적으로 분석되어야 할 변수는 외부환경, 미션과 전략, 리더십, 조직문화, 성과 등이라고 할 수 있으나 '전환'이 주요과제일 경우에는 구조, 시스템, 경영관행, 분위기, 성과, 과업요건과 개인의 기술·능력, 개인의 욕구 및 가치 등이 분석대상이 된다.

즉, 전환을 위해서는 업무진단이 적절한 분석방법일 수 있다. 따라서 조직진단 담당자는 우선 관리자층과 인터뷰를 통한 사전진단을 해야 한다. 이를 통해 관리자들이 원하는 것이 조직의 변혁인지 또는 조직의 전환인지 알 수 있어야 하고 이에 맞추어 조직진단의 변수를 정하고 조사분석의 세부적인 틀과 진행계획을 세워야 한다.

⑥ 해리슨 모형(Harrison Model)

해리슨(Harrison)은 조직을 개방체계(open system)로 인식하고 환경과 하부 체제 간의 관계에 포커스를 두고 있다. 조직진단의 모형에서 개방체계 내에서의 각 변수들은 투입, 산출, 행태와 과정(behavior and processes), 환경(목적, 문화, 기술, 구조)들로 이루어져 있다. 이 모형은 진단 실무자들에게 조직의 주요변수들을 조사하고 그 관계를 이해할 수 있는 포괄적이고 융통성 있는 지침을 마련해준다. 기업의 하부체제들은 서로 간에 적합해야 하고 각 하부체제들은 환경에 적응할 수 있어야 하며 하부체제들은 상호 의존 관계가 있어 특정 하부 체제에 대한 전략이 다른 하부체제에 어떤 영향을 끼치는지 의존도 평가가 이루어져야 한다.

⑦ McKinsey의 7S 모형

맥킨지(McKinsey)의 7S 모형은 경영전략, 조직구조, 운영체계, 조직구성원, 조직풍토, 조직역량, 조직공유가치 등과 같은 7가지 주요 내부환경요소를 조사하고 기업 조직체계를 분석하여 기업목표를 달성할 수 있도록 하는 분석도구이다. 7S 모형은 조직이 성과향상을 위해서는 장비나 대

량생산보다는 인적자원이 중요함을 강조한다. 또한 7가지 구성요소를 입체적으로 정렬하여 조직변화에 대한 예측을 가능하게 함으로써 업무 효율성을 달성하는 방법을 보여주었다.

매킨지 기법은 Leavitt의 조직모형에 기초를 두고 있다. 이 모형을 확장시켜 일곱 개의 변수로 만들어 변수들 간 상호관계에 따른 조직관계를 설명하였다. 조직은 공유가치를 중심으로 움직이며, 공유가치는 조직의 전략에 직·간접적 영향을 주며, 전략은 다른 다섯 가지 변수들의 구성에 영향을 주고 있다.

이 모형의 특징은 환경적 측면을 명시적으로 제시하고 있지 않다는 것인데 실제로 조직 및 경영진단에 가장 많이 사용되고 있는 이 기법이 환경을 무시한다는 것은 불가능하며, 암묵적으로 조직진단 실무자와 진단대상 조직의 관리자들이 처한 환경과 미래에 대한 구상력이 조직진단과 조직개발의 바탕이 되고 있다(그림 6-21 참고).

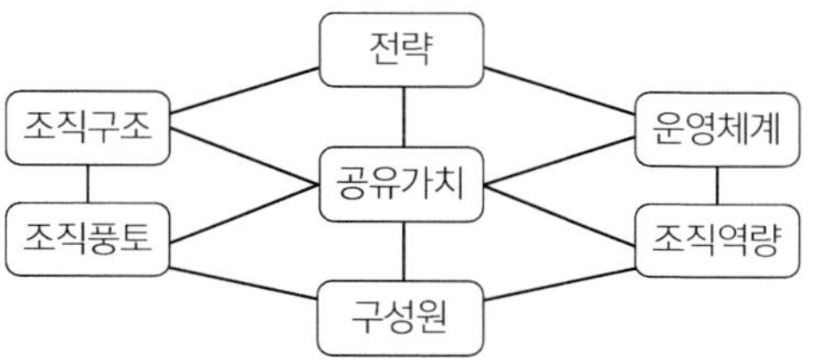

	구분	내용	비고
하드 방향성	경영전략 Strategy	· 장기목표가 명확한가 · 장기목표달성을 위하여 제한된 자원이 효율적으로 배분되어 있는가 · 환경변화에 대응하기 위한 일관성있는 정책방향이 설정되어 있는가	업무목표 정책방향
	조직구조 Structure	· 조직목적 달성을 위한 요구기능을 수행하고 있는가 · 조직경제, 업무분장, 규모와 입력배분은 적절한가 · 요구기능과 서비스 변화에 다른 가능한 탄력적 조직구조인가	업무구조 관리범위
	운영체제 System	· 업무의 계획/집행/통제 사이들이 체계적인가 · 업무의 수행과정과 절차는 효율적인가 · 의사결정과 의사전달은 신속정확하게 이루어지는가	프로세스 의사소통 /의사결정
소프트 인프라	구성원 Staff	· 필요한 인재를 필요한만큼 확보하고 있는가 · 입사관리는 합리적으로 시행되고 있는가 · 교육훈련은 효과적으로 시행되고 있는가	인사관리 교육훈련
	조직풍토 Style	· 조직구성원은 무엇에 노력을 기울이는가 · 조직구성원간의 인간관계는 우호적인가 · 경영층의 리더쉽은 어떠한 유형인가	분위기 리더쉽
	조직(핵심)역량 Skill Core- Competency	· 구성원의 능력이 조직을 통하여 시너지효과를 발휘하고 있는가 · 문화적으로 독특한 강점과 약점은 무엇인가 · 조직구성원이 능력을 발휘할 여건은 조성되어 있는가	동기부여 변화관리
	공유가치 Shared Value	· 조직의 존재목적은 명확히 설정되어 있고 구성원에게 공유되어 있는가 · 구성원들이 업무를 수행하는데 적용하는 판단기준은 일치하는가 · 구성원이 존중하고 공유하는 전통적 가치는 무엇인가	경영이념 기업비전

[그림 6-21] 조직체계 분석의 일종인 7S-model

4. 산업환경 분석

산업환경 분석에 앞서 현실적으로 어려운 문제는 산업(industry)이란 무엇인가에 대한 개념 정립이다. 과연 산업을 어떻게 정의 할 것인가이다. 명확한 산업의 경계선은 없다. 현재 한국에서는 표준 산업분류체계가 있으나, 이는 정부의 통계조사 목적을 위한 것이지 정확하게 기업들이 경쟁하는 산업의 범위를 결정짓는 분류체계라고 할 수는 없다.

그래서 본 장에서는 하버드 경영대학원 마이클 포터(Michael Porter) 교수가 산업에 대해 정의한 것을 소개하고자 한다. 그는 산업이란 같은 시장 안에서 경쟁하는 일련의 회사들, 또는 조직들을 산업이라고 정의하였다(Industry means a group of companies or organizations that compete in the same market). 따라서 산업환경이란 산업 내에 존재하는 여러 기업들에게 직간접적인 영향을 미치는 요인이라 할 수 있으며, 산업환경 분석이란 이러한 기업경영에 직간접적으로 영향을 주는 산업환경 요인들을 분석하는 것을 의미한다. 산업환경 분석방법으로는 일반적으로 SCP모형 분석법과 마이클 포터의 5-forces model이 있다.

1) SCP Model

SCP 모델은 '구조-행위-성과모델'이라고도 하는데, SCP란 구조(structure), 행동(conduct), 성과(performance)를 의미하며, SCP 모델에 의하면 산업 내의 경쟁자 수, 진입장벽, 퇴거장벽과 같은 산업구조가 기업의 행동에 영향을 미치게 되고 이것이 결과적으로 산업과 기업의 성과에 영향을 미치게 된다는 산업분석 모델이다. SCP모델은 주로 기업의 경쟁 환경의 위협을 분석할 때에 이용되며, 산업구조란 경쟁기업의 수, 제품의 유사성, 진입과 퇴거의 원가를 포함하며, 행동이란 경쟁우위를 획득하기 위한 기업의 전략을 포함하고, 성과란 기업수준(경쟁우위, 경쟁등위, 경쟁열위)과 사회수준(생산과 분배의 효율성, 고용 수준, 진보)을 포함한다.

2) 5-forces Model

5-forces model은 1980년 마이클 포터 교수가 발표한 산업구조분석 방법으로 기업은 5가지 경쟁요인의 증가함에 따라 수익이 감소하고 자사에 위협으로 다가온다고 보는 산업구조분석 이론이다. 5가지 요인은 기존 시장에 존재하는 경쟁기업, 새로운 위협이 되는 경쟁기업, 고객(수요자), 공급자, 대체제이다. SWOT분석은 위협과 기회, 강점과 약점이라는 비교분석요법이라면, 5-forces model은 5가지 세력들을 포지셔닝 하여 분석하는 방법이다. 5-forces model에서 5-forces factors에 대한 구체적인 내용은 다음과 같다(그림 6-22 참고).

<table>
<tr><td rowspan="6">기존기업간의 경쟁 정도</td><td>집중도</td><td>· 경쟁기업 수와 상대적 규모
· 집중도↑→ 시장지배력↑→ 초과이윤
→기존기업간 경쟁 정도↓(가격경쟁↓)→ 산업 내 경쟁 정도↓</td></tr>
<tr><td>경쟁기업의 다양성</td><td>· 기업간 목표, 비용구조, 전략의 유사성↑→경쟁↑</td></tr>
<tr><td>제품차별화</td><td>· 제품차별화↑→브랜드충성도↑→대체가능성↓→가격민감성↓→비가격적 요소경쟁↑→기존기업간경쟁↓</td></tr>
<tr><td>과잉생산능력</td><td>· 과잉생산능력↑→시장수요↓→가격경쟁↑
· 수요>생산능력→가격경쟁↓→수익률↑</td></tr>
<tr><td>원가구성</td><td>· 시장점유율경쟁↑→기업간경쟁↑
· 규모의 경제, 경험곡선효과↑, 변동비:고정비↑→원가↓→가격경쟁↑</td></tr>
<tr><td>철수장벽</td><td>· 산업이탈 시 장애요인
· 매몰비용↑→철수장벽↑→비효율적 기업잔류가능성↑→기업간경쟁↑</td></tr>
<tr><td>신규기업의 진입위협</td><td>진입장벽</td><td>· 진입장벽↓→초과이윤↓→진입기업↑→경쟁↑
· 투자자본의 규모↑, 규모의 경제↑, 제품차별화↑, 유통채널 기존기업선호↑, 정부&법률장벽↑⇒진입장벽↑</td></tr>
<tr><td rowspan="2">대체품의 위협</td><td>고객의 대체성향</td><td>· 고객의 수요대체 성향↑⇒대체품위협↑
· 가격, 제품차별화에 영향을 받음</td></tr>
<tr><td>가격대비 성능비</td><td>· 가격대비성능↑⇒가격이 높더라도 대체가능성↓</td></tr>
<tr><td rowspan="2">구매자의 협상력</td><td>가격민감성</td><td>· 총비용에서 구매품목이 차지하는 중요성↑
· 구매제품의 동질성↑
· 구매자생산제품 경쟁↑
· 구매자 제품의 품질에 대한 기여도↓
→가격민감성↑</td></tr>
<tr><td>상대적 협상력
(교섭력)</td><td>· 구매자수↓, 구입규모↑
· 공급자의 생산제품에 대한 정보량↑
· 수직적 통합(후방통합)가능성↑
· 구매자협상력↑</td></tr>
<tr><td>공급자의 협상력</td><td colspan="2">· 공급자수↓, 공급규모↑　　· 대체품↓
· 제품차별성↓, 전환비용↑　　· 전방통합가능성↑
· 완제품품질에 대한 공급자의 기여도↑
· 공급자 이익에 구매자의 구매가 차지하는 중요성↓→공급자협상력↑</td></tr>
</table>

[그림 6-22] 마이클 포터의 5-forces model의 5-forces factors

① 신규 진입자의 위협(Threat of New Entrants)

신규 진입자는 기존 시장을 나눠 가지려 하던 기업에 유익한 실질적인 자원을 획득하려 하든 새로운 능력으로 기존 산업에 영향을 미친다. 신규 진입자에 의하여 기존 기업의 수익성은 가격경쟁이나 원가 인플레이션 등으로 낮아질 수 있으며, 이러한 신규 진입자를 막기 위한 신규 진입장벽 요인으로는 규모의 경제, 제품 차별화, 규모의 경제와 무관한 원가우위, 정부정책, 브랜드, 교체비용, 소요자본, 유통채널 접근, 투입원재료, 디자인, 예상되는 기존 경쟁자의 보복 등이 있다.

② 구매자의 협상력(Buyer's Bargaining Power)

구매자들은 가격인하 및 품질제고 압력을 통하여 또는 판매경쟁자간 수익성을 저하시키면서 기업과 경쟁한다. 구매자의 협상력을 결정하는 데에는 다음의 두 가지 요소가 중요한데 첫째는 구매자들이 얼마나 가격에 민감한가의 정도이고, 둘째는 공급자에 대한 구매자들의 상대적인 교섭능력이다. 구매자 협상력 결정요인에는 구매비중, 구매규모, 교체비용, 구매자의 정보력, 후방통합 능력, 대체품의 존재, 가격민감도, 제품차별성, 브랜드, 품질 및 성능효과에 관한 구매영향정도, 구매자 이익, 구매의사 결정자의 인센티브 등이 있다.

③ 기존 경쟁자간 경쟁(Rivalry Among Existing Competitors)

기존 경쟁자 간의 경쟁은 경쟁자들이 경쟁위치(competitive position) 개선에 대한 압력을 느끼거나, 그 기회를 찾고 있을 때 일어난다. 경쟁양상은 가격경쟁, 광고 및 홍보 전쟁, 제품출시 등으로 나타나며, 대부분의 산업에서 경쟁강도와 산업 전체의 수익성을 결정하는 가장 중요한 요인은 그 산업 내에서 이미 경쟁하고 있는 시장 참여자들(기존 경쟁자)간의 경쟁관계이다. 기존 기업간에 경쟁강도를 결정하는 요인에는 산업성장, 고정비, 과잉생산능력 및 설비, 제품 차별성, 브랜드, 교체비용, 집중과 균형, 정보의 복잡성, 경쟁자의 다양성, 이해관계자, 철수장벽 등이 있다.

④ 공급자의 협상력(Bargaining Power of Suppliers)

공급자들은 가격을 인상하거나 품질을 저하시키려는 위협으로 협상력을 제고할 수 있으며, 강력한 협상력을 갖고 있는 공급자들일수록 더 이상 원가를 상승시킬 수 없을 정도로 수익성을 잠식할 수도 있다. 공급자 협상력 결정요인에는 투입원재료 차별성, 교체비용, 대체 원재료의 출현, 공급자 집중도, 공급물량의 규모, 총구매가 차지하는 상대적 비용, 원가 또는 차별화에 관한 원재료의 영향도, 전후방 통합 위협 등이 있다.

⑤ 대체재의 위협(Threat of Substitute Product or Services)

대체재는 기업이 용인할 수 있는 가격의 상한선을 설정케 함으로써 기존기업의 잠재적 수익을 제한한다. 만일 산업의 수익성이 구매자가 그 제품이나 서비스에 대해 기꺼이 지불하려는 가격에 따라 결정된다면, 산업의 수익성은 대체재의 유무에 따라 매우 차이가 나게 된다. 이유는 대체재가 많으면 많을수록 기업들이 자신의 제품이나 서비스에 높은 가격을 받을 수 있는 가능성은 줄어들기 때문이다. 대체재에 의한 위협의 결정요인에는 대체재의 상대적 가격 및 성능효과, 교체비용, 대체재에 대한 구매자의 성향, 대체품의 특성 등이 있다(과제: 우리나라 약국산업 중에 의약외품 산업에서 특정 카테고리(혹은 특정상품) 하나를 택하여 5-forces 분석을 해보자).

<사례 6-6> 미국계 커피전문점 SB와 우리나라 커피산업의 5-forces 분석 사례

□ SB의 역사

○ 미국 SB

SB는1971년 시애틀에서 탄생했으며 현재 CEO인 하워드 슐츠(Howard Schultz)회장이 1987년 SB를 설립, 오늘날 전 세계 조직과 마케팅에 참여하기 시작해 현재 미국, 캐나다, 일본, 필리핀, 싱가포르, 태국, 영국, 대만, 중국, 뉴질랜드, 쿠웨이트와 전 세계 공항, 서점, 캠퍼스, 병원 등에 라이센스 전문점 및 30여 개 국가 이상에서 수천 개의 점포를 운영 중이다. SB는 세계적으로 최고의 아라비카(Arabica)원두만을 구입해 최고의 맛과 향을 자랑한다. 현재 SB에서는 전미에 걸쳐 8만 여명의 파트너가 근무 중이고 파트타임 근무자를 포함한 직원들에게 'Beans Stock'이라는 스톡옵션을 비롯한 양질의 복지제도를 실시한다. 특히 시간제 근로자를 포함한 모든 직원들에 대한 복지와 존중, 기업윤리로 SB는 1998년에는 포춘지에 의해 100대 '최고의 직장'의 하나로 꼽혔으며 클린턴 대통령 또한 슐츠회장을 초청하여 SB를 윤리경영의 모델로 칭찬한 바 있고, SB는 나스닥에 SUBX로 상장되어 있으며 단시간 안에 가장 빠른 주가성장을 보인 기업으로 널리 알려져 있다.

○ SB 코리아

SB 커피코리아는 2000년 12월 ㈜신세계와 미국 SB 커피 인터내셔널의 공동투자로 설립한 합작법인이다. SB는 한국 내 새로운 커피문화를 소개하고 전달하는 것을 자사의 비젼으로 하며 매월 1개 이상의 신규매장을 오픈하고 있다. SB는 모든 직원을 파트너로 생각하며 선발된 인원들은 커피전문가과정을 통해 이론교육과 실무교육을 받고, 최고의 서비스를 제공하게 된다. 또한 품질제일주의, 서비스 및 점포의 차별화로, 단순한 커피전문점이 아닌 점포의 차별화와 경영방침에 맞는 회사운영을 지향하며 단순한 커피전문점이 아닌 제 3의 장소로 각광받고 있다.

□ SB의 마케팅

SB의 고객들은 SB에서 커피 한 잔을 마시는 경험이 단순히 커피 한 잔을 사먹는 일과는 틀리다고 한다. SB는 집과 일하는 곳과 다른 제3의 장소라는 의미를 주려 노력한다. 고객은 SB에서 편하게 시간을 보내며 커피를 즐길 수 있다. 미국과 다른 국가의 모든 SB에서 커피 등의 음료는 균일한 품질을 제공하는 한편 빵, 케이크, 샌드위치 등은 각 지역의 특성에 따라 조금씩 틀리다. 예를 들어 중국의 SB에서는 중추절 기간에 월병을 판매하기도 한다. 또한 컵의 사이즈도 차이가 있는데, 미국 외 지역에서는 대형 사이즈인 벤티(Venti)를 제공하지 않는 곳도 있다. 거의 모든 매장에서 금연 규칙을 준수하고 있는 것이 특징 중 하나인데, 이는 커피향이 담배향과 섞이는 것을 방지하기 위해서라고 한다. 독일, 일본과 같은 시장에서는 이 때문에 성공하지 못할 것이라고 예상하기도 했다. 몇몇 국가에서는 분리된 흡연구역을 만들어 끽연가들이 이용하기도 한다.

□ Michael Porter의 5-forces모델을 이용한 SB 분석

○ 5-forces : competitive force

① 기존의 경쟁사들 사이의 경쟁 정도(Rivalry)

현재 우리나라에는 SB, 커피O, 파스쿠O, 할리O, 자바OO 등의 커피전문점이 있으며 몇 년 전까지는 SB와 커피빈이 점유율의 대부분을 차지하고 있었으나 최근에는 점표별 매장규모가 66m^2~99m^{2}에 이르는 브랜드가 6~7개에 이르며 춘추전국시대를 이루고 있다. 하지만 아직도 SB의 경쟁력은 가장 우수하다.

② 공급자들의 협상력(Bargaining Power of Suppliers)

일반 매장에서 판매하는 컵커피, 캔커피는 동서식품에서 한국 판권을 독점하고 있다. OO우유는 한국의 SB 모든 매장과 컵/캔커피에 쓰이는 우유를 공급하고 있다. 또한 원료로 쓰이는 아라비카 원두 역시 본사에서 중앙관리를 하기 때문에 생산, 유통, 판매 등 거의 모든 분야에서 공급자들의 강한 협상력이 나타나고 있다. 이러한 현상은 가격으로 표면화

되는데 2,500원하는 SB 드립커피(원두커피) 한 잔은 미국에선 약 1,500원(1달러66센트), 한 잔에 5,000원인 카라멜마끼아또 한 잔 가격은 미국에선 약 3,400원(3달러26센트)이다. 또 국내에서 한 잔에 약 5,000원에 판매되는 커피빈의 카푸치노 싱글사이즈 제품은 미국에선 약 3,300원(3달러)에 팔리고 있다. 국내 소비자들이 구매하는 유명 커피 매장의 음료 가격은 본사가 있는 미국 현지 매장보다 최고 60% 이상 비쌌다. SB코리아 측이 밝힌 최고 인기메뉴인 카페라떼는 쇼트사이즈 기준으로 한 잔에 4,000원 이상에 판매된다. 이 제품의 미국 현지 메뉴판 가격은 2.70달러(작은 컵 사이즈인 톨(Tall)기준. 미국의 SB 컵 사이즈는 소 · 중 · 대 크기에 따라 Tall, Grande, Venti로 이름 붙인다. 이하 미국 현지가격은 모두 tall 기준으로 제시함). 미국에선 가격표에 제시된 상품 값에 다시 판매세를 덧붙여 소비자가 지불해야 하는 데, 세금은 주(州)에 따라 7~8%선에 이른다. 가격을 조사한 미국 뉴저지의 경우 세금은 7%. 따라서 카페라떼의 세금을 더한 최종가격은 2.89달러가 된다. 계산하면 원화로 약 3,000원이다. 따라서 한국의 SB 매장 카페라떼 한 잔 값은 미국 현지에 비해 25% 정도 비싸다.

③ 구매자들의 협상력(Bargaining Power of Buyers)

현재 한국의 커피전문점 시장은 매년 그 규모가 성장하고 있고 군소업체들이 난립하여 치열한 경합을 벌이고 있지만, 시장선두기업으로서 SB에 대한 소비자의 충성도는 매우 높은 편이다. 위에서 언급한 차별적인 비싼 가격에도 불구하고 시장선두를 지키고 있을 수 있는 비결은 바로 이런 SB만의 차별화 된 문화와 분위기에 대한 높은 충성도 때문일 것이다. 따라서 구매자들의 협상력은 매우 낮은 편이라 할 수 있겠다. 다만 이러한 SB의 약점을 침투하여 성장하는 경쟁사에게 이탈되는 고객을 관리하는 것은 매우 중요한 문제라고 할 수 있겠다.

④ 잠재적 진입자의 위협(Threat of Potential Entrants)

SB의 성공요인으로는 럭셔리 마케팅, 독특한 문화 등을 꼽을 수 있겠는데 반대로 SB가 지적받는 가장 큰 문제점으로는 환경문제(일회용품 사용), 과도한 미국풍에 대한 반감, 혼잡한 매장, 높은 가격 등이 있는데 이러한 약점을 강점으로 내세운 신규 진입자들이 사업에 큰 위협이 될 수 있다. 특히 SB, 커피O, 투썸OOO, 프라우스O 등 고가의 가격정책과 마케팅을 앞세운 회사들에 비해서 다빈O(저가격), 힐리O(일회용품미사용), 엔젤OOO(국내브랜드)등 강점을 내세운 진입자들에 대한 대책을 마련해야 할 것이다.

⑤ 대체재의 위협(Threat of Substitute Products or Service)

1) 음료로서의 대체재

커피는 오랜 기간 동안 사람들에게 사랑받고 있는 기호품임에는 틀림없으나 최근 젊은 사람들을 중심으로 웰빙(well-being)과 건강에 대한 관심이 많아지고 있다. 이러한 사회적 분위기에 편승해서 카페인, 고칼로리 음료로서의 커피보다는 0 cal (제로 칼로리), 기능성 베버리지 등을 표방하며 나오는 트렌디 드링크는 커피전문점의 위협요소가 될 수 있다.

2) 문화(이미지)로서의 대체재

앞에서 밝혔듯이 SB가 특히 높은 가격대에도 불구하고 한국에서 큰 성장을 이룰 수 있었던 데에는 한국식 허영문화가 빚어낸 프리미엄 마케팅의 영향이 컸음을 부인하지 못할 것이다. 한때 '된장녀'논란의 중심으로도 유명세를 탔던 SB는 드라마 'Sex and the City' 등을 통해 화려한 뉴요커의 모습을 꿈꾸는 여대생들로 하여금 많은 지출을 야기했다. 하지만 10년 전 신정아 사태와 같이 한국식 허영주의와 사치주의가 젊은 세대 사이에서도 점점 반성이 되고 있으며, 고급스러운 분위기에는 호텔 커피숍에 가격에서는 다른 커피전문점에 밀리게 되는 여러 위협에 둘러싸여 있다. 과거 SB를 출입하는 사람은 세련된 도시인의 상징이 되었지만, 그러한 이미지는 오늘날 굳이 SB가 아니라도 얼마든지 구축할 수 있다. 그것이 바로 이미지로서의 SB의 대체재일 것이다.

□ 결 론

아늑하고 편안한 '제 3의 장소'를 표방하며 성공신화를 이룬 시애틀의 SB 신화와는 별개로 한국에서는 독특한 문화와 마케팅, 사회분위기 등을 통해 하나의 트렌드 아이콘이 된 SB는 지금도 엄청나게 성장한 커피전문점 시장의 선도기업으로 입지를 펼치고 있지만 점점 더 합리적인 판단을 하는 소비자들의 인식변화에 따라 잠재적인 위협요소들은 점점 더 커지고 있는 실정이다. 선진 미국문화라는 세련됨이 젊은이들에게 동경이 되었던 것에 반해 안톤 오노의 동계올림픽 금메달 사건이나 우리나라에서 여중생의 장갑차 사고 등이 미국제품 불매운동을 야기했던 것처럼 언제라도 강점은 약점으로 바뀔 수도 있으므로 SB 역시 시장변화에 민감하고 유연하게 반응하는 모습을 보여야 할 것이다. 특히 여러 가지 문제들 중에서 독점적 공급자에 의한 가격정책은 후발주자에게 심대한 약점으로 드러날 수 있는데 이에 대해 프리미엄 전략과 가격유연성 전략을 놓고 심도 있는 논의를 하여야 할 것이다. 또한 점점 대형화되고 많은 손님이 드나들게 되면서 아늑하고 편안한 장소라는 애초의 취지는 상업성에 가려지게 되고 그럼으로써 시애틀의 mission statement는 토착화과정에서 아주 다르게 왜곡되어 가고 있는 것을 볼 수도 있다. 따라서 SB는 최근 특히 드러나고 있는 이러한 소비자의 니즈와 외부환경에 대한 변화를 인식하고 새로운 기법으로 전략을 수립하여야만 무한경쟁시대인 오늘날의 시장에서 살아남을 수 있다.

출처 : http://collabonomist.blogspot.kr/2009/11/%EC%8A%A4%ED%83%80%EB%B2%85%EC%8A%A4starbucks%EC%99%80-%EC%BB%A4%ED%94%BC%EC%82%B0%EC%97%85%EC%9D%98-5-forces-%EB%B6%84%EC%84%9D.html

제 3 절 기업전략과 본원적 경쟁전략

1. 경영전략의 실행기법

1-1. 핵심역량의 도출과 전략 방향성 결정

일반적으로 핵심역량(core competency)이란 뜻은 경쟁상대 기업에 대해 절대적인 경쟁우위 창출을 가능하게 하는 기업의 독특한 자원과 능력의 조합을 의미하는 것으로서 시장에서 구입이 가능하거나 재생산, 복제, 대체가 불가능한 유·무형의 자산이다. 구체적으로 표현한다면 경쟁사를 압도하는 고유의 기술력, 고객의 니즈를 만족시키는 상품기획력, 조직 내에 축적된 관리기술 등을 의미한다.

핵심역량을 기업이 일반적으로 취득할 수 있는 자원(generic input)과 구별하여 전략적 자산(strategic asset)으로 해석하는데, 이러한 전략적 자산이 되기 위해서는 기업에 긍정적 가치를 제공해야 하고, 경쟁업체와 비교하여 희귀성을 보유해야 하며, 완전복제가 불가능해야 하며, 그리고 해당 조직에 특화되어있어야 한다.

도출된 핵심역량은 개별기업이 처한 상황에 따라 조직에서의 역할이 다양하게 나타나는데, 자세한 내용은 다음과 같다.

① 다각화의 가이드라인
② 조직 활성화를 인도
③ 회사의 세계화를 가속화
④ 기업의 경쟁우위를 지속
⑤ 회사로 하여금 연구개발 노력에 집중토록 하고
⑥ 회사로 하여금 전략적 제휴의 선택을 가능하게 하며
⑦ 사업부 및 전사적 측면에서의 목표에 대한 공감대를 이끌어 내는 것 등이다.

또한, 핵심역량을 경영에도 활용하는데, 그러한 예로는 다음과 같다.

① 사업 재구축의 지침을 제공
② 다각화 지침(관련 다각화)을 제공
③ 조직의 활성화를 주도
④ 경쟁력을 유지
⑤ 연구개발 노력의 집중
⑥ 전략적 제휴(M&A 등)
⑦ 전략사업부(SBU)의 목표와 전사목표의 일치

실례로 원가우위 원천에서 월마트의 핵심역량 도출과정을 보면 다음과 같다(그림 6-23 참고).

월마트의 핵심역량-원가우위의 원천

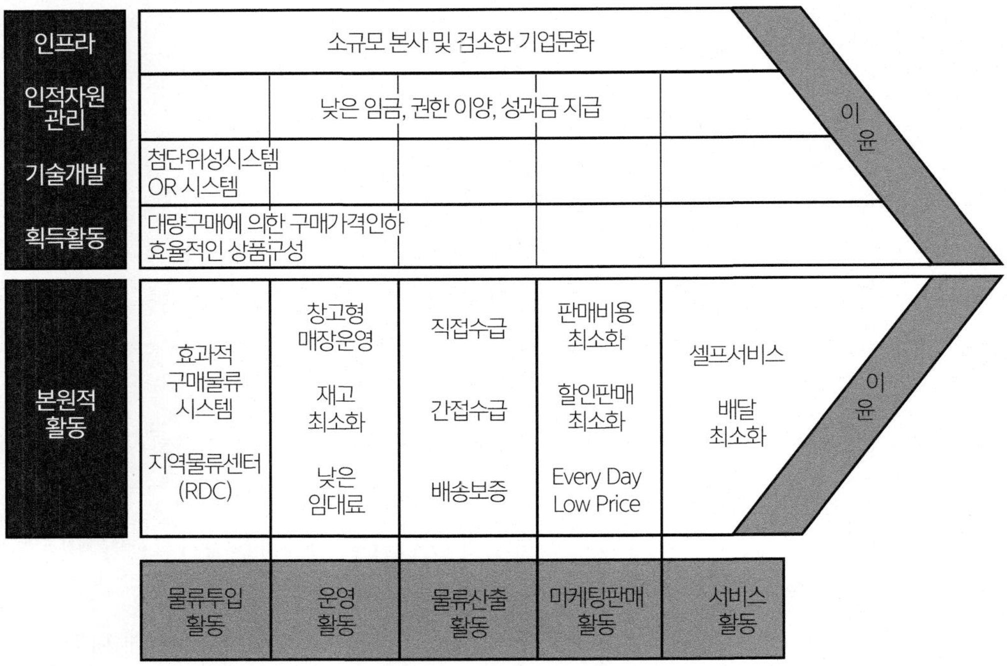

[그림 6-23] 월마트 핵심역량의 도출과정

1-2. SWOT 분석

SWOT 분석이란, 외부적 환경의 기회(opportunities)와 위협(threats)을, 조직내부의 강점(strengths)과 약점(weaknesses)을 조화시켜 장래의 발전방향성을 모색하는 방법론이다.

SWOT 분석을 실시할 때 고려할 사항으로는, 먼저 내부적 요인 중에서 강점을 분석할 때에 ①독특한 능력, ②적합한 재무적 자원, ③좋은 경쟁기술, ④자사에 대한 구매자의 호의적인 생각, ⑤인정받고 있는 시장선도자, ⑥규모의 경제 활용, ⑦원가상의 우위, ⑧경쟁적 우위, ⑨제품혁신 능력 등을 정확히 파악해야 한다.

이후 약점을 분석할 때는 ①불분명한 전략적 방향, ②경쟁적 지위의 쇠퇴, ③낙후된 시설, ④평균 이하의 수익성, ⑤주요기술이나 능력의 부족, ⑥경쟁적 압박에 대한 대응 취약, ⑦연구개발의 부족, ⑧시장에서의 빈약한 지위, ⑨전략변경에 필요한 자금의 부족 등을 꼼꼼하게 파악한다.

한편, 외부적 요인 중에서 기회요인을 분석할 때는 ①새로운 고객집단의 확보, ②새로운 시장 및 세분시장에의 진입, ③광범위한 고객욕구를 해결하기 위한 제품계열의 확장, ④관련제품의 다각화, ⑤보다 좋은 전략집단으로 이동할 수 있는 능력, ⑥경쟁기업간의 친화(전략적 제휴), ⑦빠른 시장성장 등과 같은 요인들의 유무를 파악해야 한다.

위협요인으로는 ①새로운 경쟁자의 진입가능성, ②대체품의 판매량 증가, ③느린 시장성장, ④역행하는 정부의 방침, ⑤경쟁적 압력의 증가, ⑥경기침체의 가변성, ⑦증가하는 고객 또는 공급업자의 힘, ⑧구매자 욕구 및 취향의 변화, ⑨인구통계학적 변화 등을 파악한다.

실제적으로, 내부요인 2개와 외부요인 2개가 직교하도록 표를 배치하여 이들이 교차할 때 만들어지는 4개 상한들의 특성을 파악함으로써 앞으로 추진할 과제나 프로젝트, 사업 등에 대한 전략적 방향성을 채택하고 활용한다. 또한 4개의 각 요인을 세분화하여 순위를 지정하면 더욱 다양한 전략적 선택지의 조합을 얻을 수 있다. 이 같은 SWOT분석은 자주, 정기적으로 실시할수록 전략의 수립과 경영활동에 유익하다(그림 6-24 참고).

SWOT Matrix 분석 전략에서 ①SO전략(강점-기회 전략)은 자사의 강점을 활용하여 외부의 기회를 이용할 수 있는 전략이고, ②ST전략(강점-위협 전략)은 외부의 위협을 자사의 강점을 활용하여 극복할 수 있는 전략이다. 또한, ③WO전략(약점-기회 전략)은 자사의 약점을 극복함으로써 외부의 기회를 활용할 수 있는 전략이고, ④WT전략(약점-위협 전략)은 자사의 약점을 최소화하여 외부의 위협에 대응할 수 있는 전략이다. SWOT analysis를 실시할 때 가급적이면 조직의 서로 다른 부서와 분야의 사람들로 구성된 집단이 네 가지 관점 내에서 브레인스토밍을 하며 수행하는 것이 좋다(과제: 우리나라 약국산업에서 의약외품 분야 중 하나를 택하여 SWOT분석을 해보고 미래 전략적 방향성을 제시해보자).

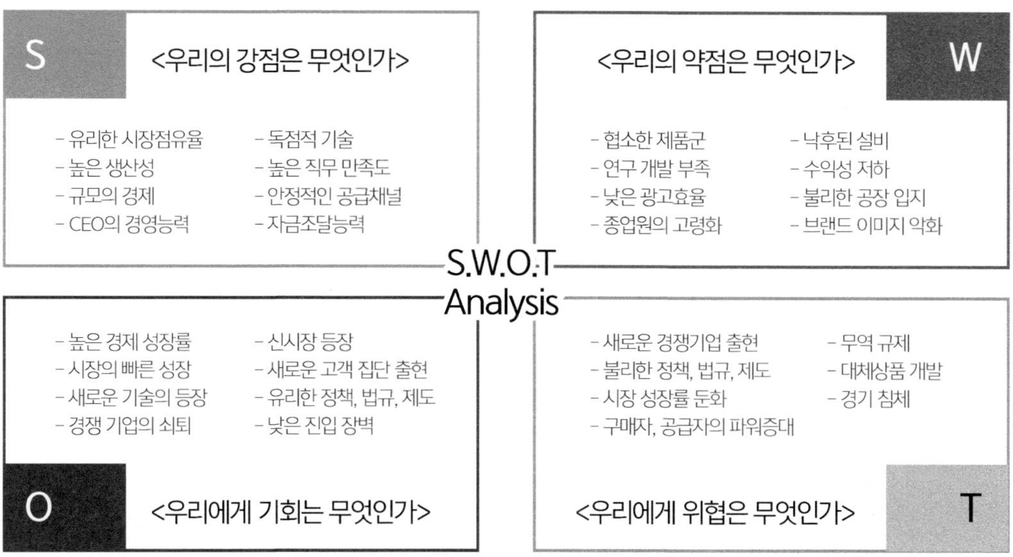

[그림 6-24] SWOT 분석의 요소 및 내용

다음은 우리나라 지역약국 서비스의 활성화를 위한 연구에서 지역약국 서비스에 대해 SWOT 분석을 실시한 사례를 나타낸 것이다(그림 6-25 참고).

SWOT에 근거한 향후 지역약국 서비스 활성화를 위한 제안

	강점(S)	약점(W)
기회요인(O)	· 기본적인 처방조제 서비스 이외에 의약품 주문 및 특수의약품 등을 포함한 표준화된 smart 서비스 운영 · 전문화된 처방검토업무 절차를 강화하여 부적절한 처방조제 방지, 조제 및 투약방법 개선, 복약지도문 활용을 통한 복약지도 서비스 선진화 · 노인 및 만성질환자 증가에 따라 급증하는 장기요양 시설을 방문하여 약물검토 수행 · 다제복용 만성질환자의 지속적인 약물치료관리 서비스 도입	· 전자처방전과 환자별 전자약료 기록시스템 도입으로 약력/병력의 종합적 관리 및 포괄적 건강관리서비스 제공 · 지역약국 자체적인 환자 약물사용 후 모니터링 및 약물이상반응 관리 · Smart 프로그램 및 환자 재방문 등을 이용한 환자 복약순응도 관리 · 일반의약품 등 self-care를 위한 약사서비스를 표준화하여 지역주민의 건강관리 센터로서의 역할 수행
위협요인(T)	· 약물사용절차별 문제점 개선을 위한 표준화된 GPP 실현 · 건강및 약물 정보이해력이 취약한 환자의 맞춤 서비스 제공 · 예방접종 관리, 약물오남용 및 중독 관리 등 질병 예방 및 건강관리서비스 확대 · 직무수행 동기 유발을 위한 실효적인 서비스 보상항목 체계화 및 인센티브 구상	· 보험자 주도 DUR 시스템에 추가된 지역약국 자체의 포괄적 DUR 전문화를 통해 환자의 안전성 증대 · 환자의 지리적 불편함 해소를 위해 원거리 처방조제 서비스 제공 · 전자처방 허브를 활용한 지역약국간 네트워크 구축 · 약료서비스 제공 시범사업을 통한 해당 서비스의 비용-효과성 평가 후 적용

출처: 보건복지부가 지원한 '약료서비스 R&D 추진 및 지원방안 구축(2012)' 연구의 일부, 한국보건사회약료경영학회 2012년 추계학술대회에서 발표된 자료 중 일부 발췌

[그림 6-25] 지역약국 서비스 SWOT 분석 사례

1-3. 핵심성공요인(Critical Success Factor, CSF)과 Gap분석

핵심성공요인(CSF)은 기업이 목표를 달성하기 위한 다양한 요인 중 결정적인 영향을 미치는 핵심요인을 의미한다. CSF는 거의 대부분의 기업에서 기업혁신을 위해 가장 먼저 산출하는 요소이므로 CSF가 산출되면 마케팅, 재무, 정보관리, 생산관리 등 전반적인 핵심 프로세스의 혁신을 위한 문서들이 연이어 산출될 수 있다. 이 때문에 CSF를 찾아내는 것은 경영혁신을 위한 분석단계에서도 핵심적인 단계이다. 즉, 조직의 비전과 목표를 중심으로 조직에게 가장 핵심적인 경쟁우위 요소를 찾아내어 전략정보시스템의 활용기회를 찾는 방법인 것이다.

그래서 기업은 성공적인 경쟁전략을 도출하기 위해서 기업의 비전을 중심으로 조직의 내부환경과 외부환경을 분석하게 되는데, 이 때 내부환경을 분석하는 한 방법이 핵심성공요인(CSF) 분석인 것이다.

산업환경과 기업환경을 분석하여 목표를 달성하기 위한 요소들을 찾는 과정은 보통 문서로 제작하는 것이 기본이며 이를 위한 분석기법으로는 SWOT분석, BCG Matrix분석, Value Chain 분석 등이 있으며 이중에서 어떤 분석기법을 선택할 지는 기업이 처한 상황에 따라 달라진다.

기업 성과에서 놓치는 부분을 찾기 위해 주로 활용되는 방법이 GAP분석이다. GAP이란 기업

이 설정한 목표와 실제 성과와의 차이(GAP)를 의미하며, GAP분석이란 그 차이(GAP)가 발생한 원인을 분석하여 해결방안을 찾는 분석 방법이다. GAP분석은 미시적으로는 이전 업무 프로세스나 문서와 대비하여 개정된 업무 프로세스나 문서의 GAP에 대하여 분석하는 것이며, 거시적으로는 분석대상 조직의 현재성과 및 환경분석 결과와 조직의 이상적인 목표인 비전·미션·전략, 성과목표 등과의 차이는 무엇인지를 분석하는 것이다.

1-4. 대안의 설정과 경영과제 도출

기업경영 시 문제점은 동시다발적으로 발생하므로 정확한 경영적 판단을 위해서는 문제의 긴급성, 중요성, 난이도 등을 고려하여 해결대상 과제를 도출, 배열하고 등위를 정하는 것이 중요하다. 일의 우선순위를 정하는 단계를 제때 제대로 수행하지 못하면 비즈니스의 기회를 상실하거나 더 큰 경영상의 문제점을 야기하는 결과를 낳는다. 그러므로 앞서 설명한 다양한 분석들을 기반으로 대안을 설정하고 비전과 목표달성을 위한 세부전략을 도출하는 것이 경영전략 수립활동의 열매이자 미래 발전의 토대가 된다.

1-5. 마케팅 믹스(4P-mix)

이 방법을 실천하기 위해서는 우선 가격 전략을 수집하여 고가, 중가, 저가 등 가격대에 따라서 기업이 소유한 각 제품과 서비스에 대해 4P-mix를 위한 구성 요소별로 세부전략과 전략적 포인트를 명확히 계획해야 한다. 자세한 것은 제 4 장 마케팅 믹스관리를 참고하기 바란다.

2. 기업의 생존전략

경영전략을 수립하고 실행하기 위한 다수의 경영모델과 분석도구들이 개발되어 현장에서 사용 중이다. 예를 들면, 기업전략을 위해서 BCG 매트릭스 전략, 다각화 전략, 수평적 통합 전략, 수직적 통합 전략, 아웃소싱 전략, 국제화 전략 등이 있다. 본원적 경쟁전략의 예로서 원가우위 전략, 차별화 전략, 집중화 전략 등이 있으며 이러한 전략을 수립하고 실행하기 위해서는 각 전략에 필요한 분석도구가 필요하다. 이 장에서는 각각의 전략에 대한 개념 소개에 이어 도식화된 그림을 사용하여 소개함으로써 다양한 전략의 종류와 이를 실제로 적용하는데 필요한 구성요소와 분석도구 등을 간단히 소개하여 실제적인 경영전략 수립에 도움을 주고자 한다.

2-1. 미래를 준비하는 지속가능 경영의 원칙전략

기업의 생존을 위해서는 차세대를 대비하는 다음과 같은 'NEXT 전략'의 구사가 필요하다. NEXT 전략 이란 Nature, Environment, X-projct, Technology의 약자로서 그 내용은 다음과 같다(과제: 우리나라 약국 프랜차이즈 중 한 곳을 선정하여 이곳의 'NEXT' 전략과 미국 월그린의 'NEXT 전략'에 대해 비교 분석해보자).

1) Nature

기업은 현재 위치에 대한 정확한 진단이 필요한데 이를 위해서는 ① 조직과 인적자원 분석을 통한 자사의 강약점을 파악하고, ② 사업의 경쟁력 분석을 통한 자사의 경쟁력을 파악하며, ③ 사업의 포트폴리오 분석을 통한 성장전략을 파악하고, ④ 기술경쟁력 분석을 통한 기술 로드맵의 파악이 필요하다. 이를 통해서 기업 자체의 핵심역량과 파악된 주요 이슈들과의 Gap 극복을 위한 전략적 과제의 발굴 및 실행전략의 수립이 가능해진다.

2) Environment

기업은 경영활동에 영향을 주는 3C를 지속적으로 모니터링 해야 하는데, 여기에는 1C (Customer)의 needs, wants, seeds를 지속적으로 모니터링하고, 2C (Competitor)의 전략, 관리, 혁신을 지속적으로 모니터링하고, 3C (Change) 곧 세상의 변화에 대한 trend를 지속적으로 모니터링 하는 것이 포함된다.

3) X-project

기업은 미래성장을 위한 비밀 프로젝트를 지속적으로 준비해야 하는데, 여기에는 ① 인재육성을 위한 프로젝트, ② 신사업을 위한 프로젝트, ③ 신제품을 위한 프로젝트, ④ 사업의 본질을 바꿀 블루오션 프로젝트의 준비가 포함된다.

4) Technology

기업은 관리기술과 고유기술의 조화로 미래의 불확실하고 예측이 불가능한 상황을 자사가 주도할 수 있는 상황으로 바꾸어야 하는데, 이를 위해서 ① 관리기술의 개발, ② 고유기술의 개발, ③ 자사의 기술을 공유화하는 지식경영의 체계화, ④ 기술에 의한 새로운 기능의 발굴을 사업으로 연결시켜 지식경영을 실천해야 한다.

2-2. BCG 매트릭스 전략

기업은 진행하고 있는 개별단위의 사업에 대한 지원뿐만 아니라 전체 사업단위 간에도 효율적인 경영자원 배분을 통해 최대 이익을 실현하는 것을 경영목표로 한다. 어떤 사업을 통해 미래의 성장동력을 확보하고, 자원의 확보를 위해 어떤 사업을 정리할 것인지에 대한 전략적 의사결정이 바로 포트폴리오 전략이다.

이러한 사업 포트폴리오 전략은 기존 사업 전략뿐만 아니라 전체조직을 구성하고 있는 사업부인 전략사업단위(SBU)에도 수립되어진다. 사업 포트폴리오가 확인되면 다양한 계량적 모형을 가지고 각 전략적 사업단위에 대해 평가, 분석하게 되는데 일반적으로 이용되는 모형이 BCG 매트릭스이다.

이 모형은 개별사업 영역에 대한 시장성장률과 시장점유율을 지표로 사용하여 시장의 매력도를 평가하는데 유용하게 쓰이며, 이런 모형을 통해 기업은 현재 사업 단위들의 현황과 위치를 파악, 분석하고 그 결과에 따라 효과적으로 경영자원을 배분하고 최고의 효율을 얻을 수 있는 경영전략을 세운다.

BCG매트릭스는 기업의 여러 자원을 각각의 전략사업단위(SBU)에 어떻게 분배하는 것이 효과적인지 판단하는 의사결정 모형이다. 이러한 분석방법은 미국의 보스턴컨설팅그룹(Boston Consulting Group, BCG)에 의해 개발된 것으로써 시장성장률과 시장점유율을 토대로 기업체의 각 사업단위의 위치와 성과를 평가하여 사업부의 유지, 철수 여부를 결정하는 전략적 판단이 필요할 때 사용한다(그림 6-26 참고).

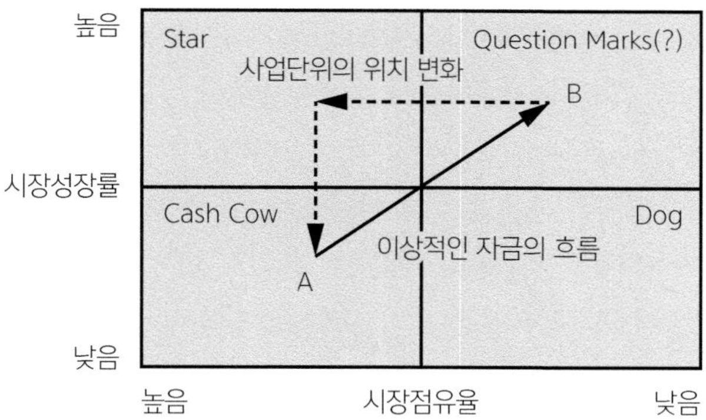

[그림 6-26] BCG Matrix

기업은 보통 여러 가지 사업을 동시에 수행해 나가는 경우가 많기 때문에 한 사업단위에 기업이 가진 모든 자원을 투입할 수 없다. 결국 각각의 사업부에 효과적으로 기업자원을 배분해야 하는데, BCG매트릭스는 기업의 각 사업단위를 포트폴리오 방식으로 나누고 시장의 매력도를 나타내는 시장성장률과 경쟁우위 여부를 나타내는 시장점유율 같은 두 가지 변수에 대입시켜 기업자원의 흐름을 파악, 분석하는 모형이다. BCG 매트릭스의 네 가지 사업영역(business domain)을 보면 다음과 같다.

1) Stars (고성장, 높은 시장점유율, 유망사업)

사업성장률과 기업의 시장점유율이 높은, 즉 고성장, 고점유 유망사업이므로 수익성과 성장의 기회가 많은 분야로서 투자비용이 많이 요구되며 다른 명칭으로는 '스타' 사업이라 부른다.

2) Cash Cows (저성장, 높은 시장점유율, 자금원천 사업)

돈이 되는 '젖소(cash cow, 자금원천사업)'는 저성장, 고점유율 사업이며, 사업성장률이 낮아 신규투자가 필요 없고 기존의 시장지위가 확립되어 있어서 투자비용이 상대적으로 적기 때문에 현금수지의 잉여를 가져오는 즉, 기업의 핵심 기반이 되는 사업을 말한다.

3) Dogs (저성장, 저시장점유율, 쇠퇴산업)

싸움에 진 '개(dog)'는 저성장, 저점유율 산업을 뜻하고, 이미 희망이 없기 때문에 처분할 수 있을 때 퇴출시켜야 하는데, 왜냐하면 사업성장률과 기업의 시장점유율이 낮아 수익성은 낮고 투자비용은 많이 들어 시장철수를 검토해야 하는 사업이기 때문이다.

4) Question Marks, Problem Child (고성장, 낮은 시장점유율, 문제사업)

'문제아(problem child, 문제사업)'는 고성장이나, 저점유율 사업을 뜻한다. 사업성장률은 높으나 기업의 시장점유율은 낮기 때문에 낮은 수익을 가져다주므로 현금운용에 관해 주의해야하는 경우이다. 개발도상국 가운데 상대적으로 경제성장률이 높고 산업화가 빨리 진전되고 있는 즉, 떠오르는 신흥시장(emerging market)이 이에 해당한다.

BCG 매트릭스의 활용방법은 다음과 같다. 기업의 제품개발과 시장전략 수립을 위해 세로축에는 기업이 종사하는 각 사업의 성장률을, 가로축에는 각 사업에서 기업의 시장점유율을 표시한 도표를 그린다. 'Star'는 현재의 점유율을 유지하면서 성장을 위한 자원을 투입하여 장래에 cash cow로 육성해야 한다. 'Problem child'는 빠른 시일 내에 자원을 집중 투자하여 점유율을 높이는 전략을 취하든지 아니면 과감하게 퇴출해야 한다. Problem child의 수를 줄이고 일부에 집중 투자하여 star로 키우는 것이 선택과 집중 전략이다. 실제적으로 'cash cow'는 회사 전체의 자금원으로서 기능을 가지고 투자를 점유율 유지에 필요한 최소한도에 맞추고 수익을 올려 현금을 회수해야 한다(그림 6-27 참고).

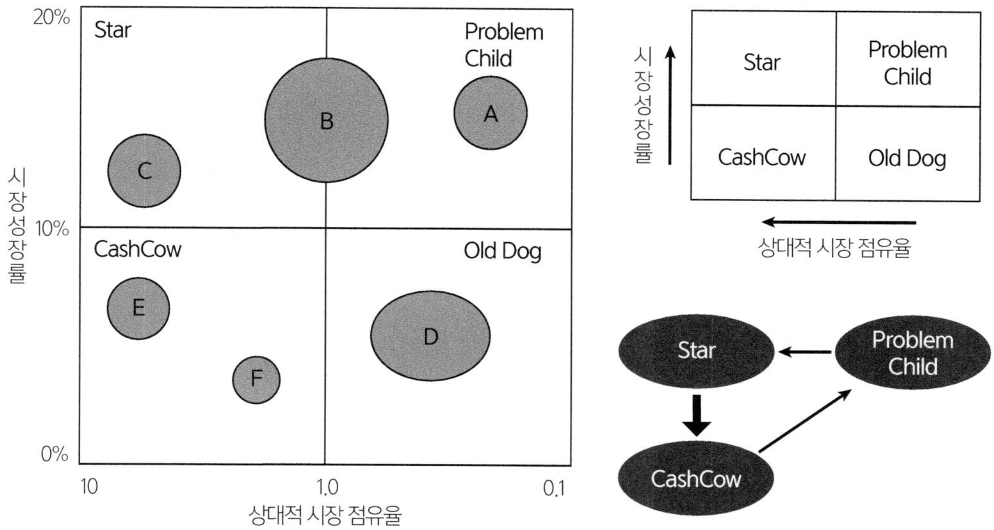

*원의 크기는 매출액 기준

[그림 6-27] BCG Matrix 활용

BCG Matrix를 활용하여 매년 회사의 제품이나 서비스를 네 개의 상한으로 분류한 뒤, 해당 제품이나 서비스를 어떻게 전략적으로 관리할 지는 가능한 주기적으로 파악, 결정하는 것이 좋다(과제: 우리나라 제약기업 중 한 곳을 선정하여 BCG매트릭스를 만들어보자).

<사례 6-7> 1980년대 G사의 상황과 잭 웰치의 혁신 사례

○ 80년대 초 G사의 모습
잭 웰치가 CEO로 취임하던 1981년 당시에도 G사는 충분히 거대한 기업이었다. 90년의 유구한 역사를 가졌으며 120억 달러의 자산에다 시가총액이 150억 달러나 되는 거대 기업이었다. 하지만 당시의 G사는 조직이 너무 거대화되어 조금씩 둔해지고 있었다.

○ 잭 웰치의 혁신
이러한 상황 속에서 잭 웰치가 내린 처방은 구조조정이었다. 회장취임 초기에 170개나 되었던 사업부 중 110개 사업부를 정리하고 핵심 사업군/첨단 사업군/서비스 사업군의 세 부문으로 재편한 것이다. 말그대로 선택과 집중이었다. 이런 과정 속에서 각 산업 내에서 1, 2위를 할 수 있는 사업부가 아니라면 과감하게 정리해 버리는 1, 2등 전략을 실행하였다. 잭 웰치가 BCG 매트릭스라는 툴을 썼는지는 알 수 없지만, 그가 단행했던 혁신들은 BCG 매트릭스에서 이야기하는 내용과 정확히 맞아 떨어지는 면이 있다. 따라서 G사의 혁신들 중 대표적인 사업부를 하나씩, BCG 매트릭스를 통해 분석해 보자.
1. Star
당시 잭 윌치가 생각했던 Star 산업은 금융/캐피털과 관련된 사업이었다. 당시 시대상황을 살펴보면 금융업의 성장 가능성은 매우 컸고, G사는 그 속에서 훌륭하게 그 역할을 수행할 준비가 되어 있었다. G사는 그 태생 때부터 인더스트리 사업을 지원하기 위해 금융사업에 진출했었고, 그 노하우는 향후 그 분야에서 1,2위를 점할 수 있다는 자신감을 심어주었다. 잭 웰치는 이러한 점을 꿰뚫어보고 G사 캐피털을 집중적으로 육성하였고, G사 캐피털 서비스는 제조업을 지원하는 핵심축으로 등장하였다. 그 결과 G사캐피털은 G사 매출의 40%를 차지하게 되었다(하지만 근래에 와서는 G사 캐피털의 무분별한 확장으로 G사 전체가 위기 상황을 겪는 아이러니한 일이 벌어졌다).

2. Cash Cow
잭 웰치는 70년대 중반에 일본의 제조공장들을 방문하고 큰 위협을 느껴, 외국 기업과 경쟁하지 않아도 되면서 든든한 기반이 되어줄 사업을 찾았다. 그 중 하나로 떠올린 것이 TV 방송사업이었고, 이는 G사가 RCA를 인수하는 결과로 나타났다. 1985년 63억 달러를 투자해 RCA를 인수한 G사는 산하에 NBC라는 거대 방송사를 두게 되었다. 인수 후에는 레코드, 카펫 보험 등의 비전략 사업부를 매각해 1년 안에 13억 달러를 회수하였고, 87년에는 RCA의 전기 소비재 부문을 프랑스 국영기업인 톰슨(Thomson)의 의료기기 사업부문과 교환하였다. 당시에는 큰 비판의 목소리가 있었지만, 두 기업은 각각의 부문에서 크게 성공할 수 있었다. 이처럼 G사가 선택한 TV방송사업은 G사의 Cash cow 역할을 톡톡히 하였으며 기업 발전을 이끄는 견인차 역할을 담당했다.
3. Question Mark
앞서 Question Mark단계에 있는 사업은 Market share를 폭발적으로 늘려 고객의 지지를 얻고 star 단계로 이동할 수 있다고 언급했다. 당시 G사에서 이러한 역할을 수행한 사업부는 원자력 관련 사업부였다. 그들은 현실과 동떨어지게 신규 원자로 주문을 몇 개씩 받아내는 허무맹랑한 장밋빛 미래를 발표하였다. 이를 본 잭 웰치는 신규주문은 들어오지 않을 것이니, 이미 설치된 원자로 시설에 부가서비스를 판매하여 수익을 올리는 계획을 수립하였다. 이를 통해 원자력 사업부는 서비스 사업에서 큰 성공을 거두며 Star로 이동할 수 있었다.
4. Dog
당시 G사의 'Dog'은 냉난방기기 같은 사업이었다. 사실 냉반방기 사업부는 G사의 상징과 같은 존재였는데, 유구한 역사를 가졌으며 많은 고객들이 G사를 떠올릴 수 있는 사업부였다. 하지만 냉난방기 사업은 시장성장률이 크지 않았고, 시장 내 Market Share에서 G사가 큰 역량을 발휘하기 힘든 사업부였기 때문에 과감히 매각을 결심하였다. 물론 많은 반대가 있었지만 '지속적인 수익성 향상'이라는 목표의 달성이 힘든 사업부는 이처럼 Dog으로 분류되어 처분하였다.

○ 혁신을 통한 G사의 엄청난 성장
이 같은 혁신전략을 거듭한 G사는 잭 웰치가 CEO로 재임하는 동안 큰 성장을 이루었다. 250억 달러였던 매출을 1,300억 달러로, 영업이익률은 6%에서 18.9%로, 시가총액은 150억 달러에서 3,880억 달러로 확대되었다. 당시의 시대상황을 꿰뚫어 보았고 자신의 기업에 대한 철저한 분석을 바탕으로 '선택과 집중'을 했기 때문에 가능한 일이었다.

출처 : http://blog.vcnc.co.kr/51

2-3. 다각화 전략(Diversification Strategy)

다각화 전략이란, 기업이 현재 보유하고 있는 자원을 활용하여 기존 사업과 관련 있는 분야에 진출하거나 혹은 기존 사업과는 다른 새로운 사업영역에 진출함으로써 기업의 성장을 추구하는 전략이다. 다각화 전략에는 관련 다각화 전략(related diversification strategy)과 비관련 다각화 전략(unrelated diversification strategy)이 있다.

관련 다각화는 기업의 기존 활동의 가치사슬과 공통되거나 연관성이 있는 한 두 요소를 가진 영역으로 기업의 활동을 확대하는 것이며 이러한 연관성은 제조나 마케팅, 물류관리 그리고 기술적인 공통성에 근거하고 있다. 반면, 비관련 다각화는 전혀 공통성이 없는 새로운 사업영역을 향하여 경영활동을 다각화하는 것이다.

초기의 다각화 전략은 기존 기업영역과 무관한 비관련부문으로의 다각화가 주로 시도되었으나, 현대의 다각화 전략은 경영자원을 보다 효율적으로 분배하고 기업의 일체성을 유지하기 위해 포트폴리오 관리기술을 발전시킴으로써 기업들이 보유한 핵심역량을 중심으로 실행하는 관련 다각화 전략이 주목받고 있다.

특히 관련 다각화는 생산과정에서 제품에 공통적으로 투입되는 생산요소로 인해 투입요소 비용을 절감할 수 있어 범위의 경제성(economies of scope ; 한 기업이 두 가지 이상의 제품을 동시에 생산할 때 소요되는 비용은 별개의 두 기업이 각각 한 제품을 생산할 때의 비용을 합한 것 보다 적게 발생한다는 이론)이 가능해져 기업의 수익률까지 증가시키는 효과가 있다(그림 6-28 참고).

기업이 다각화 전략을 추구하는 목적은 다각화를 통해 지속적인 성장을 추구할 수 있으며, 시장지배력을 높일 수도 있고, 사업부문들의 경기순환에서 오는 위험을 분산시키고자 함이다.

다각화 전략을 수립할 때 주의해야 할 사항으로는 다각화로 선택된 산업이 구조적으로 매력이 있거나 다각화를 통하여 진입하는 새로운 사업이 기업의 사업간 경쟁우위를 확보하는데 기여할 수 있어야 하며, 진입비용이 잠재수익을 초과하지 말아야 한다는 것이다. 또한 기업이 지속적인 성장발전을 위해 무분별한 다각화를 통한 새로운 사업 영역으로의 진출은 지양해야 하며, 급속히 기업규모를 확대시키는 것은 기업의 생존에 대한 불확실성을 증가시킬 수 있다.

제약기업/약국		시장	
		기존시장	신규시장
제품	기존제품	시장침투	시장개척
	기존제품	제품개발	다각화

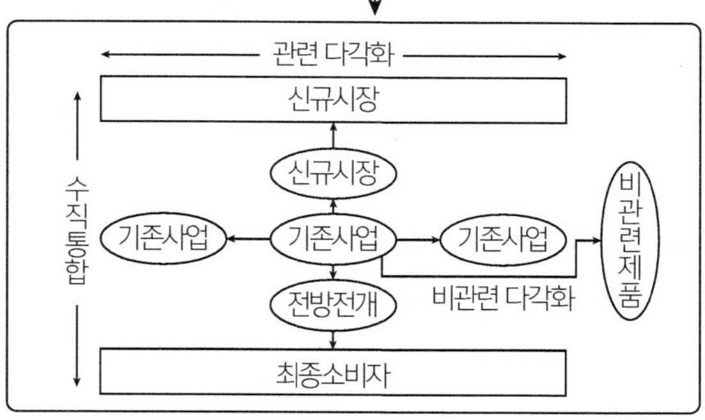

[그림 6-28] 기업의 다각화 성장전략 개요

<사례 6-8> 선택과 집중으로 전문화에 성공한 AP 사례

사업 포트폴리오 혁신에 성공한 기업으로 AP그룹을 꼽을 수 있다. AP는 1970~80년대 국내 화장품시장 확장으로 순조로운 성장을 이어가자 타 산업으로의 확장을 시도하게 된다. 약 20년에 걸친 사업다각화 전략을 추진한 결과, 1990년대 초 AP는 4개 비관련 사업군에 25개 계열사를 거느리는 대그룹으로 성장했다. 그러나 화장품을 제외한 대부분 계열사의 성과는 부진했고, 결국 화장품 사업을 통해 번 돈을 다른 계열사에 지원하느라 그룹의 재무상태까지 악화되었고 이윽고 비관련 다각화의 후유증 속에서 주력인 화장품 사업마저 휘청거리기 시작했다. 1980년대와 1990년대에 방문판매보다 일반적인 시판시장이 급성장하고, 1986년에는 미국과 유럽 등 외국 화장품기업의 한국진출이 자유화되면서 경쟁판도가 바뀌었기 때문이다. 그 결과 1970년대에 70%를 웃돌았던 AP의 시장점유율은 1991년에 19%까지 떨어졌다. 이러한 위기 속에서 AP는 10여년에 걸친 사업구조조정을 시작하게 되었다. 이 사업구조조정은 1997년 IMF 외환위기를 전후하여 두 단계로 나뉜다. 첫째는 1991년부터 1997년까지 부실사업의 정리단계이고, 둘째는 1998년부터 2002년까지 핵심분야로의 집중단계로 구분된다. 1997년 말 외환위기가 발생했지만 AP는 1단계 구조조정으로 경영난을 극복하고 금융위기 당시에도 성장세를 유지했다. 이에 더해서 AP는 1998년부터 핵심 사업분야 집중이라는 제2단계 구조조정에 착수하게 된다. AP는 그룹비전을 뷰티 앤 헬스(Beauty & Health)로 정하고 관련 사업분야에 집중했는데, 화장품과 향수, 바디용품이라는 제품 라인업을 구축하고 본격적인 글로벌 경쟁의 초석을 다진 것이다. 강도 높은 구조조정과 핵심사업으로의 집중은 큰 성과를 가져왔다. 당기순이익은 1996년 51억원에서 2000년에는 847억원으로 5년 만에 16배 이상 늘었고, 2005년에는 1,650억원으로 10년 만에 32배 이상 성장했다.

출처 : 조선 이코노미 129호, 2015년 7월(http://economyplus.chosun.com/special/special_view.php?boardName=C04&t_num=8630)

2-4. 수평적 통합 전략(Horizontal Integration Strategy)

수평적 통합이란, 유사 업종의 기업이 관련 시장에서 규모와 범위의 상승효과(synergy effect)를 창출하기 위하여 진행하는 제휴, 인수, 합병 등과 같은 전략이다. 일반적으로 대기업의 경우는 기업규모가 확대되면 수평적 통합을 통해 시장점유율을 높여서 가격선도자(price leader) 역할을 수행하려고 동종업종 기업을 인수, 합병함으로써 기업의 활동범위, 지리적 범위, 기업의 규모를 확대시켜 왔다.

수평적 통합의 긍정적 부분은 중소기업의 생산설비능력을 증가시켜 생산규모를 확대시키고 판매망을 강화할 수 있으며 판매량의 증가로 기업의 자금조달력도 강해지는 다양한 유익을 얻을 수 있다는 점이다. 예를 들면, 현대자동차와 기아자동차의 통합이 대기업의 수평적 통합전략의 한 예이다.

2-5. 수직적 통합 전략(Vertical Integration Strategy)

수직적 통합이란, 제품공급 과정에서 기술적으로 구분되는 생산, 유통, 판매 등의 핵심적 경영활동의 일정 부분을 통제하는 전략으로써 단일기업 내부에서 통합을 의미하며 다각화의 한 방법이라 할 수 있다. 즉, 기업이 원자재나 부품을 공급받아 생산하고 유통경로를 통해 소비자에게 공급하는 가치사슬을 따라 관련된 업무활동을 소유하고 통제하는 것이다.

수직적 통합방식은 '전방통합(forward integration)'과 '후방통합(backward integration)'의 두 가지로 구분할 수 있다. 전방통합(forward integration)의 목적은 원료를 공급하거나 제품을 생산하는 기업이 시장지배력을 강화하고 소비자의 접근성을 높여 시장비용 절감을 가져오기 위함이며, 산출물(output)에 대한 유통 및 판매 부문을 통제하고 유통채널이나 사후 서비스와 같이 소비자 방향으로 기업통합을 시도하는 것을 의미한다(그림 6-29 참고).

가령, 자동차를 직접 제조하는 기업이 자동차를 직접 판매하는 사업영역까지 진출한다면 전방통합이라 할 수 있다. 한편, 후방통합(backward integration)의 목적은 생산기업이 공급자에 대한 영향력을 강화하고 생산비용의 절감을 위해 원재료(input)에 대한 소유권과 경제활동을 통제하고자 함이며, 원재료나 부품관련 공급 기업을 통합하는 것을 의미한다. 가령, 자동차를 직접 제조하는 기업이 엔진부품이나 타이어 시장에 진출하는 경우가 후방통합의 한 예이다.

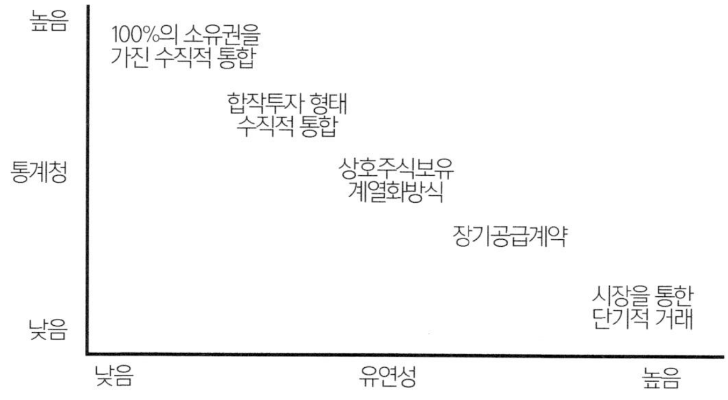

[그림 6-29] 통합의 정도에 따른 수직적 통합의 다양한 형태

2-6. 아웃소싱 전략(Outsourcing Strategy)

아웃소싱이란 기업의 특정 프로젝트나 제품의 생산, 유통, 용역부터 정보화나 정보 시스템의 개발, 고객관리 등과 같은 기업 내부업무 일부를 외부의 제3자에게 위탁, 처리하는 것을 말한다.

아웃소싱의 장점은 경쟁이 심화되면서 보다 전문적인 능력을 제공하는 조직이나 기관들의 도움을 받음으로써 전문성을 높이고, 기업의 '내부조직을 통한 경제활동'(in-house sourcing) 비용보다 '제3자를 통한 경제활동'(outsourcing)의 거래비용이 적게 들어 원가를 절감하는 경제적 효과를 가져 올 수 있으며, 한정된 자원을 가진 기업이 핵심역량에 자원을 집중할 수 있게 함으로써 경쟁력 강화를 위한 대안으로 운영될 수 있다.

반면, 아웃소싱의 단점은 외주업체에 너무 의존하다보면 가격상승을 유발하여 본래의 원가절감 취지를 벗어날 수 있으며, 계획과 통제권한 상실로 인한 경영계획의 불확실성이 증가될 수 있고, 외주업체와 의사소통의 한계로 인하여 핵심정보를 놓치는 정보의 부재상황을 초래할 수 있다.

<사례 6-9> 글로벌 기업의 성과공유 및 공정거래 성공사례

미국의 자동차 회사인 크라이OO는 초기 경쟁입찰제를 통해 낮은 단가를 제시한 부품업체들과 단기 계약관계를 형성한 바 있다. 하지만 부품업체들과 신뢰를 바탕으로 한 이익공유가 이뤄지지 않았기 때문에 장기적이고 지속적인 관계가 형성되지 않았다. 결과적으로 부품업체에 대한 가격압력은 제품의 품질하락으로 이어졌고, 경쟁사들보다 신차개발 기간은 오히려 길어졌으며, 비용 역시 더욱 상승했다.
이런 문제를 해결하고자 크라이OO는 제품개발과 공정개선에 부품업체들은 참여시켜 발생한 문제를 함께 해결하고자 노력하였다. 이에 1980년대 중반부터 HD자동차를 벤치마킹하기 시작, 경쟁입찰제를 폐지하고 목표원가제를 도입했다. 또, SCORE (supplier cost reduction effort) 프로그램을 이용해서 총 가치상승으로 비용을 절감하고 이윤을 공유하였다. 이 결과, 크라이OO는 신차개발 기간을 234주에서 183주로 단축했으며 시장점유율은 12.2%에서 14.7%로 상승했고, 차량 1대당 이익은 약 250달러에서 2,110달러로 급증하는 결과를 가져왔다.

출처 : 전경련 중소기업협력센터(http://www.fkilsc.or.kr/winwin/view.asp?ctype=cpr_news&idx=350&page=894&-search=&keyword=)

<사례 6-10> 외부 네트워크를 통한 신사업 발굴 사례

○ 성공사례
생활용품 제조업체 POO는 연구개발 아이디어를 외부에서 공급받아 신제품 개발을 촉진하는 전략을 채택하였다. 자사 내부에서만 혁신을 달성하겠다는 고정관념을 버리고 열린 혁신(open innovation) 시스템을 구축함으로써 공급업체 연구원과의 협력을 통해 신제품을 개발에 성공한 것이다.
한편, 일본의 유통업체 7-OO 역시 일본식 Keiretsu 모델을 도입하여 협력업체와의 신뢰를 바탕으로 아웃소싱을 실시하였다. 일례로 휘발유 유통은 COO에, 스낵은 Frito-Lay와 같은 업체에 맡기면서도 가격결정, 판매촉진 등에서는 독점적 통제권을 유지했다. 또 협력업체들과 제휴관계를 맺어 필요한 고객정보를 공유하고 공동마케팅을 실시하여 이익증진 및 제품과 서비스의 질을 향상시켰다. 그 결과, 가치사슬상의 모든 활동을 자사가 담당하기보다 자신보다 경쟁력을 지닌 업체에 외주하여 비용을 절감하는 효과를 거두었고, 자사는 핵심역량에 더욱 주력하면서 협력업체들과 정보를 공유, 상호이익을 증진하는 효과까지 거두었다.
○ 실패사례
일본의 미쓰OO 자동차는 2000년 이후 닛산을 추격하는 과정에서 원가절감과 개발기간 단축에만 주력하고 품질관리나 기술협력은 등한시했다. 아울러 2000년 6월에는 미쓰OO가 리콜(recall)·클레임(claim) 정보를 일본정부(운수성)에 보고하지 않았다는 내부고발까지 있어 7월 초에는 정부가 실사에 착수하였다. 결국 미쓰OO는 자체조사 결과 리콜 9건과 개선대책 2건, 서비스 캠페인 3건이 있었는데 이를 은폐했다고 운수성에 보고했다. 그 결과 2001년 4월 25일 미쓰OO자동차 전직 부사장 등 임원진이 리콜정보 은폐혐의로 기소되었다. 게다가 대표 차종인 파제로, 랜서 등 총 61만대 이상을 무상으로 회수, 수리해야하는 부담을 안게 됐으며 결함차량 보증수리 책임에 판매부진까지 겹치면서 2000년 3,600억엔의 적자를 기록하고 주가도 40%나 하락하였다. 무리한 원가절감 정책에 따른 협력업체의 품질관리를 소홀히 함으로써 경쟁력 우위를 상실했으며, 지나친 성과주의가 불상사를 초래한 것이다. 유사한 실패사례를 미국의 GM 자동차에서도 찾아볼 수 있는데, GM 역시 경쟁입찰 방식으로 낮은 가격의 부품을 공급받음으로써 제품의 불량률이 1%이상(도요타는 0.01%)되어 수많은 리콜사태가 발생하여 점차 경쟁력을 잃게 되었다. 결국 세계 1위의 자동차업체인 GM의 부품업체 쥐어짜기를 통한 원가절감 방법은 자동차 품질의 저하와 협력업체의 몰락으로 이어졌고, 급기야 GM의 경쟁력 저하로 이어져 기업의 생존까지 위협하는 상황까지 초래한 것이다.

출처 : 한국경제매거진 1009호, 2015년 4월 참고

2-7. 국제화 전략(Globalization Strategy)

글로벌화는 특정 기업이 모국을 벗어난 영역으로까지 시장을 확대시키는 것을 의미한다. 이러한 글로벌 시장으로의 확대는 국내 시장만을 대상으로 했던 기업에게는 가능하지 않은 부가가치의 창출을 가능하게 해준다.

기업은 글로벌화를 통해 대규모화된 시장과 이에 따른 투자비용의 회수, 규모의 경제를 실현, 저생산원가 지역에 제조공장을 설립할 수 있게 하여 기업의 수익성을 높일 수 있다. 최근 국제적으로 시장을 확대하려는 기업이 글로벌 전략을 선택하는 이유는 의사소통과 수송기술의 발달로 비록 국가가 다르다 하더라도 소비자의 기호와 취미가 점점 통일되어가고 있다는 이유와, 글로벌 시장에서 통하는 제품과 서비스를 개발함으로써 비용절감과 품질향상, 고객의 만족도 증가, 가격경쟁수단의 강화 등과 같은 효과를 얻을 수 있기 때문이다.

<사례 6-11> 국제화 전략(해외진출) 성공사례

AP의 해외진출은 1988년으로 거슬러 올라간다. 화장품의 본고장인 프랑스에서 국내 화장품으로 가능성을 타진하는 것이었다. 당시 AP는 기초화장품과 국내에서 인기가 있던 미백 화장품을 만들어 프랑스로 수출하기 시작했다. 그렇지만 백인 소비자들에게 한국산 미백화장품은 통하지 않았다. 이에 AP는 1995년에 현지법인 PLL (Pacific Lolita Lempicka)을 세워 화장품이 아닌 향수사업을 시작하게 된다. 향수는 종류가 다양하고 원산지보다는 향의 독특함에 의해 소비자로부터 선택되기 때문에 상대적으로 시장에 침투하기 쉬울 것이라고 판단했다. 과거 조직운영상의 실패경험을 반영해서 PLL 인력의 대부분을 프랑스 현지인으로 채용하고 경영상의 자율권을 최대한 보장했다. 뿐만 아니라 향 제조 및 용기 디자인까지 당시 선진기업에서 일하던 전문가를 영입했을 만큼 향수의 현지화와 완성도에 만전을 기했다. 그 결과 경쟁이 매우 치열해 업계 1위 시장점유율이 4% 정도에 불과한 프랑스 향수 시장에서 2002년에는 시장점유율 2.6%를 돌파하면서 프랑스 향수 업계 4위로 올라섰다.
한편, AP가 중국에 처음 진출한 것은 1993년이었다. 동북 3성(하얼빈, 선양, 창춘)을 중심으로 현지 업체인 보암과 합작해 중국사업을 시작했다. 하지만 단순히 한국과 비슷한 시장에 한국제품을 그대로 판매하겠다는 전략은 현지에서 통하지 않았다. 이에 AP는 2000년부터 3년간에 걸쳐 대규모 현지 소비자 조사를 실시해 젊고 밝은 이미지의 라OO 브랜드가 중국 시장에 적합하다는 결과를 얻었다. 그리고 당시 유행을 선도하는 홍콩에서 브랜드 명성을 얻을 경우, 중국본토 진출의 성공확률을 높일 수 있다는 점도 학습하게 된다. AP는 먼저 2002년 홍콩의 1급 백화점 가운데 하나인 소O(SOOO) 백화점에 1호점을 입점시켰다. 신중한 분석에 따른 결과로 6개월 만에 판매량은 급성장하기 시작했다. 홍콩에서의 성공을 기반으로 AP는 다른 브랜드의 중국진출보다는 라OO의 본토진출에만 집중했다. 2002년 9월 상하이 진출을 성공시키고, 2003년에는 베이징에 순차적으로 진출하면서 라OO 중국진출의 성공방정식을 구현한 것이다. 라OO가 3년에 걸쳐 중국에서 완전히 정착한 뒤, 2005년에는 마OO 브랜드를 동일한 성공 방정식에 따라 시도해 2년 만에 시장정착을 이루어냈다. 한류열풍을 기반으로 2007년에는 설OO 브랜드 역시 동일한 방식을 적용해서 2011년까지 자사가 보유한 브랜드를 순차적으로 중국시장에 진출시켰다.

출처 : 중앙일보[힘내라, 한국 경제] 아모레퍼시픽, 글로벌 메가시티 발판으로 해외진출 가속화, 2016.1.29. 기사

3. 본원적 경쟁전략

본원적 경쟁전략이란 마이클 포터 교수가 주창한 것으로서 제조업과 서비스업을 포함하는 제반 산업 내에서 효과적으로 경쟁할 수 있는 일반적 형태의 전략유형을 뜻한다. 마이클 포터는 시장에서 기업을 자리매김(positioning)하고 수익률을 높여 궁극적으로 경쟁우위를 확보하기 위하여 원가우위 전략, 차별화 전략, 집중화 전략이라는 세 가지 본원적인 방법을 제시하였다.

3-1. 원가우위 전략(Cost Leadership Strategy)

원가우위 전략이란 경쟁기업보다 더 낮은 원가로 재화와 서비스를 생산, 공급함으로써 경쟁자들보다 비용우위를 확보하는 것을 의미한다. 원가우위 전략의 목적은 단순히 원가를 낮추어 시장에서 낮은 가격으로만 승부하겠다는 것이 아니라, 이익의 극대화를 이루면서 좋은 품질을 유지함으로써 궁극적으로 경쟁우위를 확보하는데 있다.

만약 특정기업이 경쟁기업보다 더 낮은 원가로 제품을 생산할 수 있다면 소비자는 더 낮은 가격으로 같은 제품을 살 수 있고 기업 역시 낮은 원가이므로 낮은 가격으로 판매해도 평균 이상의 수익을 확보할 수 있다. 이것이 원가우위 전략의 핵심 장점이다.

즉, 원가우위 전략은 기업의 이익을 낮추고 경쟁자보다 싸게 많이 파는 전략인 박리다매 전략과 다르다. 가격은 원가+마진인데, 원가우위 전략은 여러 방식으로 원가를 절감함으로써 가격을 낮추어 경쟁력을 높이는 것을 말한다. 여기서 원가는 고정비와 변동비로 구분된다.

고정비의 절대적 크기가 크거나, 원가에서 차지하는 비중이 크면 그 산업은 규모의 경제 효과가 큰 산업이고, 따라서 많이 판매할수록 원가가 많이 저렴해진다. 많이 만들수록 싸게 만드는 노하우가 생기므로, 많이 만들수록 학습곡선 효과와 경험곡선효과에 힘입어 원가가 절감된다.

학습곡선 효과(learning curve effect)란 1930년대 미공군에서 항공기 생산량이 두배가 되면 노동자들의 업무 숙련도가 증가하여 생산에 소모되는 노동력이 10~15%정도로 감소한다는 것으로 주로 원가회계나 생산관리분야에서 사용된다. 비슷한 의미지만 경험곡선효과(experience curve effect)란 보스톤 컨설팅 그룹의 연구결과로서 노동자가 반복적으로 같은 업무를 할 때 노동력과 노동시간만이 아닌 상품 개발비, 마케팅비와 같은 전체적인 비용이 줄어든다는 것을 주장했으며, 이후 주로 기업의 시장확대와 시장점유율 증가를 위한 경영전략에서 사용된다.

물론 아예 정책적으로 전략을 결정해 버릴 수도 있다. 구체적으로 가치사슬상의 혁신(공정혁신)을 이용해 생산단계를 잘게 쪼갠 후, 경쟁사와 어디에서 원가 차이가 나는지를 분석한 후 해결책을 낼 수도 있다.

원가우위를 확보하는 방법으로는 일반적으로 다음의 세 가지가 있으며, 이것은 경영개선과 전략적 혁신을 통해 이루어 낼 수 있다.

1) 차별역량 강화 방법

차별역량 강화는 제조와 자제관리 부문에서 규모의 경제, 학습효과, 생산프로세스 혁신, 제품설계 개선, 기술적 우위와 같은 방법을 통하여 비용절감을 실현함으로써 차별화된 역량을 강화시킬 수 있다.

2) 마이클 포터의 가치사슬 재구성 방법

가치사슬(value chain)이란 기업이 고객에게 가치를 전달하기 위한 일련의 기업경영활동을 의미한다. 기업은 가치사슬을 통해 자사의 업무활동을 생산, 유통, 판매, 마케팅, 서비스와 같은 본원적 활동(primary activity)과 더불어 일반경영활동, 인적자원관리, 구매 등과 같은 지원적 활동(supportive activity)으로 구분하여 경쟁기업과 비용우위 및 차별화해야 할 점들을 분석하게 된다.

또한 가치사슬 관리를 통해 운영효율성을 증대시킬 방안을 찾고 최저비용 산출방법을 분석하여 핵심 사업에는 더 많은 투자를 하고 수익성을 높일 수 있는 방안을 제시함으로써 기업의 이익구조를 향상시킬 수 있다(그림 6-30 참고).

마이클 포터

		경쟁우위 유형	
경쟁범위	넓음	원가우위	차별화
	좁음	원가우위 집중화	차별적 집중화

구분		실현요소	예시
원가우위전략	원가등인등제	규모의 통제	MSA를 통한 규모확대
		학습의통제	학습결과의 득점화
		조업도의 영향 통제	원료투입의 안정화
		업계의 통제	유통경로와의 협력
		상호관련성의 통제	일부활동의 공통수행
		통합의 통제	업무프로세스의 혁신
		타이밍의 통제	구애시기의 적정화
		선택가능한 정책의 통제	불요불급한 지출의 억제
		입지의 통제	최적입지의 선택
		제도적 요인의 통제	정책변경의 요구
	가치사슬 재구성	획득활동의 재현	구애자원의 영세 조정
		가치사슬의 재구성	생산공정의 자동화
		하류부문의 재배열	유통경로의 개발
		집중화	특정 세분시장의 선택
차별화전략	차별화 원천의 강화		차별화 원천의 다양화
	차별화 원가의 경쟁우위 전환		저비용의 차별화 추구
	차별화 유발요인의 변경		기술자의 편애활동 참여
	가치사슬의 재배열		유통경로에서 중간상 배제

[그림 6-30] 마이클 포터의 원가우위 전략과 차별화 전략

3) 기업의 효율성을 증대시켜 비용절감 효과를 가져 오는 방법

대표적인 비용절감 방법으로는 전사적 품질경영, 구조조정, 리엔지니어링 등이 있으며 그 내용은 다음과 같다. 고객만족을 달성하기 위해 주로 제품과 서비스 부문의 품질 관리에만 주력해왔던 기존의 방식에서 벗어나, 기업 활동의 전반적 분야인 경영과 업무, 조직구성원의 자질까지도 품질개념에 넣어 관리해야 한다는 것이 "전사적 품질경영(Total Quality Management, TQM)"이다. 또한 기업의 기존 사업구조나 조직구조를 보다 효과적으로 그 기능 또는 효율을 높이고자 실시하는 구조개혁 작업을 "구조조정(re-structuring)"이라 하며, 급격한 성과향상을 위한 인원축소, 권한이양, 직원의 재교육, 조직재편 등과 같이 조직구조를 급진적으로 재설계하는 "리엔지니어링(re-engineering)"이 있다.

<사례 6-12> 원가우위 전략의 사례

일단 원가우위 전략은 원가절감을 통해 경쟁사보다 낮은 원가로 산업(사업)에서 우위를 확보하는 데 초점을 맞춘다. 원가우위 전략을 쓰려면 생산 · 판매에서 원가를 비교적 낮게 들이는 몇몇 기업 중 하나가 되는 정도로는 충분치 않고 반드시 시장 내 최저수준 원가로 생산할 수 있어야 한다. 원가는 가장 낮게, 그러나 생산제품이나 서비스의 품질은 경쟁자들의 것과 동등하거나 적어도 소비자들이 받아들일 수 있는 수준이어야 한다. 미국계 유통기업 W마트는 원가우위 전략을 구사하는 대표적인 기업이다. W마트는 일찌감치 재고 네트워크를 전산화해 원가를 절감하고 양질의 제품을 최저가격에 판매하는 원가우위 전략을 펴서 라이벌이었던 K-마트를 물리쳤다. 업계 최저수준의 원가우위를 확보하려면 대규모로 자본을 투자해서 생산공정을 개선한다든지, 저임 노동력을 대거 쓴다든지 아니면 원가절감에 유리한 원재료를 선택한다든지, 생산량 목표 인센티브제를 쓴다든지, 유통시스템의 비용절감을 위한 기술체계를 갖추는 등 여러 가지 방법을 쓸 수 있다. 스펙이 표준화된 제품을 대량생산해서 싸게 팔 때는 생산규모를 키워 '규모의 경제'효과(생산규모가 커질수록 생산비 단가가 떨어지는 효과)를 노리는 방법도 유효하다. 다만, 이런 방법을 동원해서 원가우위를 확보한다 하더라도 업계에 기술혁신이 일어나거나 새로운 설비가 도입되면 이미 확보한 원가우위가 무너질 가능성은 얼마든지 있다. 즉, 원가우위에만 집중하느라 다른 요인을 소홀히 해 경쟁력을 잃을 위험성이 있다.

출처 : 한국경제, 서울대 최고경영자 과정(http://news.hankyung.com/article/2013121979111)

3-2. 차별화 전략(Differentiation Strategy)

차별화 전략이란 경쟁회사와 비교하여 디자인, 품질, 서비스에서 차별화된 가치를 제공함으로써 고객의 충성도를 높이고, 안정적인 시장을 확보하여 기업의 수익성을 높이는 것으로써 필립 코틀러 교수가 주창한 경쟁대응 전략의 한 예이다. 즉, 차별화된 제품이나 서비스의 제공을 통해 기업이 산업 전반에서 독특하다고 인식될 수 있는 그 무엇을 창조함으로써 경쟁우위를 달성하고자 하는 전략인 것이다.

사업수준에서 경쟁우위를 확보하는 방법으로는 고객의 욕구에 따른 제품의 차별화(product differentiation)를 예로 들 수 있다. 고객의 욕구는 제품의 특성에 의하여 충족되어지는 것이며 제품의 차별화는 이러한 고객의 욕구를 충족시킬 수 있도록 제품을 설계과정부터 조정하여 경쟁우위를 창조하는 것이다.

차별화의 핵심은 경쟁회사가 차별성을 모방할 수 없도록 차별성이 낮아지지 않게 관리해야 하고, 고객이 브랜드를 인정하는 동시에 그 장점을 계속 적으로 지지하도록 관리함으로써 제품에 기꺼이 할증된 가격을 지불할 수 있도록 만드는 것이다.

제품차별화는 구매자가 특정기업의 제품이 다른 기업의 제품보다 더 가치가 있다고 인식할 때 실현되므로, 제품 및 서비스의 차이와 특성을 소비자가 느낄 수 있도록 기업은 기업과 구매자의 관계, 제품전략, 유통경로, 고객지원 서비스 등에 대한 비교우위 차별화를 이루어내는 창의적인 전략이 필요하다. 광고에 의하여 차별화된 시장에서의 차별화 전략은 고비용을 수반하므로 중소기업의 경우는 세부시장이나 틈새시장, 특정고객에 집중화된 차별화전략을 구사함으로써 차별화된 가치를 고객과 공유할 수 있어야 한다.

최근의 경영전략은 신기술의 연구개발에만 집중하기보다는 개발된 기술에 참신한 아이디어를 접목시켜 차별화를 이루어냄으로써 새로운 시장을 창출하는 데 중점을 두는 전략을 구사하고 있다. 즉 첨단기술을 개발해 기존의 경쟁자를 물리치는 기술혁신의 차원이 아니라, 현재의 상품이나 서비스가 제공하지 못하는 가치를 찾아 경쟁에서 차별화하여 새로운 시장을 개척하는 데 중점을 두는 가치혁신(value innovation) 전략이 주목받고 있다.

차별화의 요소는 일반적으로 3가지이다. 첫째는 제품의 속성의 '다름(different)'이고, 둘째는 고객이 그것을 중요하게(critical) 생각하는지 여부이고, 셋째는 그 차이가 가치를 인정받는지(valuable) 여부로 고객이 지불의사가 있을 만큼 가치가 크냐는 것이다.

예컨대, 천 원대 시계와 10억 원대 시계는 중요한 차이점들이 많지만, 그것이 고객이 느끼기에 가격 대비 가치가 지불의사를 끌어내지 못한다면 그것은 차별화 전략에 실패했다고 볼 수 있다. 제품의 사용 목적이나 이유에 따라서 개개인이 느끼는 가치부여가 다르기 때문에 그것을 고려해야만 한다.

본원적 경쟁전략을 펼치기 위해서는 시장에서 기업의 경쟁지위를 파악하는 것이 중요하다. 경쟁지위에 맞지 않는 전략은 기업의 수익을 저하시키고 경영압박을 가져올 수 있다. 필립코틀러(Phillip Kotler)는 기업의 경쟁지위를 선도기업(market leader), 챌린저 기업(market challenger), 팔로워 기업(market follower), 니처 기업(market nicher) 4가지로 분류하였다(그림 6-31 참고).

필립코틀러

경쟁지위		기본전략
MARKET LEADER	현재의 압도적인 점유율을 유지하려는 기업	· 원가우위 · 동질화
MARKET CHALLENGER	리더에 대응하여 적극적으로 시장점유율을 확대하려는 기업	· 차별화의 구조화 · 품질 및 가격대의 구획화(ZONING)
MARKET FOLLOWER	독자성은 약하나 시장에서 존속하고자 하는 기업	· 모방 · 개발위험의 회피
MARKET NICHER	특정한 세분시장에서 높은 시장점유율을 획득하려는 기업	· 시장집중화 · 제품특화

[그림 6-31] 필립코틀러의 기업 경쟁지위와 전략

3-3. 집중화 전략(Focus Strategy)

집중화 전략은 특정 세분시장, 특정 소비자 집단, 특정 제품, 특정 서비스에 기업의 역량을 집중시키는 것이다. 집중화 전략은 세분화된 특별한 시장이나 틈새시장(niche market)에 초점을 두기 때문에 제한된 고객집단과 세분화된 시장의 요구에 부응한다는 의미에서 원가우위 전략이나 차별화 전략과는 근본적인 차이가 있다.

집중화 전략을 추구하는 기업의 경쟁우위 또한 차별적 역량으로부터 나온다. 소규모 기업들이 대기업과 경쟁에서 생존하는 이유가 집중화 전략을 통해 경쟁우위를 창출하는 것이다. 소기업은 대기업의 저가 전략이나 차별화된 전략에 대응하여 대기업과 경쟁이 가능한 특별한 틈새시장을 개발하여 그 제품이 없이는 고객이 움직일 수 없도록 함으로써 시장촉진 기회를 만들어야 한다. 가령 빅 사이즈 맞춤형 의류시장도 틈새시장을 겨냥한 집중화 전략의 좋은 사례이다.

집중화 전략의 장점은 충성고객 확보율이 높아서 고객의 이탈이 적으며, 대체재로부터의 위협을 감소시켜 시장이 안정적이고, 다른 곳에서는 유사한 제품이나 서비스를 찾을 수 없어 고수익을 창출할 수 있다는 점이다.

반면 단점으로는, 집중화 전략을 추구하는 기업들은 대부분 소기업이기 때문에 강력한 경쟁력을 가진 공급자가 존재할 때는 시장이 좁은 만큼 피해규모가 막대하여 기업의 생존에 큰 영향을 미치게 된다는 점이다.

즉, 기업이 사업을 전개하는 과정에서 산업 전반에 걸쳐 경쟁하지 않고 고객이나 제품, 서비스 등의 측면에서 독자적 특성이 있는 특정 세분시장만을 상대로 원가우위나 차별화를 꾀하는 사업 수준의 경쟁전략이다.

비록 전체 시장에서 차별화나 원가우위를 누릴 능력을 갖지 못한 기업일지라도 세분시장을 집중 공략한다면 수익을 낼 수 있다고 보고 구사하는 경쟁전략의 하나다. 기업이 시장에서 사업의 우위를 차지하기 위해 경쟁에 적극 나서는 사업 수준의 경영전략을 경쟁전략이라고 하는데, 경쟁전략 중에는 원가우위 전략이나 차별화 전략처럼 산업이나 시장 전반을 상대로 전개하는 전략이 있는가 하면 집중전략처럼 특정 세분시장만 골라 원가우위나 차별화를 꾀하는 전략도 있다.

<사례 6-13> 집중화 전략의 사례

가성비에 집중해 성공적으로 사업을 운영하는 대표적인 사례로 OOO을 들 수 있다. 작년도 OOO의 매출은 2015년 기준 1조2480억원이다. 현재 매장은 1080개다. 다이소 매장을 찾는 고객도 하루에 60만 명에 이르고 있다. 1997년 출범한 이후 연평균 30%에 가까운 큰 폭의 성장세를 지속하고 있다. OOO가 사업을 시작한 시점은 국제통화기금(IMF) 외환위기 당시로, 이를 기점으로 많은 저가 숍 형태의 유통 모델이 등장했다. 그러나 이 중 OOO만이 독보적으로 승승장구하고 있다. 역시 그 비결은 3만 개 이상의 다양한 아이템과 가격 대비 좋은 품질에 있다. 단순하게 싸구려 제품만 취급했다면 이러한 수준의 성공은 어려웠을 것이다. OOO는 자사에 대해 '싼 게 비지떡'이라는 소비자의 인식이 회사를 망하게 할 수 있다고 생각한다. 따라서 품질은 OOO의 생존과 성장에 가장 핵심적인 선결 조건이다. 그래서 저가 상품들이지만 국내 생산 비율이 50%가 넘는다. 그리고 화장품·문구·식품 등은 국내에서 100% 생산한다. 또한 OOO에 처음 런칭할 때 총 4단계의 까다로운 품질 검증 과정을 거친다. 그리고 최종적으로 OOO 회장이 직접 사용하며 품질을 검증한다. 또한 OOO는 제품의 단가
를 낮추기 위해 국내 500개 이상의 협력 업체와 직거래해 유통 과정의 불필요한 경비를 줄이고 있다. 또한 장기 계약하고 현금으로 대금을 지급함으로써 공급사의 이익을 늘려 납품가를 낮추고 있다. 그리고 포장을 간소화한다든지 불필요한 기능을 제거해 심플한 디자인을 선택한다든지 등의 방법을 동원해 가격을 최대한 낮출 수 있는 방법을 활용한다. 그리고 무엇보다 물류센터 혁신을 통해 물류비를 최소화하고 있다. 집중화 전략은 한정된 시장을 타깃으로 하기 때문에 사업의 규모가 제한적일 수 있다. 하지만 작게 시작해 성공 가능성을 확인한다면 그때 얼마든지 사업을 확장할 수 있다. 오히려 환경이 급변하고 불확실성이 증대될수록 더 관심을 가져야 하는 경영전략이라고 할 수 있다.
[출처: 한국경제매거진 제1086호 2016년 9월 21일자 참고]

4. 기타 경영전략

4-1. 제품수명주기 관리(Product Life-cycle Management, PLM) 전략

제품수명주기 관리는 제품의 전 생명주기를 통해 제품과 관련된 정보와 프로세스를 관리하는 것이다. 여기서 '제품의 생명주기'란 초기제품의 요구사항부터 개념정의, 개발 및 생산, 그리고 유통과 서비스, 그리고 마지막 단계인 운용 및 유지보수 및 폐기나 재활용까지를 모두 의미한다.

PLM은 산업 생산제품과 관련정보를 개발하고 관리하기 위한 체계적이고 제어가능한 방법이다. PLM은 제품의 전 수명주기, 초기 아이디어부터 폐기까지, 제품의 신제품 개발과 판매 프로세스와 주문납품 프로세스를 동시에 제품 관련 자료를 관리할 수 있다고 주장한다.

PLM의 필요성으로써 기업활동의 영속성과 성장가능성을 확보하기 위해서 제품의 수명주기를 관리하는 것은 매우 중요하다. 따라서 제품의 수명주기에 맞춰 분업화된 각 부문의 담당자간, 업무범위 간 협업, 정보의 공유를 효과적으로 하여 불필요한 낭비요인을 제거하여 연구개발에서 제조로 이어지는 과정의 생산성과 정확성을 향상시켜야 한다.

PLM의 목적으로는 이미 수많은 유수의 국내외 기업에서 점차 기업의 생존성이 제품개발 성과에 따라 달라짐을 인식하고 이에 대한 비중을 높이는 것이다. 이에 따라 제품개발 성과의 재활용성, 효율성을 올리는 것과 동시에 지적재산권을 보호하고, 제품개발의 관리 및 평가 방식의 고도화를 이루기 위하여 PLM system이 활용되고 있다.

4-2. 사업강화 혹은 철수 전략

사업을 하다보면 깨끗이 포기하고 접을 줄 아는 과감한 결단이 필요한 때가 있다. 오히려 사업을 전개하여 돈을 버는 것은 손을 대는 시기보다 손을 떼야 하는 시기를 정확하게 포착할 줄 아는 것이라는 역설적 표현이 더 설득력을 가진다. 하지만 포기하며 철수할 때도 무조건 손을 털고 자포자기를 하는 것이 아니라 포기를 위한 전략을 미리 세우고 전격적인 철수를 하면 오히려 이익을 극대화 할 수도 있다. 따라서 포기한다는 것은 나의 재산을 잃는 것을 의미하는 것이 아니라 잠재적 손실을 줄임으로 오히려 내 것을 살찌우는 결과를 가져 올 수 있다는 의미이다.

<사례 6-14> 사업철수 전략의 사례

2006년에 우리나라의 모 경제연구원이 국내시장 적응에 실패하여 전국에 산재한 32개 매장을 E그룹에 1조7천억 원에 넘긴 C유통업체를 '실패한 사업에서 성공적으로 철수'한 모범사례라고 평가하였다. 그 경제연구원은 'C사의 국내시장 철수가 남긴 교훈'이란 보고서에서 국내 납품업체와의 마찰과 사회적 책임의식의 결여 등으로 C사가 지난 10년간 투자수익률이 1.48%에 불과했으나, 절묘한 사업철수 전략을 활용하여 실제로는 166%의 양도차익을 남겼다고 밝혔다. 보고서에 따르면 1996년 C사는 6억9천만 달러를 투자했는데, 훌륭한 매각협상으로 2006년 18억4천만 달러를 손에 쥐게 됐다며, '업계 2위권 내에 진입하지 못하면 과감하게 철수하되, 가장 유리한 시점에 가장 유리한 여론을 조성한다는'전략이 C사에 큰 이익을 가져다주었다고 분석했다. 2위권 진입에 실패했던 일본과 멕시코 시장에서도 철수했던 것처럼 C사의 한국시장 철수는 이미 예정된 결론이지만, L그룹이 E그룹을 따라잡기 위해 공격적으로 나올 시점을 자신들의 협상시기로 선택했다는 해석이다. 그렇다면 위의 보고서 내용을 잘못 이해한다면 돈을 잃는 기업을 그 돈을 주고 인수해버린 L그룹은 마치 바보 같은 결정을 내린 희생양인 것처럼 보인다. 하지만 오히려 L그룹은 C사가 개척한 점포망을 인수하는 것이 E그룹을 규모 측면에서 이기기 위한 기업전략에 투자하는 비용이 더 많이 소요될 것을 이미 알고 있었고, 반면에 C사는 그러한 L그룹의 판단을 역이용함으로써 오히려 자기들은 이익을 내면서 시장에서 빠져 나오려는 철수전략이 시기적으로 잘 맞아 떨어진 것이다.

출처: 마케팅 시크릿 마스터:까르푸가 한국을 떠나는 이유, 2011년(http://www.msecret.net/board/markcont/view/wr_id/294)

위의 사례를 조금 더 고찰해보면 다음과 같은 해석이 가능하다. 사업체에 대한 천편일률적인 가치판단으로는 최대의 이익을 낼 수가 없다. 매각을 결정하는 쪽은 잃는듯하지만 돈을 잘 벌지 못하는 업소를 권리금을 받고 매도하는 것이 현명할 때도 있다. 재고해보면 쌍방 간의 원활한 합의로 서로에게 이익을 주는 일이 얼마든지 있을 수 있음도 이해하여야 한다.

따라서 이제 스몰 비즈니스 중에도 물건을 파는 것 같은 접근방식은 고객에게 가장 확실한 투자를 이끌어내지 못한다. 내가 양보하지 않고 지나친 경계를 하고 내 몫만 챙기려 한다면 겉으로는 이익을 보는듯하지만 사후에 재검토해보면 그것이 오히려 자신의 미래에 좋지 않은 결과를 초래하였음을 후회하게 되는 경우도 많다.

하지만 경계해야 하는 부분도 있는데, 잠재된 손실을 숨긴, 시작부터 음흉한 철수작전의 희생양이 될 수 도 있다. 그것이 바로 가장 경계해야할 사업체 인수이다. 하지만 그것은 사실 조금의 노력으로도 막아 낼 수 있다. 인수하는 사업체에 대한 기본정보를 가지고 스스로도 그것을 파악할 수 있으며 본인의 능력이 없을 때에는 컨설팅을 의뢰하여 본인의 생각과 판단을 점검할 수 있기 때문이다.

사업강화 혹은 사업철수 전략을 수행함에는 이처럼 L그룹이 망해서 철수하는 C사에 오히려 이익금을 얹어주고 그 권리를 인수하는 행동 이면에 깔린 복잡한 전략과 계산을 간파할 수도 있어야 한다. 사업강화와 사업철수 전략을 수행하기에 앞서 일반적으로 시장매력도와 경쟁우위 사업강점을 사용하여 사업을 평가하는 'GE매트릭스'를 작성해보는 것이 유익한데, 미국의 GE사와 경영컨설팅 회사인 맥킨지가 공동개발한 GE매트릭스는 시장매력도(혹은 산업매력도)와 기업경쟁력을 직교시킴으로써 사업철수 전략의 적용여부를 미리 판단하는데 활용할 수 있다.

4-3. 시장확대 전략

기업의 존재 이유는 매출액의 증대 및 부가가치의 창출에 있으며, 이를 성공적으로 달성하기 위한 전략은 소극적 전략(기존사업의 고도화) 및 적극적 전략(신규사업 창출)으로 나눌 수 있다.

소극적 전략은 기존 시장 내에서 시장점유율을 높이는 방안으로 현대자동차가 럭셔리 브랜드로 제네시스를 출시하여 고급승용차 시장에서 점유율을 늘린 것이 그 대표적인 예이다.

적극적 전략은 특히 내·외부 환경의 중대한 변화 시기에 직면할 경우, 적극적 전략의 구사를 통한 상황돌파가 가능하다. 고객의 요구 변화를 수용하고 사업영역의 개방에 의해 신규사업에 진출하려할 때 실시하는 사업성의 평가는 산업의 매력도와 기업자체의 역량을 평가하여 추진하게 되는데 이럴 때 흔히 활용하는 것이 사업성 심층분석법이다.

사업성 심층분석법은 1978년 미국 와튼스쿨의 메리필드 교수에 의해 개발된 이후 신규사업 및 기존사업 평가, 기술경영을 통한 산업분석 기법으로 일반화되었고, 이후 일본의 大江연구소에서 수정, 보완하여 BMO분석(Bruce-Merrifield-Ohe Method)으로 알려지게 되었다. 이 방법은 사업매력도와 기업역량에 대하여 세부 항목별로 점수를 매긴 후 그 합산 점수를 직교좌표에 표시함으로써 시장확대의 방법을 정하는 방식으로 활용한다.

<사례 6-15> 시장확대 전략 사례

국내 제약업체인 Y사가 유아용 분유시장에 진출했다. 지분 30% 보유하는 유한킴벌리를 통해 유아용 분유시장 진출을 타진해왔던 Y사는 직접 유아용 분유를 출시하는 것으로 방향을 선회하고 차기 신성장동력으로 집중 육성할 방침이다. Y사에서는 그간 쌓아온 깊은 브랜드 신뢰도를 바탕으로 차별화된 제품을 선보일 계획이라며 최근 유아를 둔 부모들 사이에서 마땅한 제품을 찾지 못해 해외 직접구매(직구)시장이 커지는데 새로운 틈새시장을 노릴 것이라고 강조했다. Y사는 뉴질랜드의 청정지역에서 방목한 젖소의 원유를 사용한 분유제품을 수입, 출시한다는 전략이다. 국내 분유시장 규모는 저출산의 영향으로 2012년 4,000억원에서 지난해 3,500억원으로 감소추세이지만 수입분유 시장만 성장세를 보이고 있다. Y사는 기존에 출시된 제품과 차별화된 원료로 만든 분유를 선보여 새로운 강자로 떠오르는 것이 목표이다.

한편, Y사는 30여종의 건강기능식품도 선보인다. 대표주자는 녹용 건기식이다. Y사는 이미 뉴질랜드 사슴협회(Deer Industry New Zealand, DINZ)와 녹용을 활용한 다양한 제품개발에 관한 양해각서를 체결하였다. 홍삼과 달리 녹용은 아직 대중화된 제품이 아니라며 품질이 보장된 프리미엄급 녹용을 활용한 제품을 새롭게 선보이고, 홍삼과 녹용의 기능을 섞은 제품도 출시해 건강기능식품 시장의 제품 포트폴리오를 넓혀나갈 계획이다.

더불어, Y사는 천연원료를 사용한 비타민과 생리통 경감 등 건강기능 효능을 강조한 초콜릿 제품을 추가로 출시할 계획이다. 약과 음식의 근원은 하나라는 '약식동원'의 관점에서 건강기능식품에 제약 연구의 노하우를 접목해, 후발 주자로 뛰어든 시장에서 승부수를 띄운다는 전략이다.

출처 : 아시아경제, 2018년 2월 28일(http://www.asiae.co.kr/news/view.htm?idxno=2018022810391416048)

4-4. 블루오션 전략(Blue Ocean Strategy)

블루오션전략은 기존의 경쟁이 치열한 시장을 레드오션시장이라 하고 창조에 의해 만들어진 새로운 시장을 블루오션시장(red ocean market)이라 하여 차별화와 저비용을 통해 경쟁이 없는 새로운 시장을 창출하려는 경영전략을 블루오션전략(blue ocean market)이라 한다. 즉, 기업이 성공하기 위해서는 기존의 경쟁시장에서 경쟁하기보다는 경쟁이 없는 독창적인 신규시장을 창출하고 발전시켜야 한다는 경영 전략이다.

블루오션전략을 주장한 인시아드 경영대학원의 김위찬교수와 러네이 모본 교수는 기업이 기존의 경쟁이 치열한 '레드오션시장'에서 다른 경쟁기업과 유사한 전략을 구사하는 경우에는 경쟁과잉으로 결국에는 치킨게임으로 치달아 서로 이익을 내기 보다는 손해가 발생될 가능성이 높으므로 경쟁이 없는 '블루오션 시장'개척을 강조하였다. 두 사람이 주장하는 블루오션 시장을 개척하는 방법은 기존 경쟁자를 이기는 데 초점을 맞추지 않고 구매자와 기업에 대한 차별화된 가치의 상품과 서비스를 저비용으로 제공하여 누구와도 경쟁하지 않는 자신만의 독특한 시장을 만들어 시장점유율 경쟁에서 자유로워지고 이를 통해 경쟁이 없는 새로운 시장과 수요를 창출하는 것이다. 이것이 블루오션전략이다.

<사례 6-16> 블루오션전략 사례

국내 식품업체인 C사가 생산한 'OOO 왕교자'는 식품업계의 퍼플오션을 창출한 제품으로 꼽힌 다. 퍼플오션이란 빨간색과 파란색을 섞으면 보라색이 되듯 이미 포화상태에 이른 시장(레드 오션)에서 경쟁자가 없는 새로운 영역(블루오션)을 만든다는 의미이다. 우리나라 만두시장 규모는 약 400C억원으로 주요 제조업체만 해도 4~5개가 된다. 국내 식품업체인 C사는 차별화를 위해 기존의 고기와 야채를 갈아서 만두소를 만들던 방식을 버리고 재료를 칼로 써는 공정을 도입했다. 이렇게 하면 원물 그대로의 조직감과 육즙을 살려 풍부한 식감을 낼 수 있기 때문이다. 아는 이를 극대화하기 위해 1개당 13g이었던 만두 크기도 35g으로 3배 가량 키웠다.
그 결과 "OOO 왕교자"는 2013년 9월 출시 당시부터 인기를 끌어 지난해에는 총 820억원어치가 팔렸다. 국내 만두업계에서 단일 브랜드로는 처음으로 월 매출 100억원을 올렸다. 경쟁사에 밀려 20%대에 머물던 C사의 교자 만두 시장점유울은 지난해 43.8%로 상승, 업계 1위 자리를 차지했다. C사 관계자는 "소비자 대부분이 냉동만두는 맛이나 품질 면에서 크게 차이가 없다고 생각하던 시절에 담백하면서도 물리지 않는 새로운 제품의 만두를 만들자고 했던 게 적중한 것"이라고 말했다.

출처 : 경향비즈 2016.04.15. 기사참고
http://biz.khan.co.kr/khan_art_view.html?artid=201604151903001&code=920401

4-5. '파괴적 혁신' 전략(Disruptive Innovation Strategy)

하버드대학교의 클레이튼 크리스탠슨 교수는 시장의 급격한 변화 과정을 설명하기 위해 파괴적 혁신(disruptive innovation)이라는 개념을 제시했다. '파괴적 혁신' 전략은 기존 산업의 주도권을 가진 선도 기업들은 기존의 제품을 점진적으로 개선하여 더 좋은 혹은 더 비싼 제품을 내놓는 '점진적 혁신(sustaining innovation)'을 추구한다. 반면에 새로 시장에 진입하는 신규업체들은 기존의 제품들에 비해 매우 특별하고 파괴적이고 혁신적인 제품이나 서비스를 단순하고 저렴한 가격에 제공하거나 아예 새로운 시장을 개척하는 '파괴적 혁신(disruptive innovation)'을 추구하여 빠르게 시장 전체를 아래에서부터 장악한다는 전략이다.

크리스텐슨은 시장에서 나타난 파괴적 혁신의 여러 가지 예중에 가장 대표적인 것으로 저장장치 메모리시장을 든다. 실제 메모리시장은 불과 몇 해 전까지만 해도 하드디스크 드라이브(HDD)가 독식했었는데 플래시 메모리가 등장하면서 메모리시장에 파괴적 혁신이 일어났다. 플래시메모리는 HDD에 비해 무게나 속도 면에서 월등히 앞서고 전력소모도 적어 디지털 카메라나 MP3, 노트북 컴퓨터의 저장장치로 각광을 받으며 급속하게 번창하다가 이것 역시 시간이 지나면서 존속적 시장을 형성하게 된다. 결국 메모리시장에서는 휴대가 간편하고 저장용량이 더욱 늘어난 USB가 등장하면서 다시 한 번 새로운 파괴적 혁신시장이 형성되게 된다.

<사례 6-17> '파괴적 혁신' 전략 사례

2015년 3월 25일 '인디아 익스프레스' 등 인도의 현지 언론에 흥미로운 기사가 실렸다. 중국의 휴대전화 제조업체 'S사' 관련 기사였다. 기사 내용은 'S사'의 '홍미2(Hongmi 2)'가 공식 판매를 시작하자마자 준비된 물량 5만 대를 불과 87초 만에 모두 팔았다는 것이다. 이러한 바람에 힘입어 'S사' 스마트폰의 판매량도 2011년 30만대 수준에서 작년 기준 6112만 대로 200배 이상 폭증했다. 이에 따라 'S사'는 애O과 삼O에 이어 세계 3위의 휴대전학 업체로 발돋움했다. 또한 2010년 2억5000만 달러 정도였던 'S사'의 기업 가치는 2014년에 450억 달러로 무려 200배 가까이 급등했다. 이 같은 어마어마한 성과를 바탕으로 미국 정보기술(IT) 전문 사이트 '패스트 컴퍼니'는 'S사'를 2014년 혁신 기업 순위에서 3위에 올렸다. 'S사'는 스마트폰을 제조원가 수준의 가격에 판매하는 '파괴적 혁신' 전략을 가지고 있다. 그러다 보니 비슷한 사양의 경쟁 제품에 비해 절반 이하의 가격에 판매된다. 애O이나 삼O의 스마트폰이 80만-90만 원이라면 'S사'의 스마트폰은 30만~40만 원이면 구입할 수 있다. 그런데 제품을 제조원가 수준의 가격에 판매한다는 것은 이를 통해 돈을 남기지 않겠다는 말과 같다. 'S사' 가격 전략의 핵심은 스마트폰 판매를 통해 이익을 남기는 것이 아니다. 'S사' 폰을 구매한 사람들이 'S사'가 제공하는 서비스를 이용하도록 해 여기에서 이익을 추구하겠다는 전략이다. 즉, 'S사'는 저가로 스마트폰을 공급해 고객들에게 하나의 플랫품을 제공해 주는 것이다. 그리고 이러한 플랫폼에서 자신들이 제공하는 인터넷 서비스를 사용하기를 기대한다. 아직은 이 부문의 매출이 미미하지만 궁극적으로 지향하는 점은 인터넷 서비스를 통해 수익을 창출하겠다는 것이다. 대표적으로 온라인 상거래와 모바일 메신저 서비스인 미톡(MiTalk) 등이 상품·게임·애플리케이션 등을 판매해 돈을 벌어들이는 수익처가 될 것이다. 이러한 전략은 아O존에서 전자책을 열람할 수 있는 하드웨어를 값싸게 제공하고 콘텐츠를 판매해 수익을 얻겠다는 전략과도 매우 유사하다. 그리고 'S사'는 전체 물량의 80% 정도를 온라인을 통해 판매한다. 이는 'S사'의 가격 경쟁력의 원천이기도 하다. 오프라인은 이미 기존 브랜드들이 자리 잡고 있기 때문에 들어가기도 어렵다. 그리고 무엇보다 온라인은 유통 비용이 오프라인에 비해 절반 정도다. 더군다나 'S사'는 자체 온라인 판매망을 활용하기 때문에 더욱더 가격 경쟁력을 가질 수 있다. 그래서 'S사' 스마트폰의 유통 비용은 평균적으로 판매 가격의 5% 정도로 알려져 있다. 이는 기존의 경쟁 제품들이 40% 정도인 점에 비춰 보면 엄청난 절감 수준이다.

출처 : 한국경제매거진 2015.05.06. 기사 참고
http://magazine.hankyung.com/business/apps/news?popup=0&nid=01&nkey=201504280101300037 l&mode=sub_view

Reference

1. '경영약학 연구회', '경영약학' 신판, 신일북스(주), 2018
2. 김성수, '21세기형 글로벌경영전략', 삼영사, 2008.
3. 김윤상, '핵심 경영학연습', 2013.
4. 박무현, '균형성과표와 경영전략의 실행,' 사회과학논총 27(2), 2008.
5. 박준용, '전략경영', 청람, 2004.
6. 안광호, 하영원, 박흥수, '마케팅 원론', 학현사, 2008.
7. 약국과 약료경영학 연구회, '약국과 약료 경영학', 신일북스(주), 2014
8. 약료서비스 발전을 위한 우리나라 지역약국 외부 환경요인의 SWOT 분석[의약통신 241호], (2011), http://www.kmpnews.co.kr/news/articleView.html?idxno=11924.
9. 이동현, '경영전략 에센스', 휴넷, 2003.
10. 이장우, '전략경영', 법문사, 2004.
11. 이명식, '서비스마케팅', 형설출판사, 2003.
12. 조동성, '전략경영', 서울경제경영, 2013.
13. 조영복, '경영전략'. 대명출판사, 2003.
14. 장세진, 글로벌경쟁시대의 경영전략, 박영사, 2010.
15. 장세진, '경영전략 사례집', 박영사, 2003.
16. 전용욱 · 양채열 · 김주헌 · 전병준, '경영학 산책', 북넷, 2009.
17. 정순진, '경영학연습', 2008.
18. 케이스 인 포인트, 실전에 강한 MBA 경영전략, 실전에 강한 MBA 마케팅, http://blog.naver.com/cnm_univ/140133659181.
19. 편석원, '약료경영학 개론 강의자료', 2015.
20. Barney JB, 'Organization Culture : Can it be a Source of Sustained Competitive
21. 'Advantage?', *Academy of Management Review* 11(3), 1986.
22. Barney JB, Hesterly WS, *Strategic Management and Competitive Advantage*, Pearson, 2012.
23. Barney JB, Hesterly WS, '전략경영과 경쟁우위'(신형덕 역), 시그마프레스, 2007.
24. Charles WL, Jones R, Strategic Management - An Integrated Approach, Houtghton Mifflin Company, Boston, 2004, p271.
25. Desselle SP, Alston GL, Zgarrick DP, *Pharmacy Management All Practice* Settings, McGrawHill Medical, 2012.
26. Ireland RD, Hoskisson RE, Hitt MA, *The Management of Strategy*, South-Western, 2013.
27. Jones GR, Hill CW, *Strategic Management Essentials,* South-Western, 2009.
28. Kaplan RS, Norton DP, 'The Balance Score Card : Measures that Drive Performance', *Harvard Business Review* 70(1), 1992.
29. Kaplan RS, Norton DP, 'Putting the Balance Score Card into Work', *Harvard Business Review* 71(5), 1993.
30. Kaplan RS, Norton DP, 'Using the Balance Score Card as a Strategic Management System', *Harvard Business Re-*

view 74(1), 1996.

31. Kluyver CA, Pearce JA, '전략이란 무엇인가?'(송재용 외 역), 3 mecca, 2006.

32. Mintzberg H, 'Crafting Strategy', *Harvard Business Review* 65,1987.

33. Porter ME, 'What is Strategy?', *Harvard Business Review* Nov.-Dec., 1996.

34. Porter ME, *Competitive Strategy*, New York : Free Press, 1980.

35. Porter ME, *Competitive Advantage*, New York : Free Press, 1985.

36. Tootelian DH, Gaedeke RM, Essentials of Pharmacy Management, Mosby, 1993.

제 7 장 목차

제 7 장
헬스데이터 매니지먼트 (Health Data Management)

김양우

[학습목표]

❶ 데이터 경제(Data Economy)의 개념을 이해하고 데이터의 경제적 가치창출 방법을 논의해본다
❷ EU의 데이터 경제 및 정책과 시장전략을 이해하고 한국의 데이터 경제 방향성을 논의해본다
❸ 스마트 헬스케어와 디지털치료제에 대해 학습하고, 디지털 치료제와 기존 치료의 판단기준과 미래전망을 토의해본다
❹ 인공지능(AI)과 의료로봇의 개발과 활용 사례를 찾아보고, 실생활에서 인공지능과 의료로봇의 수요를 발굴하여 발표해본다
❺ 데이터 리터러시(Data Literacy)의 개념을 이해하고, 비즈니스현장에서 데이터 리터러시가 왜 필요한지에 대해 사례를 찾아 논의해본다
❻ 헬스 데이터 리터러시(Health Data Literacy)의 개념을 학습하고, 헬스 데이터 리터러시의 비즈니스 활용 방안을 토의해본다.
❼ 헬스 데이터의 실제 활용사례를 찾아보고 통합 데이터 지도 등 여러 데이터 플랫폼과의 연계 및 활용방안을 심도 있게 토의해본다.

제 1 절 데이터 경제

1. 데이터 경제(Data Economy)의 개념

1-1. 데이터 경제의 정의

'데이터 경제'라는 용어는 2017년 유럽의 데이터 경제 육성책(Building a European Data Economy)에서 유래되었다. 데이터는 세계시장을 돌아가게 하는 새로운 원유(new-oil)로 각광받고 있으며, 심지어 모든 것의 바탕이 되고 필수적인 햇빛(sunlight)에 빗댈 만큼 중요한 자원으로 인식되고 있다. 데이터 경제는 이러한 데이터를 활용하여 새로운 제품과 서비스를 창출하는 경제로 정의된다. 디지털 트랜스포메이션(Digital transformation)과 인공지능 시대의 핵심 자원은 "데이터"이고, 그 가치는 무궁무진 하다. 그러므로 대규모 데이터 수집·축적과 개방·공유는 규모의 경제 효과를 발생시켜 새로운 산업과 시장 창출의 원동력이 될 것이다.

전 세계적으로 생성되는 데이터의 양을 볼 때, 데이터 경제는 빠르게 성장하고 있다. 인텔의 공동 설립자인 고든 무어가 주장한 무어의 법칙(Moore's Law)처럼 데이터는 2년마다 2배로 증가한다. 즉, 최근 2년간의 데이터의 양는 지수함수적로 늘어나, 인류역사상 본 적 없는 가장 많은 데이터를 매년 갱신하게 된다. 실제로 시장조사 기관 IDC의 조사에 따르면, 2019년~2020년의 2년 동안 생성된 데이터는, 전 세계적으로 약 90 ZB(DVD 19조장)에 이르며, 이는 컴퓨터 등장 이후 생산된 전체 데이터보다 더 많은 양이다.

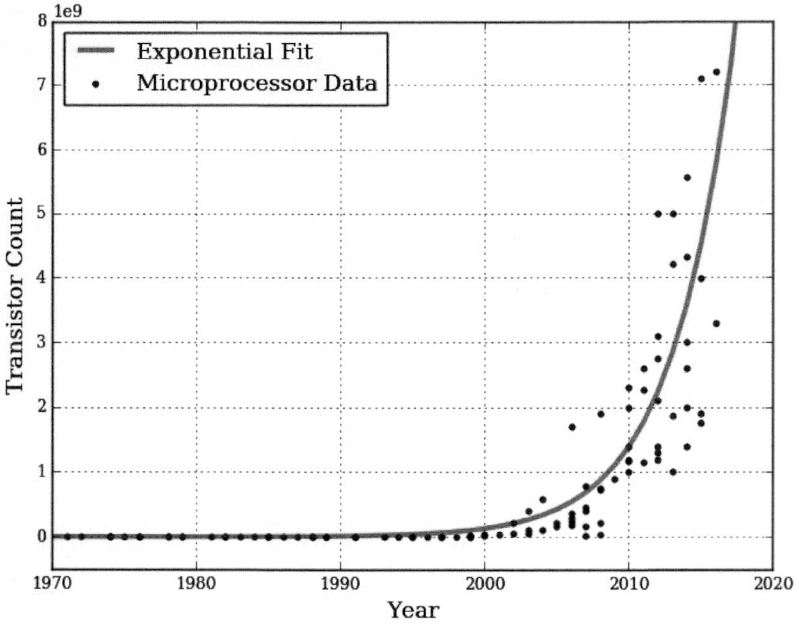

[그림 7-1] Moore's Law

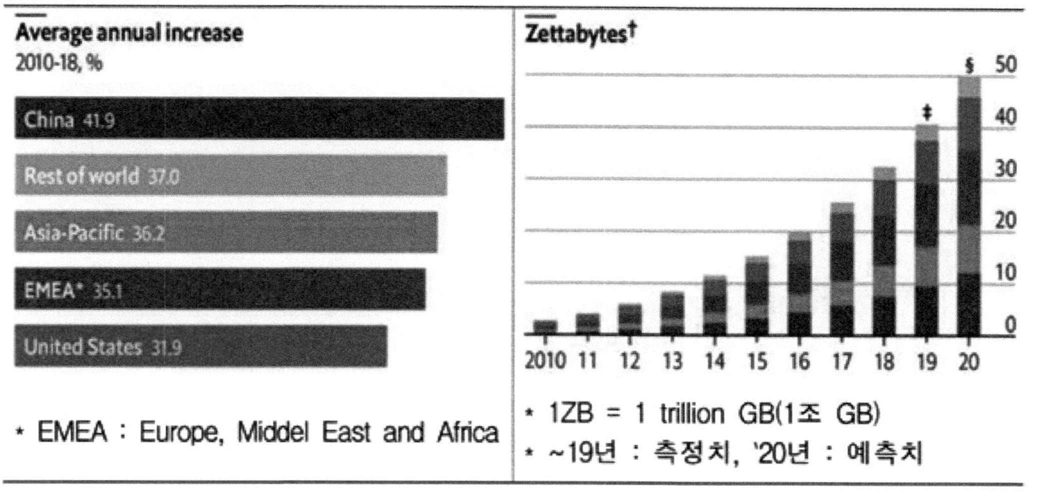

[그림 7-2] 세계에서 생성되는 데이터의 양
출처 : EU Digital Special Report(NIA), 2020, IDC, Seagate, The Economist

1-2. 데이터의 경제학적 특성

데이터는 수집, 구축, 가공, 분석, 활용으로 인한 경제적 가치 측면에서 다양한 재화와 비교된다. 미래사회를 구동시키는 신성장동력이라 불리며, 원유와 비교되기도 하고, 우리주변 어디에나 존재하는 중요한 자원이라고 해서 햇빛과 비교되기도 한다. 하지만 데이터는 이들과는 달리 매우 유연한 경제학적 특성을 지니고 있다. 햇빛은 동시에 여러 사람이 공동으로 이용할 수 있고, 한 사람이 사용 중이라고 해서 다른 사람의 소비를 배제 할 필요가 없다. 이러한 재화를 비경합재(non-rival goods) 라고 한다. 한편 원유의 경우, 한 사람이 사용하는 그 원유는 그 사람만 사용할 수 있고, 다른 사람의 원유소비를 배재시키기 때문에 경합재(rival goods)이다. 재화의 비경합성은 물리적 특성이기 때문에 잘 변하지 않는다. 이러한 측면만 보고, 데이터에 기반한 정보화 시대가 처음 열렸을 때, 타인과 경합하지 않고 무한대로 복제 가능한 비경합재로써의 데이터(정보)는 누구나 접근가능 하게 될 것이라고 예측하는 이들도 있었다. 사실상 별도의 제한을 두지 않을 경우 데이터는 비경합성(non-rivalry)재화이며 배제성을 띠지 않는(non-excludability) 공공재(public goods)일 수도 있다. 하지만 암호화 기술 등으로 접근통제가 가능하게 되면서, 비용을 지불한 특정대상에게만 데이터를 사용할 수 있게 하는, 배제성(excludability)을 갖게 되었다. 이러한 특성 때문에 데이터는 때로는 공공재(public goods)로 취급되기도 하다가, 필요한 경우 배제성(excludability)을 지닌 민간재(private goods)로 취급되기도 한다.

<표 7-1> 데이터의 경제학적 유연성

구분	데이터	원유	햇빛
비경합성 (non-rivalry)	○	X	○
배제성 (excludability)	△	○	X
암호화가능성 (encryption)	○	X	X
공공재 여부 (public goods)	△	X	○
정보 위험성(Risk)	○	X	X

1-3. 데이터의 경제적 가치창출

데이터는 경제적 가치를 만들어낸다. 데이터는 새로운 비즈니스 기회를 창출하고 일자리를 만든다. 대표적인 사례로 미국의 팔란티어사(Palantir Technologies Inc)를 거론할 수 있다. 팔란티어(Palantir)는 '페이팔 마피아'로 알려진 피터 틸(Peter Thiel)이 페이팔에 적용했던 사기 방지 프로그램을 응용해 2003년 설립한 회사다. 팔란티어(Palantir)라는 회사명은 반지의 제왕에 등장하는 마법사 간달프의 수정구슬 'Palantir'에서 유래하는데, 이는 서로 연결성이 없어 보이는 데이터 분석을 통해 전 세계 모든 것을 통찰한다는 비즈니스 모델을 강조한 것이다. 팔란티어

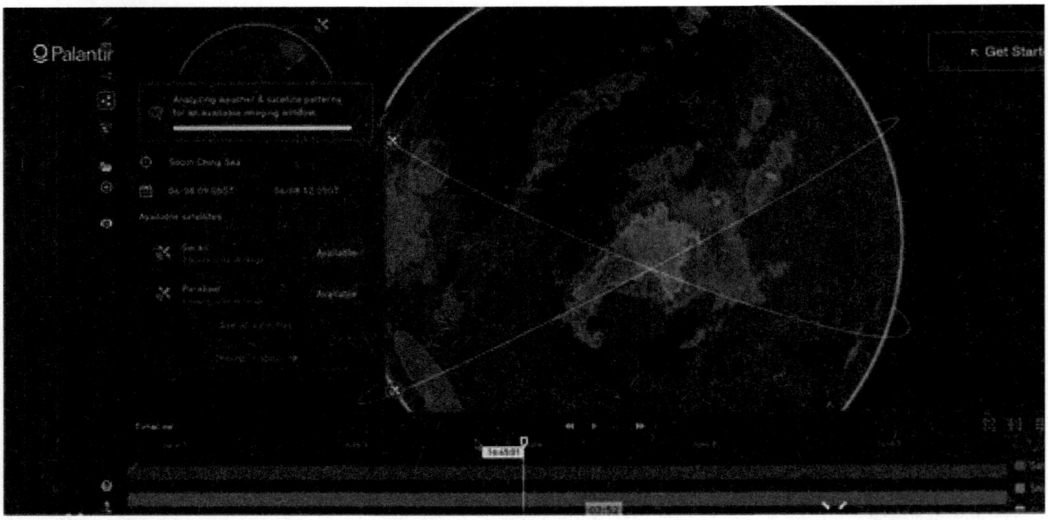

[그림 7-3] 팔란티어 고담(Palantir Gotham), 대테러전, 범죄와의 전쟁
출처 : 팔란티어 홈페이지(https://www.palantir.com/platforms/gotham/#gotham-in-counter-child-exploitation)

(Palantir)는 금융사기 방지 소프트웨어로 시작해 미국 중앙정보국(CIA), 연방수사국(FBI), 국가안보국(NSA) 등 연방기관들을 주요 고객으로 한다.

팔란티어의 데이터 분석 서비스는 정부 대상의 고담(Gotham)과 민간용인 파운드리(Foundry)가 있는데, 고담(Gotham)은 복잡한 네트워크에 숨겨져 있는 부정적 행위를 찾아내는 용도로 사용된다. 테러조직 검거, 자금 세탁 방지, 밀수 추적, 식품관련 질병 추적 등에 쓰이며, 오사마 빈라덴 사살 작전에 팔란티어 고담(Palantir Gotham)이 활용한 것으로도 유명하다. 팔란티어 파운드리(Palantir Foundry)는 민간기업을 대상으로 한 데이터 기반 의사결정 지원서비스이다. 제약회사의 임상 실험 계획 수립, 제조업의 QC/QA(품질관리), 공정효율, 타켓 마케팅, 결제 데이터 분석을 통한 고객유지, 카드 사고 방지 등에 사용된다. 팔란티어(Palantir)의 2020년 9월 매출은 10억 달러에 이른다. 이렇듯 데이터는 거래가 가능하고 데이터를 이용해 새로운 경제적 가치를 창출해 낼 수 있다. 특히 전 국민 건강보험데이터 의 공공데이터와 병원 임상 빅데이터 등을 포괄하는 보건의료 데이터는 의료기술 혁신이나 바이오헬스 산업 측면에서 경제적 가치를 찾을 수 있다. 데이터 기반 질병 진단과 예측비즈니스, 맞춤형 의료서비스, 신약개발 등 여러 분야에서 데이터의 경제적 활용가치를 지속적으로 창출하는 것은 매우 중요하다.

데이터의 경제적 가치를 신약개발의 예를 들어 설명해보면 다음과 같다. A라는 제약회사는 기존방식으로 신약개발 타겟 발굴부터 1만개의 유효·선도·후보물질을 검토·선정하기까지 4년, 전임상·비임상 시험 진행까지 6년, 총 10년의 기간을 소요했다. 한편 B라는 제약회사는 인공지능 기반 신약개발 가속화시스템을 통해 실제임상데이터(Real-Word Data, RWD)를 제공받아 신약후

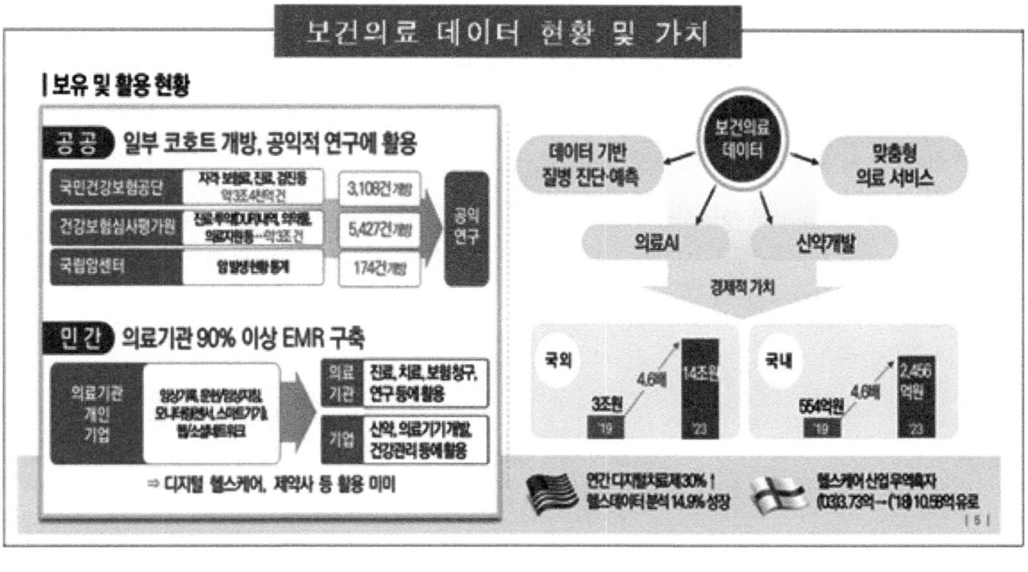

[그림 7-4] 보건의료 데이터 현황 및 가치
출처: 보건의료 데이터 · 인공지능 혁신전략, 보건복지부, 2021

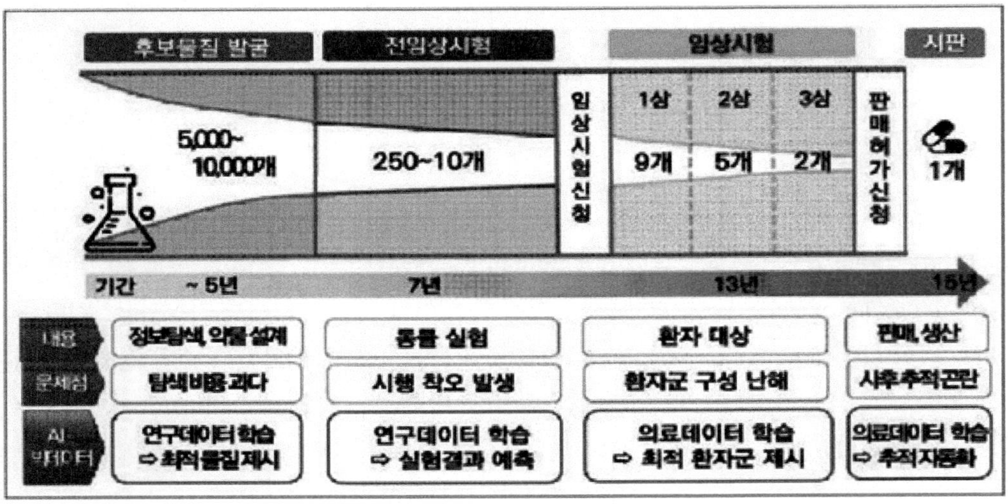

[그림 7-5] 신약개발 단계별 인공지능·데이터 활용방안 예시
출처 : 4차 산업혁명 기반 헬스케어 발전전략, 4차산업혁명위, 2018.

보물질 탐색 기간을 1년까지 획기적으로 단축하고, 개발 비용을 절반 수준으로 절감하였다. 이렇듯 데이터를 적극 활용하여 얻을 수 있는 경제적 가치는 전략적인 자산이며 경쟁력의 원천이 될 수 있다.

2. EU의 데이터 경제

2-1. EU의 데이터 경제 및 정책

2018년 유럽연합은 개인정보보호법(EU GDPR, General Data Protection Regulation)을 시행하여, 개인정보의 수집을 최소화하고, 정보보호책임자 지정을 의무화함으로써, EU 시민의 개인정보에 대한 정보주체의 권리와 사업자의 책임성을 강화하였다. 또한 클라우드 기반의 데이터 인프라 프로젝트 가이아-X(GAIA-X)를 추진하여 유럽연합 회원국의 데이터 주권을 확보하고 데이터 경제를 활성화 하도록 했다. 2020년 2월 EU 집행위(EC)는 'EU 데이터 전략'을 발표하였는데, 여기에는 수집된 데이터가 공공, 민간, 대기업, 중소기업 모두에게 공정하게 공개되는 'EU 데이터 단일시장' 구축방안과 공공데이터 개방, 그리고 데이터 관리 및 사용 방안 등이 포함되어 있다.

<표 7-2> EU 데이터경제 주요내용

구분	주요이슈	주요내용
1	데이터 물결과 새로운 기회	◎기하급수적인데이터의증가와기술변화 ◦ 기하급수적으로 늘어나는 데이터는 세계경제와 판도를 뒤흔들 것이며, 향후 5년간 데이터 저장 및 처리 방식에 큰 변화가 올 것
2	데이터 단일시장 구축	◎유럽 공동의 데이터 공간 구축 계획 ◦ 데이터 사용을 촉진하고, 데이터가 풍부한 서비스를 창출할 수 있도록 수평적 프레임 워크를 보완
3	데이터 활용과 보호의 균형	◎데이터의 활용을 높이는 동시에 보호도 강화 ◦ 가명처리, 공익데이터 등 새로운 개념을 정립하여 데이터의 활용을 촉진하는 한편, 보호 위반에 대한 제재를 강화, 기술개발 등을 통한 보호 노력을 병행
4	비개인데이터의 경제적 가치에 대한 인식 확대	◎비개인데이터 활용 확신을 위한 지원 확대 ◦ 개인정보가 아닌 데이터의 가치에 대해 새롭게 인식하고 활용을 지원
5	데이터 주권과 데이터 국경	◎데이터는 국가 경쟁력과 안보에 직결되는 이슈 ◦ EU 시민, 주권, 경제를 보호하기 위해 데이터의 자유로운 국외이전을 제한하는 추세
6	데이터 저장 · 처리 위치는사용자와 가까운 엣지	◎기술의 혁신과 "엣지컴퓨팅(Edge computing)"의 등장 ◦ 유럽은 네트워크에 연결된 컴퓨팅 장치에 데이터가 저장될 것으로 예상하고 클라우드 인프라 역량에 집중

2-2. 가이아-X 프로젝트(GAIA-X Project)

'가이아(GAIA)'는 그리스 로마 신화에 등장하는 대지의 신으로, 가이아-X(GAIA-X) 프로젝트는 만물의 근원이자 어디에도 종속되지 않고 무한한 가치를 지니는 데이터 경제 생태계를 의미한다.

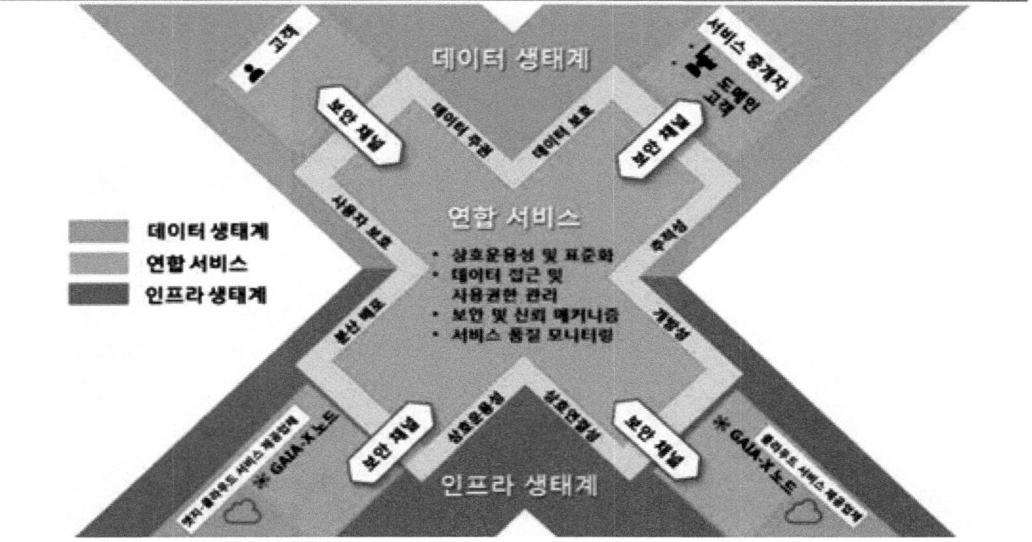

[그림 7-6] 가이아-X 프로젝트 기본구조
출처 : ETRI Insight 2020-07

참고 : 가이아 X 프로젝트의 7대 원칙

① 유럽의 데이터 보호
② 개방성과 투명성
③ 진본성과 신뢰
④ 디지털 주권과 자기결정
⑤ 자유시장 접근 및 유럽의 가치 창출
⑥ 모듈성과 상호운용성
⑦ 사용자 친화성

가이아-X 프로젝트는 독일과 프랑스를 중심으로 시작하여 현재는 유럽 전체의 '유럽 단일 데이터 스페이스'를 구축하는 'EU 데이터 전략'으로 확장되고 있다. EU는 가이아-X 프로젝트의 7대원칙을 정하고 이를 통해 데이터의 자주권을 확보하고, 데이터의 산업적 활용을 극대화 시켜 데이터 경제를 활성화하고자 노력하고 있다. 가이아-X 프로젝트에는 현재 500여개 기업과 기관이 참여하여 클라우드 기반 데이터 공유 플랫폼을 구축하고 있으며, 이를 통해 데이터에 대한 연

<표 7-3> 9개 분야 데이터 시장구축전략

부문	내용
산업(제조)	제조업에서의 비개인(non-personal data) 데이터의 잠재적 사용가치 확인(2027년까지 1.5조 유로 추정)
그린딜	데이터를 기반으로 기후변화, 순환 경제, 무공해, 생물 다양성 등에 대한 Green Deal 우선순위 조치를 지원
모빌리티	기존 및 미래의 교통 및 모빌리티 데이터 베이스에서 데이터에 대한 접근, 풀링 및 공유를 촉진
건강	의료시스템의 접근성, 효과성. 및 지속가능성을 개선하기 위해 데이터에 근거한 의사결정 발전에 필수적
금융	데이터 공유 향상, 혁신, 시장투명성, 지속가능한 금융 및 통합된 시장을 위한 금융 접근 지원
에너지	고객 중심적이고 안전하며, 신뢰할 수 있는 방식으로 교차 분야(cross-sector)데이터 공유를 촉진
농업	생산 및 기타 데이터의 처리와 분석을 통해 농업 분야의 지속가능한 성과와 경쟁력을 향상시키고, 생산방식의 정밀화 맞춤화 지원
공공분야	공공지출 및 지출의 투명성, 책임성향상, 부패 척결, EU법의 효과적인 적용을 지원
역량(skill)	교육 및 훈련 시스템과 노동시장에서의 니즈 사이에서의 기술 불일치(mismatch) 감소 지원

출처 : EU Digital Special Report, NIA, 2020

구와 혁신을 촉진하여, 유럽 전역의 비즈니스 기회와 지식 및 자본의 가용성을 증가시키는 방향으로 '유럽 데이터 경제'에 기여하고 있다.

2-3. EU의 데이터 시장전략

EU는 대규모 데이터 풀(pool)을 조성하는 'EU 데이터 단일시장' 구축을 통해, 데이터를 사용하고 거래하며, 새로운 서비스를 창출할 수 있도록 하고 있다. 특히, 산업(제조), 그린딜, 모빌리티, 건강, 금융, 에너지, 농업, 공공분야, 교육훈련 역량의 9개 분야에 대한 데이터공간을 우선적으로 만들고 있다.

3. 한국의 데이터 경제

3-1. 데이터산업의 성장

2020년 국내 데이터산업 시장규모는 19조 2,736억 원으로, 2018년 이래 최근 3년간('18~'20) 연평균 11.3%의 성장을 나타내고 있다. 특히, 데이터 판매 중개 등 데이터 거래시장은 2020년 1.6조원 규모로 전년 대비 41.9 %가 늘어나며 가파르게 성장하고 있다.

분야별 빅데이터 플랫폼을 중심으로 열린시장(오픈마켓) 형태의 데이터 유통채널이 형성되고 있으며, '통합 데이터 지도'를 통해 다른 플랫폼들과의 연계를 확대하여 이용자의 편의성을 높여가고 있다.

빅데이터 플랫폼의 데이터를 한 곳에서 검색 가능한 '통합 데이터 지도'는 2020년 3월 개시된 이래, AI허브, 데이터스토어, 무역빅데이터 및 한국관광 데이터랩 등 여러 플랫폼과 연계되고 있다.

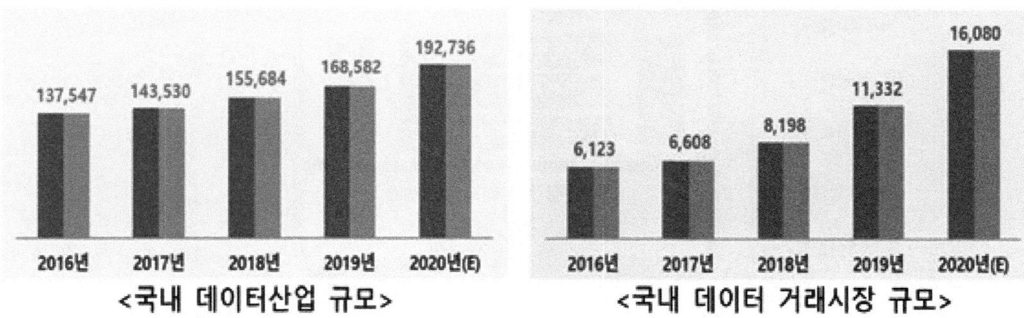

[그림 7-7] 데이터산업 성장 추이 (단위: 억원)
출처 :민·관 협력 기반 데이터 플랫폼 발전전략, 관계부처합동,2021

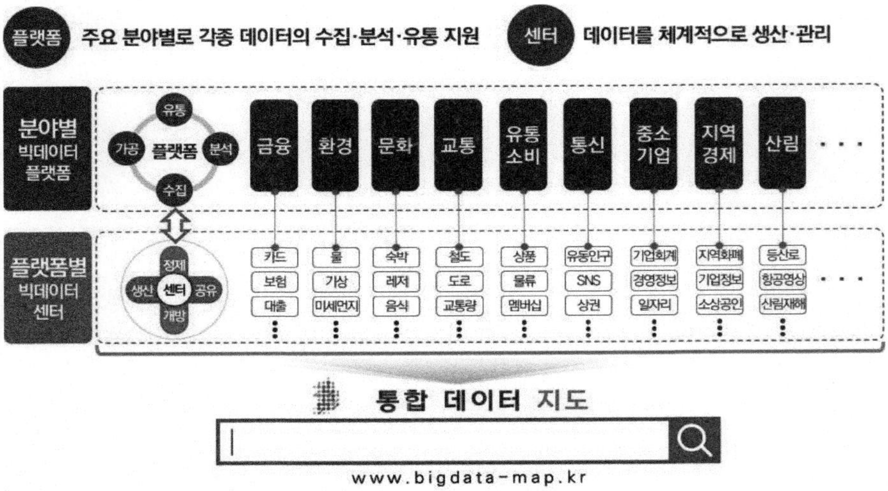

[그림 7-8] 통합 데이터 지도
출처 : 민 · 관 협력 기반 데이터 플랫폼 발전전략, 과기부 2021

3-2. 데이터 플랫폼의 개요

데이터를 비즈니스에 활용할 수 있는 형태로 구축하기 위해서는 다양한 데이터 플랫폼을 만들어 데이터를 공급하고, 이를 통해 데이터의 분석 유통 표준화가 가능해야한다. 최근에는

온 오프라인에 분석도구(Python, R, AutoML 등)를 마련하거나 플랫폼기업이나 분석전문기업이 이용자에게 데이터 분석 서비스를 제공하기도 한다. 데이터 플랫폼을 중심으로 오픈마켓 형태의 데이터 유통채널이 형성되어 있으며, 데이터 거래는 금융·기업 정보나 마케팅·광고·소매 등 데이터의 활용이 금전적 가치로 바로 이어지는 특정 분야에 집중되어 있다. 최근에는 맞춤형으로 데이터를 수집·가공해 제공하거나, 수요자(스타트업, 중소기업, 개발자, 공공기관, 연구자 등)가 원하는 데이터 분석 모형을 개발 판매하는 등 사업모델이 다양화되고 있다.

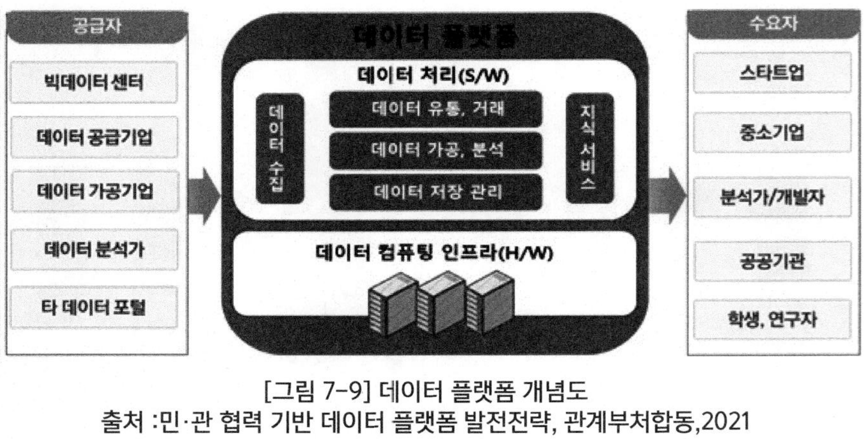

[그림 7-9] 데이터 플랫폼 개념도
출처 :민·관 협력 기반 데이터 플랫폼 발전전략, 관계부처합동,2021

	개방(완전·부분)	분석	거래
단순	(공공) 공공데이터포털 등 59개 (민간) 네이버 데이터랩 등 5개	(공공) 공간 빅데이터 분석 플랫폼 등 7개	(공공) 데이터스토어 (민간) 쿠콘 마이데이터허브 등 5개
개방·분석	(공공) 스마트팜 빅데이터 플랫폼 등 24개 (민간) LG CNS ODPia		
분석·거래		(민간) SK플래닛 DMP, KT BigSight 등 4개	
개방·거래	(공공) 석유공사 오피넷 등 2개		(민간) 누리미디어 Dbpia
전 주기	빅데이터 플랫폼(16개), 전력데이터개방 포털시스템, 금융데이터 거래소 등 21개		

[그림 7-10] 데이터 플랫폼의 기능별 분류(국내)
출처 :민·관 협력 기반 데이터 플랫폼 발전전략, 관계부처합동,2021

공공기관은 자체 생산 보유한 데이터를 국민에게 개방하고, 정책수립, 의사결정 등에 활용할 목적으로 시스템을 구축 운영하고 있으며, 민간은 자체 확보한 데이터와 데이터 기반 서비스를 주로 유통과 거래를 목적으로 다양한 형태의 플랫폼 운영하고 있다. 네이버 데이터랩(개방), 마이데이터허브(거래), KT BigSight(분석 거래)가 민간데이터 플랫폼의 대표적인 사례이다.

다양한 데이터 플랫폼을 '통합 데이터 지도'와 연계하면 데이터 검색과 활용, 유통이 용이하게 된다. 연계 대상 플랫폼의 데이터 규모, 생산 주기 등을 감안하여, API 전송이나 파일 등록 방식으로 메타데이터를 통합 데이터 지도에 반영할 수 있다. 민간 기업이 보유 개방하는 데이터서비스도 통합 데이터 지도에 연계가 가능하다.

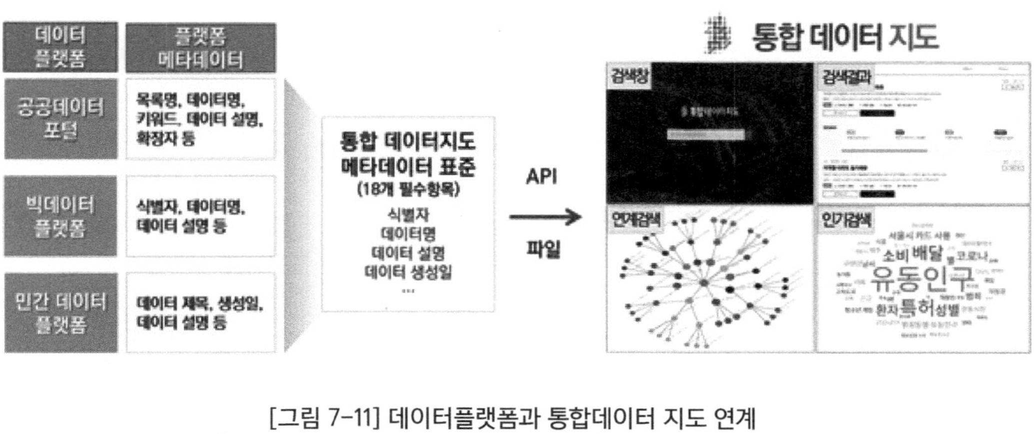

[그림 7-11] 데이터플랫폼과 통합데이터 지도 연계
출처 : 민 · 관 협력 기반 데이터 플랫폼 발전전략, 과기부 2021

3-3. 데이터 거래시장

1) 데이터 거래시장의 개념

데이터 거래시장이란 생산된 데이터가 재화와 용역의 형태로 데이터 소비자에게 전달, 분배되면서 수익을 발생시키는 모든 활동을 의미한다. 데이터 상품은 가공 정도에 따라, 원천데이터, 가공 데이터, 분석 데이터, 데이터 분석모델의 4 단계로 구분될 수 있으며, 수요자의 목적과 데이터 분석·활용역량에 따라 각 단계에 대한 선호도가 다르다는 특징이 있다.

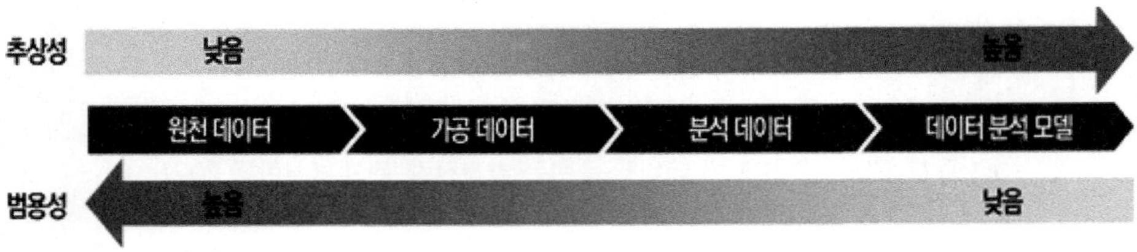
추상성
낮음
높음
원천 데이터
가공 데이터
분석 데이터
데이터 분석 모델
범용성
높음
낮음

[그림 7-12] 가공정도에 따른 데이터 상품의 종류와 활용도
출처 :민·관 협력 기반 데이터 플랫폼 발전전략, 관계부처합동,2021

2) 데이터 거래시장의 특성

데이터는 융합 분할 등 변형이 용이하고, 가공을 통해 가치가 쉽게 변하기 때문에 판매자와 구매자 간 협상에 의한 맞춤형 거래가 빈번하다. 분석 전에는 데이터의 가치를 판단하기가 어렵고, 동일한 데이터라도 이용자마다 가치를 다르게 평가하기 때문에, 데이터 거래시장에서의 가격 설정은 쉽지 않은 문제이다. 데이터 거래시장에 있어서 공급자는, 데이터 생산·유통·분석·활용이라는 가치사슬에 따라 공개형, 중개형(큐레이션, 오픈마켓), 제공형(브로커)으로 구분이 가능하다. 공개형 공급자는, 공공이나 민간에서 무료로 개방하는 공공데이터 포털형태가 대부분이다. 중개형 공급자는 다수의 데이터 공급자와 수요자를 중개하는 오픈마켓형과 다양한 데이터를 수집·가공하여 맞춤형 데이터 상품을 제공하는 큐레이션 형태가 많다. 제공형 공급자는 기업이 경영활동 과정에서 수집한 데이터를 가공·판매하는 자사 데이터 제공형과 데이터를 직접 수집하

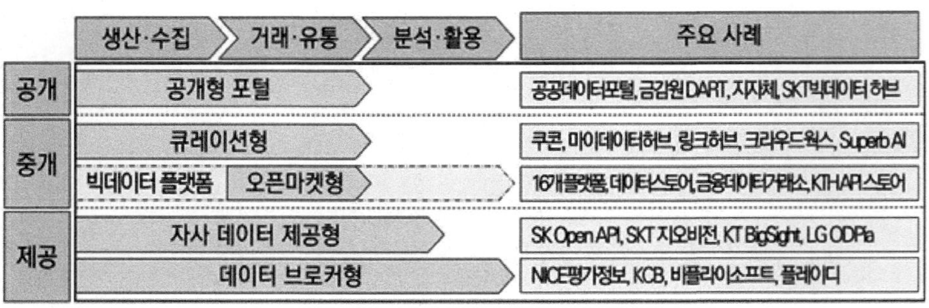
생산·수집
거래·유통
분석·활용
주요 사례
공개
공개형 포털
공공데이터포털, 금감원 DART, 지자체, SKT빅데이터 허브
중개
큐레이션형
쿠콘, 마이데이터허브, 링크허브, 크라우드웍스, Superb AI
빅데이터 플랫폼
오픈마켓형
16개플랫폼, 데이터스토어, 금융데이터거래소, KTH API스토어
제공
자사 데이터 제공형
SK Open API, SKT 지오비전, KT BigSight, LG ODPia
데이터 브로커형
NICE평가정보, KCB, 비플라이소프트, 플레이디

[그림 7-13] 데이터 거래시장의 공급자 유형
출처 :민·관 협력 기반 데이터 플랫폼 발전전략, 관계부처합동,2021

거나, 구매한 데이터를 활용하여 데이터 판매하고, 분석서비스를 제공하는 브로커형으로 구분할 수 있다.

3) 데이터 표준화

데이터 표준화란 데이터 간 연계와 데이터의 융합 결합 등 활용 편의성을 위해 데이터 생산 관리의 기본 원칙을 수립하여 적용하는 절차를 말한다. 데이터 플랫폼에서는 데이터 간 연계를 위한 연계표준사전(단어, 용어, 도메인)과 플랫폼 간 데이터 검색을 위한 메타데이터 표준에 중점을 둔다. 연계표준은 서로 다른 데이터셋의 데이터 입력 항목 중 연계에 필요한 항목을 선정해 명칭, 의미, 형식 등에 대한 표준화를 진행하는 것이다. 즉, 데이터에 사용되는 단어(일정한 의미의 최소 단위)와 용어(단어를 조합)를 정의하고 데이터 형식이 동일한 그룹을 도메인(금액, 일자 등)으로 설정하는 작업이다.

메타데이터 표준이란 데이터에 관한 정보인 메타데이터의 구조(목록)를 표준화하여 플랫폼 간 통합 검색과 개방 유통, 이력관리 등에 활용하는 것을 말한다.

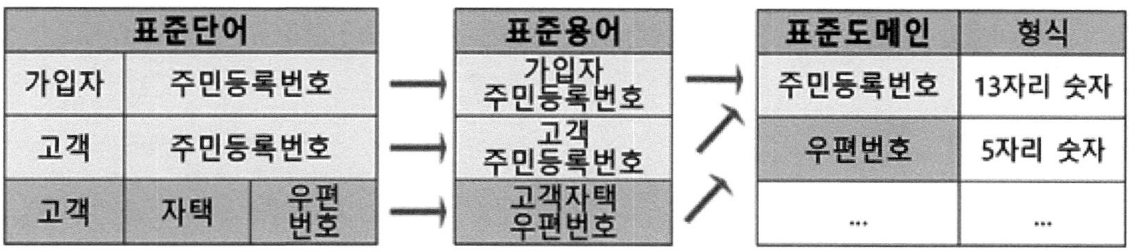
표준단어
가입자
주민등록번호
고객
주민등록번호
고객
자택
우편 번호
표준용어
가입자 주민등록번호
고객 주민등록번호
고객자택 우편번호
표준도메인
형식
주민등록번호
13자리 숫자
우편번호
5자리 숫자
...
...

[그림 7-14] 데이터 연계표준사전 예시
출처 :민·관 협력 기반 데이터 플랫폼 발전전략, 관계부처합동,2021

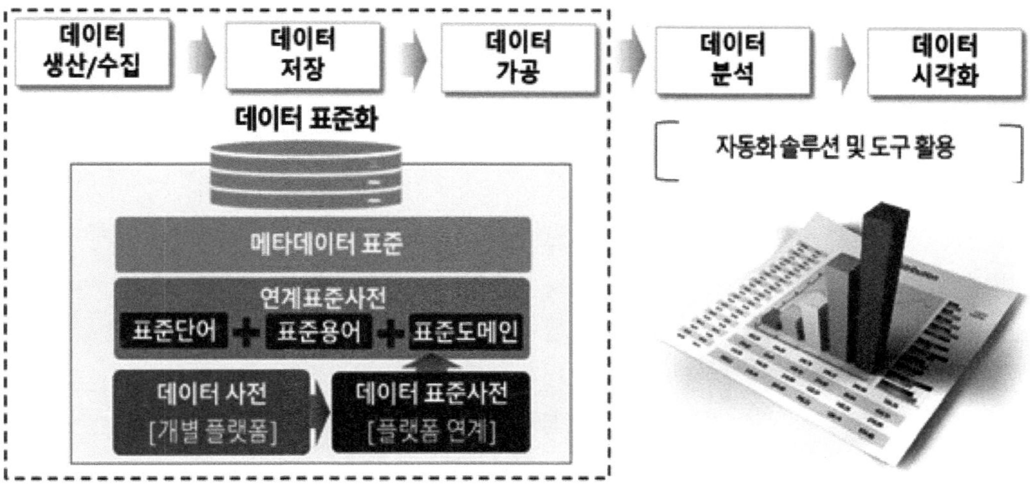

[그림 7-15] 메타데이터 표준화와 데이터 활용
출처 :민·관 협력 기반 데이터 플랫폼 발전전략, 관계부처합동,2021

제 2 절 스마트 헬스케어

1. 스마트 헬스케어

1-1. 헬스케어 패러다임의 변화

디지털트랜스포메이션시대에 기술발전은 R&D 비용과 시간을 단축시키고, 환자맞춤형 최적화 제품의 제조를 가능하게 한다, 데이터 모니터링과 유전체 정보 분석 등을 활용한 헬스케어 서비스 변화는 진단·치료를 넘어 질병예측과 위험관리를 실현하는 스마트한 방향으로 진화하고 있다.

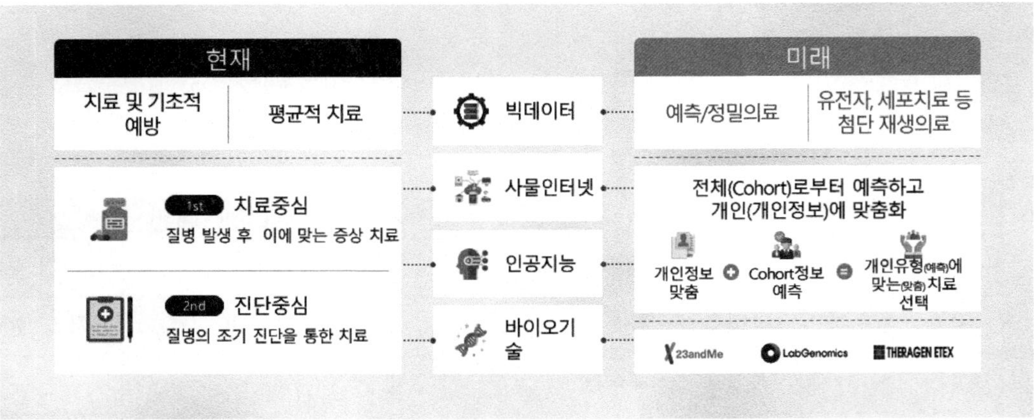

[그림 7-16] 헬스케어 패러다임의 변화

1-2. 스마트 헬스케어의 개념

스마트 헬스케어는 전통적 의료서비스로 대변되는 헬스케어에 정보통신기술(ICT)이 융합된 개념으로, 의료기술+ICT =스마트 헬스케어라고 할 수 있다. 한편, 식품의약품안전처에서는 스마트 헬스케어를 다음과 같이 소개하고 있다. 스마트 헬스케어란 헬스케어와 인공지능(AI), 빅데이터, 사물인터넷, 클라우드, 나노 등의 기술들이 융합된 새로운 개념으로, 전통적인 병원중심의 의료산업 영역에서 정보통신기술(ICT)을 의료분야에 결합한 형태이다 (「스마트 헬스케어의료기기기술 표준전략보고서」, 식품의약품안전처(식품의약품안전평가원)). 스마트 헬스케어는 보다 편리하고 다양한 형태의 건강 관련 서비스를 제공하기 위한 여러 가지 시도들로 발전되어 왔으며, 디지털 기술을 의료분야에 접목하면서 더욱 광범위한 변화가 일어나고 있다(「스마트 헬스케어 산업동향 및 교육컨텐츠개발연구」, 한국보건복지인재원, '21. 3). 스마트헬스케어는 종종 디지털 헬스케어와 혼용하여 사용되며, 대표 주자로 디지털 치료제(치료기기), 인공지능(AI)과 의료로봇 등이 있다.

<표 7-4> 스마트 헬스케어의 정의

구분기준, 대상	전략유형
<산업자원통신부> 헬스케어 신시장 창출을 위한 정책 연구	- 기존 u-헬스의 개념이 포관하고 있던 u-메디컬, u-실버, u-웰니스는 물론 건강관리, 영양, 운동처방, 환자 교육 등을 포함한 용어 - 테라바이트급 용량의 최신기술을 활용하여 병원과 가정 등 언제 어디서나 환자의 상태를 지능적으로 모니터링하면서 관리하고 환자정보와 질병 정보들을 분석하여 실시간으로 맞춤형 서비스가 제공되는 것
<국가기술표준원> 2016년 표준기반 R&D로드맵	- 개인과 건강과 의료에 관한 정보, 기기, 시스템, 플랫폼을 다루는 산업분야로서 건강관련 서비스와 의료IT가 융합된 분야임. - 개인맞춤형 건강관리서비스를 제공, 개인이 소유한 휴대형, 착용형 기기나 클라우드 병원정보시스템 등에서 확보된 생활습관, 신체검진, 의료이용정보, 인공지능, 가상현실, 유전체정보 등의 분석을 바탕으로 제공되는 개인중심의 건강관리생태계임
<NIPA> 스마트 헬스케어 서비스 분야 도입사례 분석집(2017)	- 의료와 ICT 기술이 융합된 형태로 의료 데이터 기반 지능화된 서비스를 의미 - 환자 사용자의 개인별 건강상태를 시간과 장소의 제약 없이 실시간으로 모니터링 및 관리하고 건강정보 및 질병상태 등을 분석하여 최적화된 맞춤형 진료를 제공하는 서비스 또는 시스템
<TTA> 2018 표준화 전략맵 -스마트헬스	- 스마트 헬스는 언제 어디서나 질병의 예방, 상태파악, 진단, 치료, 예후, 건강 및 생활관리 등의 맞춤형 보건의료서비스를 제공하는 기술로 정의 - 유무선 통신망을 통해 정보기기를 이용하여 필요한 정보를 측정, 분석, 관리하는 기술과 서비스를 위한 기기, 용어, 플랫폼, 시험 및 인증 등을 포함

출처: 스마트 헬스케어의료기기기술·표준전략보고서, 식품의약품안전처(식품의약품안전평가원),2018.8

2. 디지털 치료제(Digital Therapeutics, DTx)

2-1. 디지털 치료제의 개념

디지털 치료제는 질병과 장애의 예방 및 관리 그리고 치료를 위해 사용되는 소프트웨어다. 즉, 모바일 앱이나 게임, VR, AR 등 다양한 소프트웨어를 통해 질병을 예방, 관리하고 치료하는 치료제를 일컫는다. 디지털치료제는 의료와 헬스케어에 스마트폰 웨어러블, AI, VR, 블록체인 등 디지털 기술이 융합되어 환자를 치료하는 소프트웨어이기 때문에, 기존의 의약품이나 의료기기와 같이, 치료 작용기전의 과학적(임상적) 근거의 검증을 통해 정부의 인허가를 득해야한다. 국내 허가와 관련하여, 식품의약품안전처는 디지털치료제라는 용어를 사용하지 않고 '디지털치료기기'로 명명함으로써 의료기기로 분류하고 있으며, 허가도 의료기기심사부에서 관장하고 있다. 식품의약품안전처의 디지털치료기기 정의는 다음과 같다. '디지털치료기기'는 치료 작용기전에 대한 과학적·임상적 근거를 바탕으로 질병의 예방 관리 치료를 목적으로 사용하는 소프트웨어 의료기기이다(「디지털치료기기 허가·심사 가이드라인」, 식품의약품안전처, 2020.8). 디지털 치료제는 소프트웨어이므로 기존 의약품과는 다르게, 인체 내 화학반응을 일으키지 않아 부작용이나 독성 발현이 없어 개발 비용이 상대적으로 낮다는 장점이 있다.

2-2. 디지털 치료제(기기)의 판단기준

디지털치료기기 여부에 대한 판단은「의료기기법」제2조에 따른 사용목적과 아래의 그림과 같은 판단기준을 고려하여 종합적으로 검토 된다. 다만, 판단기준에 따라 디지털치료기기에 해당되지 않더라도 의료기기 또는 의료기기가 아닌 것으로 분류될 수 있다. 일반적으로 의료기기에 해당하는지의 여부를 판단하기 위해서는 의료기기법 제2조의 사용목적으로 사용되는 것으로서, 제품에 대한 사용목적은 제조자의 의도에 따라 그 제품의 구조와 형태, 표방하는 사용목적과 효과, 판매하고자 할 때의 광고 또는 설명 등이 종합적으로 고려된다.

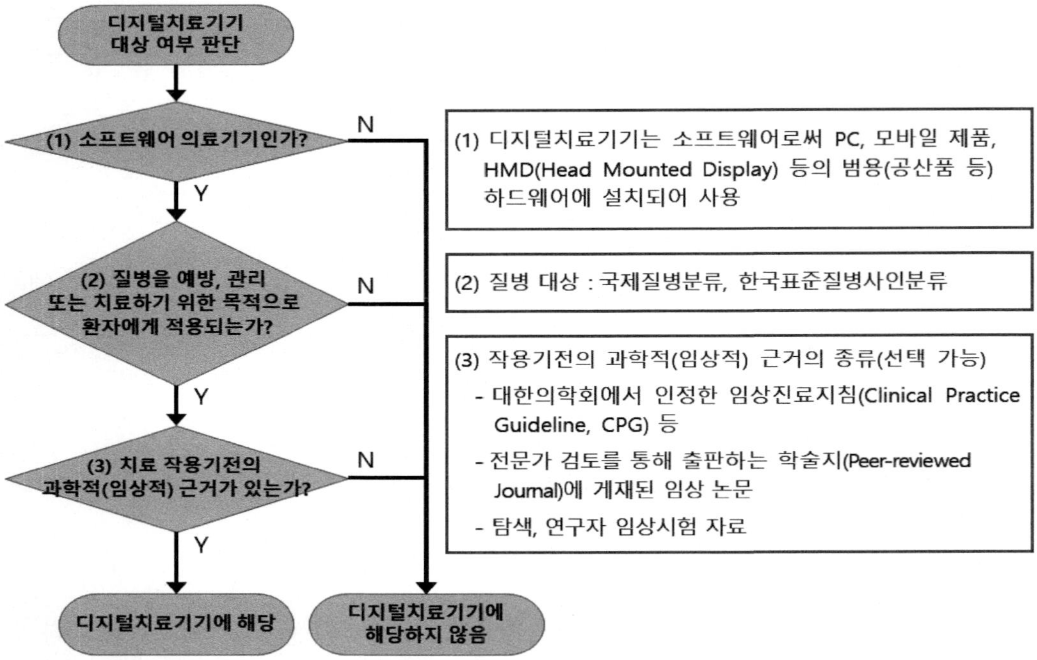

[그림 7-17] 디지털치료기기(Digital Therapeutics, DTx) 판단기준
출처 :「디지털치료기기 허가·심사 가이드라인」, 식품의약품안전처, 2020.8

2-3. 디지털 치료제의 미래 전망

2017년 9월 페어 테라퓨틱스(Pear Therapeutics)사의 '리셋(Reset/reSET)'은 디지털치료제로서는 최초로 미국 FDA의 허가를 득했다. 이는 약물중독 치료용 모바일 앱으로, 의사의 처방을 통해 사용 가능하며 온라인을 통한 인지행동치료 효과를 입증 받았다. 이후 현재까지 미국 FDA에서 허가받은 디지털치료제는 10여종에 이른다. 미국의 시장조사기관인, 그랜드 뷰리서치(Grand View Research)는 디지털치료제의 글로벌 시장규모가 2028년 22조원에 육박할 것으로 전망했다. 이는 매년 약 25%씩의 성장을 의미한다.

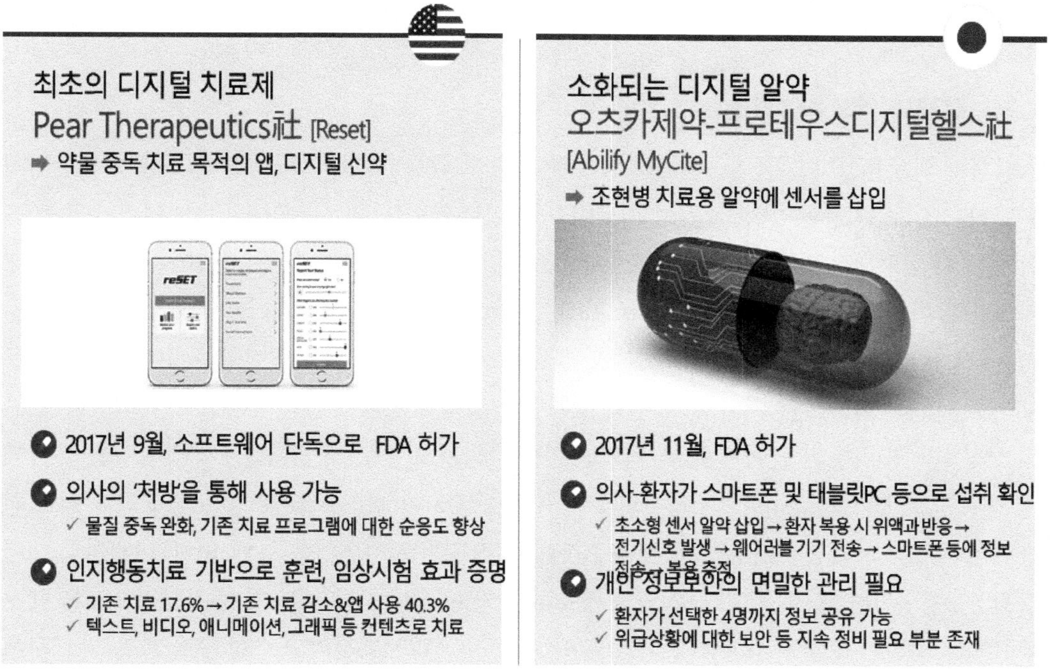

[그림 7-18] 최초의 디지털 치료제

2013년 '국제 의료기기 규제 당국자 포럼((International Medical Device Regulators Forum, IMDRF)'에서는 의료기기로서의 소프트웨어인 SaMD(Software as a Medical Device)가 제도적으로 정의되었다. 국내에서는 '의료기기산업 육성 및 혁신의료기기 지원법(의료기기산업법, '19년)에 혁신 의료 기기 제품 및 제품군 지정, 혁신 의료 기기 소프트웨어 특례를 통한 소프트웨어 의료 기기(SaMD)인증이 명시되고, 2020년 8월, 식품의약품안전처가 디지털 치료제의 허가·심사 가이드라인을 제시함에 따라, 국내 디지털 치료제 시장의 기대가 점점 커지고 있다. 뉴냅비전, Somzz, 오씨프리, 슈퍼브레인, 근감소증 진단 및 관리 플랫폼과 호흡질환자 재활 프로그램 레드필 숨튼, 암환자 재택 예후 관리 프로그램 레드필 케어, 치매 예방 챗봇 새미, 근감소증 환자 상태를 파악하는 디지털 앱 어게인 등 다양한 업체들이 디지털 치료제 시장으로 뛰어들고 있으며, 약물 중독, 정신건강질환, 뇌신경질환 등의 분야에서 개발이 활발해지는 양상이다. 디지털치료기기는 기존 신약과 비교하여 개발 비용은 적고 개발기간이 짧으며, 적용되는 기술은 가상·증강 현실, 인공지능 등 다양하다. 의약품을 대신하거나 병행함으로써 치료제 개발이 어려운 의료분야에 활용될 수 있으며, 특히 행동교정이나 만성질환에 대한 치료적 관리, 환자 데이터 수집 및 분석 등의 임상분야에서 관련 제품들이 개발되고 있는 추세이다. 모바일에 소프트웨어로 보급될 디지털치료제의 가파른 성장세가 예상된다(「디지털치료제, 예측되는 고민과 약사의 역할」, 메디파나, 2021.8).

3. 인공지능(AI)과 의료로봇

3-1. 신개념 의료융합기술

신개념 의료융합기술은 인공지능(AI), 로봇기술 등 4차 산업혁명의 핵심 요소를 의료산업에 융합한 것으로, 지능형 인체 삽입형 의료기기, 스마트진단 및 치료 통합솔루션, AI기반 로봇 융합 의료기기 형태로 발전되고 있다. '로봇(robot)'이라는 말은 100여년전인, 1920년 체코슬로바키아의 극작가 카렐 차페크(Karel Čapek, 1890~1938)의 희곡 '로섬의 유니버설 로봇 (R.U.R:Rossum's Universal Robots)'에서 유래했다고 한다. 로봇은 체코어로 노동이라는 뜻의 robots으로부터 나와, 당시에는 인간처럼 일할 수는 있지만 감정이나 영혼이 없는 존재로 묘사되었다. 인간의 상상력에서 비롯된 단어가 4차산업혁명 기술의 발달로 구현되어, 현실세계의 다양한 분야에서 사용되고 있다. 인튜이티브서지컬의 로봇 '다빈치(Da Vinci)' 수술시스템은 집도의가 최소 침습 수술을 할 수 있도록 하는 첨단 의료로봇이다. 집도의는 다빈치를 통해 10배~15배의 확대된 입체영상을 전달받을 수 있고, 움직임을 정교하게 5~8mm의 작은 로봇 팔에 전달함으로써 매우 복잡하고 정밀한 수술도 가능하게 되었다. 이 외에도 CMR서지컬의 초소형 수술 로봇 '베르시우스(Versius)'등 다양한 의료로봇이 개발되고 있다.

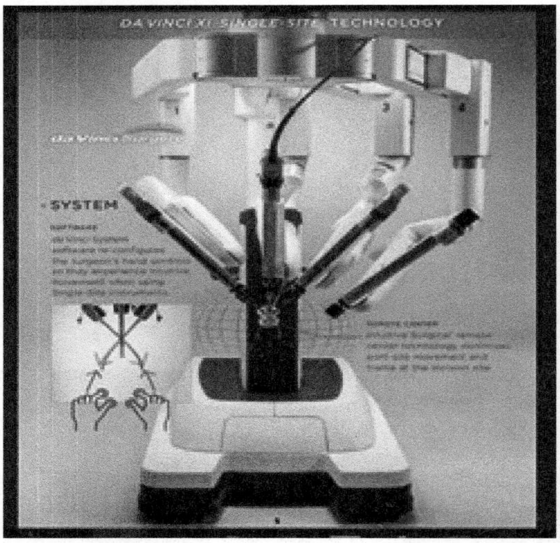

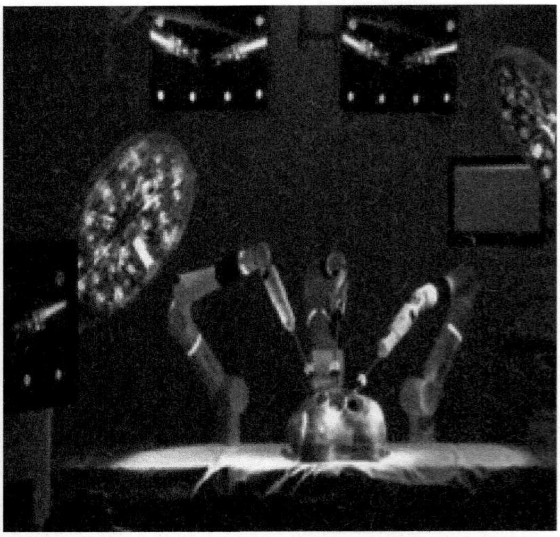

[그림 7-19] 수술 로봇 '다빈치, 인튜이티브서지컬
출처 : https://www.intuitive.com/en-us/products-and-services/da-vinci/instruments

3-2. 인공지능(AI)과 의료로봇 사례

의료로봇은 수술 로봇과 재활 로봇으로 구분되는데, 수술 로봇은 수술적으로 환부를 치료할 때 사용되는 로봇이며, 재활 로봇은 거동이 불편한 환자의 재활에 사용되는 로봇이다. 미래컴퍼니사의 'Revo-i'는 한국형 복강경 수술로봇으로 '다빈치'대비 42% 저렴한 수술비용을 자랑하며, 국내 로봇수술기의 도입과 수술기회 확대를 가져옴으로써 로봇의료접근성을 높이고 있다. 사이버다인사의 재활로봇 수트, 'HAL(Hybrid Assistive Limb)'은 재활기능의 완전대체가 가능한 파워 수트로써, 척수성 근위축증 등 난치병 환자의 보행 개선과 척수 손상 치료에 활용할 수 있으며, 일본 후생성과 FDA, CE의 인증을 획득하였다. 의료로봇은 치료와 재활 뿐 아니라 고령화시대 간병보조 영역 등으로 점차 그 수요가 확장되고 있다.

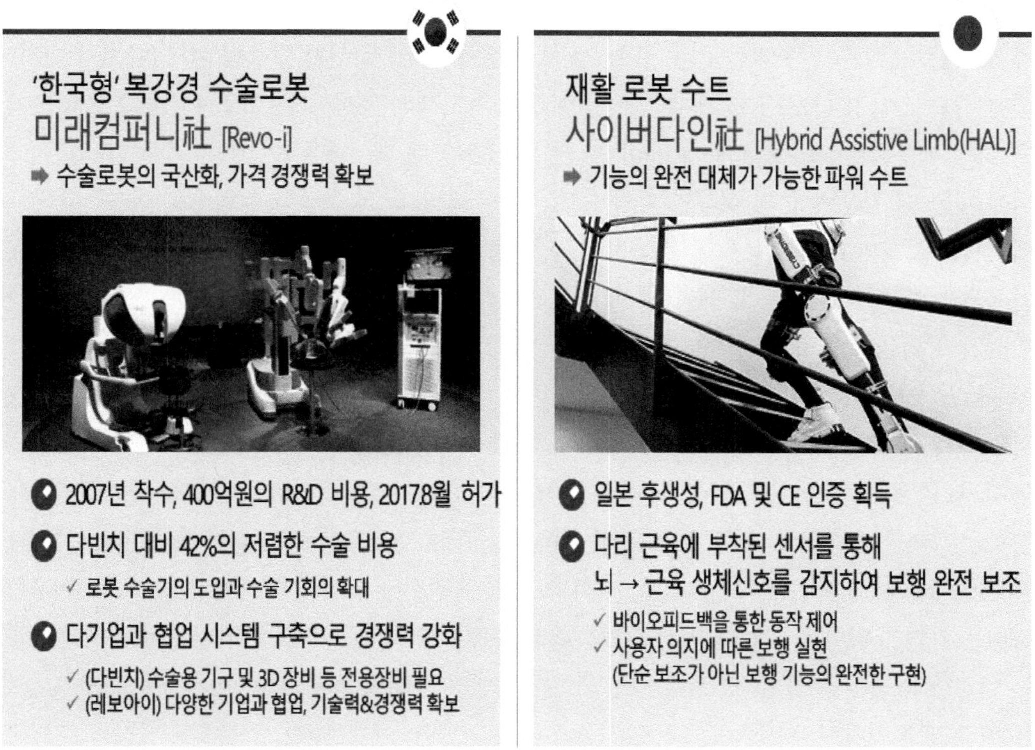
'한국형' 복강경 수술로봇
미래컴퍼니社 [Revo-i]
➡ 수술로봇의 국산화, 가격 경쟁력 확보
2007년 착수, 400억원의 R&D 비용, 2017.8월 허가
다빈치 대비 42%의 저렴한 수술 비용
✓ 로봇 수술기의 도입과 수술 기회의 확대
다기업과 협업 시스템 구축으로 경쟁력 강화
✓ (다빈치) 수술용 기구 및 3D 장비 등 전용장비 필요
✓ (레보아이) 다양한 기업과 협업, 기술력&경쟁력 확보
재활 로봇 수트
사이버다인社 [Hybrid Assistive Limb(HAL)]
➡ 기능의 완전 대체가 가능한 파워 수트
일본 후생성, FDA 및 CE 인증 획득
다리 근육에 부착된 센서를 통해
뇌 → 근육 생체신호를 감지하여 보행 완전 보조
✓ 바이오피드백을 통한 동작 제어
✓ 사용자 의지에 따른 보행 실현
(단순 보조가 아닌 보행 기능의 완전한 구현)

[그림 7-20] 수술 로봇 'Revo-i & 재활로봇 HAL

제 3 절 데이터 리터러시와 데이터 활용

1. 데이터 리터러시(Data Literacy)

'데이터 리터러시(Data literacy)'는 데이터를 읽고, 사용하고, 분석하고, 데이터와 소통하는 데이터 문해력이다. 정보를 이해하고 학습할 수 있는 데이터 리터러시 능력은 기존기술이나 새로운 기술을 바탕으로 더 나은 비즈니스 결과를 이끌어내는 데이터 활용능력이라고 할 수 있다. 인공지능(AI)와 함께하는 디지털트랜스포메이션시대인 요즘, 데이터 활용 전략은 비즈니스의 모든 측면에서 필수적인 요소가 되었다. 디지털 비즈니스 환경의 새로운 독점은 데이터를 확보하였는지의 여부로 결정된다고 해도 과언이 아니다. 아마존, 애플, 구글, 페이스북, 넷플릭스의 이른바 'FAANG(Facebook, Amazon, Apple, Netflix, Google)'으로 대표되는 기업들의 강점은 데이터에 있다. 고객의 데이터를 분석하고 활용함으로써, 고객에 대해 속속들이 알고하는, 타 기업들과 차별화된 서비스가 가능하게 된다. 최근 빅데이터 활용의 목적과 방향성에 있어서 가장 큰 화두중 하나는, 개개인의 특성에 맞는 서비스를 제공할 수 있는 "혁신적 맞춤화"이다. 따라서 데이터의 분석으로 가장 큰 효용을 기대할 수 있는 부문은 고객의 특징 및 선호도를 기반으로 하는 인구 미세-세분화(micro-segmentation)이다. 미세-세분화된 데이터를 수집하고 분석함으로써 고객에 대한 더 깊은 수준의 이해가 가능하고, 이는 기업의 고객 맞춤형 서비스로 이어진다. 세부데이터는 고객의 미세 세분화를 가능하게 하여 정밀한 마이크로 타겟팅을 가능하게 한다. 온라인 활동, 소셜미디어 댓글 및 웨어러블과 같은 다양한 경로로 수집된 행위 데이터는 개인 취향에 대한 통찰력을 제공하고 이들 데이터 분석을 통해 혁신적 맞춤화라는 새로운 차원의 서비스로 이행된다. 예로, Amazon은 알고리즘을 사용하여 한 개인과의 상호 작용을 대형 소비자 데이터 집합의 결과와 비교한 후 시장 전체에서 목표로 삼은 제품 권장 사항을 생성한다. 혁신적 맞춤화는 교육, 여행, 접대, 미디어, 유통 및 광고뿐 아니라 광범위한 노동 시장을 비롯한 여러 분야에서 엄청난 가치를 창출할 수 있다. 인구 미세-세분화를 통해 마이크로 타겟팅 된 제품이나 서비스는 각 개인에게 서로 다른 가치를 지니게 되며, 독특한 특징이나 속성에 대한 선호도는 고객이 지불하려는 가격에 영향을 미친다. 혁신적 맞춤화를 통해 고객의 개별적 요구 사항을 충족시킬 수 있는 엄청난 가능성을 열 수 있는 것이다. 데이터 리터러시(Data literacy)는 이러한 혁신적 맞춤화를 위한 필수 역량이다.

데이터를 읽고 분석하고 활용하는 능력은 실제 비즈니스 현장에서 관련분야의 데이터를 이해하고, 공통 지식을 공유하며, 데이터에 대해 의미 있는 대화를 나누는 능력으로 표출된다. 데이터 리터러시(Data literacy)역량은 인공지능(AI), IT계열, 컴퓨터 공학계열 등 특정분야에 종사하는 사람들에게만 필요하다고 생각하기 쉽지만, 실제로는 헬스케어, 환경, 교육 등 사회 전 분야에서 문제를 분석하거나 데이터기반 의사결정에 필요한 역량이다. 즉, '데이터 리터러시'는 더 이상

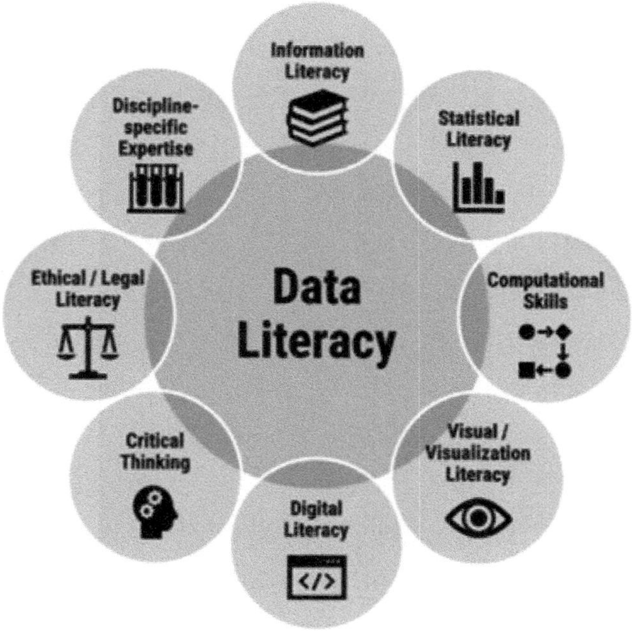

[그림 7-21] 데이터 리터러시와 역량관계
출처 : Data Literacy, Strengthening Data Literacy of Students(https://www.dataliteracy.uni-jena.de/en)

데이터 엔지니어링이나 설계, 알고리즘 개발자 등에게만 필요한 역량이 아니다. 헬스케어 전문가, 약학 전문가 등 각 분야의 전문가들도 필수적으로 갖추어야하는 것이 바로 데이터 리터러시이다. 구글의 수석이코노미스트 Hal Varian은 "데이터 리터러시 역량은 향후 10년간 가장 중요한 비즈니스 능력이 될 것이며, 이는 데이터를 활용하는 특정 부서뿐만 아니라 모든 이에게 필수역량이다."라고 하였다.

2. 헬스 데이터 리터러시 (Health Data Literacy)

헬스케어 패러다임은 기존의 "치료 중심"에서 "맞춤의료", "예방 관리" 중심으로 변화되고 있으며, 데이터를 활용한 인공지능(AI, Artificial Intelligence), 빅데이터 기술의 비약적 발전은 헬스케어 산업의 성장을 견인하고 있다. 디지털트랜스포메이션 시대를 선도하는 제약산업, 의료기기산업, 보험산업, 코스메틱산업 등의 헬스케어산업 분야에서 헬스케어 데이터를 이해하고 활용할 수 있는 역량을 헬스데이터 리터러시 (Health Data Literacy)라고 할 수 있으며, 이는 종종 건강리터러시와 혼용되어 사용된다.

2-1. 건강 리터러시(Health literacy)의 정의

'건강 리터러시(Health literacy)'는 개인의 생활 방식과 생활 조건을 변화시켜 개인과 지역 사회의 건강을 개선하기 위한 조치를 취할 수 있는 지식, 개인 기술 및 자신감 수준의 달성을 의미한다. WHO의 건강 리터러시(Health literacy) 정의이다. 참고로 건강증진용어집에서는 건강 리터러시를 다음과 같이 설명하고 있다. "건강 문해력은 팜플렛을 읽고 약속을 잡는 것 이상을 의미하며, 건강 정보에 대한 사람들의 접근과 이를 효과적으로 사용할 수 있는 능력을 향상시키는 건강 문해력은 매우 중요하다."(「Health Promotion Glossary」, 건강증진 용어집, 1998)

건강 리터러시(Health literacy) 향상은 시민들이 자신의 건강을 개선하는 데 적극적인 역할을 하며, 건강을 위한 지역사회 활동에 성공적으로 참여하고, 정부가 건강과 건강 형평성을 다루는 책임을 다하도록 할 수 있는 기반을 제공한다. 불우하고 소외된 사회의 건강 리터러시(Health literacy) 요구를 충족시킴으로써 사회적 불평등을 완화시킬 수 있다. '건강 리터러시(Health literacy)'는 건강정보 문해력, 건강정보 활용능력 등 여러 의미로 사용되기도 하며, 공공영역에서는 이를 "지역사회건강증진"에 대한 의사결정을 하는 데 필요한 정보를 얻고, 이해하고, 평가하고, 행동할 수 있는 공공 헬스 리터러시(public health literacy)로 의미를 확장시킬 수 있다.

2-2. 국가직무능력표준(NCS)과 헬스 데이터 리터러시

건강 리터러시(Health literacy)에서 데이터 분야에 특화된 건강정보 문해력은 헬스케어분야의 현업 전문가로서 또한 해당분야의 비즈니스 영역에서 반드시 필요한 데이터매니지먼트 직무능력이다. 하지만, 헬스케어 분야에서의 데이터 리터러시 관련 직무능력표준은 아직 수립되지 않았다. 국가직무능력표준(NCS : National Competency Standards)에서 헬스케어분야는 보건과 의료로 중분류 되어있고, 2022년 현재, 의료분야(임상의학, 간호, 기초의학, 임상지원)는 아직 표준직무가 미개발 상태이다. 보건분야는 3가지 소분류(01.의료기술지원, 02. 보건지원, 03. 약무)로 나뉘고, 이중 약무분야는 개발진행중에 있는 것으로 파악되었다. 다만, NCS 및 데이터 리터러시 관련 학습모듈은, 정보통신분야에서 빅데이터 관련 중 '빅데이터의 기획> 빅데이터 활용기획' 모듈의 학습내용과 능력단위요소를 들 수 있으며, 이를 헬스케어 데이터 리터러시 범위의 기본토대에 활용할 수 있을 것이다. 따라서, 헬스케어 전문가로서 비즈니스현장에 활용할 수 있는 기반지식을 함양하기 위해서는 국가직두능력표준(NCS)에서 정보통신의 빅데이터 기획 분야의 '빅데이터 활용기획(2001010706_19v2)'을 참고하여 비즈니스현장에서 요구되는 직무능력을 파악할 수 있다. 국가직무능력표준(NCS)에서 '빅데이터 활용기획(능력단위명칭, 분류번호 :2001010706_19v2)'의 능력단위는 '빅데이터 활용 기획이란 빅데이터 분석으로 생산된 데이터를 조직의 목적에 맞는 분석결과 활용, 비즈니스 모델 활용, 시장 활용, 상품화를 기획하는 능력'이라고 정의되어 있다. 헬스케어 비즈니스 현장에서는 빅데이터 활용기획 시 다양한 이해부서간의 협의가 필요한데, 이 때 빅데이터 활용을 기획하게 된 본질적 이유를 데이터셋에 잘 담아내는 것이 필요하다. 이를 위해 데이터 인재가 갖추어야할 요구사항을 NCS에서는 다음과 같이 규정하고 있다. (가) 업무도메인지식, (나) 수학 또는 통계학적 지식을 통한 분석 기법의 이해,(다) 정보 기술을 통한 빅데이터 및 시스템의 이해,(라) 사고에 대한 결과를 통한 접근 방식과 기획에 기반을 둔 가설 수립 능력 (마) 원인에 대한 인문학적 접근 능력이다. 국가직무능력표준(NCS)에서는 빅데이터 서비스모델 활용기반지식으로 도메인지식 + 빅데이터 분석지식 +모델링 지식+ 분석 Tool 에 대한 지식을 지목하고 있다.

2-3. 헬스 데이터 리터러시의 비즈니스 활용

헬스 데이터 리터러시를 비즈니스에 활용하기 위해서는 다음의 몇몇 요소들이 필요하다. 우선 도메인지식(Domain Knowledge)으로써, 헬스케어 비즈니스전략과 경험 그리고 헬스 데이터의 이해가 중요하다. 또한 데이터분석, 수학과 통계학적 소양인 빅데이터 분석지식과, 인문학적 이

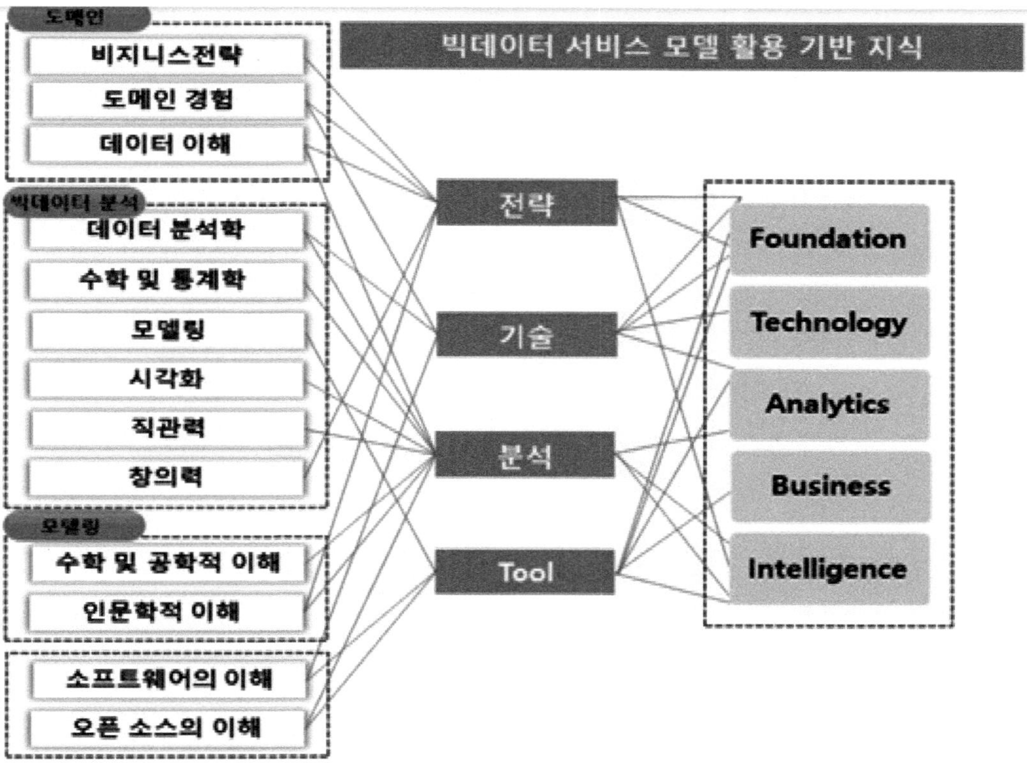

[그림 7-22] 헬스 데이터 리터러시 비즈니스 활용
출처 : NCS 학습모듈 (LM2001010706_17v1, 빅데이터 활용기획 학습모듈)

해와 수학·공학적 이해를 접목시킨 모델링 지식 그리고 소프트웨어와 오픈소스에 대한 공통지식이 요구된다. 이를 구조화하여, 제약(약학)분야, 헬스케어 기기산업분야, 헬스케어 의료서비스 산업분야 그리고 스마트 헬스케어 데이터산업분야로 구분해보면 다음과 같다.

즉, 각 분야별 도메인 지식(Domain Knowledge)에, 데이터 리터러시(Data Literacy)와 분야별 문제해결을 위한 디지털 사고력 그리고 데이터분석 Tool이 필수적이다. 헬스케어 기기산업분야의 도메인 지식(Domain Knowledge)은 헬스케어 AI/제품기술개발/마케팅전략/인허가와 글로벌 규제조화교육이 필요하고, 헬스케어 의료서비스산업분야의 도메인 지식(Domain Knowledge)은 헬스케어 AI 융합의료서비스와 임상현장경험이 필요하다. 헬스케어 데이터플랫폼 산업의 도메인 지식(Domain Knowledge)은 헬스케어 용어(Terminology)와 데이터 서식표준화, 데이터구축, 데이터 품질관리가 필요하다.

3. 헬스 데이터 활용 사례

3-1. 공공 헬스 데이터 현황

헬스 데이터를 현실세계에 활용하기 위해서는, 헬스케어 분야에 활용 가능한 데이터 현황 및 접근가능 데이터 범위를 파악하고, 어디를 통해 접근할 수 있는지, 그 데이터 종류에는 어떤 내용이 담겨있는지, 이를 활용하기 위한 데이터내용은 무엇인지를 알아야한다. 이번 챕터에서는 실제로 헬스 데이터가 현실세계에 어떻게 활용되어 어떤 효과를 내는지를 단계별로 분석해 봄으로써 구체적인 활용방법을 알아보고자 한다.

공공 헬스 데이터는 공적 건강보험제도를 기반으로 하는 국내 헬스케어시스템에서 수집 저장되는 헬스케어 빅데이터가 대부분이다. 해당 데이터는 주로 정부와 공공기관에서 보유하고 있으며, 환자의 세부데이터라든지 영상진료데이터 그리고 진료 받은 환자의 결과병증 데이터 등은 각각의 병의원, 즉, 요양기관이 보유하고 있다.

<표 7-5> 헬스케어 분야 공공 데이터 현황

구분	보유기관	내용	공개 여부
건강보험표 본코호트DB[1]	국민건강 보험공단	- 자격DB: 건강보험가입자 및 의료급여수급권자의 성, 연령대, 지역, 사회경제적 변수, 장애, 사망관련 등 - 진료DB: 요양급여 청구자료로서 진료, 상병, 처방 관련 변수 - 건강검진DB: 검진 주요결과 및 문진에 의한 생활습관 및 행태관련 자료 - 요양기관DB: 요양기관 종별, 설립구분, 지역, 시설, 장비, 인력관련 자료	제한적 공개
환자데이터셋[2]	건강보험 심사평가원	- 건강보험 청구자료를 기초로 진료개시일 기준 1년 간 진료 받은 환자대상의 표본 데이터	제한적 공개
한국인체자원[3]	질병관리 본부	- 공여자로부터 기증받은 인체유래물(DNA, 조직, 혈액, 뇨 등)과 임상(진단명, 수술명, 병리조직검사결과, 혈액검사 등). 역학(성별, 생년월일, 음주력, 흡연력 등) 및 유전(SNP, CNV, Exome 등) 정보	제한적 공개
지역보건 의료정보	사회보장 정보원	- 전국 보건기관(헬스케어원, 보건소/지소, 보건진료소)의 보건사업 및 행정업무, 전자의무기록 및 진료관련(진료내역 및 검진결과 등) 정보	미공개
지역사회 건강조사	질병관리 본부	- 지역 헬스케어계획수립 및 보건사업 평가 활용 지표로서, 건강행태, 건강검진 및 예방접종, 질병이환, 의료이용, 사고 및 중독, 활동 제한 및 삶의 질, 보건기관 이용, 사회 물리적 환경, 심정지, 교육 및 경제활동 등	공개
국민건강 영양조사	질병관리 본부	- 국민의 건강 및 영양 상태에 관한 현황 및 추이 파악 - 신체계측, 비만, 고혈압 등 검진조사, 흡연, 음주, 비만 및 체중조절, 신체활동 등 건강설문조사, 식품 및 영양소 섭취현황, 식생활행태, 식이보충제 등 영양조사	공개
한국의료 패널	한국보건 사회연구원	- 개인의 건강수준, 의료이용 및 의료비 지출 요인, 건강행태, 의료욕구, 헬스케어서비스 수요행태 변화분석 - 사회경제적 특성, 의약품 구매, 경제활동, 건강수준, 의약품 복용행태, 민간의료보험, 건강기능식품, 건강행태 등	공개

출처: 1) 표본코호트DB 사용자 매뉴얼, 국민건강보험공단
2) http://www.hira.or.kr/dummy.do?pgmid=HIRAA070001000410 2015-07-08 15:15 인출
3) http://www.cdc.go.kr/CDC/contents/CdckrContentView.jsp?cid=61074&menuIds=HOME001-MNU1136-MNU1826-MNU1830 2015-07-08 10:12 인출

3-2. 헬스 데이터 연계

국내 헬스케어시스템 상 축적된 공공영역의 빅데이터와 민간영역에 해당하는 의료기관(대부분의 요양기관)과 개인 그리고 ICT(정보통신)분야를 포함한 개별기업 등이 보유하고 있는 민간부문의 빅데이터 영역을 구분해서 파악하고 이들을 연계 할 수 있어야 한다. 아래 그림은 공공영역과 민간영역간의 보유한 빅데이터 종류와 연계현황을 나타낸 것이다.

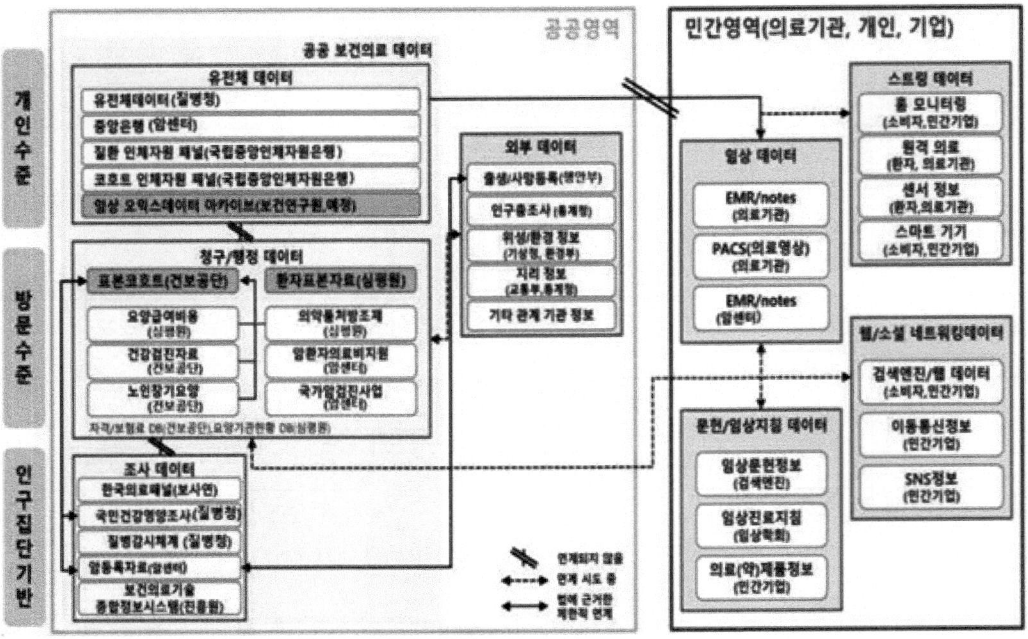

[그림 7-23] 공공영역데이터와 민간영역데이터 연계현황
출처: Health Data F.L.O.W. 2025, 보건복지부, 2021

3-3. 헬스 데이터 연계 활용사례

'실시간 국민관심 질병예측 서비스'는 건강보험심사평가원의 헬스 데이터와 기상청, 한국환경공단과 통계청의 공공빅데이터를 연계하여 활용한 대표적인 사례이다. 이렇게 연계된 헬스 데이터는 질병을 예측하고, 국민의 건강정보에 대한 수요를 충족시키는데 활용되며 주요제공 서비스는 다음과 같다.

1) 주요제공서비스

- 대국민 서비스로 건강보험심사평가원 헬스케어 빅데이터 개방시스템 홈페이지(http://opendata.hira.or.kr/) 등을 통해 지리정보시스템(GIS, Geographic Information System) 기반의 대국민 건강지도(Health Map) 서비스를 제공
- 기관 연계 서비스로 질병관리본부 등 대외기관에 국민관심질병 예측지수 등을 제공
- 언론/방송 연계 서비스로 언론매체(방송사, 신문사, 인터넷 포털 등)를 통해 지속적 질병예방 활동을 지원

2) 데이터 소스와 데이터 속성

국민관심 질병예측 서비스 구축을 위해서는 보유기관별로 제공가능한 데이터 소스와 해당데이터의 속성을 파악해야한다. 데이터 연계 대상인 건강보험심사평가원과 기상청, 한국환경공단 그리고 통계청이 보유한 데이터의 대상정보와 주요 속성은 다음과 같다.

<표 7-6> 국민관심 질병서비스 데이터 보유기관 및 활용데이터 속성

보유기관	대상정보	주요 속성
건강보험심사평가원	청구명세서 일반 정보	환자 등 청구명세서 기본 정보
	청구명세서 진료내역 정보	약품 등 진료내역 정보
	청구명세서 상병내역 정보	상병내역 정보
	청구명세서 원외처방전내역 정보	원외처방전내역 정보
	청구명세서 요양기관 정보	요양기관 정보
기상청	기상관측 정보	기온, 강수량, 습도 등 기상관측 정보
한국환경공단	대기오염 관측 정보	SO2, CO, PM10 등 대기오염 관측 정보
통계청	인구 정보, 지역인구정보	시군구별 주민등록연앙인구 정보

출처 : 정부내부자료

3) 예측서비스 모형

데이터를 활용하여 실시간 국민관심질병에 대해 전 국민 진료정보, DUR 정보, 전국 기상관측 정보 등을 시각화하여 조기위기대응, 건강예방정보, 질병예방 정책지원과 같은 예측서비스를 지리정보시스템(Geographic Information System, GIS)으로 제공하며, 그 모형은 다음과 같다.

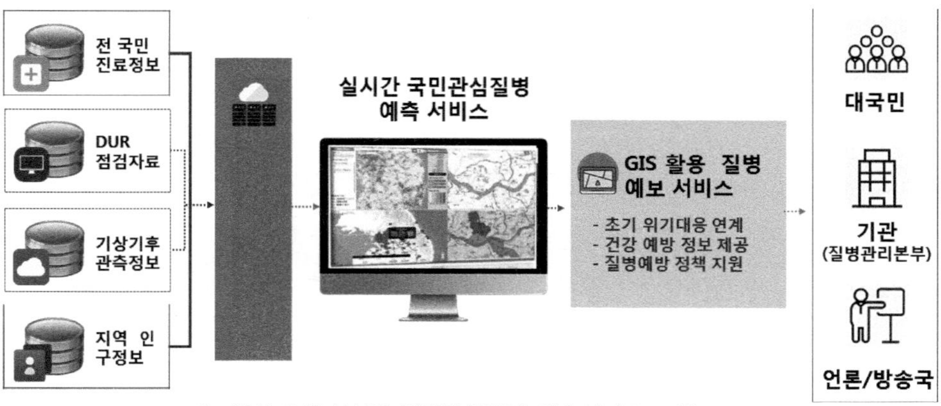

[그림 7-24] 실시간 국민관심질병 예측서비스 모형도
출처 : 정부내부자료

4) DUR과 기상데이터의 융합연계

'DUR(Drug Utilization Review)'이란 의약품안전사용서비스로서, 의약품을 처방하고 조제 할 때, 함께 투약하면 부작용이 있는 병용금기 의약품등의 안전성정보를 실시간으로 제공함으로써 의약품처방조제를 지원하는 시스템이다. 여기서는 이러한 DUR(Drug Utilization Review)의 개념을 활용하여 기상데이터와 융합연계함으로써 실시간 질병예측 시스템에 사용가치를 극대화 하였다.

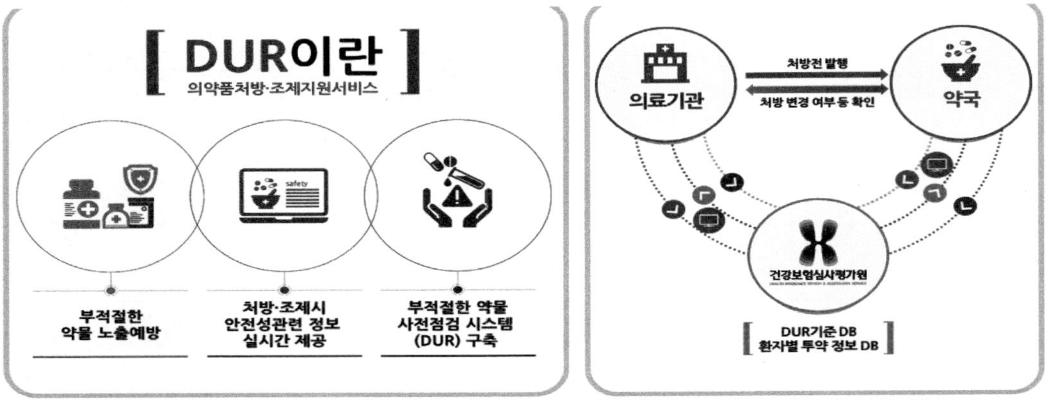

[그림 7-25] 질병예측서비스의 DUR(Drug Utilization Review) 활용도
출처 : 정부내부자료

원래 DUR은 환자가 여러 의사에게 진료 받을 경우, 환자가 현재 어떤 약을 복용하고 있는 지 구체적으로 알지 못하고 처방 조제하는 경우, 환자가 약물 부작용에 노출될 가능성 있기 때문에, 의약품 처방 조제 시 병용금기 등 의약품 안전성 관련 정보를 실시간으로 제공하여 부적절한 약물사용을 사전에 점검할 수 있도록, 의사 및 약사에게 의약품 안전 정보를 제공하는 목적으로 구축된 것이다. 해당 사업에서는, 이 과정에서 실시간 병원 약국 등의 의약품 처방조제 정보가, DUR 점검자료로 심평원에 전송된다는 점에 착안했다. 예를 들어, 인플루엔자 실시간 예측의 사례로 더 자세히 설명하자면 다음과 같다. 병원과 약국의 처방 및 조제 데이터를 행정안전부의 주민등록정보, 진료자 거주지 데이터를 연계하여 융합한다. 이렇게 융합된 빅데이터 DB를 모니터링 하면 인플루엔자 감염병 의심정보를 실시간으로 예측할 수 있다. 이를 위해서는 인플루엔자 환자들에게 처방된 의약품을 그간의 청구빅데이터에서 도출해내는 작업이 필요하다. 이렇게 도출해낸 공통적 처방약을 DUR 실시간 처방의약품과 비교한다. 해당 의약품이 특정 지역 병의원 약국에서 급격히 처방사례가 증가한다면 그 지역에서 인플루엔자가 발생하고 있음을 알 수 있는 것이다. 더 구체적인 사례를 통해 그 원리를 이해해보자. 지난 5년간 인플루엔자에 공통적으로 많이 처방된 약을 분석하였더니, 타미플루(오셀타미비르) 단독처방이 가장 많았고, 타미플루

와 아세트아미노펜 병용처방이 두 번째로 많았다는 것을 도출해 냈다고 하자. 서울 강남구에서 해당 약제의 처방패턴이 급격히 증가하였다면, 그 지역에서 인플루엔자 감염이 발생했다고 의심할 수 있다. 물론 아세트아미노펜과 같은 해열제는 일반감기나, 두통 등에도 광범위하게 사용되는 해열진통제인 만큼, 이것이 처방되었다고 인플루엔자로 진단할 수는 없다. 하지만 타미플루와 같은 인플루엔자 특이적 의약품과 병용처방패턴을 함께 모니터링 함으로써 처방패턴의 역검증을 통해 아세트아미노펜 조건을 걸고 인플루엔자의 비율을 걸러내 검증률이 높은 패턴만 적용하면, 인플루엔자라는 질병을 역산출해 낼 수 있다. 이렇듯 인플루엔자 의심패턴과 전체 청구건수, 인플루엔자 청구건수를 조합한 산출결과를 통해 실시간 인플루엔자 질병예측이 가능해지는 원리이다. 위의 설명과 같이 DUR의 의약품 부작용 예방이라는 원래 목적 외에, 'DUR 정보가 실시간 처방정보 빅데이터'라는 특장점을 이용하여 질병예측과 감시기능을 수행한 것이다. 감염병뿐만 아니라 온도, 습도, 일조량, 미세먼지 등의 환경요인 변화에 따른 잠재적인 질병 발생에 대한 예방에도 헬스케어 빅데이터가 활용되고 있다. 기상청의 기상 기후 관측 정보를 심평원의 실시간 DUR 의약품 처방정보에 융합하여 기후와 질병발생간의 상관관계를 분석하면, 환경요인의 변화와 관련이 높은 대표적인 계절성 국민관심질병인 비염, 아토피 피부염 천식에 대한 위험도를 예측할 수 있다. 기온, 강수량, 건조한 공기 등 기상요인은 질병의 매개체와 숙주의 번식에 영향을 미치며, 인간의 질병저항력저하에도 영향을 주어 질병위험도를 높인다. 그러므로 기상데이터를 의약품 처방데이터와 융합하여 질병예측모형에 활용하면, 각 위험도 단계별로 국민이 활용할 수 있는 가이던스를 제공함으로써 일상에서 예방활동이 가능하게 된다.

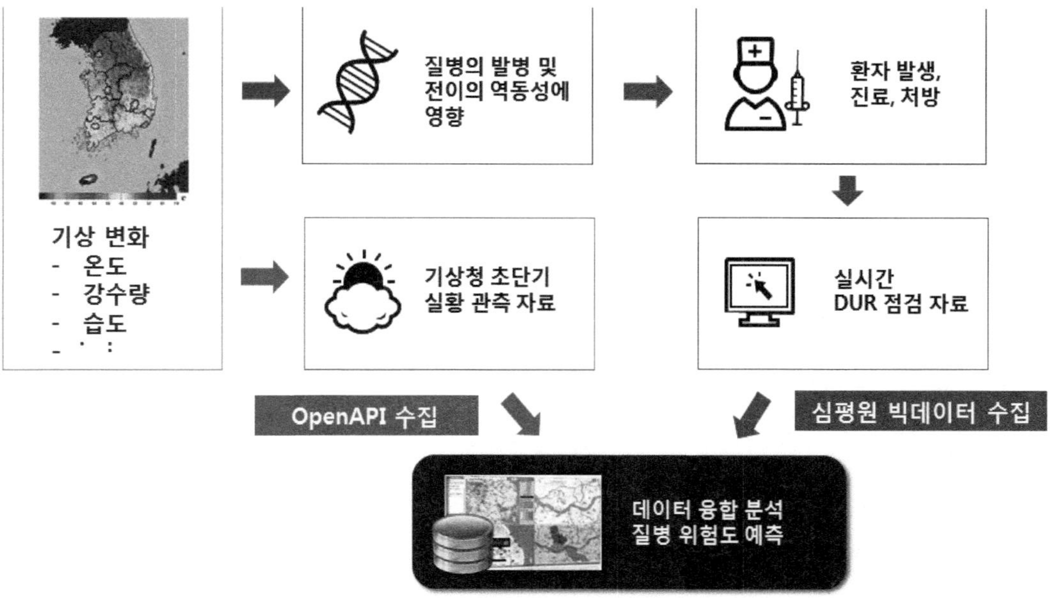

[그림 7-26] 기상데이터와 헬스케어 빅데이터 융합모델
출처 : 정부내부자료

5) 국민관심 질병군 도출결과

이런 원리를 활용하여 국내 다빈도 질병 중 기상요인과 상관성이 높은 계절성 질환으로 감염병, 호흡기 질환, 알레르기성 질환, 온열성 질환, 불면증, 외이염, 중이염, 안구건조증과 같은 기타 질환을 국민관심 질병군으로 도출 할 수 있다.

<표 7-7> 국민관심질병 중 분석대상 계절성질환 질병군

구분	분석 대상	계절성	비고
감염병	수족구	여름	주로 영유아에서 발병, 엄마들의 관심대상
	수두	봄, 겨울	대부분 영유아에서 발생, 엄마들의 관심대상
	바이러스 수막염	7월~9월	대부분 소아에서 발병
	눈병	여름	상대적으로 소아, 청소년에서 발병 높음
	장염	8월, 12~1월이 상대적으로 많음	전연령층에서 발병하나 특히 소아에서 상대적으로 많이 발병
	인플루엔자 (독감)	1, 2, 3, 4월	최근 증가, 영유아 · 어린이 발병률 높으며 기상요인과 관련성 높음
호흡기 질환	급성 상기도 감염	봄, 가을, 겨울	전 연령대 발병률 높음, 기상 · 대기오염요인과 관련성이 높음
	급성 기관지염	봄, 가을, 겨울	외래 다빈도질병 1위, 최근 5년 꾸준히 증가, 영유아 발병률이 높음, 기상 · 대기오염요인과 관련성이 높음
알레르기성 질환	아토피, 접촉성 피부염	여름	상대적으로 소아, 청소년 발병률 높음
	천식	봄, 가을	소아, 노인 연령층 발병률 높음
	비염	봄, 가을, 겨울	최근 5년 꾸준히 증가, 기상 · 대기오염요인과 관련성이 높음
온열성 질환	열사병, 열탈진, 열경련, 열실신, 열부종 등	여름	농촌지역이나 대구 경북 등 지역적 특성이 있고 노인 연령층, 특히 노인 여성 대상 발병률 높음
기타	불면증	겨울	최근 5년 꾸준히 증가, 40~50대 이상 장노년층에서 많이 나타남
	외이염	여름	최근 5년 조금씩 증가
	중이염	봄, 겨울	특히 영유아에서 발병률 높음
	안구건조증	겨울	성인 특히 중장년 여성에서 발병률 높음

출처 : 건강보험심사평가원, 국민관심질병통계

도출된 질병군의 일반명세자료와 상병내역, 진료내역, 실시간 처방자료내역 등 심평원 의료빅데이터와 기상청의 기상자료 그리고 통계청 KOSIS(국가통계포털) 자료를 융합분석한다. 데이터 수집과 데이터 처리 및 저장, 분석모델링과 시각화 과정의 융합분석프로세스를 도식화 하면 다음과 같다.

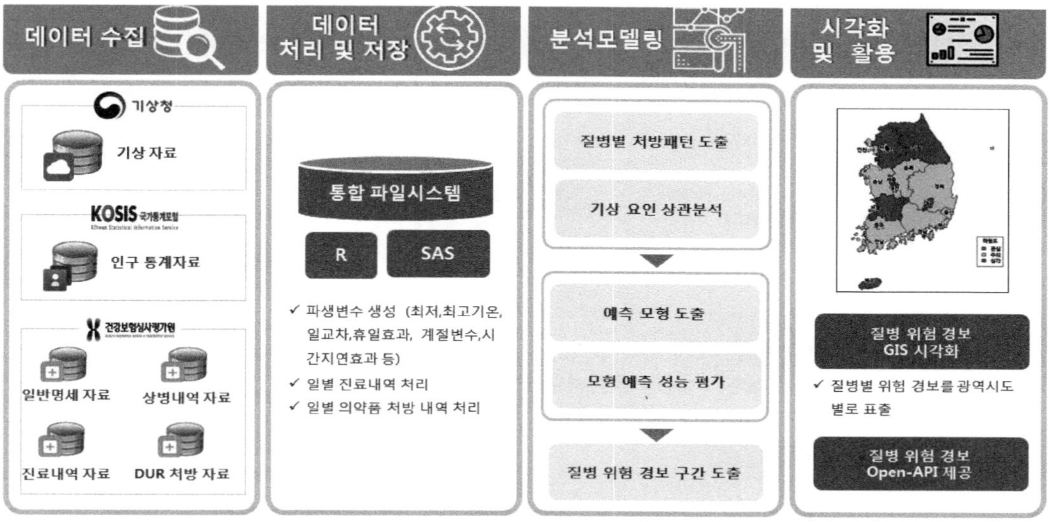
데이터 수집
데이터 처리 및 저장
분석모델링
시각화 및 활용
기상청
기상 자료
KOSIS 국가통계포털
인구 통계자료
건강보험심사평가원
일반명세 자료
상병내역 자료
진료내역 자료
DUR 처방 자료
통합 파일시스템
R
SAS
✓ 파생변수 생성 (최저,최고기온, 일교차,휴일효과, 계절변수,시간지연효과 등)
✓ 일별 진료내역 처리
✓ 일별 의약품 처방 내역 처리
질병별 처방패턴 도출
기상 요인 상관분석
예측 모형 도출
모형 예측 성능 평가
질병 위험 경보 구간 도출
질병 위험 경보 GIS 시각화
✓ 질병별 위험 경보를 광역시도 별로 표출
질병 위험 경보 Open-API 제공

[그림 7-27] 기상데이터+인구통계데이터+의료빅데이터 융합분석프로세스
출처 : Big Data Education Contents for Healthcare Officials, 한국콘텐츠학회논문지 '20 Vol. 20 No. 5

6) 국민관심 계절성 질병군의 구체적 적용방법과 활용

융합데이터 분석프로세스를 계절성 질병군에 적용하는 구체적인 방법은 다음과 같다. 앞서 인플루엔자의 빅데이터 처방패턴분석에서도 언급한바와 같이, 해당질병에 따른 의약품 처방조합 특성(처방패턴)을 분석해야한다. 아토피 피부염의 경우 환자의 특성이나 거주 지역에 따라 처방받은 의약품의 패턴이 다를 수 있다. 즉, 그 환자가 진료 받은 지역의 의사 처방특성에 따라 달라질 수 있다는 것이다. 이는 그 의사가 트레이닝과정을 거친 학교라든지, 인턴, 레지던트 등의 수련과정을 거친 병원에서 교육받은 특성, 또는 그 지역 자체의 특성이나 제약회사 등 의약품공급자들의 마케팅 영향력 등 여러 요인이 관여된다. 이렇듯, 지역단위 환자별 처방특성에 따라 처방 의약품의 주성분, 효능조합이 여러 형태로 나타나 다양한 처방패턴을 형성한다. 아토피 피부염에 처방되는 약을 주성분별로 집계해보면 인산클로로퀸, 에피네프린, 에바스틴, 염산부프리진, 베타메타손인산나트륨으로 크게 5가지 주성분의약품으로 분석된다. 이들 주성분처방약을 다시 약효분류별로 구분하면, 항히스타민제(염산부크리진, 에바스틴), 부신피질호르몬제(베타메타손인산나트륨, 에피네프린), 그람양성, 음성균 작용약(인산클로로퀸)으로 분류된다. 이들 의약품의 지역별 다양한 처방조합이 지역별 아토피피부염 처방패턴이 되는 것이다.

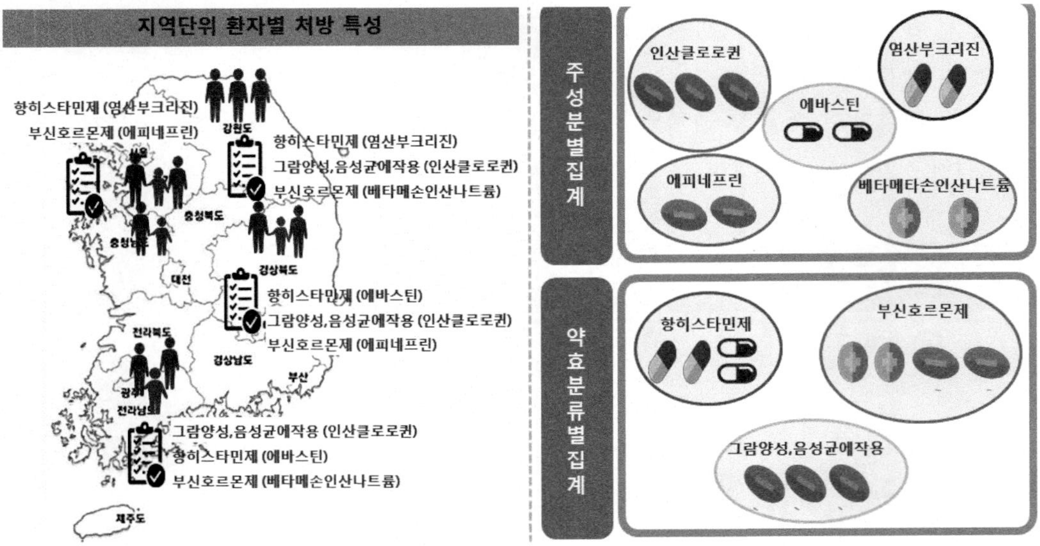

[그림 7-28] 아토피 피부염의 지역단위 환자별 처방특성 예시
출처 : 건강보험심사평가원, 국민관심질병통계

이렇게 분석된 처방패턴을 기상요인과 상관분석으로 융합한다. 기상요인상관 분석의 경우 계절과 날짜별로 온습도, 강수량, 풍속, 일교차, 적설량 등 기상요인의 변화와 해당 계절성질환과의 상관관계를 분석한다. 질병 발생이 기상요인 변화에 즉각적으로 반응하지는 않고 며칠이상의 지연효과를 가지므로, 각 기상요인별로 최대 5일의 타임레그(time-lag, 시간지연효과)변수를 적용한다.

아토피 피부염의 경우 계절적으로 온도와 습도가 낮을수록 진료건수가 증가하는 경향이 있으며, 이를 토대로 도출한 아토피 피부염 모형의 예측력은 87%로 나타났다.

<표 7-8> 기상요인과 질병발생의 상관분석 변수

변수	설명
비염	5일전 평균습도, 당일 최저기온이 증가할수록 진료건수 증가
급성기관지염과 중이염	당일 최저기온이 증가할수록 진료건수 증가
기타 장 질환	4일전 최대풍속, 2일전 평균습도, 1일전 최저기온이 증가할수록 진료건수 증가
아토피 피부염	계절적으로 기온과 습도가 낮을수록 진료건수 증가
중이염	당일 최저기온이 증가할수록 진료건수 증가

출처 : 건강보험심사평가원, 국민관심질병통계

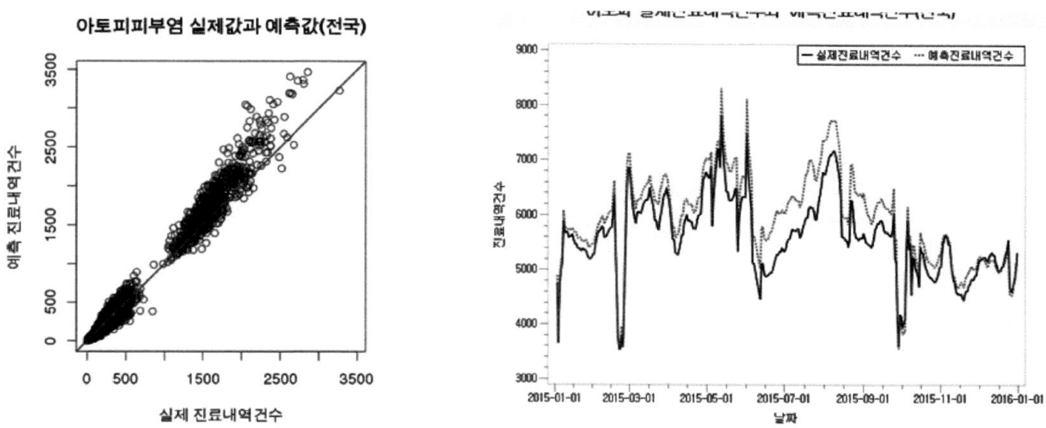

[그림 7-29] 아토피피부염 예측력 모형 시각화
출처 : Big Data Education Contents for Healthcare Officials, 한국콘텐츠학회논문지 '20 Vol. 20 No. 5

이를 통해 광역시도의 계절별(날짜별) 질병발생 위험도 시각화도 가능하다. 이렇듯 헬스케어 빅데이터를 활용한 신속한 모니터링 체계는 지리정보시스템(GIS, Geographic Information System)기반 국민건강지도(Health Map)를 통해, 국민관심질병에 대한 예측지수를 지역별, 질환별로 제시하여 질병예방에 도움을 줄 수 있다. 뿐만 아니라 향후 감염성질환 감시 및 모니터링 등 국가 방역체계구축에도 활용할 수 있다.

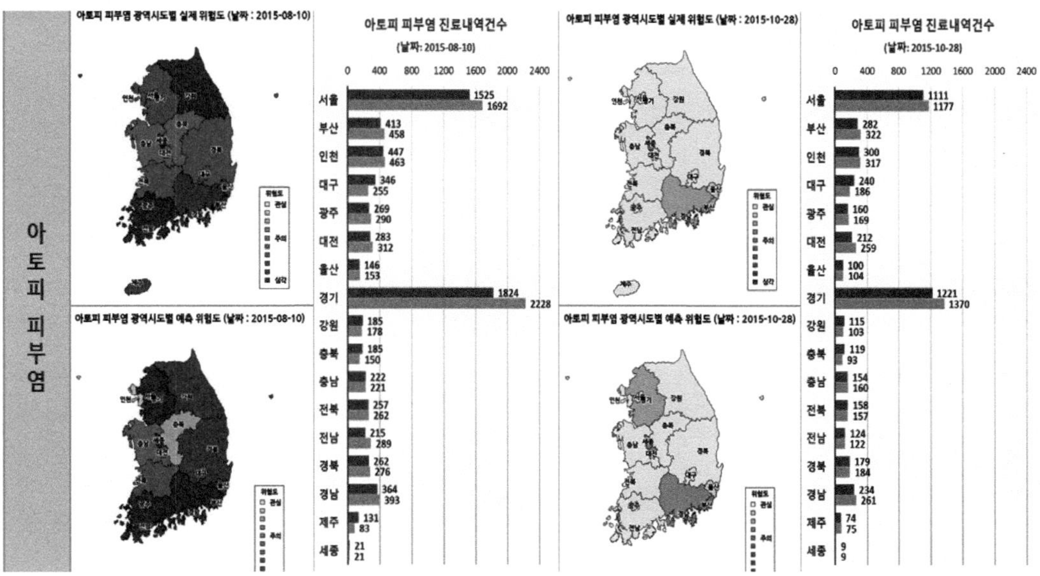

[그림 7-30] 광역시도별 아토피 피부염 질병위험도
출처 : Big Data Education Contents for Healthcare Officials, 한국콘텐츠학회논문지 '20 Vol. 20 No. 5

Reference

1. 공공빅데이터 성과공유대회, 한국정보화진흥원 2017
2. 국가직무능력표준 홈페이지(https://ncs.go.kr/index.do), 2020. 12
3. 국민건강보험공단, 표본코호트DB 사용자 매뉴얼
4. 김양우, Big Data Education Contents for Healthcare Officials, 한국콘텐츠학회논문지 '20 Vol. 20 No. 5
5. 과학기술정보통신부, '민 관 협력 기반 데이터 플랫폼 발전전략', 2021. 6.11
6. 관계부처 합동, '민·관 협력 기반 데이터 플랫폼 발전전략', 2021, 6.11
7. 관계부처 합동 '제4차 산업혁명에 대응한 지능정보사회 중장기 종합대책', 2016.12
8. 관계부처합동,'「한국판 뉴딜」 종합계획, 선도국가로 도약하는 대한민국 대전환', 2020.7.14
9. 독일 에너지경제부, 교육연구부 'Project GAIA-X' 보고서, 2019.10.
10. 배용근, 조영주, 정영철(2017), '공공의 빅데이터 활용을 위한 전자정부 역할 연구', 한국정보통신학회논문지 제21권 제11호; 2176-2183
11. 보건복지부, 마이 헬스웨이(의료분야 마이데이터) 도입방안, 2021
12. 보건복지부 보도자료 '4차 산업혁명 대응과 국민건강 증진을 위한 빅데이터 추진단발족', 2017.3
13. 보건복지포럼 '보건복지분야 공공빅데이터의 활용과과제', 2015. 9
14. 메디파나, 디지털치료제, 예측되는 고민과 약사의 역할, 2021.8
15. 산업연구원, 스마트헬스케어산업의 사회경제적 효과와 정책적 시사점, 2016.11
16. 삼정 KPMG 경제연구원, 스마트 헬스케어의 현재와 미래, 강민영, 박도휘, 김광석, 2018
17. 소프트웨어정책연구소 新SW 사업 분류,(https://stat.spri.kr/posts/view/22443?code=stat_sw_classify), 2020.12.7.
18. 식품의약품안전처, '디지털치료기기 허가·심사 가이드라인' 2020.8
19. 식품의약품 안전처, 식품의약품안전평가원, 스마트 헬스케어 의료기기 기술/표준 전략 보고서, 2018. 08
20. 실시간 국민관심 질병예측 서비스(행정자치부/공공분야 빅데이터우수분석사례)발표자료
21. 안창원, 황승구 (2012), '빅데이터 기술과 주요 이슈',정보과학회지 제30권 제6호:10-17
22. 전병진, 김희웅(2017), '공공 빅데이터 개방 및 활성화 방안에 대한 연구', 정보화정책저널 제24권 제3호;27-41
23. 정보통신기술진흥센터 '해외 ICT R&D정책동향', 2016-12호
24. 한국과학기술기획평가원(KISTEP), 스마트 헬스케어 보고서,2020. 10. 28
25. 한국보건산업진흥원, '4차 산업혁명과 보건산업 패러다임의 변화', 보건산업브리프 Vol.215, 2016
26. 헬스케어포럼, 헬스케어 빅데이터의 정책현황과 과제, 2016.8
27. 제2차 한국판 뉴딜 관계장관회의 겸 제14차 비상경제 중앙대책본부 회의,「공공기관 역할 강화 40개 중점과제를 선정」, 2020.8.20.
28. 4차 산업혁명 기반 헬스케어 발전전략, 4차산업혁명위, 2018.
29. ETRI Insight 2020-07
30. EU Digital Special Report(NIA), 2020
31. IDC, Seagate, The Economist
32. NCS 학습모듈 (LM2001010706_17v1, 빅데이터 활용기획 학습모듈)

33. Ahmadi Zeleti, F., Ojo, A., & Curry, E. (2016). Exploring the economic value of open government data. Government Information Quarterly

34. Bilbao-Osorio BDutta SLanvin B , editors. The global information technology report 2014: rewards and risks of big data [Internet]. Geneva : World Economic Forum ; 2014

35. Carrara, W., Fischer, S., van Steenbergen, E. (2015). Analytical Report: E-Skills and Open Data

36. Data Literacy, Strengthening Data Literacy ofStudents (https://www.dataliteracy.uni-jena.de/en)

37. Davies, T., Perini, F., and Alonso, J. M.. (2013). Researching the Emerging Impacts of Open Data ODDC Conceptual Framework

38. Dumbill E . What is big data? An introduction to the big data landscape . Radar [serial on the Internet]. 2012 Jan 11

39. Eckartz, S., van den Broek, T., & Ooms, M. (2016). Open data innovation capabilities: towards a framework of how to innovate with open data. In IFIP International Federation for Information Processing, 634

40. Eric T. Meyer, Jon Crowcroft, Zeynep Engin, Anne Alexander, Data Intelligence for Local Government? Assessing the Benefits and Barriers to Use of Big Data in the Public Sector, Data for Public Policy, Policy & Internet, 2017,9

41. Hevner, A., and Chatterjee, S.. (2010). Design Science Research in Information Systems. In Design Research in Information Systems, Integrated Series in Information Systems, Boston: Springer US, 9–23

42. Hoeksma J .The NHS's care.data scheme: what are the risks to privacy? BMJ . 2014 ; 348 : g1547

43. Joseph Amankwah-Amoah, (2015) ; Safety or no safety in numbers? Governments, big data and public policy formulation, Industrial Management & Data Systems, Vol. 115 Issue: 9;1596-1603

44. Klievink, B., & Janssen, M. (2009). Realizing joined-up government - dynamic capabilities and stage models for transformation. Government Information Quarterly, 26(2), 275–284

45. McKinsey Global Institute. (2015). Connectivity to Business Outcomes: Become a Data-Driven Organization with the Internet of Things

46. McKinsey Global Institute. (2016). THE AGE OF ANALYTICS: COMPETING IN ADATA-DRIVEN WORLD

47. PWC. (2014). Data Analytics: Delivering Intelligence in the Moment.

48. Race Against the Machine, Erik Brynjolfsson & Andrew McAfee, 2011

49. The Second Machine Age : Work, Progress, and Prosperity in a Time of Brilliant 50. Technologies, Erik Brynjolfsson & Andrew McAfee, 2017

50. The Light and Shadow of the Fourth Industrial Revolution, In: Lechevalier S.(eds) Innovation Beyond Technology, S. Koizumi, Creative Economy. Springer, Singapore, 2019

51. The big data revolution in healthcare: Accelerating value and innovation, P. Groves, B. Kayyali, D. Knott, S. Van Kuiken, (http://hdl.handle.net/11146/465), 2020.9.7

색인

한국어

ㄱ

ㄴ

ㄷ

ㅅ

ㅇ

ㅈ

ㅊ

ㅋ

ㅌ

ㅍ

ㅎ

V

W

번호

Management pharmacy

경영약학 개정판

저 자 경영약학 연구회

초 판 2018년 7월
개정판 2024년 11월

발행인 오상환
편 집 오세훈

발행처 도서출판 신일북스
(07382) 서울시 영등포구 도림로 310-1 신일빌딩 5층
등록일 1992년 5월 14일. 제 13-355호

연락처 02-843-3281 **팩 스** 02-841-8119
이메일 shinil@shinilbooks.com **홈페이지** www.shinilbooks.com

정 가 35,000원
ISBN 978-89-5702-530-7

◆ 저자와의 협의하에 인지는 생략합니다.

◆ 잘못 만들어진 책은 구입하신 서점이나 본사로 연락주시면 교환해 드립니다.

「이 도서의 국립중앙도서관 출판예정도서목록(CIP)은 서지정보유통지원시스템 홈페이지(http://seoji.nl.go.kr)와 국가자료공동목록시스템(http://www.nl.go.kr/kolisnet)에서 이용하실 수 있습니다.(CIP제어번호: CIP2018022460)」